Bücher aus verwandten Sachgebieten

Gerontologische Pflege/Langzeitpflege

Abraham/Bottrell/Fulmer/Mezey (Hrsg.)
Pflegestandards für die Versorgung alter Menschen
2001. ISBN 3-456-83424-1

Buchholz/Schürenberg
Lebensbegleitung alter Menschen
Basale Stimulation in der Pflege alter Menschen
2003. ISBN 3-456-83296-6

Borker
Nahrungsverweigerung in der Pflege
Eine deskriptiv-analytische Studie
2002. ISBN 3-456-83624-4

Funk/Tornquist/Champagne/Wiese (Hrsg.)
Die Pflege chronisch Kranker
1997. ISBN 3-456-82828-4

Kitwood
Demenz
Der person-zentrierte Ansatz im Umgang mit verwirrten Menschen
2002². 3-456-83914-6

Koch-Straube
Fremde Welt Pflegeheim
2003². 3-456-83888-3

Lind
Demenzkranke Menschen pflegen
2003. 3-456-84001-2

Mace/Rabins
Der 36-Stunden-Tag
5. vollst. überarb., erw. u. akt. Auflage
2001. ISBN 3-456-83486-1

Meyer
Gewalt gegen alte Menschen in Pflegeeinrichtungen
1998. ISBN 3-456-83023-8

Fitzgerald Miller
Coping fördern – Machtlosigkeit überwinden
Hilfen zur Bewältigung chronischen Krankseins
2003. ISBN 3-456-83522-1

Morgan/Closs
Schlaf – Schlafstörungen – Schlafförderung
2000. ISBN 3-456-83405-5

Morof Lubkin
Chronisch Kranksein
Implikationen und Interventionen für Pflege- und Gesundheitsberufe
2002. ISBN 3-456-83349-0

Neumann/Zank/Baltes/Tzschätzsch
Selbständigkeit im Alter
2. korr. Auflage
1997. ISBN 3-456-82905-1

Phillips
Dekubitus und Dekubitusprophylaxe
2001. ISBN 3-456-83324-5

Sachweh
«Noch ein Löffelchen?»
Effektive Kommunikation in der Altenpflege
2002. ISBN 3-456-83588-4

Tideiksaar
Stürze und Sturzprävention
2000. ISBN 3-456-83269-9

Pflegemanagement

Broome
Change Management in der Pflege
2., vollst. überarb. Auflage
2000. ISBN 3-456-83402-0

Ersser/Tutton (Hrsg.)
Primary Nursing
2000. ISBN 3-456-83259-1

Ewers/Schaeffer (Hrsg.)
Case Management in Theorie und Praxis
2000. ISBN 3-456-83467-3

Fischer
Diagnosis Related Groups (DRGs) und Pflege
2002. ISBN 3-456-83576-0

Gertz
Die Pflegedienstleitung
2002². ISBN 3-456-83809-3

Giebing/François-Kettner/Roes/Marr
Pflegerische Qualitätssicherung
1999³. ISBN 3-456-83368-7

Görres
Qualitätssicherung in Pflege und Medizin
1999. ISBN 3-456-83077-7

Görres/Luckey/Stappenbeck
Qualitätszirkel in der Alten- und Krankenpflege
1997. ISBN 3-456-82827-6

Haubrock/Schär (Hrsg.)
Betriebswirtschaft und Management im Krankenhaus
3., vollst. überarb. und erw. Auflage
2002. ISBN 3-456-83400-4

JCAHO (Hrsg.)
Ergebnismessung in der Pflege
2002. ISBN 3-456-83826-3

Jendrosch
Projektmanagement
1998. ISBN 3-456-83283-4

Leuzinger/Luterbacher
Mitarbeiterführung im Krankenhaus
2000³. ISBN 3-456-83434-9

Loffing
Coaching in der Pflege
2003. ISBN 3-456-83841-7

Manthey
Primary Nursing
2002. ISBN 3-456-83692-9

Matthews/Whelan
Stationsleitung
2002. ISBN 3-456-83373-3

Offermann
Selbst- und Qualitätsmanagement für Pflegeberufe
2002. ISBN 3-456-83679-1

Poser/Ortmann/Pilz
Personalmarketing
2004. ISBN 3-456-84002-0

Schroeder
Qualitätsentwicklung im Gesundheitswesen
1998. ISBN 3-456-82794-6

Zapp (Hrsg.)
Controlling in der Pflege
2004. ISBN 3-456-83846-8

Weitere Informationen über unsere Neuerscheinungen finden Sie im Internet unter:
http://verlag.hanshuber.com oder per E-Mail an: **verlag@hanshuber.com**.

Alfred J. Gebert
Hans-Ulrich Kneubühler

Qualitätsbeurteilung und Evaluation der Qualitätssicherung in Pflegeheimen

Plädoyer für ein gemeinsames Lernen

mit einem Nachwort von Thomas Klie

2., überarbeitete und ergänzte Auflage

Verlag Hans Huber
Bern · Göttingen · Toronto · Seattle

Dr. Alfred J. Gebert
Fluhmattweg 10
CH-3122 Kehrsatz

Dr. Hans-Ulrich Kneubühler
Obergrundstr. 61
CH-6003 Luzern

Lektorat: Jürgen Georg, Michael Herrmann
Herstellung: Daniel Berger
Satz: Sbicca & Raach, Lugano
Druck und buchbinderische Verarbeitung:
AZ Druck und Datentechnik GmbH, Kempten
Printed in Germany

Bibliographische Information der Deutschen Bibliothek
Die Deutsche Bibliothek verzeichnet diese Publikation in der Deutschen Nationalbibliografie; detaillierte bibliografische Angaben sind im Internet unter http://dnb.ddb.de abrufbar

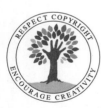

Die Verfasser haben größte Mühe darauf verwandt, dass die therapeutischen Angaben insbesondere von Medikamenten, ihre Dosierungen und Applikationen dem jeweiligen Wissensstand bei der Fertigstellung des Werkes entsprechen.
Da jedoch die Pflege und Medizin als Wissenschaft ständig im Fluss sind, da menschliche Irrtümer und Druckfehler nie völlig auszuschließen sind, übernimmt der Verlag für derartige Angaben keine Gewähr. Jeder Anwender ist daher dringend aufgefordert, alle Angaben in eigener Verantwortung auf ihre Richtigkeit zu überprüfen.
Die Wiedergabe von Gebrauchsnamen, Handelsnamen oder Warenbezeichnungen in diesem Werk berechtigt auch ohne besondere Kennzeichnung nicht zu der Annahme, dass solche Namen im Sinne der Warenzeichen-Markenschutz-Gesetzgebung als frei zu betrachten wären und daher von jedermann benutzt werden dürfen.

Anregungen und Zuschriften bitte an:
Verlag Hans Huber
Lektorat: Pflege
z.Hd.: Jürgen Georg
Länggass-Strasse 76
CH-3000 Bern 9
Tel: 0041 (0)31 300 45 00
Fax: 0041 (0)31 300 45 93
E-Mail: juergen.georg@hanshuber.com
Internet: http://verlag.hanshuber.com

1. Auflage 2001. Verlag Hans Huber, Bern
2. überarb. u. erw. Auflage 2003. Verlag Hans Huber, Bern
© 2003 by Verlag Hans Huber, Bern
ISBN 3-456-83934-0

Inhaltsverzeichnis

Widmung

Die 2., überarbeitete und ergänzte Auflage ist Freunden, Kolleginnen, Kollegen und Partnern in den Heimen gewidmet, von denen wir lernen durften. Gemeinsames Lernen ist spannend.

Vorwort zur 1. Auflage

Elemente des vorliegenden Buches sind wir unseren Partnern in den Heimen schon seit einigen Jahren schuldig. Während fast alle vom Anstoss durch Wolfensbergers Normalisierung wussten, ihnen die Bedeutung von Goffmans Typus der totalen Institution bekannt gemacht wurde und sie auch erfahren haben, dass wir dem Survey der amerikanischen Sozialversicherungsbehörde (HCFA) einiges zu verdanken haben, wurden manche Bezüge bis jetzt nie zusammenhängend dargestellt.

Ursula Koch-Straubes eindrückliche Studie «Fremde Welt Pflegeheim» liess in uns die Überzeugung wachsen, den künftigen Leserinnen und Lesern einen Ausschnitt aus der ethnologischen Literatur zugänglich machen zu sollen – ein Grund war, dass uns in der Deutschschweiz die mangelnde Rezeption dieses zum Nachdenken zwingenden Werkes auffiel. Seit 1997 konnte ein unkritisches «Shopping-Verhalten» mancher Heime zur Erfüllung des gesetzlichen Auftrags beobachtet werden. Deswegen wurde rund die Hälfte des ursprünglichen Manuskriptes für ein kürzeres Buch als das vorliegende obsolet. Solange die Vorstellung weit verbreitet ist, «es sei jetzt etwas zu machen» und dann hätte man Ruhe, war es angezeigt, einen aufklärerischen Rahmen zu setzen, statt nur das System der Akkreditierung vorzustellen.

Wenn also zuerst eine nicht zu umfangreiche Publikation über das System der Akkreditierung geplant war, so resultierte im definitiven Anlauf nun ein Buch, in dessen Zentrum noch immer die Akkreditierung steht, das jedoch auf die grundsätzliche Ebene der Qualitätsbeurteilung, -sicherung und -förderung ausgeweitet wurde.

Der Heimbereich befindet sich seit Mitte der neunziger Jahre in einem akzentuierten Wandel. Etwas verkürzt argumentiert, kann behauptet werden, dass man begonnen hat, die Pflegeheime zu ökonomisieren. In absehbarer Zeit wird der Heimvater, die Heimmutter der sechziger und frühen siebziger Jahre als museal wahrgenommen werden. Obwohl Pflegeheime nur beschränkt in einem Markt agieren, wird in der nahen Zukunft ein Manager, eine Managerin für die Heimleitung gesucht werden. Wo dies wegen der Kleinheit des Betriebes nicht angezeigt ist, plant man vielleicht die Verbindung von drei, vier oder mehr Heimen unter einem «gemeinsamen Management», wie dies mit einigen privaten Heimen schon vor Jahren geschehen ist. Mit Sicherheit heisst es bald Abschied nehmen vom Denken in einfachen Entwicklungstendenzen, die sich an Werten der Vergangenheit orientieren. Für das oberste Kader beginnen die Grenzen des Alltags schon jetzt nicht mehr vor dem Eingang zum Heim. Und trotzdem ist die nächste Umgebung immer noch bedeutsam als Erfahrungswelt der meisten Bewohnerinnen und Bewohner, als Wohnort für manche Angehörige und weil sich Vertreter der Betriebskommission zumeist aus dem geographisch kleinen Einzugsgebiet des Heimes rekrutieren.

Sensible Heimleiter und Heimleiterinnen haben uns zu verschiedenen Malen über Spannungen im Umgang mit dieser «Gleichzeitigkeit des Ungleichzeitigen» informiert. In der auf objektivierbare Gründe zurückzuführenden, nicht leichten Situation für Leitungen von Pflegeheimen darf es nicht überraschen, wenn viele mit Bezug auf die gesetzlich verlangte Qualitätssicherung nicht danach getrachtet haben, die Komplexität in einem neuen Gebiet zu erhöhen. Ganz im Gegenteil: Handlungsanleitungen waren gefragt. Der Vizepräsident der Betriebskommission konnte zu ISO raten, weil er an seinem Arbeitsort (einem kleinen Industriebetrieb) bei den Anstrengungen für die Zertifizierung nach ISO engagiert war. Zwei Kollegen im gleichen Kanton äusserten sich zufrieden über die frühe Ausgabe von QAP und sicherten zu, dass man sie anfragen könne. Der eigene Verband machte sich an die Arbeit, um eine echte Berner Lösung zu schaffen usw. Das Shopping-Gefühl aber wurde am besten gestützt, wenn drei oder vier Anbieter von Produkten je eine halbe Stunde lang einer Gruppe von Heimvertretern das vortragen konnten, was sich in einer halben Stunde vortragen lässt. So ergab sich die Möglichkeit einer Wahl.

Im vorliegenden Buch, besonders in Kapitel 15, wird mit Q-Plan/Q-Star ebenfalls ein Konzept vorgestellt. Von Produkt zu sprechen wäre in dem Sinne nicht richtig, als sich bei der Akkreditierung nichts Fertiges präsentiert. Allerdings nehmen wir in Anspruch, dass dies auf ganz anderer Ebene geschieht als der kurz angetönten: Wir leisten auf wissenschaftlicher Basis das, was man wissenschaftlich leisten kann. Das ist einiges, wie mit diesem Buch angezeigt wird. Und das wäre wenig, wenn man die Praxis alleine zu verändern trachten würde. Ohne Engagement von Vertreterinnen und Vertretern der Praxis kann das nicht zur Realität werden, was zum Vorteil der Subjekte der Anstrengungen – der Bewohnerinnen und Bewohner von Pflegeheimen – intendiert ist.

Wir laden zum gemeinsamen Lernen ein. Es wäre zwar auch legitim, der Praxis nur zu demonstrieren, was aus wissenschaftlicher Perspektive mit Bezug auf Qualität in Pflegeheimen auf die Bearbeitung wartet. Allerdings entspricht eine solche Demonstration nicht unserer Einstellung und Haltung, zu der wir beruflich verpflichtet sind. Wir fühlen uns durch die anstehenden Aufgaben mit herausgefordert: Von der Praxis her ist immer wieder in Erfahrung zu bringen, was von dem Vorgeschlagenen in eben diese Praxis passt, welcher jeweils der erfolgversprechende Weg zur Umsetzung eines wissenschaftlich begründeten Anliegens ist, wo und aus welchen Gründen Korrekturen bei den SOLL-Vorgaben notwendig sind und wie kostengünstig die Umsetzung jeweils zu erfolgen hat. Am wichtigsten ist dann aber über den gesamten Prozess – der ja grundsätzlich nie abgeschlossen werden kann –, dass eine informierte und kritische Haltung erarbeitet wird. Die notwendige Spannung zwischen Praxis und Wissenschaft muss auch so erhalten bleiben, dass von der Wissenschaft her Einsicht in die Praxis gewonnen wird, dass man dort von der Wertschätzung der Praxisferneren erfährt und Unterstützung eben dieser Praxis leistet, wenn man sie zu leisten vermag. Andererseits haben sich Vertreterinnen und Vertreter der Praxis den wissenschaftlichen Dimensionen anzunähern und z. B. zu lernen, Forschungsresultate mitzubeurteilen. Unabdingbar ist auch, dass im Feld der Evaluation von den Partnern dazugelernt wird, denn letztlich untersteht das gesamte Vorhaben der Evaluation. Von Seiten der Wissenschaft her sind gehörige Anstrengungen zu leisten, damit die Tauglichkeit in der Praxis ohne Konzession an wissenschaftlich Mandatiertem bewiesen werden kann. Und die Praxis hat sich hier Handwerkliches zu eigen zu machen, wenn man will, dass vorläufig gesichertes Wissen an die Stelle von Meinungen tritt. Alle diese beiderseitigen Aufgaben benötigen viel Zeit – die gegenseitigen Verpflichtungen können daher nur über einen langen Zeitraum erfüllt werden.

Zur Schreibweise galt für uns Folgendes: SOLL und IST werden immer gross geschrieben. Hinsichtlich der Schreibweise wurden Besonderheiten des Schweizer «Schriftdeutschen», das z. B. kein «ß» verwendet, ausdrücklich belassen [Anm. d. Lek.]. Mit Bezug auf die geschlechtsspezifische Schreibweise haben wir uns an folgende Regel gehalten: Es wird immer jenes Geschlecht gewählt, welches in der betreffenden Gruppe überwiegt (in einem Pflegeheim überwiegen die Bewohnerinnen). Bei Unsicherheit werden beide Geschlechter aufgeführt (Leserinnen und Leser), und bei Zitaten halten wir uns an das Original.

Alfred J. Gebert
Hans-Ulrich Kneubühler

Einführung zur 2., überarbeiteten und ergänzten Auflage

Übersicht

Selbstkritisches am Anfang

Das vorliegende Buch plädiert für gemeinsames Lernen von Praktikerinnen in Heimen und von jenen, welche Ausweise dafür haben, einen Teil der wissenschaftlichen Elemente zu Herausforderungen bei der Qualitätsförderung, Qualitätssicherung und Qualitätsbeurteilung für Pflegeheime aufarbeiten zu können. Gemeinsames Lernen ist konstitutiv für das dem Buch zu Grunde liegende Konzept. Allerdings wurde – dies war im Kontakt mit Leserinnen und Lesern zu erfahren – das Anliegen des gemeinsamen Lernens von uns in der 1. Auflage didaktisch zu wenig überzeugend resp. nicht einleuchtend genug präsentiert. Die Kritik ist akzeptiert. Bei der Bearbeitung der sehr grossen Zahl wissenschaftlicher Publikationen, von denen ja nur der kleinere Teil im Buch berücksichtigt wurde, haben wir zu oft didaktische Leistungen zu Gunsten der potenziellen Partner in Pflegeheimen aus den Augen verloren.

Einen Teil dieser Schwäche versuchen wir in diesem Vorwort wettzumachen. Aus mehr als einem Grund ist es aber ausgeschlossen, Leserinnen in ihrer Praxis für die Anliegen umfänglich abzuholen. Obwohl einer der Autoren seit 14 Jahren hauptamtlich in der Ausbildung von Heimleiterinnen und Heimleitern tätig ist und der andere Autor in den vergangenen 15 Jahren gut 100 Pflegeheime während einiger Stunden bis zu (insgesamt) 5 Tagen aufgesucht hat, ist es für uns ausgeschlossen, die Position des Heimkaders auch nur in etwa zu repräsentieren. Dafür fehlt die Praxis der täglichen Arbeit im Pflegeheim. Wir hatten nie eine Gruppe von Pflegenden zu führen, können mit Sicherheit Arbeiten der Hauswirtschafterin nicht übernehmen, vermöchten sehr wahrscheinlich eine Kochgruppe für demenziell Erkrankte nicht anzuleiten, wüssten nicht, wie unter den Bewerbungen auszuwählen ist, mussten nie die Praxis des Führens eines Heimes durchstehen usw.

Viel bedeutsamer als diese Defizite ist jedoch der Tatbestand, dass es für die beiden Autoren ausgeschlossen wäre, Qualitätssicherung und Qualitätsförderung in einem Heim selber umzusetzen. Diese Umsetzung darf man sich eben unter keinen Umständen so vorstellen, dass ein Produkt angeboten wird und dann die Erfahrung, der Sachverstand und der Einsatz des Heimkaders gefragt seien, um das Produkt für das entsprechende Heim zu implementieren. Es handelt sich vielmehr darum, die Inhalte selber aus dem Zusammengehen zu konstituieren, für die je spezifischen Bedingungen im eigenen Heim zu gliedern und dann in der Umsetzung unterstützend zu wirken, um aus den Erfahrungen eines Prozesses die Mitarbeiterinnen wieder dazu zu gewinnen, einen weiteren Prozess zu planen.

In diesem Sinne war es in der 1. Auflage des Buches ausgeschlossen und wird es auch in dieser und in einer 3. Auflage ausgeschlossen bleiben, eine Anleitung zur Qualitätsbeurteilung, zum Vorgehen bei der Qualitätssicherung und Qualitätsförderung nur von uns her zu präsentieren. Was wir von den Wissenschaften her bieten können, repräsentiert immer nur einen Teil der Aufgabe. Ob der Anteil der wissenschaftlichen Beiträge gross oder klein einzuschätzen ist, bleibt nebensächlich: Ohne ein Zusammengehen von Praxis und Wissenschaften kann nichts einigermassen Erfolgversprechendes resultieren. Nach unseren Überlegungen ist ein dialogisches Miteinander konstitutiv für sinnvolles Arbeiten in den hier interessierenden Feldern – ohne längere Erfahrungen im Heim und ohne Kenntnisse der dort sich stellenden Probleme resultierte wohl vornehmlich Papierenes; ohne wissenschaftliche Basislegung resultiert im besten Fall Zufälliges, im schlechteren Fall eine Art Selbstbespiegelung (zur sog. Selbstreferenzialität siehe Kap. 12).

In diesem Sinne hat das Buch viel mehr den Charakter einer Aufforderung. Für den Gesamtprozess kann es nie direkt verwertbare Handlungsanleitungen bieten. Das Buch fordert von der Praxis, Qualitätssicherung, Qualitätsbeurteilung und Qualitätsförderung nicht mit einem instrumentell-technokratischen Verständnis zu begegnen: Hier liegt nicht etwas vor, das direkt angewendet werden kann. Dies wäre eine groteske Überschätzung der Möglichkeiten wissenschaftlicher Studien. Sie analysieren Tatbestände und dürfen sich nicht anmassen, dass die in dem interessierenden Bereich gewonnenen Resultate auch tatsächlich immer und überall in der Praxis direkt umgesetzt werden könnten, auch wenn die Seite der Wissenschaft gleich wie jene der Praxis davon überzeugt ist, dass das Wohlbefinden der Bewohnerinnen und Bewohner in einem Heim das entscheidende Kriterium für alles Arbeiten sein soll.

Einigkeit über Ideen führt noch nicht zu gemeinsamen Interessen – oder moderner ausgedrückt: Geteilte Ideen führen noch nicht zwangsläufig zu geteilten Interessen. Man mag sich über Ideen noch so einig sein, garantiert ist dadurch noch keine Übereinstimmung der Interessen. Interessen müssen gleichsam beglaubigt, legitimiert werden. Diese Legitimation entspricht aber von Fall zu Fall unterschiedlichen Wertvorstellungen. In der Wissenschaft gelten andere Regeln als in der Praxis. Die logische Gedankenführung, welche für wissenschaftliches Arbeiten unabdingbar ist, hat unter Umständen weniger Bedeutung in der Praxis, wenn zum Beispiel an das Verhalten und/oder die Einstellung im Personal, bei Vorgesetzten, bei Angehörigen der Bewohnerinnen gedacht wird. Diese Momente verdeutlichen den Alltagsbereich der Betroffenen und bestimmen teilweise das Handeln des Heimkaders.

Die Interessenlage des Heimkaders ist also unterschiedlich von jener der Wissenschaften. Wissenschaftlich ist es von Interesse, eine Publikation zu erarbeiten, wenn man überzeugt ist, dass sie von Bedeutung sein wird und Erkenntnisse über ein neues Verhältnis von Ursache und Wirkung zu Tage fördert resp. anzeigt, dass bisheriges Wissen nicht mehr zutrifft. Daraus lassen sich eventuell Strategien ableiten. Diese dürfen aber nicht automatisch für den praktischen Alltag als tauglich interpretiert werden, weil der praktische Alltag nicht in die wissenschaftliche Argumentation einfliessen konnte. Stark vereinfachend: Wenn die Rolle des Wissenschafters beansprucht wird, so schliesst dies in der Regel ein Verstehen der sehr komplexen Praxis nicht ein.

Wir glauben nicht, dass Ausweise im wissenschaftlichen Bereich auch genügen könnten, um den unerfreulichen Tatbeständen in Pflegeheimen (einige sind in Kapitel 8 aufgeführt) zu begegnen. Ja, wir sind überzeugt, dass die Legitimation aus den Wissenschaften nicht einmal genügt, um konkrete Anforderungen an eine Qualitätsbeurteilung zu formulieren. Schon die Formulierung einer SOLL-Vorgabe bedarf des Wissens und der Erfahrung aus der Praxis. Und erst recht braucht es Wissen, Erfahrung und Führungsfähigkeiten, um die in einer Qualitätsbeurteilung resultierenden Folgerungen dann mit der Praxis zu konfrontieren. Die mit der Praxis verbundenen Personen haben die verständliche Tendenz, die im Heim bei der Qualitätsbeurteilung angetroffenen Probleme als weniger drängend zu sehen, als jene, welche ein Spezialgebiet der Geriatrie resp. der geriatrischen Krankenpflege wissenschaftlich bearbeiten. Es handelt sich zum einen um eines von manchen Problemen, mit denen sich die im Heim Tätigen konfrontiert sehen. Zum anderen wird man bei praktisch jeder Anstrengung zur Qualitätsförderung auf interne und externe Barrieren treffen. Bei den externen Barrieren dominieren die finanziellen Vorgaben, bei den internen dominiert der Status quo in dem Sinne, als man an die aktuelle Praxis gewöhnt ist und bei jeder Massnahme zur Qualitätsförderung dazuzulernen hat resp. sich und andere dazu stimulieren muss, Neues durchzuführen.

Die Garantie des Status quo ist zudem auch eine zentrale Aufgabe eines Heimes. Was heute einigermassen gut funktioniert, soll auch morgen, in der nächsten Woche und in einem halben Jahr einigermassen gut funktionieren. Die «Konsolidierung des Betriebes» ist also die Hauptaufgabe eines Heimes, welche durch eine grössere Zahl von Einflüssen immer wieder ausschnittweise in Frage gestellt wird (z. B. Personalwechsel, Verschlechterung des Zustandes zweier Bewohnerinnen usw.). Unter diesen Umständen kommen Veränderungen in der Regel nur in kleinen Schritten in Frage. Qualitätsförderung bedeutet aber in aller Regel Veränderungen. Wie nun einigermassen erfolgversprechend zusätzlich zur notwendigen Routine eben auch diese Veränderungen eingeführt werden, kann nur eine reflektierende Praxis beantworten. Die Mitsprache und Mitentscheidung dieser Praxis bezieht sich dabei nicht nur auf das Tempo der Veränderungen – dies wäre noch immer ein technokratisches Denken. Es muss sich grundsätzlich auch darum handeln, dass die Inhalte für Veränderungen so ausgewählt werden, dass erfolgversprechende Perspektiven entstehen. Der Lerneffekt aus einigen Anstrengungen zu spezifischen SOLL-Vorgaben muss potenziert werden können.

Schwerpunkte dieser Einführung

Es scheint nicht angezeigt, den Inhalt der 1. Auflage jetzt schon neu zu strukturieren. Die Mehrzahl der Kapitel präsentiert Hinweise, welche Ausgangspunkt für die noch zu führende Diskussion in Deutschland, der deutschsprachigen Schweiz und erst recht in Österreich bieten können. Die als ausführlich empfundene Darstellung der Qualitätsbeurteilung in amerikanischen Pflegeheimen ist aktuell so zu rechtfertigen, dass die Anlage in den USA auch den Weg für die Qualitätsbeurteilung in Deutschland anzeigt. Um vor den erschreckenden bürokratischen Zwängen zu warnen, wird also das Kapitel 5 in der bisherigen Ausgabe beibehalten, und hier nur gerade auf den Namenswechsel bei der dort öfters erwähnten Sozialversicherungsbehörde aufmerksam gemacht: Statt Health Care Financing Administration (HCFA) heisst sie nun Centers for Medicare & Medicaid Services (CMS). Die Darstellung der Defizite im Internet (siehe Unterkapitel 5.13) ist weiterhin unter der gleichen Adresse (www.medicare.gov/nhcompare/home.asp) zu finden.

Auf den nicht wissenschaftlich zu legitimierenden Exkurs im Kapitel 14 «Ein grober Ton» wollte nicht verzichtet werden, weil sich die Leserin darüber orientieren soll, wie es zu dem gekommen ist, was sich in der jüngeren Vergangenheit in der Schweiz präsentierte – für die jüngste Vergangenheit wird in diesem Vorwort auf noch gravierendere Missgriffe aufmerksam zu machen sein. Zwar wurde also das Kapitel leicht gekürzt, dafür wird hier, insbesondere in den Abschnitten «Mehr Zeit notwendig» (S. 64) und «Hinweise auf die vergangenen zwei Jahre» (S. 72) gezeigt, dass Meinungsbildner nicht nur nichts zur Kenntnis nehmen wollen, sondern ihre Irrtümer sogar noch ausbauen.

Dieser teilpolitische (politisierte, aber nicht politische) Kontext möchte in der 2. veränderten Auflage im Vorwort stärker als in der 1. Auflage angesprochen werden. In Deutschland ist mit Bezug auf die Qualitätsbeurteilung der politische Kontext offensichtlich geworden, als ein Regierungsentwurf zur Qualitätsbeurteilung den Bundestag passierte und erst – und wohl nur vorläufig – in der Länderkammer scheiterte. In der Schweiz ist der politische Kontext ganz anders: Zu politisierende Herausforderungen werden mediatisiert, also hier zu Aufgaben von Leistungserbringern und Versicherern erklärt, und so aus dem der Öffentlichkeit zugänglichen Rahmen (z. B. über Kantonsparlamente) genommen. Etwas pointiert kann behauptet werden, dass aus einer politischen Herausforderung fachtechnische Fragen gemacht werden, wobei allerdings hier das Problem darin liegt, dass mindestens die Verbände der Leistungserbringer offensichtlich nicht fachlich argumentieren können (siehe dazu Abschnitt «Mehr Zeit notwendig», S. 64, über das Forum stationäre Altersarbeit Schweiz).

Auf Grund amerikanischer Studien lässt sich darüber spekulieren, ob man mit Bezug auf die Qualitätssicherung und Qualitätsförderung in Pflegeheimen dem Kader nicht die Hände bindet, um dann zu verlangen, dass kalligraphisch geschrieben wird. Wenn zu wenig diplomierte Mitarbeiterinnen angestellt sind, dann scheint es ausgeschlossen, das IST in die Nähe von SOLL-Vorgaben zu rücken. Dieser potenziell sehr brisanten Ausgangslage ist der Abschnitt «Qualität kostet» (S. 25) gewidmet, ohne dass für die deutschsprachigen Länder einigermassen Definitives zur Diskussion gestellt werden könnte. Die knappen Hinweise möchten dem Heimkader aber auch anzeigen, dass auf dieser Ebene Unterstützung von wissenschaftlicher Seite erwartet werden dürfte.

Das gemeinsame Lernen sollte auch auf dieser Ebene zum Tragen kommen. Eine einzelne Pflegedienstleitung oder Heimleitung, welche sich über die mangelnde personelle Dotierung zur Erfüllung von SOLL-Vorgaben beschwert, wird nie gehört werden. Wenn aber zusammen Probleme thematisiert werden können, steigt die Chance, etwas zu erreichen, was für Qualitätssicherung und Qualitätsförderung von unmittelbarer Bedeutung ist und – dies müsste immer handlungsleitend sein – für das Wohl der Betreuten. In aller Regel dürfte das Kader von Heimen keine Zeit finden, systematisch die Literatur in einem Sektor seiner Arbeitswelt aufzubereiten. Wenn aber wissenschaftlich das Feld der Gerontologie mit Blick auf die Praxis bearbeitet wird, dann müssen auch Erkenntnisse für eben diese Praxis resultieren.

In Abschnitt «Krankenversicherungsgesetz baute für Pflegeheime auf falscher Ausgangslage» (S. 41) wird auf eine schweizerische Besonderheit aufmerksam gemacht, welche deutsche und österreichische Leserinnen dazu anregen möchte, die rechtlichen Konditionen in ihren jeweiligen Gesetzgebungen zu hinterfragen. Das schweizerische Gesetz, welches den Versicherern eine wichtige Position zuweist, wurde mit Bezug auf die Qualitätssicherung immer nur an der Akutmedizin orientiert. Die Qualität im Bereich der ambulanten und stationären Akutmedizin ist ungenügend, weil die Leistungen sich in einem erheblichen Ausmass als nicht adäquat präsentieren. Der Gesetzgeber zielte mit der Verpflichtung zur Qualitätssicherung darauf, dass grundsätzlich adäquatere Leistungen kostengünstiger erbracht werden sollten.

Im stationären Langzeitbereich ist die Situation kategorial anders. Die in der Akutmedizin präsentierten Analysen über unnötige Mehrfachabklärungen (z. B. in der Radiologie, im Labor), nicht notwendige Operationen, falsche oder fehlende Medikation vor oder nach einer Operation usw. betreffen zwar auch Akutkranke in Langzeitinstitutionen, aber sie beziehen sich dabei auf Personen mit dem Status von Chronischkranken und haben sehr viel geringere finanzielle Konsequenzen.

Der für die ambulante und stationäre Akutmedizin eruierte Konnex von Wirtschaftlichkeit und Qualität existiert so nicht in der stationären Langzeitpflege. Es gibt zwar auch hier qualitative Mängel, welche Kosten zeitigen. Aber das in der stationären Langzeitpflege dominante Phänomen der personalen Leistungserbringung müsste für eine Diskussion zur Beziehung von Wirtschaftlichkeit und Qualität ganz anders eingebracht werden. Etwas vereinfachend kann mit Bezug auf den Aufwand in der Akutmedizin zur Diskussion gestellt werden, ob nicht eine ähnliche Resultatqualität mit weniger finanziellen Mitteln erreicht werden könnte, wenn konsequent kunstgerecht – d. h. gemäss dem aktuellen Wissensstand – gehandelt würde.[1] Nach unserem Dafürhalten ist in der stationären Langzeitpflege dagegen zu fragen, ob die zur Verfügung stehenden Mittel überhaupt ausreichen, um gesellschaftlich einigermassen sanktionierte Ziele zu erreichen. Dieser von uns als fundamental empfundenen Frage ist dann jene nach der wirtschaftlichen Dimension anzufügen.

Über das ganze Feld des Gesundheitswesens gilt das Wirtschaftlichkeitsprinzip in der sog. Sparausgabe: Es geht darum, ein Ziel so kostengünstig wie möglich zu erreichen (und eben nicht etwa, mit gegebenen Mitteln so viel wie möglich zu produzieren). Im stationären Langzeitbereich steht allerdings das Wirtschaftlichkeitsprinzip in der Sparausgabe als solches zur Diskussion, da Anlass zur Vermutung besteht, dass die eingesetzten Mittel nicht genügen, um gesellschaftlich festgelegte Ziele zu erreichen.

Diese Problemlage wird in den Abschnitten «Qualität kostet» (S. 25) und «Krankenversicherungsgesetz baute für Pflegeheime auf falscher Ausgangslage» (S. 41) nur ansatzweise skizziert werden. Wir betrachten es nicht als unsere Aufgabe, die Problemlage ausführlicher darzustellen. Hier liegt unter Umständen eine politische Aufgabe vor: Die politischen Instanzen müssten argumentativ dazu stehen, dass gesellschaftlich sanktionierte Ziele nicht zu erreichen sind.

In Abschnitt «Illustration zu einer vorläufigen Herleitung von SOLL-Vorgaben» (S. 49) wird in einem ersten Anlauf zu erklären versucht, wie man sich das gemeinsame Lernen mit Bezug auf Qualitätsbeurteilung vorstellen soll. Zu diesem Zweck wird etwas ausführlicher auf die Qualitätsbeurteilung von Aspekten der Betreuung demenziell Erkrankter eingegangen. Dabei kann es konsequenterweise nicht darum gehen, SOLL-Vorgaben (z. B. sog. Standards) zu präsentieren. Auf-

---

1 U. E. Reinhardt, Breaking American Health Policy Gridlock, in Health Affairs, vol. 10, Heft 2, 1991, S. 96–103.

gabe dieses Abschnittes wird es vielmehr sein, Illustrationen zur Notwendigkeit des gemeinsamen Lernens auszulegen. Ähnliches gilt für den Abschnitt «Noch näher an die Praxis» (S. 58). In diesem wird so detailliert wie möglich auf einige Aspekte bei der Formulierung von SOLL-Vorgaben zur Schmerzbekämpfung eingegangen. Dabei ist es nicht sinnvoll, Elemente der inhaltlichen Ausgestaltung im Einzelnen zu skizzieren – der Verdacht müsste zur Gewissheit mutieren, die Autoren wüssten schon um das Resultat. Dies ist nicht der Fall! Wenn gemeinsames Lernen ernst genommen wird, kann nicht einseitig das Resultat antizipiert werden. Der Weg ist in einem gewissen Ausmass – wenigstens in den ersten Jahren – auch das Ziel. Für das Suchen auf diesem Weg sehen wir eine ausreichend lange Zeit vor. Weil ein Lernen an der Praxis sowie Entwicklungen in den Wissenschaften wohl immer präsent sein werden, ist der Prozess des gegenseitigen Sich-Findens eigentlich nie abgeschlossen – also etwas ganz anderes als der Kauf eines Produktes (siehe am Schluss von Kapitel 12).

Im Prozess des gemeinsamen Lernens, der von uns in Olten am 17.11.1999 an der Q-Star-Tagung 2 unter deutschschweizerischen Bedingungen etwas optimistisch auf die Zeitperiode 2000 bis 2009 vorhergesagt wurde (um ab 2010 über eine konsolidierte Basis zum Weiterarbeiten zu verfügen, wie sie von den Kanadiern angeboten wird – siehe Kap. 6.3), kann es nicht darum gehen, die Fachliteratur so aufzuarbeiten, dass von Seiten der Wissenschaften jedes Jahr neue Anregungen zum gemeinsamen Lernen eingebracht werden. Es ist ausgeschlossen, dass der Partner «Wissenschaften» praktisch Jahr für Jahr die Komplexität des Dialoges zu erhöhen trachtet, wenn die Umsetzung in der Praxis und die Verarbeitung der Praxiserfahrungen selber schon sehr anspruchsvoll sind.

Von Seiten der beteiligten Wissenschaften wäre es technokratisches Denken, wenn der tatsächliche oder vermeintliche Informationsgewinn konsequent umzusetzen getrachtet würde. Wenn Substanzielles zu Gunsten von Bewohnerinnen verändert werden soll, so kommt dem Veränderungsprozess selbst erstrangige Bedeutung zu. Diese Herausforderung kann mit einem Blick auf die Akutmedizin eindeutiger identifiziert werden als mit Bezug auf die «Fremde Welt Pflegeheim»: Die Umsetzung des Lehrbuchwissens in Leitlinien (man findet verschiedene Begriffe: Guidelines, Medical Practice Parameters usw.) ist seit mindestens zehn Jahren definiert.[2] Der Prozess der Formulierung ist zwar anspruchsvoll, aber es existiert ein recht hoher Konsens darüber, wie vorzugehen ist.

Die zentrale Herausforderung besteht dann in der Umsetzung von Leitlinien, also in der Übertragung in die Praxis.[3] Da dieser Tatbestand bekannt ist, resultiert die Konsequenz, dass die Komplexität von uns (also von den Wissenschaften)

---

2 Institute of Medicine, Guidelines for Clinical Practice, Washington, D.C., 1992.
3 Siehe Literaturhinweise in Kapitel 8, Fussnote 18.

nicht konstant zu erhöhen getrachtet wird, solange diese von der Praxis nicht gelernt haben, wie schon Präsentiertes mit welchem Erfolg und mit welchen Misserfolgen transformiert werden konnte. Als Beispiel für diesen Verzicht, die Komplexität wieder zu erhöhen, sei der Umstand erwähnt, dass in der vorliegenden Auflage nicht auf die laufenden Arbeiten über Differenzierungsversuche von Pflegequalität («quality of care») und Lebensqualität («quality of living») eingegangen wird.[4] Tatsächlich handelt es sich um eine der wenigen Initiativen der Sozialversicherungsbehörde CMS (früher HCFA) zu einer Veränderung im Überprüfungssystem, dem schon deshalb Aufmerksamkeit geschenkt werden muss, weil ein Teil der Prominenz gerontologischer Forschung involviert ist.

Allerdings ist nicht davon auszugehen, dass in absehbarer Zeit mehrere zentrale Elemente des Surveys grundsätzlich zu ändern getrachtet würden. «Es ist, wie wenn man die Titanic auf kurzer Strecke stoppen wollte», meinte eine amerikanische Kollegin. Es kommt dazu, dass in den USA nur eine einzige Alternative zum Survey zu existieren scheint, die Akkreditierung durch die Joint Commission (siehe Kap. 6.2). Diese wurde aber in den vergangenen Jahren in der politischen Arena schon mehrfach als Substitution für den Survey abgelehnt – nun ist ein Kehrtschwenker offensichtlich nicht opportun. Endlich kommt dazu, dass es in den Fachkreisen nur ein bescheidenes Ausmass an Kritik am Survey gibt.[5]

Die restlichen Abschnitte handeln in der einen oder anderen Ausgabe von Politischem: Da wir keine wissenschaftlichen Kompetenzen in diesem Bereich beanspruchen können (es wird auch nicht auf wissenschaftliche Literatur verwiesen), werden Dokumente etwas ausführlich zitiert. Wichtig ist uns, dass Leserinnen und Leser Hinweise zum Weiterdenken erhalten. Niemand braucht sich unseren Folgerungen anzuschliessen. Wir laden zum Dialog ein. Er hat bis jetzt nur in einem bescheidenen Ausmass stattgefunden. Öfters haben wir von Zustimmung erfahren (insbesondere auch in Buchbesprechungen). Und einige wenige Male war schroffe Ablehnung zu lesen. Dabei resultierte leider keine fachliche Auseinandersetzung; es ging lediglich um die Verteidigung einer Marktposition, um

---

4 R. A. Kane, Long-Term Care and a Good Quality of Life: Bringing them Closer Together, in The Gerontologist, vol. 41, 2001, S. 293–304; R. L. Kane und R. A. Kane, What Older People Want From Long-Term Care, And How They Can Get It, in Health Affairs, vol. 20, Heft 6, 2001, S. 114–127; B. J. Bowers et al., Care-as-Service, Care-as-Relating, Care-as-Comfort: Understanding Nursing Home Residents' Definitions of Quality, in The Gerontologist, vol. 41, 2001, S. 539–545; L. S. Noerkel und Z. Harel, Linking Quality of Long-Term Care and Quality of Life, New York 2001.

5 z. B. K. Walshe, Regulating U. S. Nursing Homes: Are We Learning From Experience?, in Health Affairs, vol. 20, Heft 6, 2001, S. 128–144; dies. und C. Harrington, Regulation of Nursing Facilities in the United States: An Analysis of Resources and Performance of State Survey Agencies, in The Gerontologist, vol. 42, 2002, S. 475–487.

Geld. Dies beschäftigte uns stark, weil auf einer ganz anderen Ebene gefochten wurde als auf jener, die uns zum Schreiben des Buches veranlasst hatte: für hochbetagte, oft weitgehend hilflose Menschen in unseren Pflegeheimen.

Qualität kostet

Mehr diplomiertes Personal notwendig?

Die Feststellung im Titel bedürfte in einer Diskussion mit dem Kader von Pflegeheimen vermutlich keiner ausführlichen Erklärung: Pflegedienstleitungen haben bereits erfahren, dass sie auf finanzielle Grenzen stossen, wenn Vorstellungen über Verbesserungen innerhalb relativ kurzer Zeit umgesetzt werden möchten; der einzige Koch (von einer teilzeitlich tätigen Hilfsköchin unterstützt) vermag ohne eine zusätzliche 50%-Stelle nicht auch ein Auswahlmenü am Mittag so zu kochen, dass es ihn qualitativ befriedigt; die freiwilligen Helferinnen können keine überzeugende individuelle Aktivierungstherapie anbieten; der Hauswirtschafterin ist es verwehrt, ihren Dienst (im kleineren Heim) konsequent abteilungsspezifisch zu reorganisieren, wenn nicht zusätzlich eine volle Stelle bewilligt wird usw.

Mit den vorangehenden Beispielen will nicht angedeutet werden, dass höherer Aufwand nur mit Bezug auf das Personal resultiert. Aber weil der Aufwand für das Personal (und die damit verbundenen weiteren Kosten) je nach Heimtypus zwischen 75 und 85 % des Gesamtaufwandes ausmacht, resultieren dort wohl zwangsläufig am meisten Beispiele zu der Behauptung, dass sich gute Qualität in Kosten niederschlägt. Es kommt dazu, dass zusätzliche Personalkosten auch mittelfristig Aufwand zeitigen.

Wenn in diesem Abschnitt ausführlicher auf die Beziehung zwischen Qualität und Aufwand eingegangen wird, so geschieht dies hauptsächlich aus zwei Gründen. Zum einen ist anzuzeigen, dass sich bei der Beweisführung von Verbindungen zwischen Qualität und finanziellem Aufwand einige methodische Herausforderungen bieten, welche gemeistert werden müssen, wenn auf solider Basis argumentiert werden will, wenn also zum Beispiel mit den Versicherern über verbesserte Leistungen verhandelt werden möchte. Zudem will auch bei den folgenden Überlegungen gezeigt werden, dass politische Dimensionen öfters als wahrscheinlich angenommen gegenwärtig sind. Und gerade politischen Dimensionen wurde in der bisherigen Diskussion über Qualitätsförderung, Qualitätssicherung und Qualitätsbeurteilung weitgehend ausgewichen.

Wir vermuten, dass dies primär auf Schwierigkeiten bei der Argumentation zurückzuführen ist. Es kommt dazu, dass sich ein einzelnes Heim auch bei optimistischer Grundhaltung wahrscheinlich nicht vorstellen kann, es vermöchte mit seinen Überlegungen Einfluss auf die kantonale Diskussion zur Finanzierung von

Heimen nehmen – nicht zuletzt darum, weil immer auf die gesamtstaatlichen Bedingungen der Sozialversicherung einzugehen ist. Dabei handelt es sich um einen Tatbestand, welcher grundsätzlich für alle drei deutschsprachigen Länder gilt und darüber hinaus für alle anderen Staaten mit einem ausdifferenzierten System der sozialen Sicherung.

Für die deutschsprachigen Länder konnte zwar keine analytisch angelegte Studie über den Zusammenhang zwischen personeller Dotierung in der Pflege sowie im Heim insgesamt und qualitativen Ausprägungen von Pflegeheimen eruiert werden. Zur angloamerikanischen Problemlage bieten dagegen zwei Publikationen eine gute Übersicht bis annähernd zur Jahrhundertwende. Beide Publikationen hatten je einen markanten politischen Hintergrund: Der entsprechende Unterausschuss des amerikanischen Repräsentantenhauses drängte die Regierung darauf, dem Institute of Medicine einen Auftrag über Probleme im Zusammenhang mit der personellen Dotierung von Spitälern und Pflegeheimen zu erteilen.[6] Im jüngeren Fall hat ein Senatsausschuss verlangt, dass die rechenschaftspflichtige Sozialversicherungsbehörde (Health Care Financing Administration) ausführlich über Problemlagen mit Bezug auf die verlangte Mindestdotierung mit Pflegepersonal in Heimen argumentiere.[7]

Aus den in den beiden Publikationen aufgearbeiteten Studien lässt sich schliessen, dass Heime mit markant überdurchschnittlichem Bestand an RNs (in etwa DN 2) und LPNs (in der Hierarchie etwas unter DN 1 anzusiedeln) sich bei ausgewählten qualitativen Herausforderungen in der Regel besser präsentieren. «In der Regel» muss hier als Einschränkung notiert werden, da einige Analysen demonstrierten, dass allein die Gegenüberstellung von «Anzahl Diplomierten» und «Elementen pflegerischer Qualität» nicht immer genügt, um nachvollziehbare Resultate zu gewinnen.

Es zeigte sich zum Beispiel in einigen mathematisch-statistischen Analysen, dass eine kleinere Gruppe von Heimen, die mit Diplomierten gut dotiert waren, trotzdem erhebliche qualitative Probleme auswiesen. Damit ist aber der über eine Grundgesamtheit angezeigte Zusammenhang zwischen der Zahl von Diplomierten und der (kleineren) Zahl von qualitativen Schwächen nicht grundsätzlich widerlegt. Es galt u. a., für eine Gruppe von Heimen zusätzliche, sog. intervenierende Variablen zu testen. Ohne auf diese Studien im Einzelnen einzugehen, ist zu

---

6   Institute of Medicine, Nursing Staff in Hospitals and Nursing Homes. Is It Adequate?, Washington, D. C. 1996.

7   Health Care Financing Administration, Appropriateness of Minimum Nurse Staffing Ratios in Nursing Homes. Report To Congress. vol. 1, Baltimore 2000.

erwähnen, dass z. B. dem Personalwechsel («turnover»[8]) einige Erklärungskraft zukam.

Kadermitglieder von Heimen sind auch mit diesem Phänomen von der Praxis her vertraut. Eine hohe Rate des Wechsels macht die Übernahme von herrschenden Werten und Normen schwieriger. Vielleicht ist die Vermutung nicht zu gewagt, dass bei hoher Fluktuation die Erfüllung der Aufgaben selber leidet, einmal ganz abgesehen vom Tatbestand, dass sich neues Personal zuerst einarbeiten muss. S. Zimmermann et al.[9] konnten diese Überlegung in der jüngeren Vergangenheit dramatisch belegen – aufbauend auf einigen früheren Studien[10]: In 59 Heimen des Staates Maryland zeigte sich eine signifikante Beziehung zwischen Lungenentzündungen sowie notwendig gewordenen Krankenhausüberweisungen und der Fluktuation im diplomierten Pflegepersonal.

Obwohl die Verlegung von Pflegeheimbewohnerinnen in Akutspitäler in den USA weit höher ausfällt als in den deutschsprachigen Ländern[11] (mitbeeinflusst durch das Sozialversicherungsrecht und haftungsrechtliche Konditionen), behält der Hinweis Gültigkeit, dass unbefriedigende Qualität Kosten zeitigt. Zugleich ist auch mitzubedenken, dass höhere gesamtwirtschaftliche Kosten aus diesen Krankenhauseinweisungen resultieren und – nun auf einer anderen Ebene – Kosten aus dem Gegensteuern anfallen, wenn eine Gruppe von Diplomierten über längere Zeit dem Heim zu erhalten getrachtet wird.[12]

Um nur noch zwei weitere Diskussionsdimensionen im Umkreis von Qualität und Kosten kurz zu präsentieren: Unter den Bedingungen einer hohen Nachfrage nach Pflegeheimplätzen tendieren Leistungserbringer scheinbar dazu, qualitativen Ausprägungen weniger Beachtung zu schenken.[13] Dabei wird durchaus wirtschaftlich gehandelt, wenn weniger finanzielle Mittel für qualitative Elemente des

---

8 z. B. J. Banaszak-Holl und M. A. Hines, Factors Associated with Nursing Home Staff Turnover, in The Gerontologist, vol. 36, 1996, S. 512–517; D. Brannon et al., An Exploration of Job, Organizational, and Environmental Factors Associated With High and Low Nursing Assistant Turnover, in The Gerontologist, vol. 42, 2002, S. 159–168.

9 S. Zimmermann et al., Nursing Home Facility Risk Factors for Infection and Hospitalization: Importance of Registered Nurse Turnover, Administration, and Social Factors, in Journal of the American Geriatrics Society, vol. 50, 2002, S. 1987–1995.

10 z. B. W. D. Spector und H. A. Takada, Characteristics of Nursing Homes that Affect Residents Outcomes, in Journal of Aging and Health, vol. 3, 1991, S. 427–454.

11 z. B. G. Warshaw et al., Infections in Nursing Homes: Assessing Quality of Care, in Journal of Gerontology, vol. 56, 2001, S. M120–M126.

12 z. B. J. F. Robertson et al., Long-term Care: Retention of Nurses, in Journal of Gerontological Nursing, vol. 20, Heft 11, 1994, S. 4–10.

13 Institute of Medicine, Improving the Quality of Long-Term Care, Washington D. C., 2001, S. 244 ff.

Angebotes eingesetzt werden (es werden ja auch qualitativ weniger befriedigende Angebote nachgefragt). In den meisten Regionen der deutschsprachigen Länder herrscht aktuell ein gewisser Nachfrageüberhang. Ohne eine monokausale Argumentation zu unterstützen, kann die Vermutung notiert werden, dass in den hier speziell interessierenden Ländern das (finanzielle) Engagement für qualitative Verbesserungen öfters nicht jenes Ausmass erreicht, welches unter den Bedingungen eines Angebotüberhanges resultieren müsste.

Im Kontext der angeblendeten Frage nach personeller Dotierung und qualitativen Aspekten kann die Überlegung Chance zur Bestätigung finden, dass bei einem Überhang der Nachfrage den Problemen der Dotierung mit diplomiertem Personal aus Sicht der Arbeitgeber nicht primäre Bedeutung zukommt. Damit ergibt sich auch eine neue Perspektive auf die Diskussion über den Stellenwert des diplomierten Personals: Während Anliegen der Pflegenden von Berufsverbänden insbesondere in Zeiten hoher Nachfrage nach Pflegeheimbetten traktandiert werden, scheinen Heime resp. Arbeitgeberverbände die Probleme gerade in diesen Zeiten nicht als sehr dringlich zu betrachten – es sei denn, die Zahl der Diplomierten sei substanziell unter ein gerade noch akzeptables Niveau gesunken.

Solche und andere Unterschiede in den Auffassungen über die sog. Agenda-würdigkeit von Personalproblemen dürften nicht nur für den angloamerikanischen Sprachbereich – wo periodisch gravierende Nachwuchsprobleme für die Pflege im Allgemeinen und die stationäre Langzeitpflege (es sei noch einmal darauf aufmerksam gemacht, dass nur Pflegeheime in der Argumentation berücksichtigt werden) im Besonderen resultieren[14] – bedeutsam sein. Diese Ausgangslage muss erst recht in der mittelfristigen Perspektive interessieren, wo mit Sicherheit von einer Zunahme der Nachfrage nach Pflegeheimplätzen auszugehen ist.

Für die Schweiz könnte die Gleichung zur Deutung der Anstrengungen zur Qualitätsförderung für die Mehrheit der Heime etwa wie folgt lauten:

Nachfrageüberhang nach Pflegeheimbetten
    + grössere Schwierigkeiten, diplomiertes Personal zu rekrutieren
    + quasi-diktierter Preis für die Leistungen von Pflegeheimen
= bescheidene Anstrengungen zur Qualitätsförderung mit Bezug auf die hier besonders interessierenden Dimensionen.

---

14 z. B. M. K. Murray, The Nursing Shortage, in Journal of Nursing Administration, vol. 32, Heft 2, 2002, S. 79–84; J. Needleman et al., Nurse-Staffing Levels And The Quality Of Care In Hospitals, in New England Journal of Medicine, vol. 346, 2002, S. 1715–1722; R. Steinbrook, Nursing In The Crossfire, in New England Journal of Medicine, vol. 346, 2002, S. 1757–1766; C. T. Kovner et al., Who Cares for Older Adults?, in Health Affairs, vol. 21, Heft 5, 2002, S. 78–89.

Ohne auf die im Moment kaum relevante Frage einzugehen, wie sich die Handlungspraxis bei einem Angebotsüberhang von Betten präsentieren würde, möchte sehr knapp auf die aktuellere Frage eingegangen werden, was bei einem allfälligen Preiswettbewerb zu erwarten wäre. Eine beachtliche Zahl von Gesundheitsökonomen plädiert aus der Perspektive von Möglichkeiten zur Kostendämpfung für mehr Markt. Nach unseren Kenntnissen ist dem Sektor der Qualität im Beziehungsgeflecht «Preiswettbewerb» kaum je Beachtung geschenkt worden, wohl nicht zuletzt darum, weil in keinem uns bekannten Versorgungssystem für die überwiegende Zahl der Nachfrager ein Wettbewerb über den Preis existiert. Es konnte keine empirische Studie identifiziert werden, welche einen Preiswettbewerb dem Wettbewerb über die Qualität gegenübergestellt hätte.

Mit Bezug auf Teilaspekte lässt sich aber mindestens für die USA wirtschaftliches Handeln von Heimen identifizieren: Wenn dem Sparen hohe Priorität zukommt, dann wird offensichtlich versucht, Registered Nurses (RNs) durch Licensed Practical Nurses (LPNs) zu ersetzen – also teurere Angestellte durch etwas billigere. Gerade weil Heime bei diesem Element der Personalpolitik konsequent wirtschaftlich handelten, resultierten dann versicherungsrechtliche Minimalvorgaben für die personelle Dotierung. Auf die Problematik von Mindestvorgaben, welche sich auch in den deutschsprachigen Ländern (in der Schweiz zum Beispiel im Zusammenhang mit den sog. Pflegeheimlisten) als aktuell kaum zu umgehendes Übel abzeichnen, will an dieser Stelle nicht eingegangen werden. Die daraus resultierenden ernsthaften Probleme sind aber mit Sicherheit auch auf fehlenden Wettbewerb mit Bezug auf Preise und Qualität zurückzuführen. Im amerikanischen Kontext, der gerade in der behandelten Dimension auch für die besonders interessierenden Länder relevant werden dürfte (man denke an die Fallpauschalen in der Akutmedizin in allen drei deutschsprachigen Ländern), zeigte sich im Übrigen, dass die prospektive Entschädigung gemäss ersten Analysen nicht zu effizienterem Handeln führte, sondern der Verdacht aufkommen musste, dass Einsparungen auf Kosten der Qualität resultierten.[15]

Ein nennenswerter Teil der Diskussionen über Qualitätsförderung und Qualitätsmanagement oder auch nur über einzelne sorgfältig angelegte Massnahmen für qualitative Verbesserungen dürfte also darunter leiden, dass wirtschaftliche resp. finanzielle Vorgaben (zu einem Teil durch Vorgaben der Sozialversicherungen bestimmt) das Handlungsfeld einschränken. Für ein mittelgrosses Heim können diese Vorgaben so bedeutsam sein, dass die Schaffung von zwei (erforderlichen) neuen Stellen für Diplomierte überhaupt nicht zur Beschlussesreife gelangen kann. Dabei wäre ein höherer finanzieller Aufwand eine Voraussetzung,

---

15 L. W. Chen und D. G. Shea, Does Prospective Payment Really Contain Nursing Home Costs?, in Health Services Research, vol. 37, 2002, S. 251–271.

um qualitative Herausforderungen zu bewältigen. Damit ist nicht behauptet, dass die Schaffung zusätzlicher Stellen eine ausreichende Bedingung sei, sie dürfte aber – sofern die Resultate der primär amerikanischen Fachliteratur auch auf die drei deutschsprachigen Länder zutreffen – eine notwendige Voraussetzung darstellen.

Auf Grund der vorhandenen Literatur ist zu bezweifeln, dass in den letzten zehn Jahren – also seit dem Wirksamwerden einer Qualitätsbewegung auch in Pflegeheimen – sehr substanzielle Qualitätsverbesserungen in Pflegeheimen resultierten, wenn nicht auch die Personaldotierung markant angehoben wurde. Auf diesen Tatbestand zeigen nicht nur jene Erhebungen, welche noch immer eine grosse Zahl von Defiziten in Heimen anzeigen. Die Vermutung wird wahrscheinlich durch das zwischenzeitlich allgemein anerkannte Phänomen gestützt, dass höhere personelle Dotierung in mathematisch-statistischen Analysen (Regressionen) nur einen kleinen Anteil an Varianz mit Bezug auf Qualitätsdefizite zeitigt.[16] Diese Interpretation bedarf sicher einer Erklärung: Wir vermuten, dass das recht bescheidene Ausmass der Erklärungskraft auch darin liegt, dass ein grosser Teil von Heimen minimale personelle Anpassungen vorgenommen hat. Es wurden also nur leicht höhere Kosten zur Qualitätsverbesserung in Kauf genommen.

Die zugegebenermassen spekulativen Überlegungen können indirekt mit einigen Hinweisen unterlegt werden. Zinn kam schon vor zehn Jahren auf Grund ihrer Daten zur Überzeugung, dass es Pflegeheimen in aller Regel nicht gelungen sei, mit überzeugenden Konzepten Kosten zu reduzieren, ohne dass dabei auf qualitätsfördernde Elemente verzichtet wurde, welche mit der pflegerischen Professionalität in Verbindung stehen.[17] Diese Aussage wird in etwa von den beiden Autorengruppen gestützt, welche die Problemlage aus unterschiedlichen Perspektiven für das Institute of Medicine bearbeiteten[18] - allerdings nicht ohne dass auch einige kritische Bemerkungen zur Datenlage, den Konzepten in der bisherigen Forschung und zu offenen Fragen zu finden wären.

In die komplexe Diskussion über die Beweisführung zur Tatsache[19], dass der Bestand an diplomiertem Personal Substanzielles mit Bezug auf qualitative Ausprägungen von Pflegeheimen zu erklären vermag, hat eine methodisch recht einfache Analyse einigermassen Klärendes erbracht. C. Harrington et al.[20] konnten

---

16 HCFA, Report To Congress, a. a. O., vol. I, S. 6–31 ff.

17 J. S. Zinn, The Influence of Nurse Wage Differentials on Nursing Home Staffing and Resident Care Decisions, in The Gerontologist, vol. 33, 1993, S. 721–729.

18 M. Maas et al., Nursing Staff and Quality of Care in Nursing Homes, und J. Johnson et al., Quality of Care and Nursing Staff in Nursing Homes, in Institute of Medicine, Nursing Staff in Hospitals and Nursing Homes, a. a. O., S. 361–425 resp. 426–452.

19 HCFA, Report To Congress, a. a. O., vol. I, S. 6–6 ff.

20 C. Harrington et al., Nursing Home Staffing and Its Relationship to Deficiencies, in Journal of Gerontology, vol. 55, 2000, S. S278–S287.

die konsolidierte Datenbasis über Pflegeheime der amerikanischen Sozialversicherungsbehörde auswerten. In OSCAR (siehe dazu Kapitel 5) werden alle jährlichen Resultate der gliedstaatlichen Qualitätsbeurteilung zusammen mit mehreren Hundert einzelnen Merkmalen des jeweiligen Heimes erfasst. Die Autoren
hatten lediglich gut 20 Merkmale der Pflegeheime und ihrer Bewohnerinnen über
eine Regression mit den im Survey festgestellten Defiziten mit Bezug auf die
Qualitätsvorgaben zu verbinden. Dabei resultierte – wie dies nun erwartet werden
darf – eine signifikante negative Beziehung zwischen der Zahl von RNs (DN 2)
und «quality of care deficiencies»: Je stärker diese Gruppe von Pflegenden im
Heim vertreten war, desto weniger Defizite mit Bezug auf «quality of care» resultierten. Mit Bezug auf die zentrale Behauptung in diesem Abschnitt bedeutete
dies auch quasi zwangsläufig, dass höhere Kosten für diese Heime resultierten:
Qualität zeigt höhere Kosten.

Auch N. G. Castle hat Defizite mit RNs und LPNs in Verbindung gesetzt. Dabei
zog er nur die «mental health deficiencies» bei. Weil in der Studie die Konstruktion dieses Indexes nicht ausführlich belegt ist, weisen wir ihr nicht den gleichen
Stellenwert wie jener von Harrington et al. zu. Seine Folgerung liegt aber auf der
genau gleichen Ebene: «Staffing (…) appear to have an important influence on the
number of mental health care deficiencies.»[21]

Harrington et al. machten in ihrer Analyse eine im Survey (siehe Kap. 5) nicht
vorhandene Trennung zwischen «quality of care» (Pflegequalität) und «quality of
life» (Lebensqualität) – dies ist eine Gruppierung von qualitativen Ausprägungen
resp. von Qualitätsdefiziten, welche für die in der Schweiz überfällige Diskussion
zu ihrer Rolle mit Bezug auf die vom Gesetz mandatierte Qualitätssicherung
bedeutsam sein dürfte. An dieser Stelle interessiert ausschliesslich das Resultat der
Studie von Harrington et al.: Um die geringere Zahl von Defiziten im Aggregat
«Lebensqualität» zu erklären, war nur die pro Bewohnerin umgelegte Arbeitszeit
der Pflegehilfen relevant. Auch in diesem Fall galt allerdings, dass mehr Personal
notwendig ist, um weniger qualitative Defizite als der Durchschnitt ausweisen zu
können. Und mehr Personal hat höhere Kosten zur Folge!

Harrington hat sich dann mit anderer Forscherprominenz im hier interessierenden Feld dafür eingesetzt, dass die Sozialversicherungsbehörde die geltende
Mindestanforderung zur Dotierung mit Pflegenden erhöht.[22] Obwohl in dieser
Publikation eine ganze Reihe von Berechnungen zu finden ist, resultierte der bestimmte Eindruck, dass über die getroffenen Annahmen eine politische Lösung

---

21 N. G. Castle, Deficiency Citations for Mental Health Care in Nursing Homes, in Admi-
    nistration and Policy in Mental Health, vol. 29, 2001, S. 157–171.
22 C. Harrington et al., Experts Recommend Minimum Nurse Staffing Standards for
    Nursing Facilities in the United States, in The Gerontologist, vol. 40, 2000, S. 5–16.

anvisiert wurde, das heißt, die Gruppe visierte ein Ausmass der Erhöhung des diplomierten Personals an, welches die Sozialversicherungsbehörde gerade noch akzeptieren konnte. In dieser Annahme wird man durch J. F. Schnelles methodisch sehr sorgfältige Analyse bestätigt, welche den Aufwand für Pflegehilfen aus der Umsetzung von Best-Practice-Leitlinien (u. a. Ankleideassistenz, welche die Unabhängigkeit fördert; richtiges Eingeben beim Essen und Trinken) berechnete.[23] Die überzeugende Studie führte zum beunruhigenden Schluss, dass rund 30 % mehr Pflegehilfen notwendig würden, wollte man kunstgerecht arbeiten.

Dies ist eine Grössenordnung, welche weit ausserhalb der Reichweite der Finanzierer liegt. Um hier eine politisch orientierte Stellungnahme zu setzen: Das System nimmt nach Vorliegen der Forschungsresultate bewusst in Kauf, dass eine markant suboptimale Pflege angeboten wird. Würden die in der Literatur eruierten (unerfreulichen) Konditionen auch in einem bestimmten Ausmass auf schweizerische Verhältnisse zutreffen, so wäre die Situation sehr gravierend. Artikel 44 des schweizerischen Krankenversicherungsgesetzes garantiert den Tarifschutz. Dies bedeutet im Fall der Pflegeheime, dass Bewohnerinnen und Bewohner nur die Leistung in Rechnung gestellt werden darf, welche die Versicherer zu bezahlen haben.

Bedeutet der Tarifschutz unter diesen Umständen auch, dass nicht mehr «pflegerischer Aufwand» als bis anhin zulässig wäre? Weil ja über diesen Artikel und die entsprechende Vollziehungsverordnung (Art. 7 KLV Umschreibung des Leistungsbereichs) die Leistungen durch die Pflege abgegolten werden müssen, scheint dem tatsächlich so. Hier liegt dringender Abklärungsbedarf vor.

Mehr Aufwand bedeutet noch nicht befriedigendere Qualität

Spätestens an dieser Stelle ist darauf aufmerksam zu machen, dass auch stark über dem Durchschnitt aller Heime liegende Kosten nicht bedeuten müssen, dass dann die Qualität ebenfalls überdurchschnittlich ist. Diese Feststellung ist dem Kader von Pflegeheimen durchaus bekannt. Wahrscheinlich weiss man sogar um Heime, welche mehr Aufwand als das eigene zeitigen (in diesem Sinne teurer sind), ohne dass anzunehmen wäre, sie würden sich auch qualitativ besser präsentieren. Mukamel und Spector[24] gingen den Beziehungen von Aufwand und Qualität bei 525 nicht mit Spitälern verbundenen Pflegeheimen des Gliedstaates New York nach (mit Spitälern verbundene Heime waren als sui generis zu gruppieren, da sie in der Regel höhere Kosten ausweisen, u. a. wegen der Umlagen). In dieser differenzierten Analyse wurde unter anderem die Zusammensetzung der Bewohnerin-

---

23 J. F. Schnelle, in HCFA, Report To Congress, a. a. O., vol. II, S. 14-1–14-68.

24 D. A. Mukamel und W. D. Spector, Nursing Home Costs and Risk-Adjusted Outcome Measures of Quality, in Medical Care, vol. 38, 2000, S. 78–89.

nen mit Hilfe von RUG in den Test eingefügt, Stadt-Land-Differenzen mit Bezug auf die Höhe der Gehälter wurden berücksichtigt, die regionale Nachfrage nach Pflegeheimplätzen wurde eruiert usw. Die Resultate zeigen, dass nicht nur Heime mit hohen Kosten überdurchschnittliche Qualität ausweisen, sondern auch eine Gruppe von Heimen mit tieferen Kosten.

Obwohl die Analyse also komplex angelegt war, fiel die Deutung der Resultate in dem Sinne eher schwach aus, als die Gründe nicht wirklich angegeben werden konnten – hier zeigt sich eindrücklich die Grenze der Argumentationskraft von Forschern, welche danach trachten, eine sehr grosse Zahl von numerischen Daten zu verarbeiten. Es ist für sie ausgeschlossen, auch mit nur gut 100 Heimen (einem Fünftel der in die mathematisch-statistische Analyse einbezogenen Institutionen) etwas vertrauter zu werden, um so aus diesen Kenntnissen eine vertiefte Deutung der Resultate zu gewinnen. Die beiden Autoren spekulierten auf Grund ihrer Ergebnisse, dass in einigen Heimen die Pflegenden effizienter und effektiver arbeiten würden (unter anderem mit Pflegeprotokollen), also im pflegerischen Bereich sowohl qualitativ gut wie auch kostengünstig wirkten. Gerade darüber würde man aber gerne mehr erfahren, um die praxisorientierte Argumentation in den deutschsprachigen Ländern zu stimulieren.

Es geht bei einer Vielzahl von Arbeiten in Heimen nicht nur darum, dass man sie gut leistet, sondern eben zugleich auch kostengünstig erbringt. Auch im Betrieb Heim ist es angebracht, von Management-Aufgaben zu sprechen.[25] Damit sind dann nicht nur ein beachtlicher Teil der Arbeiten der Heimleitung anvisiert, sondern Führungsaufgaben auf jeder Ebene. In diesem Sinne darf behauptet werden, dass die Zahl der Mitarbeiterinnen resp. der verfügbaren Minuten umgelegt auf Bewohnerinnen Prognosewert für die Qualität eines Heimes und des Handelns im Heim besitzt. Aber eine ausreichende personelle Dotierung bedeutet noch nicht in jedem Fall eine Garantie für Qualität.

Weiter vorne wurde notiert, dass es sich bei genügender personeller Dotierung um eine notwendige aber nicht ausreichende Bedingung für gute Qualität handelt. Es werden Effektivität und Effizienz verlangt: Das Richtige soll getan werden, und das Richtige muss gut, und dies heisst eben auch wirtschaftlich, erbracht werden. Während mit Bezug auf den Einsatz des Pflegepersonals im stationären Akutbereich eine grössere Zahl von Analysen zur Effizienz der Pflege existiert – und seit dem 90. Jahrgang der amerikanischen Verbandszeitschrift auch Metaanalysen über die Wirksamkeit der Pflege verfügbar sind[26] –, ist der stationäre Langzeitbereich einmal mehr in der Forschung nicht berücksichtigt. Hier scheint

25 z. B. J. Magretta, What Management Is, New York und London 2002.
26 R. S. Heater et al., Helping Patients Recover Faster, in American Journal of Nursing, vol. 90, Heft 10, 1990, S. 19–30.

es nur darum zu gehen, die Effektivität pflegerischer Leistungen zu erhöhen[27] und dabei auch auf Effizienzeffekte zu hoffen.

Das Fehlen ist im Übrigen auf eine ganze Anzahl von Faktoren zurückzuführen, welche für den ganzen Bereich der Pflegeheime Erklärungswert haben dürften und nicht auf jene Bereiche beschränkt sind, welche unmittelbar mit der Qualität zusammenhängen (u. a. eine zu kleine kritische Masse in den Institutionen, um angewandte Forschung unterstützen zu können – es ist etwas anderes, ob ein Teaching Hospital mit 850 Betten auch einen kleinen Stab für Forschungsfragen im Spital mitfinanziert oder ob ein Pflegeheim mit 150 Betten aktiv sein soll; dann sicher auch die öfters fehlende direkte Verbindung zur Universität – nur eine winzige Minderheit von Pflegeheimen ist mit einer Universität oder einem Universitätsspital verbunden).

Heimpolitisch brisante Dimensionen

Dass dann aber keine wissenschaftliche Analyse zur Effizienz des Einsatzes von diplomiertem Pflegepersonal in Pflegeheimen existiert, hat nach unserem Dafürhalten den hauptsächlichen Grund darin, dass die personelle Dotierung mindestens im angloamerikanischen Kontext grundsätzlich unbefriedigend sein dürfte. Die Studien von Schnelle zeigen dies einigermassen dramatisch an. Wenn dem so ist, präsentiert sich eine Reihe von interessanten Fragestellungen aus einer neuen Perspektive. Dazu nur drei Illustrationen:

1. Trotz der mindestens in den USA ausgefeilten Qualitätsförderung und trotz der aufwändigen Bestrebungen Qualitätsdefizite zu ahnden, bleibt ein Teil der

---

27 z. B. R. A. Anderson und R. R. McDaniel, RN Participation in Organizational Decision Making and Improvements in Resident Outcomes, in Health Care Management Review, vol. 24, 1999, S. 7–16; K. E. Krichbaum et al., Better Care in Nursing Homes: Advanced Practice Nurses' Strategies for Improving Staff Use of Protocols, in Clinical Nurse Specialist, vol. 14, Heft 1, 2000, S. 40–46; M. B. Ryden et al., Value-Added Outcomes: The Use of Advanced Practice Nurses in Long Term Care Facilities, in The Gerontologist, vol. 40, 2000, S. 654–662; L. L. Popejoy et al., Improving Quality of Care in Nursing Facilities. Gerontological Clinical Nurse Specialist as Research Nurse Consultant, in Journal of Gerontological Nursing, vol. 26, Heft 4, 2000, S. 6–13; D. R. Berlowitz et al., Clinical Practice Guidelines in the Nursing Home, in American Journal of Medical Quality, vol. 16, 2001, S. 189–195; M. Deutschmann, Interventions to Nurture Excellence in the Nursing Home Culture, in Journal of Gerontological Nursing, vol. 27, Heft 8, 2001, S. 37–43; D. T. Lee et al., Effects of a Care Protocol on Care Outcomes in Older Nursing Home Patients with Chronic Obstructive Pulmonary Disease, in Journal of the American Geriatrics Society, vol. 50, 2002, S. 870–876.

persistierenden qualitativen Mängel beunruhigend.[28] Ist es vielleicht so, dass auf quasi-unabsehbare Zeit ein respektabler «Bodensatz» an Mängeln in Kauf genommen wird, u. a. weil die Zahl der Diplomierten aus finanziellen Überlegungen nicht substanziell erhöht werden will (einmal abgesehen davon, dass es unter den aktuellen Bedingungen auf dem Arbeitsmarkt schwierig wäre, mehr Diplomierte zu gewinnen)?

2. Im Zusammenhang mit der Betreuung von demenziell Erkrankten wird öfters darüber argumentiert, ob für diese Gruppe nicht mehr Personal als für die anderen Bewohnerinnen von Pflegeheimen notwendig wäre. Wenn aber die Dotierung mit Diplomierten über den ganzen stationären Langzeitsektor mit Bezug auf qualitative Dimensionen ungenügend ist, nimmt man für die vorangehende Frage eine falsche Basis. Es dürfte also nicht gefragt werden, ob für die Betreuung demenziell Erkrankter mehr Personal im Vergleich zur grundsätzlich unbefriedigenden personellen Dotierung im gesamten Heim notwendig werden müsste, sondern es sollte, wie Schnelle dies für fünf pflegerische Handlungen erarbeitet hat, für die Pflege und Betreuung von demenziell Erkrankten das kunstgerechte Handeln dargestellt werden.

3. Mit dem Verweis auf die Analyse von Bliesmer et al.[29] wird nun eine Interpretation anvisiert, um anzuzeigen, dass die Hebelwirkung des konsequenten Widerstandes gegen den Status quo neue Perspektiven öffnen kann: Die Autorengruppe setzte für Pflegeheime des Gliedstaates Minnesota als unabhängige Variable auch die jährliche Kohorte der Bewohnerinnen ein. Auf diese Weise wurde es möglich, die (eventuell progressive) Entwicklung der Hilfsbedürftigkeit mitzuberücksichtigen. Dabei resultierte ein einigermassen überraschendes Ergebnis: Die Zahl der Einsatzminuten von RNs pro Bewohnerin stand in einer

---

28 z. B. W. L. Ooi et al., Nursing Home Characteristics and the Development of Pressure Sores and Disruptive Behaviour, in Age and Ageing, vol. 28, 1999, S. 45–52; N. G. Castle, Nursing Homes with Persistent Deficiency Citations for Physical Restraint Use, in Medical Care, vol. 40, 2002, S. 868–878; E. A. Coleman et al., Pressure Ulcer Prevalence in Long-Term Nursing Home Residents Since the Implementation of OBRA '87, in Journal of the American Geriatrics Society, vol. 50, 2002, S. 728–732; K. N. Barker et al., Medication Errors Observed in 36 Health Care Facilities, in Archives of Internal Medicine, vol. 162, 2002, S. 1897–1903; M. N. Brown et al., The Management of Depression in Older Nursing Home Residents, in Journal of the American Geriatric Society, vol. 50, 2002, S. 69–76; P. D. Sloane et al., Inappropriate Medication Prescribing in Residential Care/Assisted Living Facilities, in Journal of the American Geriatric Society, vol. 50, 2002, S. 1001–1011.

29 M. M. Bliesmer et al., The Relationship Between Nursing Staffing Levels and Nursing Home Outcome, in Journal of Aging and Health, vol. 10, 1998, S. 351–371.

hoch signifikanten Beziehung zum «Bremsen» der funktionellen Reduktionen (also des Abhängigerwerdens) von Bewohnerinnen. Ja, die Wahrscheinlichkeit, innerhalb einer untersuchten Zeitperiode im Pflegeheim zu sterben, nahm mit zunehmender Zahl von verfügbaren RN-Minuten pro Bewohnerin ab. Tendenziell in die gleiche Dimension gelangte eine kanadische Gruppe am Research Centre on Aging für eine viel kleinere Gruppe von Pflegeheimbewohnerinnen in der Provinz Quebec.[30] Hier zeigte sich, ohne dass die Zahl der Diplomierten (resp. der eingesetzten Arbeitsminuten pro Bewohnerin) als Exogene in die Studie eingeführt worden wäre, dass jene, welche qualitativ gute Pflege erhielten, rund anderthalb Mal länger in einem Pflegeheim überlebten.

Obwohl noch andere empirische Analysen über Beziehungen zwischen dem Status von Bewohnerinnen und der für diese Bewohnerinnen verfügbaren Arbeitszeit von Diplomierten existieren, scheint uns die Zeit noch nicht reif, eine zusammenfassende Aussage für die deutschsprachigen Länder abzuleiten. Noch stärker als in der Akutpflege wird hier «Übersetzungsarbeit» zu leisten sein. Dies impliziert insbesondere, dass Spezifika der amerikanischen stationären Langzeitversorgung und die dort herrschenden Usanzen für den Einsatz des diplomierten Personals mitbedacht werden müssen. Damit kann im Moment nur Vorläufiges zur Diskussion gestellt werden: Nicht nur die positive Beziehung zwischen Bestand an Pflegenden und qualitativen Ausprägungen dürfte zu diskutieren sein, sondern – dies deutet auf die gesundheits- resp. heimpolitische Dimension – auch die Beziehung zwischen Qualitätsdefiziten und Mangel an diplomiertem Pflegepersonal.

Während es in der stationären Akutpflege gelungen ist, dramatische Konsequenzen unzureichender personeller Dotierung methodisch einigermassen überzeugend zu thematisieren[31] und plausible Spekulationen über die zusätzliche Mortalität wegen mangelnden Pflegepersonals zur Diskussion zu stellen[32], ist dies in der Langzeitpflege bis jetzt noch nicht der Fall. Könnte es sein, dass die in Kapitel 3 präsentierten erschreckenden Resultate in einem gewissen Ausmass

---

30 G. Bravo et al., Relationship Between Regulatory Status, Quality of Care and Three Years Mortality in Canadian Residential Care Facilities: A Longitudinal Study, in Health Services Research, vol. 37, 2002, S. 1181–1996.

31 C. Kovner, Nurse Staffing and Postsurgical Adverse Events: An Analysis of Administrative Data From a Sample of U.S. Hospitals, 1990-1996, in Health Services Research, vol. 37, 2002, S. 611–619; L. H. Aiken et al., Hospital staffing, organization, and quality of care: Cross-national findings, in International Journal for Quality in Health Care, vol. 14, 2002, S. 5–13; L. Unruh, Licensed Nurse Staffing and Adverse Events in Hospitals, in Medical Care, vol. 41, 2003, S. 142–152.

32 L. H. Aiken et al., Hospital Nurse Staffing and Patient Mortality, Nurse Burnout, and Job Dissatisfaction, in JAMA, vol. 288, 2002, S. 1987–1993.

direkt mit notorischer Unterdotierung mit Diplomierten zu deuten sind? Der guten Ordnung halber ist umgehend darauf aufmerksam zu machen, dass die Autoren der beiden dort zentralen Studien, Wolinsky und Aneshensel, diesen Aspekt in ihren knappen Überlegungen nicht erwähnten.

Bevor auf heimpolitische Fragen verwiesen werden kann, ist auf ausgewählte methodische Probleme bei einigen hier interessierenden Analysen aufmerksam zu machen. Priorität dürfte das Problem der Konzeptualisierung (Abbildung) von Qualität sein. Die aufgeführte Studie von C. Harrington et al. war unproblematisch angelegt, weil sie Defizite im Survey als Qualitätsmängel berücksichtigte. Wenn die Erhebung dieser Defizite von den Heimen akzeptiert wird (das scheint der Fall zu sein, da grundsätzlich jedes Heim Resultate aus dem Survey gerichtlich anfechten kann), dann ist die Gegenüberstellung von Defiziten und Arbeitsstunden verschiedener Berufskategorien pro Bewohnerin unproblematisch. Da es sehr wahrscheinlich nicht sinnvoll ist, den Arbeitsaufwand des diplomieren Pflegepersonals mit Defiziten in der Küche, bei der seelsorgerischen Betreuung oder strukturellen Merkmalen wie dem behindertengerechten Zugang zum Garten oder der Verfügbarkeit von elektrischen Rollstühlen in Verbindung zu setzen, war die Berücksichtigung von Defiziten, die mit der Pflege in Verbindung gebracht werden können, kunstgerecht.

Zweifellos ist es auch kunstgerecht, wenn einzelne qualitative Ausprägungen, also die Zahl von Inkontinenten, die Stürze, Dekubiti usw., in die Analyse eingehen. Allerdings trifft man in diesem Fall auf zwei Probleme. Ein nennenswerter Teil[33] der in einer Studie verwendeten Daten dürften Informationen über die Inzidenz (d. h. an einem bestimmten Stichtag erhoben) sein. So vermögen aber gerade das Können und das Engagement der Pflegenden kaum in eine Analyse einzugehen: Bei Dekubiti ist zum Beispiel eine Häufung in den ersten Wochen nach Eintritt (und dann wieder vor dem Tod) eruierbar – öfters werden so Probleme von Akutspitälern übernommen. Zudem ist es nicht unproblematisch, das Ausmass der jeweiligen Herausforderung einfach zu aggregieren: Ein Dekubitus der Stufe 2 kann nicht mit einem der Stufe 4 verglichen werden, resp. im Falle der Berücksichtigung der Variable Dekubitus können diese beiden nicht einfach addiert werden.

An dieser Stelle will nicht auch darauf eingegangen werden, dass das Erfassen von «Defiziten» im amerikanischen Kontext problematisch ist. Mindestens in der Deutschschweiz sehen wir, dass Pflegedokumentationen pflegerische Herausforderungen lange nicht immer sorgfältig erfassen. Wenn in dieser Einführung mehr

---

33 z. B. D. R. Berlowitz et al., Evaluating Pressure Ulcer Occurence in Long-Term Care: Pitfalls in Interpreting Administrative Data, in Journal of Clinical Epidemiology, vol. 49, 1996, S. 289–292.

als einmal gemahnt wird, mit gerontologischen Studien etwas mehr Klarheit in das Feld von Qualitätsbeurteilung und Qualitätssicherung zu bringen, dann ist an dieser Stelle hervorzuheben, dass die Praxis selber noch einigermassen gewichtige Vorarbeiten dazu zu leisten hat.

Bei einigen Untersuchungsanlagen ist es nicht unabdingbar, dass die Zusammensetzung der Bewohnerinnen (sog. Case-Mix) in einer Analyse mitberücksichtigt wird; bei manchen wird es aber unabdingbar sein, die Zusammensetzung der Bewohnerinnen so zu erfassen, dass Gleiches mit Gleichem verglichen wird.[34] Sonst könnte im Extremfall ein personell sehr gut dotiertes Heim, in dem aber pflegerisch relativ wenige Leistungen notwendig wurden, mit Bezug auf die Qualität als sehr positiv herausgehoben werden.

Wie der erwähnte Case-Mix unter den vorherrschenden Bedingungen in den Heimen der deutschsprachigen Länder valide konstruiert wird, ist unserer Meinung nach noch nicht ausreichend getestet worden. Mit diesem Hinweis wollte darauf aufmerksam gemacht werden, dass die in den deutschsprachigen Ländern schwach vertretene gerontologische Forschung über Pflegeheime auch Konsequenzen mit Bezug auf die wissenschaftliche Fundierung von Aspekten der Qualitätsbeurteilung und Qualitätsförderung hat. Es kann sich praktisch nie darum handeln, Forschungsanlagen aus dem angloamerikanischen Sprachbereich zu kopieren – in der Regel dürfte viel Vorarbeit notwendig werden, bis einmal die Übernahme von Forschungskonzepten möglich ist. Wäre dies nicht ein Anlass, damit zum Beispiel Heimverbände jetzt schon (oder jetzt endlich?) mit einer mittelfristigen Strategie zur Auflistung relevanter Fragestellungen beginnen?

Auf allgemeiner Ebene gilt im vorliegenden Argumentationsbereich, dass die Heterogenität der Daten, welche über ein Pflegeheim in eine Regression eingehen, in der Regel die Aussagekraft von erklärenden Variablen erhöht. Aber gerade bei grossen Grundgesamtheiten wird dann die Interpretation der gewonnenen Resultate erschwert. Andererseits hat man sich darüber im Klaren zu sein, dass bei Vergleichen über eine kleine Zahl von Heimen den je spezifischen Ausprägungen mit Bezug auf qualitative Dimensionen sehr erhebliche Bedeutung zukommen kann, ohne dass dies eine mathematisch-statistische Analyse im Detail zu würdigen vermöchte.

---

34 z. B. D. B. Mukamel und Ch. A. Brower, The Influence of Risk Adjustment Methods on Conclusions About Quality of Care in Nursing Homes Based on Outcome Measures, in The Gerontologist, vol. 38, 1998, S. 695–703; D. B. Mukamel und W. D. Spector, Nursing Home Costs and Risk-Adjusted Outcome Measures of Quality, in Medical Care, vol. 38, 2000, S. 78–89.

Dieser Tatbestand wurde mit dem Verweis auf den Personalwechsel (turnover) angetönt. Möglicherweise wäre aber zum Beispiel auch der Anteil von teilzeitlichen Mitarbeiterinnen bei einer Analyse zu berücksichtigen (also zu testen, ob eine grössere Gruppe von Mitarbeiterinnen, welche 50 % oder weniger im Heim arbeiten, mit Bezug auf qualitative Ausprägungen relevant sein könnte). In diesem Sinne ist die Zahl der zu berücksichtigenden Faktoren für eine Erklärung des unterschiedlichen Ausmasses von «Qualität» hoch. Wenn die Literatur aus der Pflege zum Beispiel darauf aufmerksam macht, dass spezialisierten Pflegefachfrauen mit Bezug auf einige qualitative Ausprägungen erhebliche Bedeutung zukommt[35], dann sollte ein solcher (fundierter) Hinweis ausgetestet werden. Dabei wäre allerdings dem jeweiligen länderspezifischen Kontext Rechnung zu tragen.

In deutschsprachigen Ländern müsste zum Beispiel auch die Vermutung getestet werden, dass Verbindungen mit Schulen resp. Ausbildungsstätten Erklärungswert zukommen könnte. Dies ist aber nur ein einziges Beispiel, um auf die grössere Zahl möglicher Faktoren aufmerksam zu machen. Es handelt sich an dieser Stelle nicht darum, relativ viele in der Literatur präsente Einflussgrössen aufzuzählen – es ging einzig darum, auf einige methodische Probleme aufmerksam zu machen. Ohne also auf weitere potenziell erklärende Variablen einzugehen, bleibt als Herausforderung, «gutes Management» in die Analyse einzubeziehen.

Selbstverständlich ist es in aller Regel nicht sinnvoll, hier eine Dummy-Variable (also 1 für gutes Management und 0 für schlechtes Management) zu benutzen – es ginge vielmehr darum, mit überzeugenden quantifizierbaren Grössen «gutes Management» in mathematisch-statistische Analysen einzuführen. Dies ist mit Bezug auf Akutspitäler in einem weiteren Rahmen (also nicht nur für das Management, welches im deutschsprachigen Bereich mit der Verwaltung gleichgesetzt wird) mit dem Konzept von Magnetspitälern hervorragend gelungen. Seit 1983[36] werden Studien mit Bezug auf die Gruppe der Magnetspitäler publiziert, welche nicht nur anzeigen, wie es dort gelingt, die Arbeitszufriedenheit relativ hoch und den Turnover relativ niedrig zu halten, den Handlungsspielraum für die Diplomierten grösser als in anderen Spitälern zu gestalten usw., sondern auch, dass die im weiteren Sinne mit der Krankenpflege in Zusammenhang zu bringenden

---

35 z. B. M. B. Ryden et al., Value-Added Outcomes: The Use of Advanced Practice Nurses in Long-Term Care Facilities, in The Gerontologist, vol. 40, 2000, S. 654–662.
36 M. L. McClure et al., Magnet Hospitals, Kansas City 1983.

Zwischenfälle tiefer als in anderen Spitälern sind.[37] Dieses Konzept hatte auch politische Konsequenzen; es wurde mit Bezug auf Pflege in Akutspitälern in verschiedenen Gliedstaaten zur Basis genommen, um Mindestanforderungen mit Bezug auf das diplomierte Personal für Akutabteilungen zu erlassen.[38] Alle Mindestanforderungen sind generell ausserordentlich problematisch, was hier aber nicht dem Konzept der Magnetspitäler angelastet werden kann.

Zum heimpolitischen Weiterdenken

Abschliessend ist die gesundheitspolitische Ebene mit Bezug auf die skizzierte Problemlage anzuvisieren. Wenn Versicherer von Gesetzes wegen (irgendwie) legitimiert sind, Vorgaben mit Bezug auf qualitative Elemente resp. Elemente der Qualitätsbeurteilung zu setzen, also das jeweilige SOLL mitzubeeinflussen, dann muss auch im Kontext der vorangehend tangierten Probleme gezeigt werden, in wie weit sie das IST als Ausgangsbasis akzeptieren.

Die Versicherer sanktionieren nämlich mit Bezug auf die aktuelle personelle Dotierung praktisch integral den heutigen Status quo, weil sie diesen und nicht einen substanziell anderen mitfinanzieren. Beweis für diese Behauptung ist der Tatbestand, dass der Beitrag an die Tageskosten im Pflegeheim politisch festgelegt wurde, also ohne die Folgekosten aus Art. 7 der Verordnung über Leistungen in der obligatorischen Krankenpflegeversicherung zu berechnen. Es kommt dazu, dass die (periodische) Erhöhung des Beitrages der Versicherer nur in minimem Ausmass durch heimspezifische Faktoren beeinflusst wird. Gewicht kommt in allererster Linie dem jeweiligen Prämienniveau (also den Zahlungen an alle Leistungserbringer im Gesundheitswesen) zu, in bescheidenem Umfang dann auch exogenen Grössen (z. B. höhere Lohneinstufungen der Pflegenden, Lohnkostenindex usw.). Können Versicherer dazu stehen, dass die Perpetuierung eines Niveaus von Diplomierten durchgehalten wird, wenn es Anlass zum Testen der

---

37 z. B. M. Kramer, The Magnet Hospitals, in Journal of Nursing Administration, vol. 20, Heft 9, 1990, S. 35–44; L. H. Aiken et al., Lower Medicare Mortality Among a Set of Hospitals Known for Good Nursing Care, in Medical Care, vol. 32, 1994, 771–787; J. G. Scott et al., Review of Magnet Hospital Research, in Journal of Nursing Administration, vol. 29, Heft 1, 1999, S. 9–19; J. Buchan, Still attractive after all these years? Magnet hospitals in a changing health care environment, in Journal of Advanced Nursing, vol. 30, 1999, S. 100–108; L. H. Aiken et al., The Magnet Nursing Services Recognition Program, in American Journal of Nursing, vol. 100, Heft 3, 2000, S. 26–35; M. L. McClure und A. S. Hinshaw, Magnet Hospitals Revisited: Attraction and Retention of Professional Nurses, Washington D. C., 2002.

38 z. B. J. A. Seago, The California Experiment, in Journal of Nursing Administration, vol. 32, Heft 1, 2002, S. 48–58.

Vermutung gibt, dass dieses Niveau mindestens bei einer substanziellen Gruppe von Bewohnerinnen in Pflegeheimen zu einem frühzeitigen Tod führt?

An dieser Stelle muss einmal mehr davor gewarnt werden, die in der anglo-amerikanischen Literatur präsentierten Hinweise auf eine Unterdotierung mit pflegerischem Personal (und insbesondere mit RNs) direkt auf Pflegeheime in den deutschsprachigen Ländern zu übertragen. Selbstverständlich befürworten die beiden Autoren Vergleiche. Bevor aber dazu geschritten werden kann, ist eine Vielzahl von Fragen zu klären, die in den vorangehenden Überlegungen angetönt wurden. Wichtig sind uns hier nicht weiterführende Hinweise zur Methodik, sondern wir wollen darauf aufmerksam machen, dass der Mangel an gerontologischer Forschung über Herausforderungen in Pflegeheimen der deutschsprachigen Länder zwangsläufig dazu führt, dass nicht fundiert über Dimensionen der Qualität gesprochen werden kann.

Spätestens an dieser Stelle sollte auch klar werden, mit welcher Oberflächlichkeit bis anhin vom «Markt» mit Bezug auf unterschiedliche Produkte zur Qualitätsbeurteilung und Qualitätssicherung in der Heimwelt gesprochen wurde. Welches dieser Produkte (siehe Kap. 12) hätte einen Beitrag zur weiter vorne angetönten Vergleichsmöglichkeit mit Resultaten der angloamerikanischen Literatur geboten? Auf Forschung kann nicht verzichtet werden, sonst wird fast alles zufällig. Damit diese Forschung aber nicht darauf hinausläuft, innerhalb der «Forschungsgemeinschaft» (scheinbar) interessanten Fragen nachzugehen, um dann als Folgerung zu behaupten, «weitere Forschung ist notwendig», ist der Dialog mit der Praxis wichtig. Wenn dann aus Dialogunwilligkeit auf Forschung verzichtet wird, so beraubt sich die Praxis der Aufklärung. Der Griff nach «Produkten» zur Qualitätsbeurteilung müsste doch einigermassen eindrücklich gezeigt haben, dass man mit der Selbstbespiegelung (siehe Kap. 12) auf dem falschen Weg ist: Letztlich hätten Bewohnerinnen und Bewohner für die restliche Lebenszeit in Pflegeheimen zu akzeptieren, dass es sich um ein gutes Heim handelt, nur weil Heimleitungen und Verbände der Heime sich weigerten, präsentierten Fragen nachzugehen.

Krankenversicherungsgesetz baute für Pflegeheime auf falscher Ausgangslage

Unbefriedigendes Kosten-Qualität-Verhältnis

Seit mehr als einem Vierteljahrhundert wird gemahnt, dass in der ambulanten und stationären Akutmedizin das Verhältnis zwischen Aufwand und Ertrag in dem Sinne unbefriedigend sei, als zusätzliche Ausgaben mit abnehmender Qualität (region of declining quality[39]) korrespondieren, dass also ab einem bestimmten Zeitpunkt t mit mehr finanziellem Aufwand nicht auch bessere Qualität resultiert. Es kann nicht darum gehen, hier die Beweise dafür auszulegen. Dagegen will mit einigen Literaturhinweisen angezeigt werden, wo weiterzusuchen ist.

Egdahl und Gertman präsentierten schon 1976 gut 100 Studien, welche mithalfen anzuzeigen, dass die Zunahme der Ausgaben nicht mit höherer Qualität korrespondiert – es resultiert tendenziell eine umgekehrte U-Kurve.[40] Schon früher wurde die Methodik der Small-Area-Analysis publiziert.[41] Dabei handelt es sich darum, Patienten Spitalservice-Regionen zuzuteilen und verschiedene solcher Regionen miteinander zu vergleichen, wobei die Patienten selbstverständlich vergleichbar (zum Beispiel mit Bezug auf Alter, Diagnosen usw.) gemacht werden müssen.[42]

Eine der frühen Analysen zeigte dann auch sehr drastisch auf das in diesem Unterkapitel angetönte Problem: Verglichen wurde die Inanspruchnahme der stationären Akutmedizin in New Haven und Boston. Mit Bezug auf «Qualität» resultierten praktisch keine, mit Bezug auf die Kosten dagegen massive Unterschiede: In Boston wurden (schon anfangs der achtziger Jahre) 300 Millionen Dollar pro Jahr mehr für die Spitalbehandlung ausgegeben als im vergleichbar gemachten New Haven.[43]

Gegen Ende der achtziger Jahre wurde die im Auftrag des amerikanischen Kongresses erfolgte Aufarbeitung von gut 700 Publikationen über Qualitätsprobleme in der Akutmedizin veröffentlicht.[44] Zwei Jahre später publizierte das Institute of Medicine seine autoritative Übersicht «Medicare. A Strategy for Quality Assurance», die auch anzeigte, welche qualitätssichernden Vorkehren erfolgversprechender sein könnten. In den neunziger Jahren resultierten immer wieder Hinweise auf die unbefriedigende Relation von Kosten und Qualität. Reinhardt sah hier eine der beiden zentralen gesundheitsökonomischen Herausforderungen. Er

---

39 R. H. Brook und E. A. McGlynn, Maintaining Quality of Care, in E. Ginzberg, Hrsg., Health Services Research, Cambridge, Mass., und London, 1991, bes. S. 294.

40 R. H. Egdahl und P. M. Gertman, Quality Assurance in Health Care, Germantown, MD, 1976, S. 23.

41 J. E. Wennberg und A. Gittelsohn, Small Area Variations in Health Care Delivery, in Science, vol. 183, 1973, S. 1102–1108.

42 z. B. R. B. Keller, Enhancing Quality Through Small Area Analysis: The Maine Experience, in E. F. X. Hughes, Hrsg., Perspectives On Quality In American Health Care, Washington D. C., 1988, S. 163–174.

43 J. E. Wennberg et al., Are Hospital Services Rationed in New Haven or Over-Utilised in Boston?, in Lancet, 23 May 1987, S. 1185–1189.

44 Congress of the United States. Office of Technology Assessment, The Quality of Medical Care. Information for Consumers, Washington D. C., 1988.

monierte wie vor und nach ihm noch eine Reihe weiterer Autoren, dass rund ein Drittel der Mittel in der amerikanischen Medizin für ineffiziente Leistungen ausgegeben werde. Damit wurde aber auch gesundheitsökonomisch festgehalten, dass die Qualität unbefriedigend ist – wenn ineffizient eingekauft wird, kann nicht das Optimum an Qualität erreicht werden.

Der mit einer ganzen Anzahl von Mitgliedern des Institute of Medicine und mit Prominenz aus der Gesundheitswesenforschung dotierte Nationale Runde Tisch zur Qualität im Gesundheitswesen hielt in seiner Deklaration fest, aus grosser Besorgnis über die Kosten im Gesundheitswesen sei ein Fokussieren auf die Qualität imperativ: «underuse, overuse or misuse» seien endemisch.[45] Obwohl die vom Präsidenten eingesetzte Kommission zum Konsumentenschutz eine andere Perspektive wählte, kam sie zum gleichen Schluss: Die Qualitätsproblematik sei so gravierend, dass die Konsumenten in mehreren Rollen darunter zu leiden hätten.[46] Und nur noch um Orientierung in der neuen Literatur zu bieten, will auf eine weitere Veröffentlichung des Institute of Medicine aufmerksam gemacht werden: Crossing the Quality Chasm: A New Health System for the 21st Century, Washington D. C., 2001, sowie die Juli/August-Ausgabe von Health Affairs aus dem Jahr 2002, in welcher Exponenten der Gesundheitswesenforschung das unbefriedigende Kosten-Qualität-Verhältnis in der Akutmedizin aus verschiedenen Perspektiven thematisierten.

Das Krankenversicherungsgesetz zielt auf die Akutmedizin

Die vorangehend zugegebenermassen nur mit wenigen Strichen skizzierte Problemlage bot auch den Hintergrund für die Bestimmungen im Krankenversicherungsgesetz (KVG), welche aktuell zu Recht oder zu Unrecht zur Legitimation für die Qualitätssicherung im Gesundheitswesen angerufen werden. Die Vorstellung, gute Qualität bedeute weniger Aufwand, hat den Prozess der Gesetzgebung begleitet.

Schon die Expertenkommission zur Revision der Krankenversicherung platzierte den damaligen Art. 43, Qualitätssicherung, in das «5. Kapitel: Kontrolle der Kosten und der Qualität der Leistungen». Bericht und Entwurf hielten fest: «Die obligatorische Krankenpflegeversicherung hat zum Ziel, den Versicherten eine qualitativ hochstehende medizinische Versorgung zu möglichst günstigen Kosten

---

45 M. R. Chassin und R. W. Galvin, The Urgent Need to Improve Health Care Quality, in JAMA, vol. 280, 1998, S. 1000–1005.

46 The President's Advisory Commission on Consumer Protection and Quality in the Health Care Industry, Quality First: Better Health Care for All Americans. Final Report to the President of the United States, Washington D. C., 1998.

zu gewährleisten.» (S. 69). Und etwas recht allgemein wurde als Begründung für die Verpflichtung zur Qualitätssicherung notiert: «Nur Leistungserbringer, die sowohl kosten- als auch qualitätsbewusst arbeiten, können dazu beitragen, dass die obligatorische Krankenpflegeversicherung das ihr gesteckte Ziel erreicht, nämlich eine gute medizinische Versorgung zu einem vernünftigen Preis sicherzustellen. Neben den Massnahmen zur Sicherung der Wirtschaftlichkeit werden daher auch Massnahmen zur Sicherung der Qualität notwendig sein.» (S. 72).

Der wörtlich gleiche Text findet sich dann auch in der Botschaft über die Revision der Krankenversicherung vom 6. November 1991, wobei noch folgender Zusatz zu lesen ist: «Dies gilt verstärkt in einer Zeit stürmischer Entwicklung im Bereich der aufwendigen Gerätemedizin. Nur so ist es möglich, die Spreu vom Weizen zu trennen.» (S. 99 f.).

Im Text wird zudem auf die Erläuterungen zu Art. 37 Abs. 5 und auf Ziff. 22 verwiesen. Bei dieser Ziffer (S. 37) ist zu finden: «Qualitätssicherung trägt zur Kostendämpfung bei, indem sie Ressourcen von den Tätigkeiten abzieht, die unnötig, unwirksam und unzweckmässig sind.» Und der Verweis auf Art. 37 Abs. 5 zeitigt nichts anderes als die Erwähnung des heute gültigen Art. 43 Abs. 6: «Die Vertragspartner und die zuständigen Behörden achten darauf, dass eine qualitativ hochstehende und zweckmässige gesundheitliche Versorgung zu möglichst günstigen Kosten erreicht wird.»

Abschliessend bleibt noch zu erwähnen, dass in den parlamentarischen Beratungen kein Votum mit Bezug auf Qualitätssicherung in Pflegeheimen resultierte. In der Vorberatung, der Beratung und in den Texten existiert also nur ein Bezug zur Akutmedizin, letztlich also zu Problemen, wie sie in der Literatur von Abschnitt «Unbefriedigendes Kosten-Qualität-Verhältnis» behandelt werden.

Was ist zu folgern?

Der Unterschied zwischen Akutmedizin und stationärer Langzeitpflege mit Bezug auf die Ausgangsbasis zur Qualitätssicherung ist nicht nur graduell sondern kategorial. Die drei unerfreulichen Tatbestände von zu viel («overuse») oder zu wenig («underuse») an medizinischem Handeln resp. von Fehlern («errors» resp. «misuse») sind auch in Pflegeheimen anzutreffen. Aber wenn in der Akutmedizin 30 % qualitativ Untaugliches vermutet werden, so kann es auf dieser Ebene in Pflegeheimen nur um einen Bruchteil davon gehen.

Dies darf unter keinen Umständen so gelesen werden, als seien Qualitätsbeurteilung und Qualitätssicherung mit Bezug auf ärztliches Handeln (und das Unterlassen ärztlichen Handelns) überflüssig. Nur braucht es dazu nicht auch die Verpflichtung über Art. 58 KVG. Würde der für das schweizerische Krankenversicherungsgesetz zentrale Artikel 32 KVG angewendet, wäre mit Sicherheit dem Kauf von Produkten zur Qualitätsbeurteilung ein Riegel gesetzt worden:

Die Leistungen nach den Artikeln 25–31 müssen wirksam, zweckmässig und wirtschaftlich sein. Die Wirksamkeit muss nach wissenschaftlichen Methoden nachgewiesen sein. Die Wirksamkeit, die Zweckmässigkeit und die Wirtschaftlichkeit der Leistungen werden periodisch überprüft.

Ebenso wichtig zur Beweisführung für die kategorial unterschiedlichen Verhältnisse dürfte der Tatbestand sein, dass «gute Qualität» für Pflegeheime nicht wie in der Akutmedizin mit einer gewissen Senkung des Aufwandes gleichzusetzen ist. Mit Bezug auf Pflegeheime präsentierten wir vielmehr Hinweise zur Vermutung, dass «gute Qualität» mehr pflegerischen Aufwand (und damit auch mehr Personal) erfordert, und dass so konsequenterweise höhere Kosten resultieren werden.

Nach unserem Dafürhalten sollte Art. 32 KVG genügen, um Arbeiten im Sinne des Gesetzgebers in Angriff zu nehmen. Dabei stehen Wirksamkeit und Zweckmässigkeit sachlogisch aktuell im Vordergrund; nicht wirksame und nicht zweckmässige Leistungen können per definitionem nicht wirtschaftlich sein.

Die Forderung, es sei mit der Qualitätsicherung gemäss Auftrag des KVG noch einmal zu starten (dann in anderer Zusammensetzung, da sich das ablasshandelnde Forum stationäre Altersarbeit Schweiz diskreditiert hat, siehe Abschnitt «Mehr Zeit notwendig», S. 64), um aus Qualitätsbeurteilung und Qualitätssicherung etwas Sinnvolles zu machen, wurde von uns vor fast zwei Jahren in der Volkswirtschaft[47] präsentiert: Auf Grund von Indizien (d. h. primär amerikanischen Studien) besteht die Vermutung, dass ein nicht zu vernachlässigender Teil des Handelns in Pflegeheimen nur in ungenügendem Ausmass zweckmässig und die Wirksamkeit in einem nicht zu vernachlässigenden Ausmass eingeschränkt ist. Es existieren Hinweise darauf, dass diese vermuteten Tatbestände, welche Bewohnerinnen und Bewohnern von Pflegeheimen unter Umständen zu gravierendem Nachteil gereichen, auf eine nicht ausreichende Dotierung mit diplomiertem Personal zurückzuführen sind.

Artikel 58 KVG zur Qualitätssicherung kann mit Bezug auf die Akutmedizin mindestens durch den legislativen Prozess begründet werden. Mit Bezug auf die stationäre Langzeitversorgung hat dieser Artikel aber nicht nur keine sinnvolle Basis, sondern fördert, wie die bisherige Umsetzung demonstriert,

a) die blinde Bürokratisierung
b) stützt Kantone darin, manifesten Problemen aus dem Weg zu gehen und
c) vernachlässigt die Lage jener schwer Pflegebedürftigen, welche auf wirksame und zweckmässige Hilfe angewiesen sind.

---

47 A. J. Gebert und H.-U. Kneubühler, Kosten und Qualität im Gesundheitswesen – speziell in Pflegeheimen, in Die Volkswirtschaft, vol. 74, Heft 9, 2001, S. 24–30.

Zu a) Die in Kapitel 14.4 erwähnte Paritätische Kommission Forum/KSK für die Qualitätssicherung in Pflegeheimen hat in ihrer mehrjährigen Tätigkeit die von uns nur knapp skizzierte Problemlage nie diskutiert, geschweige denn analysiert. Von Seiten der Versicherer scheint von Anfang an die Vorstellung existiert zu haben, es sei gleich vorzugehen wie in der stationären Akutmedizin, nämlich mit Indikatoren. Der sog. Rahmenvertrag, der die Orientierung von Versicherern und Leistungserbringern mit Bezug auf die Qualitätssicherung hätte bilden sollen, wurde in Kraft gesetzt, ohne dass je eine Analyse der Problemlage stattgefunden hat.

Art. 58 KVG bot willkommene Basis für blinde Bürokratisierung: Eine Organisation – eben die Paritätische Kommission – muss ihre Existenz durch Tätigkeit legitimieren, gleichgültig, wie sich der Inhalt der Tätigkeit präsentiert. Eben dies kann eine Definition blinder Bürokratisierung sein; sie demonstriert zudem ein katastrophales «Projektmanagement»: Ein Projekt wird ohne Problemanalyse gestartet: «Hauptsache, es läuft etwas». Der für das KVG wichtige Artikel 32 mit den Pfeilern Wirksamkeit, Zweckmässigkeit und Wirtschaftlichkeit ist in der Paritätischen Kommission nie analysiert worden. Leserinnen und Leser müssen sich die «Arbeiten» dieser Funktionäre so simpel wie überhaupt möglich vorstellen, entlang etwa folgender Linie: Art. 58 KVG verlangt etwas von uns, also machen wir etwas. Die Legitimation resultierte damit nicht aus Herausforderungen in Pflegeheimen, sondern einzig und allein aus der Vorstellung, die Paritätische Kommission müsse beschäftigt sein.

Unter solchen Bedingungen ist nachvollziehbar, warum das Forum stationäre Altersarbeit Schweiz auch mit dem Brief an die Heime «Basel, im Februar 2002» alle (!) existierenden Ansätze im weiteren Feld der Qualitätssicherung als legitim bezeichnen konnte. Da es selber nie eine Problemanalyse durchführte, sich so auf den Grundsatz verpflichtete «Es ist gleich was läuft, Hauptsache es läuft etwas», existierte konsequenterweise kein Anlass, unbeholfene Umfragerei (siehe Kap. 12) als nicht relevant zu etikettieren.

Wenn die Analysen von Wolinsky und Aneshensel (siehe Kap. 3) auch in den deutschsprachigen Ländern diskussionswürdig sind und substanzielle Qualitätsdefizite mangelnden diplomierten Personals wegen nicht von der Hand zu weisen wären, dann sollte die Identifikation von Problemen kunstgerecht angegangen werden. Sofern dies – bei der aktuellen Verfügbarkeit des in der 1. Auflage präsentierten Wissens – nicht getan wird, handelt es sich um *unethisches Verhalten* (zu unserer Umschreibung von unethischem Handeln siehe gegen den Schluss von Kapitel 14.4).

Zu b) Dieses Fehlverhalten wirkt sich auf der heimpolitischen Ebene fatal aus. Die überwiegende Mehrheit der zuständigen kantonalen Departemente (Länderministerien) verfügt nicht über Beamtinnen/Beamte, welche die Situation adäquat analysieren könnten – schon die verfügbare Zeit verhindert dies. Man ist also in den Verwaltungen auf den (vermuteten) Sachverstand in den Heimen des entsprechenden Kantons angewiesen. Heime können nun mit gutem Gewissen erklären, dass die Bedingungen der Paritätischen Kommission resp. die Konditionen im sog. Rahmenvertrag erfüllt werden. Da alles akzeptiert wird, sind die Bedingungen tatsächlich (scheinbar) erfüllt, und die zuständige Instanz in der kantonalen Verwaltung hat damit keinen Anlass zur Beunruhigung – dass dabei die Situation von Bewohnerinnen und Bewohnern nicht im Zentrum stand, ist den Instanzen nicht bewusst.

Ein hauptsächlicher Grund, warum ISO in den Akutspitälern der USA und Kanadas praktisch nicht anzutreffen ist (resp. nur ausnahmsweise z. B. in Labors und in der Radiologie), ist darin begründet, dass die medizinischen Fachzeitschriften eine grosse Zahl von Beiträgen über fehlerhafte Diagnostik und Therapie publizieren, und dass über Fachgesellschaften und entsprechende Institutionen (prominent ist die Agency for Healthcare Research and Quality) quasi permanent an Leitlinien gearbeitet wird.

Dabei geht es primär darum, Unzeitgemässes und Überholtes zu beheben. Ein Qualitätsmanagement-System ist selbstverständlich nicht obsolet. Aber vor dem Hintergrund der inhaltlichen Herausforderungen ist es von geringer Relevanz. Es muss zuerst in Erfahrung gebracht werden, wo sich zu einem bestimmten Zeitpunkt aus dem sich relativ schnell verändernden Wissensbestand der Medizin Probleme mit Bezug auf die Wirksamkeit und die Zweckmässigkeit ergeben. Anschliessend ist in Erfahrung zu bringen, welche Massnahmen geeignet scheinen, um Qualität herzustellen. Die Ressourcen für diese Massnahmen sind zu mobilisieren, um dann zu testen, wie die Implementation von Verändertem resp. Neuem am erfolgversprechendsten durchzuführen ist. Abschliessend ist zu überprüfen, ob die getroffenen Massnahmen gewirkt haben resp. welche Konsequenzen sich ergeben. Das System des Qualitätsmanagements ist zweifellos relevant – seine Bedeutung vis-à-vis der inhaltlichen Herausforderungen ist aber von kleinerer Bedeutung.

M. J. Coye hielt mit Bezug auf CQI (Continuous Quality Improvement) sehr Ähnliches wie das zu ISO Notierte fest: Dieses Konzept sei in Spitälern bis jetzt am ehesten zur Verbesserung von administrativen Prozessen und Kundendiensten («customer services activities») eingesetzt worden. Der Einfluss auf die zentralen klinischen Prozesse und auf Resultatdimensionen sei dagegen ausserordentlich klein.[48] In der Akutmedizin ist klar, dass das Engagement auf der professionellen

---

48 M. J. Coye, No Toyotas in Health Care: Why Medical Care Has Not Evolved to Meet Patients' Needs, in Health Affairs, vol. 20, Heft 6, 2001, S. 44–56.

Ebene gefordert ist, um die Inhalte und ihre Veränderungen zu erfassen. Der Prozess, um die Veränderungen in die Praxis einzubringen (Qualitätsmanagement) kann überhaupt nicht in Bewegung kommen, wenn nicht professionelle Inputs erfolgen. Möglicherweise stellt sich für Pflegeheime das sehr gewichtige Problem, dass das professionelle Wissen noch zu wenig verfügbar erscheint. Dann müsste eben darüber diskutiert werden. Aber eine Diskussion kann offensichtlich nicht aufkommen, solange «alles und jedes» irgendwie tauglich ist, wie das Forum stationäre Altersarbeit Schweiz festgestellt hat (siehe Abschnitt «Mehr Zeit notwendig»).

Zu c) Anlässlich eines Fachseminars präsentierte ein deutscher Kollege die Beziehung: «Je weniger man in Heimen eine Ahnung davon hat, was ins Zentrum von Qualitätsförderung gehört, desto lieber kauft man irgendein System ein.» Dem können wir für deutschschweizerische Bedingungen zustimmen. Es ist nachvollziehbar, wenn zu einem System (wir schreiben in der Regel «Produkt») nach dem Motto gegriffen wird «Es ist gleich, was läuft, Hauptsache es läuft etwas», solange in den mit Führung beauftragten Instanzen keine einigermassen fundierten Vorstellungen über das existieren, was mit Bezug auf Wirksamkeit und Zweckmässigkeit im Unternehmen «Qualitätssicherung» anzugehen ist.

Deshalb wird dafür plädiert, in der Schweiz noch einmal zu starten. Neu sollten in einem Gremium von Leistungserbringern und Versicherern auch die Kantone, welchen eine Aufsichtspflicht über die Pflegeheime zukommt, vertreten sein. Dies zum einen, weil die Kantone die einzige demokratisch legitimierte Instanz sind, von der Rechenschaft über Unterlassung in Pflegeheimen (man stirbt dort früher) verlangt werden kann (zum Beispiel über einen parlamentarischen Vorstoss), und zum anderen, weil die Kantone selber dazuzulernen haben. Was bis jetzt passierte und nicht passierte mit Bezug auf die Umsetzung von Art. 58 KVG, erlaubt ihnen nicht länger, ihre Heime als Fachinstanz für den Teilbereich der Qualitätssicherung zu akzeptieren. Am gewichtigsten aber: Kantone sind der Öffentlichkeit Rechenschaft schuldig (oder können wenigstens rechenschaftspflichtig gemacht werden). Und Rechenschaft muss bald verlangt werden, wenn sich zeigen sollte, dass die bisher Mandatierten weder die Zweckmässigkeit noch die Wirksamkeit wesentlicher Handlungen in Pflegeheimen nachweisen können (Art. 32 KVG). Dieser Nachweis ist nicht Aufgabe des vorliegenden Buches – wir präsentieren Hinweise, damit diese Herausforderungen in den deutschsprachigen Ländern sorgfältiger angegangen werden. Dabei darf von den Wissenschaften her nie dogmatisch argumentiert werden, da erst im Dialog mit der Praxis SOLL-Vorgaben resultieren können.

Der guten Ordnung halber ist am Schluss nun eine Präzision zu unserer Argumentation anzubringen: Das Krankenversicherungsgesetz ist selbstverständlich nicht von vornherein die falsche Basis zur Legiferierung der Qualitätssicherung. Aber so, wie das Mandat in Art. 58 KVG aus der Expertenkommission, den parlamentarischen Kommissionen und dann in den Räten gewachsen ist, betrifft es in der Argumentation sicher nicht die Pflegeheime. Für uns gibt es nur eine einzige Erklärung dafür, dass die Vertreter der Versicherer in der Paritätischen Kommission in der stationären Langzeitpflege (den Strukturen nach) Gleiches machen wollen wie bei Akutspitälern: Ritual um des Rituals Willen.

Illustration zu einer vorläufigen Herleitung von SOLL-Vorgaben

Dialog zum Setzen der Messlatte – der Beitrag des Partners «Wissenschaften»

Unter dem Eindruck der Fülle von Hinweisen in der 1. Auflage war es für manche interessierte Leserinnen und Leser nicht leicht, die Konkretisierungen des Plädoyers für ein gemeinsames Lernen zu erkennen. Zwar darf es hier nicht darum gehen, den Prozess des gemeinsamen Lernens detailliert zu präsentieren, da dann der Eindruck einer Handlungsanleitung aufkommen könnte. Wenn Partnerschaft als Maxime gilt, ist es ausgeschlossen, dass der miteinander zu findende Weg «vorgegeben» wird. Dagegen ist es Aufgabe der Postulanten, den Anteil der Wissenschaften beim Start zur Bearbeitung einer SOLL-Vorgabe zu skizzieren – auf Vorleistungen zum Dialog über das Vorgehen beim Eruieren des IST kann dagegen aus Platzgründen nicht eingegangen werden.

Zur Illustration könnte auf SOLL-Vorgaben der Joint Commission, der kanadischen Akkreditierungsinstanz (siehe Kap. 6.2 und 6.3) oder auf den Q-Plan zurückgegriffen werden. Wir treffen unsere Auswahl etwas anders und versuchen, einige Hinweise zur Ausgangslage in den Pflegeheimen der drei deutschsprachigen Länder mit heimpolitisch relativ Brisantem zu verbinden. Deshalb stehen Erläuterungen z. B. zu Beiträgen der Wissenschaften zu Essen und Trinken im Heim nicht zur Diskussion. Die Vorleistungen aus Gerontologie, Geriatrie, Krankenpflege und Ernährungswissenschaft (Ökotrophologie) nehmen nach unserem Dafürhalten einen bescheidenen Platz ein neben den soziokulturellen Normen, welche hier wohl ohne grösseren Aufwand von Seiten der Praxis mitformuliert werden können. Von Seiten der Theorie müssten nach unserem Dafürhalten nur die Essenseingabe und die Flüssigkeitsaufnahme unabdingbar traktandiert werden.

Damit ist nicht behauptet, dass die Normsetzung (die Formulierung der SOLL-Vorgabe, an der dann das IST zu messen ist) mit sehr kleinem Aufwand möglich wäre – es ist ja bei der Mehrzahl der SOLL-Vorgaben auch die wirtschaftliche

Dimension zu prüfen. Zudem muss bei jeder einzelnen SOLL-Vorgabe das Insgesamt der SOLL-Vorgaben gegenwärtig sein: Der Prozess der Beurteilung hat innerhalb einer vorgegebenen Zeitperiode (zum Beispiel 1,5 Tage) stattzufinden, und die Relevanz der einzelnen SOLL-Vorgaben soll sich verhältnismässig zum Gesamtaufwand ausnehmen. Zudem ist im Dialog immer wieder der Kompromiss beim Setzen der Messlatte (SOLL-Vorgabe) zu finden. Wie noch kurz zu erwähnen sein wird, kommt der Normsetzung für die Motivation zur Qualitätsförderung erhebliche Bedeutung zu. Andererseits ist öfters dem schon Angelegten (dem säkularen Trend) Rechnung zu tragen.

Noch anfangs der neunziger Jahre war die Kondition in der SOLL-Vorgabe, dass zum Mittagessen Auswahlmöglichkeiten bestehen müssen, in der Heimpraxis nur selten erfüllt – öfters stiess diese Vorgabe bei Heimleitungen auf Ablehnung («Unsere Bewohnerinnen und Bewohner wollen dies nicht.»). Seit Ende der neunziger Jahre bietet die Mehrheit der mit dem Q-Plan beurteilten Heime eine Auswahlmöglichkeit. Hier kam wahrscheinlich der säkulare Trend zum Tragen, und vielleicht hat die Normsetzung im Q-Plan zur beschleunigten Einführung einer Auswahlmöglichkeit beigetragen. Dieser banale Hinweis wurde präsentiert, um darauf aufmerksam zu machen, dass bei der Erarbeitung der SOLL-Vorgaben oft nicht nur die Vorgaben von der Theorie her relevant sind, sondern die Praxis mitentscheiden muss, in welchen Schritten (grossen oder kleinen) die Ziele in den SOLL-Vorgaben anzusteuern sind. Der guten Ordnung halber ist noch darauf aufmerksam zu machen, dass bei einer SOLL-Vorgabe zum Essen mit Sicherheit auch die Verbindungen zwischen der Pflege und der Küche zu traktandieren sind.

Wesentlich Anderes mit Bezug auf den Beitrag der Wissenschaften ist in Relation zu einer der zentralen SOLL-Vorgaben, dem Pflegeprozess, festzuhalten. Hier bieten Krankenpflege, Gerontologie und Geriatrie eine sehr grosse Zahl von Beiträgen zur Formulierung von SOLL-Vorgaben – ein wesentlicher Teil des Ungenügens von Pflegeheimen kann mit diesen SOLL-Vorgaben anvisiert werden. Wir wählen sie also wegen ihrer Komplexität nicht für die versprochene Illustration.

Andererseits ist es unter den Konditionen in den deutschsprachigen Ländern mit Sicherheit auch nicht angezeigt, die abstrakt gehaltenen Standards der Kanadier zu übernehmen. Diese Standards bauen auf eine Tradition von mindestens 20 Jahren – aus diesem Lernprozess heraus verstehen die Mitarbeiterinnen und Mitarbeiter und die Beurteiler einigermassen das Gleiche, wenn es z. B. um die Überprüfung und Bewertung folgender SOLL-Vorgaben geht: «Es gibt ein geregeltes Verfahren zur Beurteilung der persönlichen und gesundheitlichen Situation eines Bewohners beim Einzug»; «Die Pflege- und Dienstleistungsplanung erfolgt kontinuierlich und systematisch» … «Es werden Verfahren angewandt, um den allgemein anerkannten Kenntnisstand der Pflege praktisch umzusetzen»,

«Die individuellen Pflege- und Dienstleistungspläne werden kontinuierlich überwacht und angepasst» usw. (wir stützen uns auf die deutsche Übersetzung[49]).

Obwohl die erwähnten SOLL-Vorgaben zweifellos ins Zentrum einer Qualitätsbeurteilung relevanter Leistungen eines Pflegeheimes gehören, müsste es für die Pflegenden frustrierend sein, hier von Fachfrauen aus der Krankenpflege, welche auch Ausschnitte aus der interessierenden Literatur kennen, auf so breiter Basis beurteilt zu werden. Mit Sicherheit setzen Praktikerinnen einen engeren Bezugsrahmen als jene, welche mit der Literatur vertraut sind. Die Problematik, welche sich daraus für die Formulierung von SOLL-Vorgaben ergibt, möchte hier nicht ausgelegt werden. Dagegen will das erwähnt werden, was bereits angetönt wurde: Mit dem Start und bei jeder Etappe der Qualitätsförderung ist noch während Jahren ein Kompromiss beim Setzen der Messlatte (SOLL-Vorgabe) zu machen. Die vorangehend skizzierte Situation einer Beurteilung mit kanadischen Massstäben würde in der Mehrzahl der Heime wahrscheinlich massiv demotivierend wirken.

Sichtung wissenschaftlicher Hinweise über Spezialabteilungen für demenziell Erkrankte

Zur Illustration für einen Beitrag der Wissenschaften zur Formulierung von SOLL-Vorgaben wird die Existenz einer speziellen Abteilung für demenziell Erkrankte gewählt. Was können Gerontopsychiatrie, Geriatrie, Gerontologie und Krankenpflegewissenschaft aus ihren Perspektiven in die zu führende Diskussion über Standards für diese Abteilungen (sog. Special Care Units, SCU) eingeben? Dieser Teilaspekt aus Heimen wurde gewählt, weil in den deutschsprachigen Ländern (wohl teilweise im Gefolge der USA) zunehmend eine Absicht zur Schaffung von SCUs erkennbar ist.

Zuerst ist festzuhalten, dass diese Abteilungen (Stationen, Gruppen usw.) keine Legitimation per se haben. Dies bedeutet, dass von Seiten der Wissenschaften die Existenz dieser Abteilungen nicht schon legitimiert ist - siehe zum Beispiel den Standard zum Behandeln von «Patienten mit Alzheimer-Erkrankung und anderen Demenzen des höheren Alters» der American Psychiatric Association.[50] Die Beweisführung ist auch eindrücklich als Resultat der mehrjährigen Forschungs-

---

49 A. Hoffmann und T. Klie, Qualitätsmanagement in Einrichtungen der Langzeitpflege. Ein klientenzentrierter Ansatz aus Kanada, Kuratorium Deutsche Altershilfe, Köln 1999, bes. S. 51 ff.

50 American Psychiatric Association, Practice Guideline for the Treatment of Patients With Alzheimer's Disease and Other Dementias of Late Life, in American Journal of Psychiatry, vol. 154, Supplement, 1997, bes. S. 5.

initiative «Collaborative Studies of Special Care Units for Alzheimer's Disease» des National Institute on Aging dargelegt, wobei noch zugefügt wird, dass der Einfluss von SCUs auf kognitive und funktionelle Leistungen unter demenziell Erkrankten als vernachlässigbar resultierte und Vorteile am ehesten für die Nicht-Dementen auszuweisen seien.[51] Es existieren:

- Studien, die positive Effekte nachweisen (wir verweisen bewusst auf eine italienische[52]),

- Studien, die keine Effekte nachweisen (wir verweisen bewusst auf eine kanadische[53]) und

- Studien (wir verweisen bewusst auf eine Studie, welche unter Mitarbeit von M. P. Lawton erarbeitet wurde[54] – auf diesen Forscher ist zurückzukommen), welche negative Effekte ausweisen.

Es überraschte dann nicht, dass die Literatur-Expertise im Auftrag des Bundesministeriums für Familie, Senioren, Frauen und Jugend[55] die Folgerung ziehen musste:

> Zusammenfassend lässt sich feststellen, dass die neueren Studien das Wissen über SCUs deutlich verbessert haben und die Qualität der vorhandenen Daten über SCUs mittlerweile gut ist. Allerdings zeigt sich, dass die grossen Erwartungen, die an eine Versorgung der Dementen in SCUs gestellt wurden, nicht erfüllt werden. Die Gruppe der dementen Bewohner selbst ist diejenige, die am wenigsten von dieser Versorgungsform zu profitieren scheint.

Schon an dieser Stelle wird der vielleicht wichtigste Beitrag des Partners «Wissenschaften» für den Dialog zur Formulierung einer allfälligen SOLL-Vorgabe offen-

---

51 D. Holmes et al., Overview of the Volume, in D. Holmes et al., Hrsg., Special Care Units, in Research & Practice in Alzheimer's Disease (RPAD), vol. 4, 2000, S. 8.

52 G. Bellelli et al., Special Care Units for Demented Patients: A Multicenter Study, in The Gerontologist, vol. 38, 1998, S. 456–462.

53 N. L. Chappell und R. C. Reid, Dimensions of Care for Dementia Sufferers in Long-Term Care Institutions: Are They Related to Outcomes?, in Journal of Gerontology, vol. 55, 2000, S. 234–244.

54 K. Van Haitsma et al., Does Segregation Help or Hinder?: Examining the Role of Homogeneity in Behavioral and Emotional Aspects of Quality of Life for Persons with Cognitive Impairment in the Nursing Home, in D. Holmes et al., Hrsg., Special Care Units, a. a. O., S. 163–177.

55 B. Radzey et al., Qualitätsbeurteilung der institutionellen Versorgung und Betreuung dementiell Erkrankter (Literatur-Expertise). Band 207.1, Schriftenreihe des Bundesministeriums für Familie, Senioren, Frauen und Jugend, Stuttgart 2001, S. 61.

sichtlich: Es handelt sich darum, die Literatur über den Gegenstand zu sichten. Verlangt wird also nicht, dass neues Wissen generiert wird, sondern eine beurteilende Zusammenstellung. Bei einigen potenziellen Gegenständen für die Formulierung von SOLL-Vorgaben (zum Beispiel mit Bezug auf das Essen im Heim) scheint es auch für eine Einzelperson durchaus möglich, einen seriösen Überblick über die Fachliteratur zu gewinnen - bei anderen ist wegen der Komplexität der Literatur Kontakt mit Spezialisten angezeigt. (In unserem Fall half der jahrelange Kontakt mit dem National Institute on Aging, Bethesda, MD.)

Die Aufbereitung und Durchsicht der Literatur hilft dann möglicherweise schon, erste Weichen für das Weiterarbeiten zu stellen. Eine solche Weichenstellung haben wir für den hier interessierenden Gegenstand tatsächlich angetroffen: M. P. Lawton argumentiert in einem seiner jüngsten Aufsätze, die Fokussierung auf Qualität und Qualitätsbeurteilung in SCUs sei von sekundärer Relevanz («a second-stage task»). An erster Stelle müssten Vorkehren zur Qualitätsbeurteilung über das ganze Heim hin stehen. Zusammen mit seinen den Aufsatz abschliessenden Bemerkungen ergibt sich dann die Folgerung:

> Although the goal of program and environmental design that meets the idiosyncratic needs of people with dementia is worthwile, empirical support for differential design is still in short supply. The evidence in favor of high quality being embodied in the SCU is still notably absent. It is suggested that the hundreds of possible program and design variations need to be studied in a way that produces a firm enough body of knowledge that allows the design of an SCU with optimal features. Until that time, good quality of care and of life will be possible in areas designated as SCUs or those not so designated.[56]

Wenn man den Autor zusammenfassend interpretieren will, so meint er zu unserer Aufgabenstellung: Ein qualitativ gutes Heim wird eine qualitativ befriedigende SCU führen; bei einem qualitativ weniger befriedigenden Heim ist die Vermutung angebracht, dass sich die SCU qualitativ weniger befriedigend präsentieren wird. Ob eine solche Beziehung tatsächlich existiert, vermochte bis jetzt nicht bewiesen zu werden. Aber ein Votum von M. P. Lawton hat für uns Gewicht (hier kommt offensichtlich eine Wertung zum Tragen): Dieser Gerontologe bearbeitet seit gut 40 Jahren Ausschnitte des Lebens von Betagten, und seit bald 40 Jahren (!) versucht er, Herausforderungen in der Betreuung von demenziell Erkrankten wissenschaftlich anzugehen. Lawton hat mitgeholfen, in einem mit der Universität verbundenen Pflegeheim eine neue SCU zu bauen, bei der Überlegungen aus

---

56 M. P. Lawton, Quality of Care and Quality of Life in Dementia Care Units, in L. S. Noelker und Z. Harel, Hrsg., Linking Quality of Long-Term Care and Quality of Life, a. a. O., S. 158; siehe auch M. P. Lawton und R. L. Rubinstein, Hrsg., Interventions in Dementia Care: Toward Improving Quality of Life, New York 2000.

Forschungsansätzen realisiert werden konnten.[57] Er entwickelte Messinstrumente mit Bezug auf das Leben von demenziell Erkrankten in einer Institution[58]; einige der ganz wenigen randomisierten Studien (die randomisierten Studien mit Bezug auf Medikamente interessieren hier nicht) sind seiner Forschungsgruppe zu verdanken[59] usw.

Mit dem Q-Plan wird für ein Pflegeheim eine initiale qualitative Standortbestimmung angestrebt (zu Q-Plan und Q-Star siehe Kap. 15.2). Unter diesen Umständen sollte man nach unserem Dafürhalten Lawton nicht so interpretieren, dass ausschliesslich die Gesamtinstitution Pflegeheim ins Zentrum gestellt wird. Aber Lawtons Argumentation mahnt mindestens, ob dem Teil (SCU) das Ganze keinesfalls zu vernachlässigen. Auch in diesem Sinne ist es ausgeschlossen, die weit über 100 Hauptstandards umfassende Akkreditierungsvorgabe der Joint Commission «Protocol for Dementia Special Care Units» (in ihrer ältesten Ausgabe[60]) zu übernehmen. Der Beurteilungsprozess würde knapp zwei Tage in Anspruch nehmen. Es kommt dazu, dass es für SCUs in deutschsprachigen Ländern sehr frustrierend sein müsste, auf schätzungsweise 80 % der zu klärenden qualitativen Aspekte keine Antworten und auch nicht die verlangten Unterlagen bieten zu können.

Die vorangehenden Bemerkungen dürfen keinesfalls als Votum gegen den Einsatz des Instrumentes der Joint Commission gelesen werden. Die Standards wurden von rund 70 Personen im Dialog und in einem Aushandlungsverfahren zusammengestellt, und ein Aspekt der Validität wurde durch Vertreter der Alzheimervereinigung getestet.[61] Die Materialien wären wahrscheinlich für die Planung von SCUs in deutschsprachigen Ländern dienlich; für eine initiale Qualitätsaufnahme sprengen sie aber massiv den organisatorischen Rahmen und – folgt man Lawton – zielen sie auch auf die falsche Ebene.

---

57 M. P. Lawton et al., A Balanced Stimulation and Retreat Program for a Special Care Dementia Unit, in D. Holmes et al., Hrsg., Special Dementia Care: Research, Policy, and Practice Issues, Alzheimer Disease and Associated Disorders, vol. 8, Supplement 1, 1994, S. 133–138.

58 P. D. Sloane et al., The Therapeutic Environment Screening Survey for Nursing Homes (TESS-NH): An Observational Instrument for Assessing the Physical Environment of Institutional Settings for Persons With Dementia, in Journal of Gerontology, vol. 57, 2002, S. 69–78.

59 M. P. Lawton et al., A Stimulation-Retreat Special Care Unit for Elders With Dementing Illness, in International Psychogeriatrics, vol. 10, 1998, S. 379–395.

60 Joint Commission on Accreditation of Healthcare Organizations, Standards and Survey. Protocol for Dementia Special Care Units, Oakbrook Terrace 1993.

61 M. J. Hampel und M. M. Hastings, Assessing Quality in Nursing Home Dementia Special Care Units: A Pilot Test Of the Joint Commission Protocol, in The Journal of Mental Health Administration, vol. 20, 1993, S. 236–246.

Da es sich bei der überwiegenden Mehrheit von zu beurteilenden SCUs mit grosser Wahrscheinlichkeit um eine initiale Beurteilung handelt (wo also der aktuelle Status und eben nicht Veränderungen auf Grund einer früheren Beurteilung zu beurteilen sind), dürfte es für die Praxis in diesen Institutionen von Interesse sein, die im weiteren Sinne infrastrukturellen Bedingungen zu beurteilen. Dabei geht es lange nicht nur um die architektonische Infrastruktur – es handelt sich auch um ein Testen der konzeptuellen Vorstellungen resp. ihrer Umsetzung in der entsprechenden Abteilung (die Fachliteratur benützt dazu den plastischen Begriff «therapeutic design of environment»).

Um eine therapeutische Umgebung zu gestalten, ist – bei einer gut informierten Trägerschaft – lange nicht bei allen Teilaspekten die Hilfe der Wissenschaften notwendig. Was zum Beispiel Privatsphäre bedeuten soll und wie sie in der neuen Umgebung zu realisieren ist, müsste ohne Rückgriff auf die Literatur in die Diskussion zur Gestaltung einer SCU eingebracht werden können. Ja, es ist unbedingt auf der allgemeinsten Ebene deutlich zu machen, dass unsere Idealvorstellung nie auf ein «hier Wissenschaften, dort Praxis» angelegt ist. So etwas würde nicht nur eine Überschätzung des Angebotes der Wissenschaften bedeuten, sondern zusätzlich ein gravierendes Unterschätzen des Artikulationspotenzials in der Praxis.

Ein Teil des Kaders ist nämlich schon mit Ausschnitten aus der jeweiligen Fachliteratur ansatzweise vertraut. Auch wenn dort das (vorläufige) Wissen nicht systematisch aufgearbeitet wurde, sind mit Sicherheit nützliche Anstösse zum Dialog vorhanden. Nach unseren Kenntnissen gilt dies ausgeprägt für das wertvolle «Qualitätshandbuch – Leben mit Demenz».[62] Wichtiges ist auch bei Lind, «Umgang mit Demenz»[63], festgehalten, und Kongressberichte orientieren über manche Facetten der hier traktandierten Problemlage.[64] Schliesslich bietet die schon erwähnte Literatur-Expertise im Auftrag des deutschen Bundesministeriums für Familie, Senioren, Frauen und Jugend eine grosse Zahl von Anregungen zum Weitersuchen. Trotzdem dürfte auch die Gesamtheit des Wissens in der Praxis nicht davor bewahren, vorläufiges wissenschaftliches Wissen aufzuarbeiten.

Dabei kann es sich nicht darum handeln, eine Zusammenstellung möglichst vieler Materialien zu machen – dies vermögen auch eine Buchhandlung und eine Literatursuche im Index Medicus zu leisten. Die Legitimation rührt einzig daher, dass empirisch überprüfte Vorstellungen über die Gestaltung von Aspekten der

---

62 Kuratorium Deutsche Altershilfe, Qualitätshandbuch – Leben mit Demenz, Köln 2001.

63 S. Lind, Umgang mit Demenz: Wissenschaftliche Grundlagen und praktische Methoden, Stuttgart 2000.

64 z. B. C. Wächtler et al., Hrsg., Demenz: die Herausforderung, Singen 1996.

therapeutischen Umgebung in die zu führende Diskussion eingebracht werden. Day et al. haben 70 vor dem Jahr 2000 publizierte Studien zusammengestellt[65] (in den Jahren 2000 bis und mit 2003 eruierten wir gut 20 weitere Arbeiten). Hier liegt also schon weitgehend strukturiertes Wissen zu einem Teilaspekt vor.

In die Diskussion über SOLL-Vorgaben wäre dann selbstverständlich nicht die Summe der aus der Literatur eruierten Hinweise (z. B. zu den Toiletten, dem Bau der Küche, den Wohnräumen usw.) einzubringen. Obwohl solche Aspekte keinesfalls zu vernachlässigen sind, muss zuerst der konzeptuelle Rahmen für das therapeutical design of environment behandelt[66] und in dieser Reihenfolge in die Diskussion über SOLL-Vorgaben eingebracht werden.

Von Seiten des Partners «Wissenschaften» ist immer und überall zu prüfen, ob potenziell taugliche Instrumente für das Vorhaben der Qualitätsbeurteilung vorhanden sind – ob also zu SOLL-Vorgaben auch Instrumente zum Testen in der Praxis existieren. Tatsächlich bieten sich im Kontext unseres Vorhabens mindestens zwei Instrumente an (die erwähnte Literatur-Expertise verhilft bis ins Jahr 2000 zu einem guten Überblick[67]). Es überrascht wohl nicht, dass wir zwei «Methoden» zur Diskussion vorschlagen, bei deren Konstruktion M. P. Lawton federführend war, das PEAP[68] und die TESS[69]. Beide Instrumente sind sowohl für SCUs wie auch für die Konditionen, unter denen demenziell Erkrankte in einem Heim ohne Spezialabteilungen betreut werden, einsetzbar. Ob sie aber überhaupt in der initialen Qualitätsbeurteilung zum Einsatz kommen, kann nur im Dialog mit dem Partner «Praxis» entschieden werden.

In diesem Dialog ist von Seiten der «Wissenschaften» dann mit Nachdruck die Überprüfung der konzeptuellen Grundlagen für die Führung einer SCU zu verlangen. Die Literatur bietet manche Hinweise darauf, dass es Heimleitungen mit Bezug auf SCUs schwer fällt, Ziele und Mittel einander überzeugend zuzuordnen

---

65 K. Day et al., The Therapeutic Design of Environments for People With Dementia: A Review of the Empirical Research, in The Gerontologist, vol. 40, 2000, S. 397–416.

66 J. A. Teresi et al., Commentary. The Therapeutic Design of Environments for People With Dementia: Further Reflections and Recent Findings From the National Institute on Aging Collaborative Studies of Dementia Special Care Units, in The Gerontologist, vol. 40, 2000, S. 417–421.

67 B. Radzey et al., Qualitätsbeurteilung der institutionellen Versorgung und Betreuung demenziell Erkrankter, a. a. O., S. 99–110.

68 M. P. Lawton et al., Professional Environmental Assessment Procedure for Special Care Units for Elders With Dementing Illness and Its Relationship to the Therapeutic Environment Screening Schedule, in Alzheimer Diesease & Associated Disorders, vol. 14, 2000, S. 28–38.

69 P. D. Sloane et al., The Therapeutic Environment Screening Survey for Nursing Homes (TESS-NH): An Observational Instrument for Assessing the Physical Environment of Institutional Settings for Persons With Dementia, a. a. O.

und die Mittel zu vernetzen[70] – technokratisches Handeln scheint vorzuherrschen; am wichtigsten dürfte nicht selten die architektonische Veränderung sein.

Mit Sicherheit ist von Seiten des Partners «Wissenschaften» auch dafür zu plädieren, dass die Fortbildung der Mitarbeiterinnen in diesem Bereich mit in die SOLL-Vorgaben aufgenommen wird. Einerseits existieren überzeugende Ausweise dafür, dass Fortbildung mithelfen kann, den Umgang mit demenziell Erkrankten qualitativ besser zu gestalten.[71] Andererseits ist international ein sehr grosses Angebot an Fortbildungsmöglichkeiten zu konstatieren. Sofern dann Fortbildung mit in die SOLL-Vorgaben aufgenommen wird, dürfte es für die beiden Partner besonders anspruchsvoll sein, den Massstab bei der initialen Beurteilung festzulegen.

Zum Abschluss dieses kurzen Blicks in die Werkstatt «Wissenschaften» ist noch zu erwähnen, von was abgeraten werden soll, wenn eine erste Beurteilung zu konzeptualisieren ist. Obwohl es sich um sehr gewichtige Herausforderungen handelt[72], ist auf die Diagnose und Behandlung von Depressionen in der Dementenpopulation nach unserem Dafürhalten zu verzichten. Das Konfliktpotenzial mit den im Heim tätigen Ärzten erscheint uns zu gross (siehe den folgenden Abschnitt «Noch näher an die Praxis», S. 58). Das ebenso drängende Problem der Diagnose und Behandlung von Schmerzen in einer SCU möchte bei einer initialen Beurteilung ebenfalls umgangen werden, obwohl hier nicht nur die Ärzteschaft angesprochen ist.[73] Und als Letztes wird auf das beunruhigende Nicht-Wissen mit Bezug auf Palliation[74] und Sterben[75] von demenziell Erkrankten aufmerksam

70 z. B. R. A. Kane et al., Goals for Alzheimer's Care in Nursing Homes: What Kind of Differences Do Special Care Units Expect to Make?, in Journal of Health and Human Services Administration, vol. 20, 1998, S. 311–332.

71 z. B. L. Schonfeld et al., The Florida Care College: A Training Program for Long-Term-Care Staff Working With Memory-Impaired Residents, in Journal of Mental Health and Aging, vol. 5, 1999, S. 187–199; P. McCallion et al., Educating Nursing Assistants to Communicate More Effectively With Nursing Home Residents With Dementia, in The Gerontologist, vol. 39, 1999, S. 546–558.

72 z. B. J. A. Teresi et al., Prevalence of Depression and Depression Recognition in Nursing Homes, in Social Psychiatry and Psychiatric Epidemiology, vol. 36, 2001, S. 613–620; M. M. Evers et al., The Prevalence, Diagnosis and Treatment of Depression in Dementia Patients in Chronic Care Facilities in the Last Six Months of Life, in International Journal of Geriatric Psychiatry, vol. 17, 2002, S. 464–472.

73 z. B. J. C. Huffman und M. E. Kunik, Assessment and Understanding of Pain in Patients With Dementia, in The Gerontologist, vol. 40, 2000, S. 574–581.

74 z. B. A. Berger, Palliative Care In Long-Term-Care Facilities – A Comprehensive Model, in Journal of the American Geriatric Society, vol. 49, 2001, S. 1570–1571.

75 z. B. M. S. Moss, End of Life in Nursing Homes, in M. P. Lawton, Hrsg., Annual Review of Gerontology and Geriatrics, vol. 20, New York 2000, S. 224–258.

gemacht – die Komplexität dieser Herausforderung muss in der Mitte einer länger andauernden Phase der Qualitätsbeurteilung und nicht am Anfang stehen.

Wir hegen nicht die Vermutung, dass die Hinweise in diesem Abschnitt vom Kader in den Heimen leicht nachvollzogen werden können. Das Arbeiten auf der Seite der Wissenschaften ist den Allerwenigsten schon irgendwie vertraut. Unsere Erfahrungen haben gezeigt, dass das praktische Zusammenarbeiten selbst den besten Einblick bietet. Bei der Formulierung einiger SOLL-Vorgaben für den Q-Star haben Exponentinnen und Exponenten von Pflegeheimen wesentlichen Anteil gehabt. Mit Bezug auf SCUs wurden noch keine SOLL-Vorgaben formuliert. Wir haben aber gerade diese Organisationsform zur Betreuung von demenziell Kranken gewählt, weil, wie erwähnt, heimpolitisch relativ Brisantes vorliegen dürfte.

Noch näher an die Praxis

In diesem Unterkapitel möchte skizziert werden, wie man sich die Gewinnung einer SOLL-Vorgabe vorzustellen hat. Dabei kann es z. B. nicht darum gehen, die Erarbeitung von sog. Standards für Akutspitäler in den Startjahren der Vereinigung für Qualitätssicherung im Gesundheitswesen (VQG) nachzuvollziehen, obwohl der Bezug zur Akkreditierung – das ganze vorliegende Buch ist diesem Konzept verpflichtet – und zur Deutschschweiz mindestens für die Schweizer Leserinnen und Leser zur Praxisnähe verholfen hätte. Mit Bezug auf Akutspitäler resultierte ein kategorialer Unterschied zu den Pflegeheimen: Die Aufteilung in «Wissenschaften» und «Praxis» war zu einem beträchtlichen Teil obsolet. Unter Spitalärztinnen und Spitalärzten, also Vertretern der «Praxis», findet sich immer eine ganze Anzahl, welche das medizinische Lehrbuchwissen zu einer potenziellen SOLL-Vorgabe selber aufzuarbeiten vermögen. «Praxis» und «Wissenschaften» (hier die Medizin) erscheinen also öfters nicht in dieser Gegenüberstellung.

Es kann bei diesem Abschnitt im Weiteren nicht darum gehen, das Vorgehen bis ins Detail zu skizzieren. So etwas könnte eine falsche Sicherheit über Abläufe projizieren, wo doch bei diesen (ehrenamtlichen) Arbeiten manches von der Persönlichkeit und dem Engagement der jeweils Beteiligten in Arbeitsgruppen abhängt.

In den ersten Abschnitten von Kapitel 8 wird erwähnt, dass Fachwissen direkt für die Praxis relevant werden kann: Vor gut zehn Jahren publizierte AHCPR (jetzt heisst diese Institution Agency for Healthcare Research and Quality, AHRQ) Leitlinien zur Schmerzbekämpfung – zuerst über postoperative Schmerzen, anschliessend über das Management von Schmerzen bei unterschiedlichen Krebserkrankungen. Es ist das Verdienst der Krebsliga Schweiz, diese Leitlinien ins Deutsche übersetzt und in einer engagierten Kampagne weit verbreitet zu haben.

Wir gehen aber davon aus, dass die Schmerzbekämpfung in Pflegeheimen nach wie vor eine erhebliche Herausforderung präsentiert.[76] Zwar konnten wir in den vergangenen zwei Jahren in dem Sinne von einem Wandel erfahren, als Hausärzte Analgetika (und insbesondere auch Morphine) gemäss Auskünften des Pflegekaders etwas öfter als sog. Reservemedikation zur Verfügung stellen. Allerdings setzen wir die Vermutung, dass Pflegende und Ärzteschaft die chronischen und chronifizierten Schmerzen nur in bescheidenem Ausmass als Herausforderung angenommen haben, die systematisch anzugehen und zu bewältigen ist. Hier könnte die neueste Leitlinie der American Geriatrics Society eine Diskussionsgrundlage bieten.[77] Vom Partner «Wissenschaften» her wird also vorgeschlagen, diese Leitlinie als Basis für die Formulierung einer SOLL-Vorgabe zu benützen.

Jede einzelne SOLL-Vorgabe ist von einer Gruppe zu erarbeiten. Dies hat man sich aber nicht so vorzustellen, dass jedes potenzielle SOLL vor dem Start der Beurteilungen in einer Arbeitsgruppe zu formulieren wäre. Nicht nur sind rund 50 parallel laufende Arbeitsgruppen mindestens unter schweizerischen Konditionen unvorstellbar. Die Meinung, etwas müsse vor dem Start in Heimen schon als quasi perfekt erscheinen, ist technokratischer Natur. Wer mit den Bestrebungen in den USA und Kanada nur etwas vertraut ist, erkennt schnell, dass über die letzten 20 Jahre sehr markante Veränderungen bei den jeweiligen SOLL-Vorgaben resultierten, ja resultieren mussten, wenn den Entwicklungen in den Pflegeheimen, den beteiligten Wissenschaften (z. B. neue Medikamente, Erkenntnisse auch über Zusammenhänge in der Schmerzbekämpfung usw.), dem säkularen gesellschaftlichen Trend und den steigenden Kosten mehrheitlich Rechnung getragen werden wollte.

Wenn also andere Akkreditierungskonzepte – es gilt auch an die jüngeren Ausgaben in Frankreich, Spanien, Ungarn usw. zu denken – sich in einem relativ kontinuierlichen Wandel befinden, so wäre es nicht angezeigt, Perfektion beim Start in den Pflegeheimen der deutschsprachigen Länder anzustreben. Dies bedeutet selbstverständlich nicht, dass die Startphase völlig unkonsolidiert erfolgen darf. Aber in den ersten Jahren kommt der Herausforderung, aus Erfahrungen in Pflegeheimen zu lernen, enorme Bedeutung zu. Dabei soll es sich nie um ein einseitiges Lernen in der Praxis oder um ein Lernen an der Praxis handeln – einzig das gemeinsame Lernen ist erfolgversprechend.

---

76 z. B. M. R. Thomas, The Changing Nature of Pain Complaints over the Lifespan, New York 1999; D. Weiner et al., Hrsg., Persistent Pain in Older Adults: An Interdisciplinary Guide for Treatment, New York 2002.

77 AGS Panel on Persistent Pain in Older Persons, The Management of Persistent Pain in Older Persons, in Journal of the American Geriatrics Society, vol. 50, Supplement, 2002, S. 205–224.

Angenommen nun, man sei auf Seiten der Wissenschaften überzeugt, dass die neuen Leitlinien der American Geriatrics Society eine taugliche Grundlage zu SOLL-Vorgaben bieten, so sind diese vor der Präsentation in der Arbeitsgruppe auf deutsch zu übersetzen. Da in diesem Unterkapitel auch auf Details aufmerksam gemacht wird, ist hier eine mögliche Zusammensetzung der Arbeitsgruppe zu erwähnen: Ein Geriater (der sich im hier interessierenden Feld zusätzliche Kenntnisse erworben hat), drei Pflegedienstleiterinnen, zwei in Pflegeheimen tätige niedergelassene Ärzte und zwei Heimleiter.

Die Arbeitsgruppe hat – nachdem der Steuerungsausschuss «Schmerzbekämpfung» zu einer (aktuell) prioritären Herausforderung erklärte – die zur Auswahl stehenden Grundlagen zu beurteilen. Tendenziell gilt, dass Grundlagen, welche im eigenen Land erarbeitet wurden, Vorrang haben sollten. Identifikationschancen scheinen etwas grösser, da potenziell eher auf die vorherrschenden Usanzen in der Praxis (z. B. mit Bezug auf die Dosierung von Medikamenten) Rücksicht genommen wird, und zudem die Akzeptanz möglicherweise etwas zunimmt, wenn Autoren teilweise persönlich bekannt sind. Andererseits ist zu bedenken, dass die American Geriatrics Society weitaus besser in der Lage sein dürfte als Interessierte in der Schweiz, einigermassen kontinuierlich an der Weiterentwicklung von Standards zu arbeiten (für den früheren Standard siehe Fussnote 8 im Kapitel 8).

Die gerade erwähnten Momente dürfen aber nie die Arbeiten an den SOLL-Vorgaben dominieren. Im Zentrum haben immer Bewohnerinnen und Bewohner von Pflegeheimen zu stehen und nicht etwa die Antizipation von Problemen, welche aus der Festlegung von SOLL-Vorgaben resultieren könnten. Auch in diesem Sinne zeitigt das Abstützen auf professionell erarbeitete Leitlinien gewichtige Vorteile: Das Arbeiten mit dem Lehrbuchwissen oder «state of the art» führt kaum in Versuchung, gegenüber der Praxis in dem Sinne Konzessionen zu machen, um ja nicht eine Gruppe von Heimen resp. die dort Pflegenden und/oder die Ärzte vor den Kopf zu stossen.

Die Arbeitsgruppe hat im Wesentlichen zwei Aufgaben:

1. Wie schon erwähnt, geht es zuerst darum zu prüfen, ob die übersetzte amerikanische Vorlage nicht mit Vorteil durch eine aus dem deutschsprachigen Raum ersetzt werden kann. Mit Bezug auf die hier traktandierte Aufgabe ist zum Beispiel auf die jüngere, gehaltvolle Publikation der Interessengemeinschaft Chronischer Schmerz, Besieg den Schmerz, Zürich, Juli 2002, aufmerksam zu machen. Einzelne Mitglieder der Arbeitsgruppe hätten auch eigentliche Fachbücher zur Thematik zu konsultieren. Zudem wird empfohlen, dass einer der beteiligten Ärzte die Datenbank der Leitlinien (www.guideline.gov) konsultieren sollte, nicht zuletzt, damit eine gewisse Sicherheit darüber resultiert,

dass von Seiten der «Wissenschaften» nicht implizite Präferenzen zum Tragen kamen.

2. Die Arbeitsgruppe hat auch festzuhalten, wie dann in den Pflegeheimen die Erfüllung der SOLL-Vorgaben zu überprüfen ist. Ohne die Diskussion in der Arbeitsgruppe schon irgendwie vorspuren zu wollen, können Erfahrungen aus der Teilnahme bei Akkreditierungen in Kanada weitergegeben werden: Eine kleine Gruppe von Pflegenden des zu beurteilenden Heimes präsentiert ihre Hinweise dazu, wie die SOLL-Vorgaben umgesetzt wurden (eventuell macht in dieser Gruppe wie in Kanada auch ein Vertreter der Ärzteschaft mit). Die Beurteilungsgruppe stellt Fragen zur Präsentation und zu der vom Heim selber durchgeführten Überprüfung, konsultiert die Pflegedokumentation (dies hat im Zusammenhang mit anderen SOLL-Vorgaben auf jeden Fall zu geschehen), überprüft den Medikamentenschrank und kommt im Gespräch mit einigen Bewohnerinnen auch auf Schmerzen zu sprechen.

Obwohl bei der hier knapp skizzierten SOLL-Vorgabe die Elemente der Überprüfung als unproblematisch erscheinen, muss die Arbeitsgruppe diese Elemente vertieft diskutieren. Die Schmerzbekämpfung ist eine jener Herausforderungen, bei denen Wirksamkeit und Zweckmässigkeit nur in einer beidseitig befriedigenden Zusammenarbeit zwischen Pflegenden und Ärzteschaft erreicht werden können. Wie sich diese grundsätzlich symmetrische Beziehung zum Vorteil der Bewohnerinnen präsentieren sollte, ist an dieser Stelle nicht zu thematisieren. Die Mitglieder der Arbeitsgruppe haben aber mitzuhelfen, um eine valide Überprüfung des IST möglich zu machen und Herausforderungen (siehe übernächsten Abschnitt «Hinweise auf die vergangenen zwei Jahre», S. 72) zu thematisieren.

Hier handelt es sich nur noch darum anzuzeigen, dass bei recht vielen Elementen selten nur der Partner «Praxis» oder nur der Partner «Wissenschaften» quasi im Alleingang das Vorgehen zum Erfassen des IST zu bestimmen hat. Es wird z. B. immer die Herausforderung der Reliabilität zu traktandieren sein. Zudem ist insbesondere in der Gerontologie und in der Pflegewissenschaft intensiv nach Studien über die jeweilige Praxis zu suchen, um, da es sich zumeist um angloamerikanische Publikationen handelt, diese dann mit Bezug auf die jeweiligen Verhältnisse in Pflegeheimen der deutschsprachigen Länder zu diskutieren.

Nur als Illustration, aber keineswegs als abschliessende Aufzählung wird dazu die mit relativ wenigen Beobachtungen dotierte Studie von Horgas und Dunn erwähnt.[78] Die Autoren überprüften die Einschätzung von Schmerzen durch Pfle-

---

78 A. L. Horgas und K. Dunn, Pain in Nursing Home Residents. Comparison of Residents' Self-Report and Nursing Assistants' Perceptions, in Journal of Gerontological Nursing, vol. 27, Heft 3, 2001, S. 44–53.

gehilfen und verglichen diese mit den Einschätzungen der betroffenen Bewohnerinnen. Die sog. «paired ratings» (gepaarte Einstufungen) zeigten eine ausserordentlich tiefe Übereinstimmung von nur 37,7 % – annähernd zwei Drittel der Betreuten wurden also, gemessen an der Selbstbeurteilung, falsch eingestuft.

Der Arbeitsgruppe wird im Detail erklärt werden, dass in den USA die Pflegehilfen resp. der Mix von Diplomierten und Angelernten nicht mit der Deutschschweiz zu vergleichen ist, um dann zur Diskussion zu stimulieren, welche Bedingungen in den zu beurteilenden Heimen zu antizipieren sind. Die zugegebenermassen nur rudimentär skizzierten Aufgaben der Arbeitsgruppe zu einem einzigen Standard zeigen darauf, dass es sich um einen relativ einfachen Prozess handeln dürfte. Mit allen zusätzlichen Vorbereitungen wird mit insgesamt drei Arbeitstagen pro Mitglied der Arbeitsgruppe gerechnet. Bedeutend komplexere Herausforderungen stellen sich z. B. für jene Arbeitsgruppen, welche SOLL-Vorgaben im Bereich der Fortbildung, der Betreuung demenziell Erkrankter, der rehabilitativen Anstrengungen, des Heimeintritts, der Autonomie und der Evaluation usw. zu entwickeln haben. Bedeutend weniger Aufwand resultiert nach unserem Dafürhalten für die jeweiligen Arbeitsgruppen zu «Essen und Trinken», den Rechten von Bewohnerinnen und Bewohnern, der Position der Aufsichtskommission mit Bezug auf Qualitätssicherung und Qualitätsförderung, dem Qualitätsmanagement usw.

Die Aufgaben der Arbeitsgruppe dürften damit noch nicht abgeschlossen sein. Nach unseren Vorstellungen hat jede Gruppe, welche an SOLL-Vorgaben arbeitet, sich auch um die jeweils aktuellen Gesamtzusammenhänge im «System» der SOLL-Vorgaben zu bemühen: Das Ganze ist eben mehr als die Summe seiner Teile. Die Schnittstellen von der Schmerzbekämpfung zu den Interaktionen zwischen Pflegenden und betreuenden Ärzten wurden schon angetönt. Vielleicht verspricht man sich auch Motivationseffekte, wenn die Schmerzbekämpfung mit den umfangreicheren SOLL-Vorgaben zum Pflegeprozess in Verbindung gebracht wird. Mit einiger Wahrscheinlichkeit werden auch SOLL-Vorgaben im Bereich der Sterbebegleitung tangiert usw. Es liesse sich hier zweifellos noch eine ganze Anzahl von Beziehungen logisch nachvollziehbar skizzieren.

Andererseits ist vor dem Versuch zu warnen, (fast) alles und jedes miteinander verknüpfen zu wollen. Obwohl sich in einem Pflegeheim tatsächlich eine grosse Zahl von Interaktionen eruieren lässt (eventuell mehr als in einem Akutspital gleicher Grösse), ist für die von uns auf zehn Jahre veranschlagte Einführungsphase der Akkreditierung die Komplexität wahrscheinlich mit Vorteil nur schrittweise zu erhöhen.

Dem einen Leser mögen die Hinweise in diesem Abschnitt noch immer zu wenig detailliert ausgefallen sein, einem anderen schon zu facettenreich. Beide haben aus ihrer jeweiligen Perspektive wohl recht. Mehr Details wären möglich gewesen – damit diese allerdings nicht irgendwie auf Präferenzen der Autoren zurückgeführt würden, hätte immer mit Beispielen aus anderen Ländern gearbeitet werden müssen, etwa mit Verweisen darauf, wie die Franzosen ihr Akkreditierungssystem in der ersten Phase aufgebaut haben.

Vielleicht wäre auch eine knappere Ausgabe möglich gewesen. Dies insbesondere dann, wenn Schmerzbekämpfung als Aufgabe der Ärzteschaft deklariert worden wäre. Dann hätte z. B. auf die «Qualitätsindikatoren für das Schmerzmanagement bei gebrechlichen Betagten»[79] zurückgegriffen werden können. Hier liegen für Ärzte kluge «Wenn-dann-Verbindungen» mit überzeugender Beweisführung vor, welche vielleicht gerade den gewählten Ansatz[80] schätzen (auf Betagte bezogen, welche noch zu Hause leben, sog. «community-dwelling vulnerable elders»), da er einen nennenswert grösseren Teil ihrer Patienten betrifft als nur gerade jene, welche in einem Pflegeheim aufgesucht werden. Neben der Schmerzbekämpfung werden zusätzlich 21 weitere Herausforderungen in diesem System präsentiert, wobei auch sorgfältig die Beziehungen zwischen den jeweiligen Herausforderungen markiert werden. Nicht alle der 22 Leitlinien (nach unserem Dafürhalten hat die Autorengruppe wenig glücklich die Bezeichnung Quality Indicators gewählt) sind für das Heim von hoher Bedeutung (zum Beispiel jene über die Hospitalisation oder über Preventive Care); die überwiegende Mehrzahl deckt aber fast umfänglich die gewichtigen Herausforderungen für das ärztliche Handeln im Heim ab.[81] Diese Breite könnte gerade ein Positivum sein, weil damit nicht auf eine einzelne Herausforderung, sondern auf fast das Insgesamt des medizinischen Handelns von Allgemeinpraktikern und Internisten fokussiert wird.

Mit diesem Hinweis wollte abschliessend die Position der Vertreter der «Wissenschaften» noch einmal relativiert werden. Anfangs dieses Abschnitts wurde Gewicht auf die Leitlinie der American Geriatrics Society gelegt – zum Schluss wurde nun die Schmerzbekämpfung in den viel weiteren Rahmen des ärztlichen Handelns im Pflegeheim eingebaut. Welche Grundlage den erfolgversprechenderen Weg zur Formulierung von SOLL-Vorgaben verspricht, vermag wohl niemand zum voraus autoritativ zu bestimmen. Beim Start und in den ersten Jahren des Arbeitens mit dem Akkreditierungsansatz darf nichts auf Perfektion angelegt

---

79 J. Chodosh et al., Quality Indicators for Pain Management in Vulnerable Elders, in Annals of Internal Medicine, vol. 135, 2001, pt. 2, Supplement, S. 731–735.

80 E. M. Sloss et al., Selecting Target Conditions for Quality of Care Improvement in Vulnerable Older Adults, in Journal of the American Geriatrics Society, vol. 48, 2000, S. 363–369; D. Saliba et al., The Vulnerable Elders Survey: A Tool for Identifying Vulnerable Older People in the Community, in Journal of the American Geriatrics Society, vol. 49, 2001, S. 1691–1699.

81 Für 11 Quality Indicators ganzes Supplement zu Annals of Internal Medicine, vol. 135, Number 8 (Part 2) vom 16. Oktober 2001 und für die weiteren 11 Quality Indicators zum Zeitpunkt des Verfassens des Manuskriptes unter www.acponline.org/sci-policy/

werden, weil es ja immer darum geht, aus den Erfahrungen in der Praxis zu lernen, damit nach drei oder vier Jahren die gleiche Arbeitsgruppe oder eine neue wieder über die SOLL-Vorgaben zur Schmerzbekämpfung in Pflegeheimen neu befinden muss.

Mehr Zeit notwendig

In Kapitel 14.1 wird auf das Forum stationäre Altersarbeit Schweiz (im Folgenden mit Forum abgekürzt) verwiesen. Die dort gemachten Aussagen wurden von einigen Leserinnen und Lesern als sehr pointiert empfunden. Im Februar 2002 zeigte sich, dass die erwähnten pointierten Aussagen mit Sicherheit adäquat waren: Das Forum gelangte an alle Heime in der Schweiz mit der Aufforderung, 50 Franken zu überweisen, was «vorerst zur Finanzierung der aktuellen Tätigkeiten» genüge. Im Brief wurde darauf aufmerksam gemacht, dass nach «Indikatoren» zum Pflegeprozess gesucht werde. «Die Arbeiten dauern an, Sie werden rechtzeitig informiert werden, sobald konkrete Resultate vorliegen und die Heime weitere Schritte in Sachen Qualitätsförderung gemäss KVG unternehmen müssen. Zurzeit gibt es diesbezüglich für Heime keinen Handlungsbedarf. Hingegen empfehlen wir Ihnen weiterhin, sich auf freiwilliger Basis über die Minimalanforderungen des KVG hinaus mit dem Thema Qualitätssicherung auseinander zu setzen. Ob Sie dabei eines der auf dem Markt erhältlichen Instrumente einsetzen wollen und welches Sie gegebenenfalls dafür auswählen, bleibt Ihnen freigestellt.»

Das Krankenversicherungsgesetz kennt keine «Minimalanforderungen». Es verlangt vielmehr (Art. 32 KVG), dass die Leistungen wirksam, zweckmässig und wirtschaftlich sein müssen und dass «die Wirksamkeit (...) nach wissenschaftlichen Methoden nachgewiesen sein» muss. Hier handelt es sich mit Sicherheit nicht um «Minimalanforderungen», sondern um sehr breit gehaltene Maximen.

In einem weiteren Brief, datiert «Basel, Mitte August 2002», wurden die Mitglieder vom Forum gemahnt, die verlangten 50 Franken für die Tätigkeit dieser Gruppe einzuzahlen: «Da es sich dabei um ausserordentliche Aufwendungen, gleichzeitig aber auch um eine ausserordentliche Leistung zugunsten der Heime handelt, darf auch nicht davon ausgegangen werden, diese Kosten könnten durch die normalen Mitgliederbeiträge bei den einzelnen Verbänden abgedeckt werden.» Das Einfordern einer Zahlung für Unsinn hat dem Forum schnell den Begriff «Ablasshandel» eingebracht.

Aktuell interessiert die Frage, warum die Mehrheit der angeschriebenen Heime sich den Ablass mit einer Einzahlung von 50 Franken zu erkaufen trachtete. Erneut gilt es darauf aufmerksam zu machen, dass unsere Informationsbasis hier bescheiden ist. Es muss also wieder spekuliert werden:

1. Die 50 Franken wurden bewusst eingezahlt, weil damit garantiert wurde, dass man nicht weiter mit Bezug auf die Qualitätssicherung (Art. 58 KVG) belästigt wird. Man hat also den Ablasshandel als real angenommen.

2. Die beiden Schreiben wirkten einigermassen autoritativ. Heimleitungen sind gewohnt, an Verbände und Vereinigungen zu bezahlen. Haben wir nicht schon bezahlt? Wenn nein, dann wird der Betrag jetzt eingezahlt.

3. Bei einer Gruppe war der primäre Grund Zeitknappheit. Wegen 50 Franken wollte man sich nicht den Kopf zerbrechen und mochte nicht mit Kolleginnen und Kollegen telefonieren, um ihre Haltung zu erfahren.

Damit die Verhältnisse gewahrt bleiben: 50 Franken (34 €) haben nicht einen Stellenwert, für den man eine Stunde reservieren kann, um das Dafür und das Dagegen abzuwägen und wenn möglich noch mit einem Brief seiner Haltung Ausdruck zu geben. Die berufliche Belastung von Heimleiterinnen und Heimleitern ist meistens sehr substanziell. Noch allgemeiner argumentiert, scheint uns der Aufgabendruck für Heimleiterinnen und Heimleiter (aber auch für Pflegedienstleiterinnen) so gross zu sein, dass diese Qualitätsförderung und Qualitätssicherung als eine unter vielen Aufgaben perzipieren. Zwar widerspricht dies einer allgemein verbreiteten Auffassung, dass der Qualität «erstrangige Bedeutung» zukommen müsse. Aber die Verhältnisse zwingen dazu, dass dem Arbeiten in diesem Feld nicht höhere Priorität zukommt als anderen Aufgaben.

Es kann hier nicht darum gehen, die in den letzten Jahren für das engagierte Kader als massiv zu beurteilende Arbeitsbelastung im Detail zu präsentieren. Um unsere Ebene wenigstens für Deutschschweizer Heime angetönt zu haben (in Deutschland und in Österreich waren es andere Arbeiten), setzen wir folgende Stichworte:

- Einführung eines neuen Ansatzes für die Bestimmung der Pflegebedürftigkeit,

- Einführung der Kostenrechnung,

- Vorbereitungen im Zusammenhang mit der neuen Ausbildungssystematik,

- alle Aufgaben mit Bezug auf die Personalrekrutierung,

- Massnahmen zur Eindämmung des Aufwandes usw.

Überraschend viele Heime führten zudem in den letzten fünf Jahren kleinere und grössere Bauprojekte durch. Was Aussenstehenden als relativ bescheidenes Projekt erscheint, zum Beispiel die Sanierung der Heizung oder jene der Küche, erfordert von öffentlichen Heimen öfters einen massiven Einsatz. Die Trägerschaft, eine spezielle Baukommission und die kantonalen Instanzen sind zu involvieren. Bei der Vielzahl der traktandierten Verpflichtungen nimmt auch der interne und externe Koordinationsaufwand substanziell zu. (Eine Heimleitung machte uns darauf aufmerksam, dass sie im Jahr 2001 an gut 150 Sitzungen teilnehmen musste.)

Im Folgenden behaupten wir nun nicht, das Kader sehe die Qualitätsdimensionen zu wenig. Tatsächlich sieht in der Regel das Kader durchaus eine grössere Zahl von Optimierungsmöglichkeiten. Was aber weiter verbreitet scheint, sind Schwierigkeiten, das IST vertieft zu analysieren und die Herausforderung zur Konzeptualisierung des SOLL adäquat anzugehen.

Mit Bezug auf diese zwei Dimensionen meinen wir dann tatsächlich grössere Wissensdefizite konstatieren zu können. Da für die deutschsprachigen Länder keine empirischen Studien zum hier interessierenden Bereich vorhanden sind, ist es auch nicht angezeigt, ausführlicher zu argumentieren. Es bleibt bei stichwortartigen Hinweisen: Die unserer Meinung nach von der Basis her gehaltvollsten Vorlagen zur Qualitätsförderung und Qualitätssicherung in Pflegeheimen, Qualitätsnormen für die Pflege und Begleitung von alten Menschen, herausgegeben vom Schweizer Berufsverband der Krankenschwestern und Krankenpfleger (1994) und Grundlagen für verantwortliches Handeln in Altersinstitutionen, herausgegeben vom Heimverband Schweiz und von der Interessengemeinschaft für praktische Altersfragen (2001), scheinen nur in einer sehr kleinen Zahl von Pflegeheimen in Bearbeitung genommen worden zu sein.

Zwar wird in manchen Heimen von Qualitätsmanagement gesprochen, aber die Bearbeitung der zentralen Elemente (siehe Kap. 13) befindet sich nach unserem Dafürhalten noch in keinem Heim der Deutschschweiz auf einem einigermassen konsolidierten Niveau. Dies dürfte zum einen auf die im Betriebsalltag mangelnde verfügbare Zeit zurückzuführen sein, zum anderen fehlen Kenntnisse, um einzelne Elemente fundiert zu bearbeiten, resp. es fehlte bis anhin die Unterstützung dort, wo individuelle (d.h. auf ein Heim bezogene) Anstrengungen in aller Regel aussichtslos sind. Diese Behauptung gilt zum Beispiel mit Bezug auf die notwendige Involvierung von Bewohnerinnen, oder noch spezifischer, die grundsätzlich systematisch anzulegende Befragung von Bewohnerinnen.

Auffällig ist in der Deutschschweizer Heimlandschaft das Fehlen von Schulungsunterlagen, welche sowohl die drängenden Herausforderungen behandeln (siehe einige Hinweise in Kapitel 7 und 8) wie auch so nahe an Strukturen und Situationen heranführen, dass ein Praxisbezug hergestellt wird, welcher weit über die üblicherweise angebotenen Tipps, Graphiken und Zeichnungen hinausreicht. Damit, und unter Würdigung des Tatbestandes der substanziellen Arbeitsbelastung des Kaders, wird aus einer anderen Perspektive nachvollziehbar, weshalb eine beträchtliche Zahl von Heimen im Kauf von Produkten die Lösung sah (siehe Kap. 12.4 und 12.5).

Die vorangehenden Bemerkungen gelten nur eingeschränkt für den wichtigen Bereich der Pflege. Das Angebot an Publikationen und Fortbildung ist mit an

Sicherheit grenzender Wahrscheinlichkeit ausreichend, wenn auch zu konstatieren ist, dass Massgeschneidertes für die Pflege in Heimen sehr viel seltener angeboten wird als für Bereiche der Akutpflege.

Die Problemlage, um dann Zeit für Qualitätsförderung und Qualitätssicherung zu gewinnen, präsentiert sich für Pflegedienstleitungen in Pflegeheimen strukturell anders. Nach unseren Erfahrungen muss die Gruppe der Diplomierten mindestens 1500 Stellenprozente (ohne Nachtwache) ausmachen, sonst hat die Pflegedienstleitung auf die eine oder andere Art und Weise direkt in der Pflege mitzuarbeiten. In diesem Sinne fehlt bei einem relativ kleinen Mitarbeiterbestand die Chance, für dieses Pflegeheim ein «Spezialwissen» mit Bezug auf Qualitätsförderung und Qualitätssicherung zu schaffen. (Die uns bekannten Ausnahmen bestätigen die Regel und scheinen in allen Fällen mit besonders glücklichen Personalkonstellationen erklärbar.)

Die Pflege, welche von den Anstrengungen zur Qualitätsförderung und Qualitätssicherung aus unserer Perspektive am meisten zu tragen hat, dürfte sich in manchen Heimen zudem in einer ungemütlichen Situation befinden: Diplomiertes Personal ist öfters nur schwierig zu gewinnen. Gerade mit Bezug auf qualitative Aspekte sind immer wieder längere Einarbeitungszeiten vorzusehen. Zudem ist eine grössere Zahl von Pflegeheimen – aber nicht alle – mit dem Tatbestand konfrontiert, dass die Pflegebedürftigkeit der Bewohnerinnen jedes Jahr etwas zunimmt (u. a. erfolgen Heimeintritte in immer höherem Alter). Unter dem Mandat zur Kostendämpfung werden aber zusätzliche Stellenprozente nur zurückhaltend bewilligt. Die personelle Dotierung ist also quasi permanent eine Herausforderung.

Damit ist dann teilweise eine Pflege vorprogrammiert, welche technisch-funktionellen Aspekten hauptsächliches Gewicht zulegt resp. zulegen muss. Die beziehungsmässig-kommunikativen Elemente kommen zu kurz. Dies ist eine schlechte Ausgangslage, um reflektierte Qualitätsförderung in einer strategischen Dimension in Angriff zu nehmen: Man müsste den grössten Teil des aktuellen Handelns problematisieren. Endlich kommt noch dazu, dass Pflegedienstleitungen – auch weil sie mit vielen Aufgaben konfrontiert werden – relativ selten in der Lage sind, zusätzlich das Insgesamt der Aufgaben zur Qualitätsförderung und Qualitätssicherung im gesamten Heim mitzukonzeptualisieren. Wenn aber das Insgesamt der Herausforderungen nicht konzeptuell mitdiskutiert werden kann, ist die Gefahr allermindestens latent, dass das, was wir aus wissenschaftlichen Studien in diesem Buch als Aufgaben ableiten, sehr viel zu kurz kommt.

Im Kontext der deutschschweizerischen Bestrebungen nimmt sich die Konstellation für die Pflegenden und insbesondere für das Kader wenig befriedigend aus:

1. In der Paritätischen Kommission (siehe Kap. 14.4) findet man keine aktive Pflegedienstleiterin. (Unter der Delegation der Versicherer befindet sich aller-

dings eine Mitarbeiterin von santésuisse, welche vor gut zehn Jahren Kader-funktionen in einem bernischen Pflegeheim hatte.)

2. Im Forum findet man keine Vertreterin der Pflege, sondern überwiegend Funktionäre.

3. Der Heimverband Schweiz (Curaviva) ist seinem Verständnis nach ein Zusammenschluss von Heimen und hat mindestens in der jüngeren Vergangenheit dem Pflegekader keine spezifische Aufmerksamkeit geschenkt. Weil das Gremium des Heimverbandes die Problemlage nie sorgfältig analysierte und stattdessen ein Produkt, QAP, propagierte, konnte auch nie das Augenmerk auf die Herausforderungen für das Pflegekader gerichtet werden.

4. Es kann nicht darum gehen, im Detail aufzuzeigen, welche strukturellen Schwächen zum Mangel des Erwerbs der notwendigen Wissensbasis führten und welche Foren für eine vertiefte Analyse von Praxiserfahrungen fehlten. In den meisten Kantonen existiert eine institutionalisierte Zusammenkunft der Pflegedienstleiterinnen und Pflegedienstleiter. Aber nur in der Minderheit handelt es sich um ein Gremium, wo Pflegedienstleiterinnen und -leiter die spezifischen Herausforderungen für Qualitätsförderung und Qualitätssicherung in Pflegeheimen vertieft behandeln können.

Wir halten uns mit Vorschlägen zurück, da nicht der Eindruck entstehen darf, dass wir die wesentlichen Elemente für eine Strategie kennen würden. Um eine erfolgversprechende Strategie anzulegen, braucht es bedeutend mehr Informationen aus der Praxis. Ohne intensive Beteiligung der Vertreterinnen aus der Praxis, ohne Reflexion ihrer Bedürfnisse verkommen Vorschläge zu papiernen Unterlagen. In diesem Sinne sind die in Abschnitt «Hinweise zur Diskussion» (S. 86) platzierten Hinweise nur als Diskussionsanstösse zu verstehen. An dieser Stelle bleibt festzuhalten, dass den Pflegeheimen mehr Zeit einzuräumen ist, um die im Krankenversicherungsgesetz festgelegten Verpflichtungen mit Bezug auf den weiteren Bereich der Qualitätssicherung mit einigermassen fundiertem Wissen und mit einer konzeptuell vorläufig befriedigenden Strategie anzugehen. Dass eine erkleckliche Zahl von Pflegeheimen die vergangenen Jahre nicht für Arbeiten im gerade erwähnten Sinne eingesetzt hat, sollte diesen nicht zum Vorwurf gemacht werden. Ein beachtlicher Teil der bisher unternommenen Initiativen (u. a. der Kauf von Produkten) und das Unterlassen von zielorientierten Anstrengungen sind ja gerade Hinweise auf das von uns vermutete Defizit an einigermassen solidem Wissen.

In der 1. Auflage des Buches wurde zu wenig auf Absatz 1 von Artikel 77 der Verordnung über die Krankenversicherung (KVV) insistiert: «Die Leistungserbringer oder deren Verbände erarbeiten Konzepte und Programme über die Anforderungen an die Qualität der Leistung und die Förderung der Qualität.»

Die wörtliche Auslegung der Verordnung bietet wahrscheinlich einen erfolg-versprechenderen Weg zur Qualitätssicherung in Pflegeheimen als der bisher beschrittene. Bis jetzt sassen Vertreter der Leistungserbringer (Heime) mit dem Verband der Versicherer (santésuisse) zusammen. In Kapitel 14.1 demonstrierten wir für die Startjahre, dass die Vertreter des Forums von Anfang an im Schlepptau der Diskussionsvorgaben der Versicherer waren. Hier handelt es sich nicht um Machtverhältnisse, sondern um den Wissensvorsprung der Versicherer in Teil-bereichen der Qualitätslehre. Die Vertreter der Heime verfügten und verfügen immer noch über einen sehr beschränkten Wissensbestand mit Bezug auf mög-liche Ansätze zur Gewinnung von SOLL-Vorgaben. Ihr Wissen um die kunst-gerechte Beurteilung des IST ist ungenügend. Und – wohl auch durch die Praxis-ferne bedingt - es fehlte und fehlt den Vertretern des Forums das Augenmass für das, was aktuell möglich scheint und das, was in der Verpflichtung auf die Lage von Bewohnerinnen als notwendig angelegt ist.

Unter diesen Umständen ist nachvollziehbar, dass nach dem jahrelangen Zu-sammensitzen der von Exponenten der santésuisse von Anfang an präsentierte Ansatz (nicht Konzept!) über Indikatoren einleuchten muss. Der Vertreter des Spitalverbandes H+ im Forum hat dies schriftlich festgehalten: «Über Outcome-Indikatoren, wie sie von den Spitälern verlangt werden, habe ich mir bis anhin wenig Gedanken gemacht» (Managed Care, Heft 2, 2000, S. 23). Aufschlussreich sind dann die weiterführenden Sätze: «Dass ich als Geschäftsführer eines Kran-kenheims mich bereits 1999 mit den gleichen Themen auseinander setzen muss, war für mich und ist sicher für viele Heimleitungen in ‹Pflegeheimen› unvorstell-bar. Die aktive Mitarbeit in der Kommission ‹Qualitätssicherung in Pflegeheimen Forum/KSK› hat mir aber gezeigt, dass auch die Pflegeheime mit der nach Gesetz vorgeschriebenen Umsetzung der Qualitätssicherung nach KVG nicht mehr län-ger zuwarten können. Wenn wir in Zukunft kostendeckende Pflegetarife nach KVG verrechnen wollen, haben wir die Anforderungen des KVG (Art. 52 KVV [sic!]) im Bereich der Qualitätssicherung nach Art. 77 KVV zu erfüllen und eine dem Tätigkeitsbereich entsprechende hochstehende und zweckmässige Kranken-pflege zu erbringen.»

Mit dem Versand des «Qualitätskonzeptes, Anhang 1 zum Qualitätssicherungs-vertrag», datiert vom 29.1.2003, getragen vom Verband der Spitäler H+, santé-suisse und den Versicherern gemäss dem Bundesgesetz über die Unfallversiche-rung, wurde die Intention auch für die Pflegeheime öffentlich. Artikel 5 lautet: «Im Vordergrund steht die schrittweise Einführung der national koordinierten Messung von Indikatoren sowie die Analyse und der Vergleich der Messergeb-nisse.» Indikatoren sollen für Akutspitäler, psychiatrische Kliniken, Rehabilita-tionskliniken, geriatrische Kliniken und die stationäre Langzeitpflege eingesetzt werden.

Es geht hier nicht um die Kritik der zur Diskussion gestellten Indikatoren (nur zur Illustration für den Langzeitbereich: Inzidenz neuer Frakturen, Prävalenz von Depressionssymptomen, Dekubiti resp. Druckulzera). Es gäbe gute Gründe sich mit der Problematik von Indikatoren auseinander zu setzen – hier geht es um Anderes: Weil sich die Delegation des Forums nicht um einen soliden Wissensbestand mit Bezug auf die Qualitätssicherung in Pflegeheimen bemüht hat, konnte sie auch nicht kompetent mitargumentieren.

Wäre Absatz 1 von Art. 77 KVV ernst genommen worden, dann hätte das Forum «Konzepte und Programme über die Anforderungen an die Qualität der Leistungen und die Förderung der Qualität» erarbeiten müssen. Es hätte dann möglicherweise auch die Chance bestanden, dass die Mitglieder und/oder (kantonale) Vereinigungen der Mitglieder zur Mithilfe bei der Bearbeitung dieser Aufgabe engagiert worden wären. So aber hat sich das Forum als Sprecher von santésuisse profiliert und verpflichtet nun seine Mitglieder auf etwas, was nicht so in Bearbeitung genommen wurde, wie dies Artikel 77 verlangt. An dieser Stelle ist auch darauf aufmerksam zu machen, dass die schweizweite Erhebung, deren Anlage von uns in Kapitel 14.4 kritisiert wurde, keinerlei Resultate zu einer möglichen Basis des Weiterarbeitens gezeitigt hat. Die Belästigung der Heime diente offensichtlich nur dazu, die Existenz der Paritätischen Kommission jedem einzelnen Heim gegenwärtig zu machen.

Struktur- und Prozessqualität interessieren Versicherer nicht. Hier wird den Mitgliedern die «freie Wahl» überlassen. Über Befehlsempfänger lässt sich Qualitätsförderung nicht einigermassen erfolgversprechend umsetzen! Das ist eine groteske Verkennung der schwierigen Aufgabe und letztlich eine Ungeheuerlichkeit gegenüber den in einer tendenziell totalen Institution versorgten Bewohnerinnen, deren Lebensdauer – bis zum Beweis des Gegenteils in den deutschsprachigen Ländern – wohl auch durch Strukturen und Prozesse verkürzt wird.

Für die Delegation des Forums in der Paritätischen Kommission wirkte sich wahrscheinlich verhängnisvoll aus, dass der Verband, welcher aktuell rund 90 % aller Heime zu repräsentieren hätte, nicht willens war, seinen Mitgliedern Überlegungen zur Diskussion vorzulegen, welche auch einen fachlichen Diskurs ermöglichen würden. Mit Bezug auf unsere Argumentation in diesem Abschnitt scheint die von H+ und santésuisse in Aussicht genommene Frist zur Einführung der Beurteilung der Resultatqualität über Indikatoren mit dem Jahr 2006 grosszügig bemessen. Wird dagegen der Informationsstand im Heimverband Schweiz mitberücksichtigt, so ist der zur Verfügung stehende Zeitraum vielleicht nicht genügend.

Der Heimverband Schweiz (Curaviva) erscheint zunehmend in nicht vorteilhaftem Licht. Der Tatbestand, dass mit QAP ein Produkt propagiert wurde, welches den Vorgaben des KVG nicht genügt, könnte als einmalige Fehlleistung eingestuft werden. Das Unterlassen von Arbeiten zur Erfüllung von Art. 77 KVV macht die dem Verband angeschlossenen Heime zu Vollstreckern der Vorstellungen der Versicherer. Unsere Kritik zielt nicht auf das formale Element der Macht-verhältnisse. Beklagt wird vielmehr, dass man so nicht auf Erfahrungen und Vorstellungen in den Mitgliederheimen zu sprechen kam, und kein Dialog als eine der Voraussetzungen für eine einigermassen erfolgversprechende Implementa-tion resultierte. Wenn man das zu wenig überlegte Vorgehen des Heimverbandes Schweiz betrachtet, dann muss gefolgert werden, dass der Verband seine eigenen Mitglieder entmündigt hat. Noch einmal: Über Befehlsempfänger lässt sich Qua-litätsförderung nicht einigermassen erfolgversprechend umsetzen!

Die Qualitätsbeurteilung, wie sie sich nach den Vorstellungen der Versicherer zum Zeitpunkt der Drucklegung dieser Auflage präsentiert, könnte im Übrigen von jenen Heimen, welche mit RAI arbeiten, mit bescheidenem Aufwand geleistet werden. Für die BESA-Heime wäre dagegen ein grösserer Aufwand zu erwarten. BESA wurde und wird aber vom Heimverband Schweiz (Curaviva) propagiert und vertrieben. Auch bei diesem Zusammenhang zeigt sich die Konzeptlosigkeit des Dachverbandes.

Damit mit Bezug auf den erwähnten «bescheidenen Aufwand» für RAI-Heime keine Missverständnisse aufkommen: Kleiner Aufwand zum Gewinnen von Informationen für Indikatoren ist kein Negativum. Er sollte im Gegenteil als wichtiges Positivum bei der Wahl von Indikatoren betrachtet werden. Diese Fest-stellung gilt selbstverständlich nur unter der Voraussetzung, dass Sinnvolles zu erfassen getrachtet wird. Mit Bezug auf RAI-Messungen dürfte für die Schweiz wahrscheinlich Gleiches gelten wie für die Heime in den USA. Obwohl die Er-kenntnis banal scheint, ist sie wegen ihrer weiterreichenden Bedeutung hier zu notieren: Qualitativ befriedigende Heime (beurteilt nach dem Survey – siehe Kap. 5) arbeiten gut mit RAI; Heime mit mehreren Defiziten im Survey zeigen tenden-ziell auch vermehrt Schwächen im Umgang mit RAI.

Unter diesen Umständen ist auf allgemeinerer Ebene zu fragen, wer sich dafür zu engagieren hat, dass qualitativ nicht befriedigende Heime – nachdem sie als solche gekennzeichnet werden konnten – dazu gebracht (d. h. angeleitet, moti-viert, stimuliert) werden, bessere Qualität (gemessen am Massstab, den man anlegt) zu erreichen. Nach unserem Dafürhalten sind dazu die Kantone verpflich-tet. Art. 43 Abs. 6 des Krankenversicherungsgesetzes weist auf diese Aufgabe: «Die Vertragspartner und die zuständigen Behörden achten darauf, dass eine qualitativ hochstehende und zweckmässige gesundheitliche Versorgung zu möglichst gün-stigen Kosten erreicht wird.»

Tatbestand ist, dass bis jetzt kein einziger Deutschschweizer Kanton mit Bezug auf den nun mehrmals erwähnten Art. 43 Abs. 6 tätig geworden ist. Kantone werden oft in Reaktion auf Tatbestände aktiv – in diesem Sinne fällt die Passivität mit Bezug auf die Pflegeheime nicht aus dem Rahmen. Spätestens wenn sich Ver-sicherer bei der hoheitlichen Festsetzung ihrer Beiträge an die Pflegeheime auf diesen Artikel berufen werden, müssen Kantone (re-)agieren.

Wenn in diesem Unterkapitel – auf Grund einiger spekulativer Hinweise, ohne einen konzeptuellen Rahmen – dafür votiert wurde, mehr Zeit für das Lernen einzuräumen, so müsste klar sein, dass den «Tagesproblemen» nicht für immer uneingeschränkte Priorität zukommen kann. Zweck des Buches war und ist, auf aktuelle Probleme mit Bezug auf das Wohlbefinden von Bewohnerinnen aufmerksam zu machen, wie dies Ethnologen leisteten und leisten werden. Die schwierigen Aufgaben, einige Aspekte der totalen Institution zu beheben, Normalisierung bedeutend facettenreicher als bis anhin zu präsentieren, technisch-funktionelle Pflege mit beziehungsmässig-kommunikativer zu ergänzen, Zweckmässigkeit und Wirksamkeit möglichst umfassend zu gewährleisten und den Arbeitsort Pflegeheim so zu gestalten, dass ausreichend viele Mitarbeiterinnen gewonnen werden können, vermögen nicht mehr verschoben zu werden. Jede einzelne Herausforderung ist aktuell.

Hinweise auf die vergangenen zwei Jahre

Ausgewählte Beispiele

Das Akkreditierungsmodell, welches von uns als grundsätzlich erfolgversprechend präsentiert wird, dürfte weltweit das in Akutspitälern verbreitetste Konzept zur Qualitätsbeurteilung sein. Wir haben die Entwicklung in Frankreich, Deutschland und der Deutschschweiz aus der Nähe beobachten können. Während in Frankreich nach einer knapp zwei Jahre dauernden Orientierungsphase das zuständige Ministerium nach Konsultation der Beteiligten zu Gunsten des Akkreditierungskonzeptes für alle französischen Spitäler entschieden hat, ist das Engagement der Spitäler in der Deutschschweiz und in Deutschland (hier heisst das Konzept «Kooperation für Transparenz und Qualität im Krankenhaus», KTQ) auf freiwilliger Basis erfolgt – in beiden Fällen allerdings mit der gesetzlichen Verpflichtung im Hintergrund – dem KVG resp. SGB V.

In den drei Ländern gab es in den neunziger Jahren in kleinerem Ausmass auch Stimmen, welche Qualitätsmanagement nach ISO implementiert haben wollten. Wenn man von der Zertifizierung von Labors absieht, so kam dann ISO nur in Ausnahmefällen für den Gesamtbereich eines Spitals zum Einsatz. Zwei Momente scheinen uns bezeichnend: ISO wurde praktisch ausschliesslich von Verwaltungsleitern propagiert. (In der Schweiz war es der frühere Geschäftsführer des Spitalverbandes – damals: Veska – der sich für ISO einsetzte.) Auf der anderen Seite haben Ärzte recht schnell das Konzept der Akkreditierung unterstützt. Dies dürfte auf verschiedene Gründe zurückzuführen sein. Zwei davon sind, dass das Konzept aus der Literatur oder sogar aus der direkten Begegnung während der Weiterbildung in etwa bekannt war. Zudem wurde den Ärzten klar, dass ein Teil ihrer eigenen Fachliteratur für die Festlegung von SOLL-Vorgaben unmittelbar relevant wird (sie begegneten in ihren Fachzeitschriften auch Standards resp. Leitlinien). Ohne das Lehrbuchwissen («body of knowledge») in der Medizin ist es ausgeschlossen, Zentrales im medizinischen Handeln eines Spitals zu beurteilen.

Es kommt dazu, dass Spitäler über die vergangenen Jahrzehnte gewisse Ansätze für den Umgang mit Fehlern entwickelt haben (u. a. über die Pathologie, über das Zuweisen von «schwierigen Fällen» an ein Spital der höheren Versorgungsstufe). Dies war keineswegs immer so, und wahrscheinlich fand sich noch zu Beginn des vergangenen Jahrhunderts das grösste Ausmass an Unprofessionalität in den USA. So wird denn – zu Recht oder zu Unrecht – das aktuelle Akkreditierungssystem auf das Hospital Standardization Programme (1917) der Amerikanischen Chirurgengesellschaft zurückgeführt. Diese Initiative war zu einem beachtlichen Teil Ernest Codman zu verdanken. Er kämpfte dafür, dass jene Ärzte, welche chirurgische Eingriffe vornahmen, eine chirurgische Fachausbildung auswiesen, und machte sich zur Aufgabe, dass die Krankengeschichte mit zur reflektierten Basis ärztlichen Handelns wurde – dies war Qualitätsmanagement in der frühesten Ausgabe: Anamnese – Diagnose – Eingriff – Resultat, mit der Konsequenz, das Handeln zu verändern, wenn die Endergebnisse nicht vergleichbar gemachten Resultaten entsprachen. Es kann unter diesen Umständen kaum überraschen, dass in der seit den sechziger Jahren des vergangenen Jahrhunderts etablierten Akkreditierung der damaligen Joint Commission on Accreditation of Hospitals das Führen der Krankengeschichte eine zentrale Rolle spielte. Erst in den letzten rund 15 Jahren wurde einigermassen systematisch der Wissensbestand von Medizin und Krankenpflege in den Akkreditierungsprozess eingeschlossen.

Als am 19. April 1988, anlässlich einer Tagung der Schweizerischen Vereinigung für Sozialpolitik, der Q-Test (ein Vorläufer des Q-Plans, welche beide vom Erstautor innerhalb der Beratergruppe BRAINS auf Grund besonders amerikanischer und kanadischer Unterlagen mitentwickelt wurden) präsentiert wurde, war das Akkreditierungskonzept in den USA noch nicht so weit entwickelt, dass es direkt in der Deutschschweiz eingeleuchtet hätte (siehe Schweizer Heimwesen, 1988, S. 349-353). Damit wollten wir zwei Momente angezeigt haben:

1. Bei einem Leistungserbringer, wo nun Professionalität in Medizin und Krankenpflege ein hohes Ausmass erreicht hat, dauerte es lange, bis Orientierungsnormen der jeweiligen Profession überprüfbar gemacht wurden.

2. Die Konzepte der Akkreditierung sind ihrem Wesen nach offen.

Weil der Dynamik der Wissensentwicklung immer wieder neu Rechnung getragen werden muss, ist es ausgeschlossen, den Spitälern ein Produkt anzubieten. Dies gilt selbstverständlich auch für die Akkreditierung von Pflegeheimen in den vergangenen rund 20 Jahren, wo zum Beispiel 1994 ein eigenes Akkreditierungskonzept für Special Care Units, also spezielle Abteilungen für die Pflege und Betreuung von demenziell Erkrankten, entwickelt wurde. Ob Pflegeheime, Akutspitäler oder Rehabilitationskliniken, Qualitätsbeurteilung kann diesen nur angeboten werden, wenn sie mithelfen können, SOLL-Vorgaben zu erstellen resp. relativ kontinuierlich zu verändern.

Wenn Hoffmann und Klie in der Einführung zur deutschen Übersetzung der kanadischen Akkreditierungsvorgabe für Kanada vom «nationalen Verständigungsprozess» schreiben (siehe Kap. 6.3.1), so ist das gerade erwähnte Zusammengehen gemeint. Gleiches wollen die Amerikaner mit dem Namen Joint Commission anzeigen. Die Argumente für das Konzept der Akkreditierung und das damit verbundene Plädoyer für ein gemeinsames Lernen leuchten wahrscheinlich nicht auf den ersten Blick ein. Da die Materie insbesondere für jene, welche keinen Zugang zur Fachliteratur haben, vielschichtig ist, glaubten wir, ein umfangreiches Buch schreiben zu müssen. Ob dies didaktisch klug war, muss wohl noch für mehrere Jahre offen bleiben. Dass viel Zeit für den Prozess des gemeinsamen Lernens erforderlich ist, ist schon im vorangehenden Abschnitt angetönt worden. Die jüngsten Erfahrungen aus der schweizerische Praxis zeigen wieder an, dass in längeren Zeitabschnitten gedacht werden muss.

Als Beispiel wird hier der von E. Werlen, Dienststelle für Gesundheitswesen im Kanton Wallis, dargestellte Weg der 40 Heime dieses Kantons skizziert (siehe BSO-Bulletin, Heft 3, 2001, S. 14–18). Ausgangspunkt waren die Aufsichts- und Kontrollbesuche in Heimen durch die kantonale Instanz. Die Autorin präsentiert dann Verweise auf die Verpflichtungen aus dem Krankenversicherungsgesetz. Für die Heime wird eine «drückende Sandwichposition» zwischen Krankenversicherern und Kantonen diagnostiziert. Um dieser zu begegnen, setzte man die «Arbeitsgruppe Quality Controlling» mit Vertretern der Krankenkassen, des Kantons und der Heime ein. «Die Frage, wie man diese Qualität messen kann, führte die Arbeitsgruppe zur Auseinandersetzung mit Themen wie Qualitätssysteme, -zertifizierung, -entwicklung und -förderung usw.» (S. 16). Tagungen wurden besucht, um sich anschliessend fünf Produkte vorstellen zu lassen. Nachdem ein Oberwalliser Heim in der Pilotphase von OptiHeim mitgearbeitet hatte, wurde dieses Produkt für alle 40 Heime verbindlich erklärt. Der Entscheid fiel den Heimen eventuell etwas leichter, weil der Kanton 60 % finanzierte.

In der erwähnten, fünf Druckseiten umfassenden Darstellung werden die Bewohnerinnen zweimal aufgeführt: «(...) Wahl eines Quantifizierungssystems des Pflegebedarfes der Heimbewohner», und bei der Beschreibung von Qualität: «Qualität umfasst nicht nur die Messung des Pflegebedarfes, sondern alle Bereiche eines Heimes: Bewohner, Mitarbeiter, Dienstleistungen, Organisation, Umwelt, Finanzen, Architektur sowie Wirtschaftlichkeit.»

Das Vorgehen der Walliser soll nicht kritisiert werden. Obwohl hier Shopping-Verhalten vorliegt, wie es in der Mitte des nun gekürzten Vorwortes zur 1. Auflage angetönt wurde, gehen wir davon aus, dass diese Heime möglicherweise diese Erfahrung mit einem Produkt zu machen haben. Problematisch ist aber die Position des Kantons. In einer Meldung von Curaviva (Nr. 1, 2003, S. 48) wird behauptet, nach Durchführung von OptiHeim finde eine Überprüfung durch den Kanton statt. Auf welcher Grundlage will man überprüfen? Im Kapitel 12 ist nachgewiesen, dass OptiHeim keine tragfähige Basis zur Überprüfung bietet. Wie ist also das Wohlbefinden der gebrechlichen Hochbetagten («frail elders») in Heimen in Erfahrung zu bringen?

Eine ähnlich abwartende Haltung sollte für Heime des Kantons St. Gallen gelten. Wir glauben in unserer Fallstudie nachgewiesen zu haben (siehe Kap. 14.6), dass eine Fehlkonstruktion für die Überprüfung durch den Kanton vorliegt. Im Parlament dieses Kantons wurde die Regierung vor zwei Jahren um Auskünfte zu unseren kritischen Bemerkungen gebeten. Prompt behauptete diese dann, dass in der entsprechenden kantonalen Fachkommission Kenner der empirischen Sozialforschung mitgearbeitet hätten. Es ist fruchtlos, dieser Behauptung wieder unsere Gegenbehauptung entgegenzuhalten. Wenn sich Leser die Mühe nehmen, das Kapitel 12 zu lesen, dann sind wir mit Bezug auf die Richtigkeit unseres Urteils zuversichtlich.

Das zuständige Departement des Kantons Graubünden hat im Mai 2000 in einer Art «Qualitätsoffensive» seine Heime verpflichtet, sich im Abstand von rund zwei Jahren zweimal extern beurteilen zu lassen. An die externe Beurteilung war unter anderem auch die Bedingung geknüpft, dass für die SOLL-Vorgaben wissenschaftliche Erkenntnisse der Gerontologie und Geriatrie zu berücksichtigen seien. 2001 hat eine Gruppe von Heimen verlangt, dass ein Arbeiten mit ISO 9001:2000 die Erfüllung der Vorgabe «Erkenntnisse der Gerontologie und Geriatrie berücksichtigen» beinhalte. Das Departement (Ministerium) musste diesem Begehren unter politischem Druck entsprechen – der zuständige Regierungsrat (Minister) befand sich in einem strafrechtlichen Verfahren. (Das Verfahren wurde im übrigen ein gutes Jahr später eingestellt.)

Die neue ISO-Version 9001:2000 fördert gegenüber der Ausgabe von 1994 gezielt einen sog. kunden- und prozessorientierten Ansatz, und das betreffende Unternehmen bekennt sich zu ständigen Verbesserungen. Die neue ISO-Version legt auch mehr Gewicht auf die Wirkungen des Qualitätsmanagements. In der 1. Auflage dieses Buches wurde dazu im Anhang (der in dieser Auflage entfällt), auf S. 425, notiert: «Zentral für das Heimwesen ist jedoch, dass auch das neue ISO-Zertifikat wenig über die Inhalte aussagt – statt mit den Strukturen befasst die Zertifizierung sich nun mit den Prozessen (…) Nach wie vor könnten aber beispielsweise freiheitseinschränkende Massnahmen in Heimen anerkannt werden, wenn diese als Bestandteile eines Prozesses dokumentiert würden, mit dem bestimmte Ziele (…) erreicht werden sollen bzw. können.»

Tatsache ist, dass kein einzelnes Heim in der Deutschschweiz, und auch nicht sechs oder sieben Heime zusammen, in der Lage sind, wissenschaftliche Erkenntnisse der Gerontologie und Geriatrie aufzuarbeiten, um daraus die SOLL-Vorgaben abzuleiten (siehe Kap. 13.2). HD. Seghezzi, der mit Bezug auf das Fördern von ISO und EFQM in der Schweiz wohl in der Spitzenposition rangiert, hat für das Gesundheitswesen unmissverständlich auf die Bedeutung von Standards, welche die Fachleute (z. B. Ärzte) zu setzen haben, aufmerksam gemacht.[82] Standards sind aber nichts anderes als SOLL-Vorgaben. Dass dann ein Qualitätsmanagement zur Qualitätssicherung unabdingbar ist, und dass sich dafür ISO anbietet, ist unbestritten. Aber ISO alleine garantiert mit Sicherheit nicht die Berücksichtigung gerontologischen Wissens. Wenn einige Bündner Heime gegenüber dem Departement das Gegenteil behaupten und sich dabei durchsetzen konnten, zeigt dies die Misere der Diskussion.

Die Gefahr der Bürokratisierung ist im Gesundheitswesen der Schweiz über das Stadium der Latenz hinaus. Nicht nur sehen kantonale Departemente in der Verpflichtung zur Qualitätssicherung einen Anlass zur Expansion, auch auf der bundesstaatlichen Ebene ist bürokratisches Verhalten zu diagnostizieren. Das Bundesamt für Metrologie und Akkreditierung hat schon seit einigen Jahren mit gewissen Anstrengungen darauf gezielt, im Gesundheitswesen in grösserem Umfang präsent sein zu können. Während die gesetzlichen Aufgaben mit Bezug auf ISO unbestritten sind – das Amt hat darüber zu wachen, wer Zertifikate vergeben darf –, wäre mit Bezug auf das Gesundheitswesen ein doppeltes Missverstehen zu diagnostizieren. Im Gesundheitswesen spielen wie in kaum einem anderen Sektor die SOLL-Vorgaben eine entscheidende Rolle. Ob ein orthopädisches Implantat zementiert werden soll, welche Medikamente nach einem Herzinfarkt notwendig sind, welche BSA-Werte welche ärztlichen Konsequenzen zu zeitigen haben, welche diagnostischen Abklärungen wann für eine vermutete demenzielle Erkrankung durchzuführen sind und ob dann das Verschreiben von Nootropika angezeigt sei, sind inhaltliche Elemente für SOLL-Vorgaben.

Und auf anderer Ebene ebenso bedeutsam ist dann der Tatbestand, dass eben nicht eine Akkreditierungsinstanz des Bundes zu überwachen hat, ob jene, welche ein Zertifikat verteilen (und gelegentlich auch auf das Zusprechen eines Zertifikates verzichten), dies kunstgerecht machen. Es sind vielmehr die Heime resp. Spitäler selber, welche einer Institution bescheinigen, Vorgaben seien so erfüllt worden, dass die entsprechende Institution auch zu ihrer Gruppe gehört. Dies ist in Kanada für alle beteiligten Leistungserbringer so der Fall. In den USA ist es

---

82 J. Moeller und HD. Seghezzi, The Relevance of Quality Standards in Health Care, in European Quality, vol. 8, Heft 3, 2001, S. 32–36.

ebenfalls für viele Typen der Leistungserbringer der Fall – nicht aber für die in diesem Buch interessierenden Pflegeheime. Das ausführlich gehaltene Kapitel 5 wurde darum geschrieben, weil für die Pflegeheime ein Sonderfall existiert, der eine massive Bürokratisierung mit sich brachte.

Aus unserer Perspektive zeichnet sich auch in Deutschland diese Bürokratisierung ab: Nach der Verabschiedung des Pflege-Qualitätssicherungsgesetzes (PQsG) wurde die obligatorische externe Beurteilung mit der «Prüfempfehlung zur Durchführung von Qualitätsprüfungen und Prüfungen zur Erteilung von Leistungs- und Qualitätsnachweisen nach der Pflege-Prüfverordnung» festzuschreiben getrachtet. Die Vorlage passierte den Bundesrat im Jahr 2002 nicht, ansonsten wäre der Weg der USA mit Sicherheit vorprogrammiert gewesen.

Die Präsentation der ersten Auflage unseres Buches in der Juli/August-2002-Ausgabe des Informationsdienst Altersfragen (Hrsg., Deutsches Zentrum für Altersfragen e. V.) hat uns deshalb besonders gefreut, weil erklärt wurde, dass wir «ein Gegenprogramm zur bundesdeutschen Realität in der Qualitätssicherung und -entwicklung» präsentieren. Unser Engagement gegen Bürokratie ist nicht das Ziel selbst (wir kennen eine ganze Reihe von kantonalen Chefbeamten, deren Sachverstand und Engagement wir sehr schätzen). Das Ziel ist vielmehr, Pflegeheime direkt für ein Engagement zu gewinnen. Wenn sich eine grössere Gruppe Qualitätsförderung und Qualitätssicherung als Aufgabe zu eigen macht, weil es um das Zentrum ihrer Existenz, um die «raison d'être» geht, dann dürften die Voraussetzungen eher gegeben sein, zentrale Elemente für stationär betreute Hochbetagte zu gestalten, mit wachem Engagement zu überprüfen und Eingeleitetes wieder anzupassen. Dies ist einer der Wege, der beschritten werden muss, um zur Professionalität zu gelangen. Auftragsempfänger, denen ein «Quality Controlling» verpasst wird, taugen nach unserem Dafürhalten nur ausnahmsweise für die sich jetzt und in der Zukunft stellenden Aufgaben. Bis hier Veränderungen Platz greifen, muss aber eine längere Zeitspanne eingeräumt werden.

Basisqualität als das formalisierte Selbstverständliche

Die Kantone Solothurn, Basel-Stadt und Basel-Landschaft haben 2002 mit einer gemeinsamen Arbeitsgruppe Vorgaben erarbeitet, die für die Heimbetreiber in diesen drei Kantonen rechtlich verbindlich sind. Umschrieben sind diese Vorgaben in einem Papier «Grundangebot und Basisqualität in Alters- und Pflegeheimen», das in zehn Bereiche eingeteilt ist. Das Papier enthält für jeden dieser zehn Bereiche zwei Arten von Aussagen. Die eine wird mit «Grundangebot», die andere mit «Basisqualität» bezeichnet. Diese ist immer unterteilt in Struktur-, Prozess- und Ergebnisqualität. Der Teil «Grundangebot» definiert, was die Bewohnerinnen vom Heim an Leistungen erwarten können. Er stützt sich auf eine Reihe von anderen Papieren, so beispielsweise die Broschüre «Grundlagen für verantwortliches Handeln in Alters- und Pflegeheimen»[83] von Curaviva oder für den Bereich 2 «Pflege und Betreuung» auf die Leistungsverordnung (KLV) zum KVG. Die Broschüre von Curaviva enthält eine Reihe von individuellen Rechten der Bewohnerinnen und konkretisiert sie für den Heimalltag.

Dem Verhandlungsprotokoll des Parlamentes des Kantons Solothurn kann entnommen werden, welche Zielsetzungen mit diesen verbindlichen Vorgaben verfolgt werden. Zum einen will man aufsichtsrechtlichen Kriterien genügen, zum anderen den Anforderungen der Kostenträger. Wenn ein Heim trotz Mahnung den Minimalstandards von Grundangebot und Basisqualität nicht entspreche, könne ihm die Betriebsbewilligung entzogen werden.

Aufsichtsrechtliche Kriterien wurden nach einer Meldung der Schweizerischen Depeschenagentur vom 15. Januar 2003 auch in der Pressekonferenz, an der das oben erwähnte Papier vorgestellt wurde, ins Feld geführt: Weil kein echter Markt bestünde, gehe man von einem erhöhten Schutzbedürfnis der Kundschaft aus. Zu verstehen sind diese aufsichtsrechtlichen Kriterien offenkundig so, dass Heime wissen sollen, nach welchen Massstäben sie bei der Erteilung der Betriebsbewilligung beurteilt werden, und die Bewohnerinnen Sicherheit darüber bekommen, was sie vom Heim erwarten dürfen.

Was ist der Sinn des Begriffs «Basisqualität»? Qualität ist immer das Verhältnis von SOLL zu IST. Auf Grund dieses Verständnisses von Qualität macht der Begriff Basisqualität keinen Sinn, denn der Zusatz «Basis» ist weder notwendig noch hat er eine Funktion. Für die drei Kantone muss dieser Zusatz wohl aber einen Sinn haben, sonst hätten sie ihn nicht verwendet. Aus der Diskussion im Solothurner Parlament kann geschlossen werden, dass sich dieser Sinn aus der aufsichtsrechtlichen Zielsetzung ergibt. Gemeint ist also offenkundig, dass Alters- und Pflegeheime für die Erteilung der Betriebsbewilligung bestimmten Kriterien genügen müssen.

Dem Staat obliegt die Aufgabe, im Sinne der Wahrung des Gemeinwohls für den Schutz der öffentlichen Gesundheit wie auch für den Schutz von Leib und Leben zu sorgen. In den meisten Kantonen hat der Gesetzgeber entsprechend den Betrieb von Pflegeheimen aus gesundheitspolizeilichen Gründen einer Bewilligungspflicht unterstellt. Analoges gilt beispielsweise auch für die Berufsausübung von Medizinalpersonen. Auffallend ist allerdings, dass in diesem analogen Fall nicht von «Qualität» die Rede ist. Vielmehr sollen diese Vorschriften und Regelungen eine elementare Sicherheit garantieren, nämlich die, dass Medizinalpersonen über eine abgeschlossene Grundausbildung verfügen. Dies ist selbstverständlich, entspricht den gängigen Erwartungen und wird vom Staat garantiert, doch

---

83 Arbeitsgruppe Ethische Richtlinien, Grundlagen für verantwortliches Handeln in Alters- und Pflegeheimen, Zürich o. J.

dies ist im besten Fall nur eine notwendige Bedingung für Qualität. Hinreichend ist es nicht. Deshalb ist die Verwendung des Begriffs «Qualität» in diesem Zusammenhang sehr problematisch.

Dass die aufsichtsrechtliche Zielsetzung nicht ohne weiteres gleichgesetzt werden kann mit Qualitätssicherung lässt sich an einem zweiten Aspekt verdeutlichen. Beim Erteilen einer Betriebsbewilligung ist rechtsstaatlich gesehen ein formal geregeltes Verfahren notwendig. Die Kriterien, von denen das Erteilen abhängt, müssen genannt sein und sind nicht beliebig. Verfahrenssicherheit ist elementar und selbstverständlich. Sie garantiert, dass nicht willkürlich Massstäbe definiert und angewendet werden, was jedoch noch nichts darüber aussagt, mit welchen Inhalten diese Massstäbe gefüllt werden, denn das SOLL wie das IST in der Qualitätsdefinition sind immer inhaltlich bestimmt.

Deshalb suggeriert die Verwendung des Begriffs «Qualität» im Kontext von Verfahrenssicherheit eine Verbindung, die so nicht gegeben ist. Verfahrensregeln sind Spielregeln. Spielregeln bestimmen das Spiel zwar mit, sind aber nicht sein Inhalt. Ein Fussballspiel beispielsweise nur über Regeln, die zu Strafstössen führen, über die Grösse des Spielfeldes und die Zahl der Spielenden definieren und erfahren zu wollen, sagt nichts über die Motivation, die Qualifikation und das Engagement der Spieler usw. aus. Das Regelwerk zum Fussball ersetzt kein Fussballspiel. Es definiert lediglich den Rahmen des Spiels. Genauso erschliesst sich das Geschehen im Heim nicht über die Anforderungen (die Kriterien) zur Erteilung der Betriebsbewilligung.

Im Parlament des Kantons Solothurn wurden neben aufsichtsrechtlichen Gesichtspunkten auch die Anforderungen der Kostenträger geltend gemacht. Damit sind wohl die Krankenversicherer gemeint. Über diese Anforderungen hat der Gesetzgeber klare Vorstellungen. Sie finden sich in Art. 43, Abs. 6 des KVG. Dieser lautet: «Die Vertragspartner und die zuständigen Behörden achten darauf, dass eine qualitativ hochstehende und zweckmässige gesundheitliche Versorgung zu möglichst günstigen Kosten erreicht wird.» «Qualitativ hochstehend» zielt auf etwas anderes als auf die Bedingungen für die Erteilung der Betriebsbewilligung. Die Verwendung des Begriffs der Qualität im Zusammenhang mit der Erteilung der Betriebsbewilligung erweist sich auch aus der Optik des zu Grunde liegenden Gesetzes, des KVG, als falsch. Da Art. 43 Abs. 6 ausdrücklich auch die Behörden verpflichtet, hätten die beteiligten kantonalen Regierungen die gesetzliche Pflicht gehabt, eine qualitativ hochstehende Versorgung zu verlangen. Stattdessen begnügen sie sich mit «Basis», verknüpfen diese Basis in einer falschen Interpretation des KVG mit Qualität und entleeren so den Wortlaut des Gesetzes, das mit Qualität etwas Konträres verbindet.

Dieser Argumentation kann man entgegenhalten, dass die Rechte der Bewohnerinnen im Teil «Grundangebot» enthalten seien und ein Teil dieser Rechte in die Anforderungen an den Vertrag zwischen Heim und Bewohnerin eingeflossen sei. Das SOLL gehe also über die Rahmenbedingungen hinaus. Formal hat dieser Einwand seine Berechtigung. Er wird aber dann hinfällig, wenn das gesicherte Wissen darüber, unter welchen Bedingungen diese Rechte realisiert (also gelebt werden) berücksichtigt wird. Rechte nützen nichts, wenn sie nicht umgesetzt, gelebt, mit Inhalten gefüllt werden.

Wie die ethnologischen Studien in Kapitel 1 und die Diskussion der totalen Institution in Kapitel 2 zeigen, ist die Realisierung dieser Rechte der Bewohnerinnen tendenziell gefährdet. Sollen diese Rechte im Heim so zum Tragen kommen, dass sie nicht nur deklamiert, sondern gelebt werden und handlungsrelevant sind, sind konkrete Anstrengungen notwendig. Übernommen werden die Rechte aus der Broschüre «Grundlagen für verantwortliches Handeln in Alters- und Pflegeheimen». Die Autorengruppe, welche diese Grundlagen verfasste, war sich des entscheidenden Aspektes der Umsetzung bewusst. Darauf verwies sie nicht nur in der Einleitung zur Broschüre. Um zu vermeiden, dass die Broschüre und die in ihr postulierten Rechte blosses Papier blieben, erschien 2001 auch ein Handbuch mit einem Anspielfilm[84], das als Schulungsmittel zur Umsetzung konzipiert ist. Diese entscheidende Dimension der Umsetzung fehlt im Papier der drei Kantone und dort, wo ein Hinweis dringend geboten gewesen wäre, in der verlangten Fortbildung des Personals, findet sich kein Wort zur genannten Schulungsunterlage. Stattdessen wird inhaltsleer ein Konzept zur Fort- und Weiterbildung verlangt.

Rechte der Bewohnerinnen – hier interpretiert als Dimensionen des SOLL – nützen also nichts, wenn nicht konzeptualisiert wird, wie diese umgesetzt werden, wie dieser Prozess der Umsetzung ausgestaltet wird und wie diese Rechte in der Aufbau- und Ablauforganisation und damit in der Führung des Heimes zum Tragen kommen. Weil das Papier der drei Kantone – wie eben gezeigt – Verfahrenssicherheit mit Qualitätsförderung und Qualitätssicherung gleichsetzt, widmet es dem entscheidenden Aspekt der Umsetzung der Rechte der Bewohnerinnen keine Aufmerksamkeit. Der Teil «Grundangebot», der die Rechte beschreibt, steht beziehungs- bzw. konzeptionslos neben dem Teil «Basisqualität». Zu vermuten ist, dass der Teil «Basisqualität» zwar die Verfahrenssicherheit erhöht, doch diese ist die Sicherheit der Heime (und nicht der Bewohnerinnen). Demgegenüber postuliert der Teil «Grundangebot» wohl Rechte, die Bewohnerinnen haben, jedoch keine Sicherheit über die gelebte Realität bzw. inhaltlich konkrete Umsetzung dieser Rechte. Dass diese Gefahr realistisch ist, soll an einigen Beispielen gezeigt werden.

Gemäss dem Teil «Basisqualität» muss unter «Strukturqualität» ein Pflege- und Betreuungskonzept vorliegen, nach welchem die Mitarbeiterinnen handeln sol-

---

84 Heimverband Schweiz und IG Altersarbeit, Hrsg., Selbstverständlich? Handbuch und Anspielfilm zur Umsetzung der Ethikrichtlinien in der täglichen Arbeit, Zürich 2001.

len. Bei der Rubrik Ergebnisqualität ist jedoch nicht mehr vom Handeln die Rede, sondern bloss noch davon, dass die Mitarbeiterinnen das Konzept kennen. Gefragt wird also nach dem Vorhandensein und der Kenntnis schriftlicher Fixierungen bestimmter Abläufe, Regelungen und Planungen, nicht aber danach, ob diese eingehalten werden oder danach, wie sich die Pflegenden tatsächlich bei den Betreuungs- und Pflegeprozessen verhalten. Diese rein formale Umschreibung leistet damit der «Paper Compliance» Vorschub. Darunter ist eine durch gerontologische Metastudien gut erhärtete Tendenz gemeint, dass der Druck, eine bestimmte Ergebnisqualität ausweisen zu müssen, nicht selten dazu führt, dass Praxisänderungen nur auf dem Papier vollzogen werden. Taugliche Qualitätsbeurteilungskonzepte wissen um dieses Problem und berücksichtigen es, indem sie beispielsweise Elemente der teilnehmenden Beobachtung einsetzen und so die Umsetzung schriftlicher Fixierungen validieren. Ihre Beurteilungen basieren deshalb viel stärker auf dem tatsächlichen Verhalten des Personals.

«Paper Compliance» darf auch vermutet werden, wenn vom Heimleitbild die Rede ist. Dieses soll sich auf die Rechte der Bewohnerinnen gemäss den «Grundlagen für verantwortungsvolles Handeln» stützen. In der Rubrik Ergebnisqualität wird jedoch nicht mehr danach gefragt, ob dieses Leitbild umgesetzt, ob also nach ihm gelebt wird, sondern nur noch nach seinem Alter («nicht älter als fünf Jahre») und ob es von den Mitarbeitenden gekannt wird. Wiederum wird die entscheidende Dimension, das Handeln, ausgeblendet. Bekanntlich hat die Kenntnis des Gebotes «Du sollst nicht stehlen» (7. Gebot) bis heute keinen Dieb von seiner Tat abgehalten.

Ein weiteres Beispiel für diese grundlegende Problematik der Vorgehensweise lässt sich anhand der Basisqualität «Essen und Trinken» verdeutlichen. Als Ergebnisqualität wird eine «Mitwirkungsmöglichkeit bei der Menügestaltung» durch die Bewohnerinnen verlangt. Zusätzlich sollen sie mindestens eine Alternative zum Tagesmenü haben. Diese Forderungen lassen sich als Ausdruck von Autonomie oder dem «Recht auf Selbstbestimmung» betrachten. Unter Prozessqualität wird im gleichen Bereich gefordert, dass «der Zielkonflikt zwischen kollektiven und individuellen Wünschen der Bewohnerinnen (…) vom Personal erkannt und immer wieder neu ausgetragen» werde.

Es fehlt jeder Hinweis darauf, wie und auf Grund welcher Kriterien dieser Konflikt ausgetragen werden soll. Hauptsache ist, es besteht eine Wahlmöglichkeit, und die daraus resultierenden Konflikte werden ausgetragen – gleich wie. Nicht weiter thematisiert wird beispielsweise, dass dieses Verständnis von Autonomie auf Wahlmöglichkeiten fixiert ist und damit ausser Acht lässt, dass Wahlmöglichkeiten allein nichts nützen, wenn ihnen von den Bewohnerinnen kein Sinn gegeben werden kann. Das Personal hätte aus dieser Optik also ganz anders anzusetzen, nicht bei der Wahlmöglichkeit und der Konfliktaustragung, sondern bei der Befähigung zur Sinnstiftung und damit bei der Befähigung der Bewohnerinnen, überhaupt noch Wünsche zu haben und diese auch zu äussern. Das geht über das blosse Ermuntern und verbale Aufforderungen hinaus und impliziert eine Haltung – und das entsprechend gelebte Verhalten –, welche die Bewohnerin (unter Berücksichtigung aller gegebenen altersbedingten Restriktionen) immer noch als einen Menschen mit Plänen, die realisiert werden wollen und sollen, sieht. Diese Argumentation verdeutlicht, dass das SOLL immer in einem konzeptuellen Bezug zum IST steht. Fehlt dieser, was er im Papier weitgehend tut, stehen beide beziehungslos nebeneinander, und es ist zu befürchten, dass im Alltag des Heims weiterhin das Gewohnte, Ritualisierte, Beharrende herrscht.

Weitere Beispiele für die hier dargestellte Fehlkonstruktion lassen sich unschwer finden, etwa im Teil Pflege. Dort ist die Ergebnisqualität dadurch definiert, dass die Bewohnerinnen sagen, ihre Anliegen würden ernst genommen, und sie fühlten sich in ihrer Eigenständigkeit unterstützt und gut versorgt. Anliegen und Eigenständigkeit bedürfen unter den Konditionen des Pflegeheimes der aktiven Förderung durch das Pflegeheim. Davon ist nirgends die Rede. Mit Bezug auf den «Ärztlichen Dienst» ist unter «Ergebnisqualität» der Beitritt zur Vereinbarung zur Qualitätssicherung aufgeführt. Die Essenz dieser Vereinbarung ist aber für die Ärzteschaft nicht erkennbar. Mit Gewissheit ist dagegen davon auszugehen, dass die geriatrischen Herausforderungen, wie sie auswahlsweise und mit Kurzvermerken im Kapitel 8 des Buches angetönt werden, von der Arbeitsgruppe nicht traktandiert wurden.

Ein eigener Bereich setzt sich mit der Sicherheit auseinander. Ohne Zweifel ist mit Bezug auf Feuer, Wasser, die Zutrittsregelung usw. sehr Wesentliches aufgeführt. Dass aber Sicherheit für Hochbetagte darüber hinaus einen zentralen Stellenwert besitzt (z. B. Sicherheit mit Bezug auf Abläufe, Garantien über Leistungen usw.) ist nirgendwo angetönt. Hier besteht wieder die mindestens latente Gefahr, dass sich ein Heim sicher fühlt, wenn Checklisten und detaillierte Abläufe schriftlich vorliegen. Das Gute ist hier der Feind des Besseren.

Im Übrigen zeigt dieses Beispiel eine weitere Schwäche des Papiers. Es fordert auf zur unreflektierten Befragung. Die Formulierung «die Bewohnerinnen sagen» findet sich nämlich mehrere Male, etwa auch beim Teilbereich «Essen und Trinken». Zwar mahnt das bereits erwähnte Handbuch zur Umsetzung der Rechte der Bewohnerinnen auf S. 57 unter dem Titel «Zufriedenheit der Bewohnerinnen (...) überprüfen» zur Vorsicht bei der Anwendung von Fragebogen. Das Papier verlangt sie trotz dieser Mahnung, die gerontologisch und befragungstechnisch vielfach abgesichert ist. Es darf vor diesem Hintergrund schon heute prognostiziert werden, dass alle Heime in den drei Kantonen Aussagen über die Zufriedenheit der Bewohnerinnen vorlegen werden, die ein respektables Ausmass an Zufriedenheit aufweisen.

Wie dieses Urteil zu Stande gekommen ist und dass eine kompetente Messung andere Resultate erbracht hätte, interessiert weiter nicht. Von Bedeutung ist für die Feststellung der verlangten Ergebnisqualität nur, dass gesagt wird, man sei zufrieden. Bei dieser Formalia bleibt es. Formalia bleibt auch, was sich wie ein roter Faden durch das Papier zieht, nämlich dass nach Konzepten (insgesamt werden neun Konzepte verlangt) gehandelt werden soll. In welchem inhaltlichen Bezug sie zu den Rechten der Bewohnerinnen stehen, wird nicht thematisiert. Entscheidend ist es, ein Konzept zu haben. Ob danach gelebt wird, wird nicht erfasst. Sätze der semantischen Struktur «Das Konzept wird umgesetzt» dominieren. Es ist dann nicht weiter überraschend, dass sich auch in der Ergebnisqualität überwiegend Formales findet. In der Regel wird nur derart quantifiziert: «erfüllt/ vorhanden/nicht älter als (…) wird wahrgenommen».

Mit einer gewissen Wahrscheinlichkeit wäre die entscheidende Frage nach der gelebten Realität im Heim ins Blickfeld gekommen, wenn man die Umsetzungs- und Handlungsdimension in einem besonderen Recht der Bewohnerinnen auf «qualifizierte Dienstleistungen» gefasst hätte. Die Broschüre «Grundlagen für verantwortliches Handeln» enthält dieses Recht und verlangt, dass im Heim angestrebt wird, «Dienstleistungen jeder Art auf einem Niveau zu bieten, das dem jeweiligen Stand der Praxis und der Wissenschaft entspricht.»[85] Dieses Recht auf qualifizierte Dienstleistung fehlt im Teil «Grundangebot» des Papiers der drei Kantone. Der entscheidende Schritt vom Postulat zur gelebten Realität wird somit nicht getan. Daher muss bei der Lektüre des Papiers der Eindruck entstehen, dass die Rechte des Grundangebotes weder in einem sachlogischen noch konzeptuellen Zusammenhang mit den Standards des Teiles «Basisqualität» stehen. Beide, Grundangebot und Basisqualität, stehen ohne jeden inhaltlichen Bezug nebeneinander. So werden die postulierten Rechte der Bewohnerinnen, deren Gehalt hier ausdrücklich bejaht wird, und die darin enthaltenen Herausforderungen zur Deklamation. Und deswegen sind die Standards des Teiles «Basisqualität» überwiegend inhaltsleer. Sie formalisieren das Geschehen im Heim weitgehend ohne Bezug zu den Rechten der Bewohnerinnen (mit Ausnahme des Bereiches «Bauliche Voraussetzungen») und bewirken einzig eine Bürokratisierung von Qualitätsbeurteilung, Qualitätssicherung und Qualitätsförderung.

Zusammenfassend kann gesagt werden, dass die Vorgabe der drei Kantone es versäumt hat, zwischen dem SOLL und dem IST einen konzeptuellen Bezug herzustellen. Dies ist die Konsequenz daraus, dass das Recht der Bewohnerinnen auf qualifizierte Dienstleistung nicht ins SOLL aufgenommen wurde. So bleibt das SOLL unbelebt und inhaltsleer, und das IST lebt ohne Herausforderung vor sich hin. Handeln im Heim wird mit Papieren und Konzepten verwechselt und imaginiert so eine Qualität, von der man nicht weiss, wie sie gelebt und umgesetzt wird.

---

85 Arbeitsgruppe Ethische Richtlinien, Grundlagen für verantwortliches Handeln in Alters- und Pflegeheimen, a. a. O., S. 6.

Dieser kritischen Würdigung kann entgegengehalten werden, dass es sich – zumindest im Falle des Kantons Solothurn – um eine Regelung auf Zeit handle. Dann ist aber nicht einzusehen, warum überhaupt von «Qualität» die Rede ist. Wäre es nicht sinnvoller gewesen, eine Verordnung zur Erteilung von Betriebsbewilligungen von Heimen zu schaffen? Warum wird inhaltsleer das Selbstverständliche verlangt und damit der «Paper Compliance» Vorschub geleistet? Warum werden Papiere und Konzepte und ihr Vorliegen verlangt und nicht konkretes Verhalten überprüft?

Vielleicht wäre man eher darauf gekommen, diese Fragen zu stellen, hätte man sich auf das Internet begeben und dort eine Suchmaschine nach dem Begriff «Basisqualität» suchen lassen. Dann hätte man nämlich erfahren, dass dieser Begriff vorwiegend negativ konnotiert ist. Er meint in der Regel nicht nur das Selbstverständliche, sondern wird häufig gleich bedeutend mit «Minimum» verwendet. Das zeigt auch seine Bedeutung in der Produktion von Lebensmitteln wie Wein, Fleisch und Obst. «Basisqualität» wird dort entweder gleichgesetzt mit der Ausprägung von markenlosen Discountprodukten oder mit Sicherheit darüber, dass die Produkte keine gesundheits- resp. lebensgefährdenden Stoffe enthalten. Dass Heime weder die Gesundheit noch das Leben gefährden sollen, liegt auf der Hand. Wenn diese Selbstverständlichkeit amtlich verlangt und der Öffentlichkeit bekannt gegeben wird, kann das nur als implizites Eingeständnis verstanden werden, dass es – wenn auch nur wenige – Heime gibt, in denen nicht einmal dieses Selbstverständliche gewährleistet ist. Das heisst dann nichts anderes als das Eingeständnis des Wissens um eine Zweiklassenmedizin resp. Zweiklassenversorgung, die einer Minderheit von alten Menschen zumutet, unter Bedingungen zu leben, die ihr Leben verkürzen.

Wenn tatsächlich nur aufsichtsrechtliche Überlegungen die Arbeiten leiteten, dann hätte zusätzlich zum vorangehend Notierten auch in den Verlautbarungen eben dieses Moment betont werden sollen. Bei Unklarheit resultiert sonst Unfug in der jeweils relevanten Öffentlichkeit. In Heft 3/2003 der Fachzeitschrift Curaviva wurde dann prompt über die ausführliche Berichterstattung von der Vorstellung der erwähnten Materialien geschrieben: «Mehr Transparenz bei Qualität und Angebot von Heimen». Mit Qualität, dies wurde festgehalten, haben die Unterlagen nichts zu tun. Sie wären auch in einem weiteren Sinne nicht mit dem Krankenversicherungsgesetz konform. Dort ist von «hochstehender gesundheitlicher Versorgung» die Rede.

Selbstverständlich gilt über das Insgesamt der Leistungen eines Pflegeheimes lange nicht nur die «gesundheitliche Versorgung». In diesem Sinne handelt es sich bei der jetzt folgenden Überlegung eben nur um eine Spekulation: Was hätte «Basisqualität» für Akutspitäler, Psychiatrische Kliniken und Rehabilitationskliniken bedeutet? Was hätte sie aber erst recht dann bedeutet, wenn bei den Institutionen der Akutbetreuung ebenfalls auf das Element 6 der «Grundlagen für verantwortliches Handeln in Alters- und Pflegeheimen» verzichtet worden wäre: «Wir streben an, im Heim Dienstleistungen jeder Art auf einem Niveau zu bieten, das dem jeweiligen Stand der Praxis und der Wissenschaft entspricht.» So viel dürfte unbestritten sein: Die Arbeiten zur Qualitätsförderung wären um rund 40 Jahre zurückzudrehen.

Mit Sicherheit haben in einem Pflegeheim, wo der Aufenthalt in der Regel die letzte Strecke des Lebens und des Sterbens bedeutet, Zuwendung, Empathie, Herzlichkeit und stetige Anstrengungen zum Verstehen einen anderen Stellenwert als in einem Spital. Und ebenso sicher ist, dass die gerade erwähnten substanziellen Elemente für das Begleiten der Hochbetagten nicht aus dem (vorläufigen) Wissensbestand der Gerontologie, Geriatrie und Pflegewissenschaft so abgeleitet werden können, dass sie im Alltag eines Heimes lebendig sind. Aber daneben bedeutet der Wissensbestand resp. die Vorgabe 6 der «Grundlagen für verantwortliches Handeln in Alters- und Pflegeheimen» auch eine Verpflichtung zu etwas Humanem, während der Verzicht auf die Umsetzung des vorhandenen Wissens zu Inhumanem führt, wie es sich am Beispiel der Medizin noch einleuchtender demonstrieren liesse.

In der vorangehend erwähnten Berichterstattung über die öffentliche Vorstellung der «einheitlichen Mindeststandards (…) für die Qualität» (Curaviva, Heft 3, 2003, S. 27) ist zu lesen: «80 % der Heime sollten die Anforderungen der Arbeitsgruppe ohne grosse Anstrengungen erfüllen können oder haben sie bereits erfüllt.» Nach Auskünften unserer Diskussionspartner sind die anderen 20 % der Heime in etwa bekannt. Warum hat man nicht nach Mitteln und Wegen gesucht, um dieses Fünftel zu motivieren und zu befähigen, «Basisqualität» zu erreichen? Es ist ein Merkmal bürokratischen Handelns, generalisiert Vorgaben zu machen, wenn eine bescheidene Minderheit die Erwartungen nicht erfüllt.

Warum hat man nicht Heime ausgezeichnet, welche aktuell Vorbildcharakter für jene besitzen, bei welchen Probleme vermutet werden resp. bekannt sind? Der Aufwand zur Erarbeitung der von uns hier kritisierten Materialien war substanziell. Warum wurden das Wissen und die Erfahrung eines Teils der Beteiligten nicht dafür eingesetzt, die bei einer kleineren Gruppe von Heime georteten Schwächen gezielt zu beheben?

Unsere knappe Auseinandersetzung mit der «Basisqualität» liegt auf kategorial anderer Ebene als jene gegenüber den Walliser Bestrebungen. Unter den Solothurnern gibt es sowohl bei Kantonsrätinnen und Kantonsräten wie auch bei den Mitarbeitenden in der entsprechenden Kommission Personen mit einem weit überdurchschnittlichen Engagement in der Alters- und Heimpolitik. Die für Walliser geltende Beobachtung, dass aus manifester Unkenntnis der Aufgaben gehandelt wurde, gilt ganz sicher nicht für die uns bekannten Solothurnerinnen und Solothurner. Zu bedauern bleibt gerade deshalb auch, dass nichts Innovatives geleistet wurde. Die zentrale Frage «Wie kann jene Minorität von Heimen, welche keine befriedigenden Leistungen erbringt, dafür gewonnen werden, dass für Bewohnerinnen Besseres resultiert?» bleibt unserer Vermutung nach ungelöst. Wären möglicherweise koordinierte Versuche erfolgversprechender? Hätte ein Coaching-Programm, bei dem eine Anzahl von Kadermitgliedern aus Solothurner Heimen jene unterstützt, bei denen unbefriedigende Qualität vermutet oder sogar bekannt gemacht wurde, mehr Aussicht auf Erfolg?

Für die heimpolitische Landschaft des Kantons Solothurn sind wir zuversichtlich, dass der eingeschlagene Weg nicht zu sich kontinuierlich steigender Beaufsichtigung und Überprüfung à la amerikanischer Survey (siehe Kap. 5) führen wird. In Kantonen, wo der Sachverstand weniger konsolidiert ist, könnten aber gerade die Vorgaben zur «Basisqualität» dazu verführen, die Bürokratie weiter zu pflegen.

Es darf nicht darum gehen, dass wir aus der Perspektive einer mittlerweile recht ausdifferenzierten Qualitätslehre jene «abkanzeln», welche wir beim Dialog sehr schätzen. Aus ihrer Perspektive ist einiges erreicht, wenn alle Bewohnerinnen Sicherheit haben können, dass das Angebot stimmt und dass hoheitlich auf die Einhaltung der Vorgaben hin gewirkt wird, wenn nötig auch so, dass eine Betriebsbewilligung nicht erneuert wird (was im Kanton Solothurn tatsächlich schon der Fall war). Unter diesen Umständen ist dann auch – dies möchte unbedingt konstatiert werden – nicht nebensächlich, dass sich eine Bewohnerin nicht mit einer Zimmergrösse von 14 m² zufrieden geben muss (wir haben schon 11 m² angetroffen: «Es ist jenes Zimmer, welches wir nur bei grosser Nachfrage abgeben.»). Damit, dass die Rechte öffentlich bekannt werden, erhalten sie dann auch ein höheres Ausmass an Verbindlichkeit usw.

Hinweise zur Diskussion

Eine komplexe Aufgabe

Im Folgenden kann es nur um einige ausgewählte Diskussionsanstösse gehen. Zwar sehen wir mehr von der internationalen Entwicklung mit Bezug auf die Qualitätsförderung in Pflegeheimen als das Kader. Aber in der Einschätzung von Chancen für Veränderungen, der Deutung regionaler Hindernisse und dem jeweiligen Potenzial für ein Engagement liegt unser Wissen hinter jenem dieses Kaders. In diesem Sinne vermögen hier nicht mehr als Anregungen für eine Diskussion geboten zu werden.

Man muss sich wahrscheinlich von der Vorstellung lösen, eine für mehrere Jahrzehnte gültige Strategie entwerfen zu wollen. Diese Überlegung darf dann aber nicht bedeuten, dass Konzepte oder auch nur Instrumente in kürzeren Intervallen gewechselt werden. Die Belastung insbesondere des Kaders, welche schon gross ist, wird mit jedem neuen Anlauf noch grösser. In diesem Sinne ist Rücksicht zu nehmen auf jene, welche ihre Aufgabe in der jüngeren Vergangenheit mit der Wahl eines Produktes erfüllt sahen. Obwohl mit Bezug auf die Vorgaben des Krankenversicherungsgesetzes nichts erreicht wurde, resultierte Aufwand. Auch wenn dieser als «Fehlinvestition» abgeschrieben wird, bleiben Mitarbeiterinnen und Mitarbeitern Anstrengungen, welche ja geleistet wurden, gegenwärtig.

Qualitätsförderung ist insbesondere im stationären Langzeitbereich eine sehr komplexe Aufgabe, auf die im vorliegenden Buch nur gerade Aspekten nach aufmerksam gemacht werden kann. Zu Recht wurde – in Gesprächen, aber nicht in Rezensionen – erwähnt, dass das Buch komplex und nicht leicht zu lesen sei. Dies trifft sicher zu, zum einen aus unserem Unvermögen heraus, die Materie leserfreundlicher zu beschreiben. Zum anderen liegt Komplexes vor, da insbesondere vis-à-vis der recht prominent auftretenden «terribles simplificateurs» nicht auf die ausführliche Darstellung ethnologischer Studien, die Skizze der totalen Institution (welche in Publikationen zur Qualitätsförderung und Qualitätssicherung in den deutschsprachigen Ländern höchst selten erwähnt wurde) und die sehr beunruhigenden Studien von Wolinsky und Ansehensel verzichtet werden konnte.

Die Materie ist nach unserem Dafürhalten sehr komplex; dies gilt nicht nur für die Festlegung von SOLL-Vorgaben, sondern auch für das Erfassen des IST. Wer aber nur den Qualitätsmanagementzyklus vor Augen hat, verdrängt einen beachtlichen Teil der Fragen danach, was denn Qualität in einem Pflegeheim für Betroffene und Beteiligte bedeutet. Übersehen wird dann auch, mit welchen Schwierigkeiten man bei oft personell angespannter Situation anspruchsvolle Veränderungen in Gang zu setzen hat. Und wer nicht weiss, wie Evaluation in einem Pflegeheim kunstgerecht eingesetzt wird, misst Falsches an Falschem. Im Extremfall – wenn man zum Beispiel bei Erhebungen über die Zufriedenheit von Bewohnerinnen auf Angehörige ausweicht – wird sogar das Subjekt aller Bestrebungen vom Rahmen der Qualitätsförderung ausgeschlossen. Es waren diese Herausforderungen und Gefahren, welche dazu führten, dass ein umfangreiches Buch geschrieben wurde.

Wenn nun angetönt wird, dass trotz des Umfanges des vorliegenden Buches die Komplexität der Herausforderungen nur zu einem kleineren Teil präsentiert wurde, so fordert dies auch Bescheidenheit unsererseits mit Bezug auf Schritte in der Praxis. Das gemeinsame Lernen mit Hilfe des Akkreditierungskonzeptes ist tatsächlich nur ein Schritt hin auf eine erfolgversprechende Qualitätsförderung und Qualitätssicherung. Nach unserem Wissen ist die immense Komplexität der Qualitätssicherung im deutschsprachigen Raum dank der Überlegungen von Stefan Görres traktandiert worden. Mit ihm teilen wir die Überzeugung, dass Qualitätsentwicklung, welche sich nicht in einer Perpetuierung von Einteilungen (Donabedians Gliederung hat es zu seltener Bekanntheit gebracht), Klassifikationen, Methoden, Protokollen usw. – letztlich wohl fast allem, was sich in einfachen Graphiken darstellen lässt – erschöpft, ganz anders zu gestalten ist. Görres nennt es das situativ-komplex-dynamische Paradigma. Seine «Betrachtungsweise geht davon aus, dass zukünftig Veränderungskonzepte und -strategien erforderlich sind, die langfristig, prozesshaft und in integrierter Weise auch konzeptuelle, organisatorische, personelle und qualifikatorische Bedingungen stärker als bisher berücksichtigen.» [86]

Die von Görres anvisierte Komplexität ist etwas kategorial anderes als das, was die überwiegende Mehrheit aller Publikationen in den hier interessierenden Feldern bis jetzt anvisierte. Es ist auch jenseits der Messung von Indikatoren oder der Qualitätsüberprüfung. Und auch das Arbeiten mit einem Akkreditierungsansatz kann nur ein Element des vom Autor anvisierten Change Managements sein:

> Unter Change Management lassen sich Strategien und Instrumente zusammenfassen, die geeignet erscheinen, Innovations- und Modernisierungsprozesse nachhaltig zu initiieren und kontinuierlich weiterzuentwickeln. Für die Qualitätsentwicklung in der Altenpflege erwirken die parallel dazu forcierten Professionalisierungsbestrebungen von Pflegekräften, die fortschreitende Etablierung der Pflegewissenschaft und -forschung und die damit verbundenen zahlreichen Reformdiskussionen eine zusätzliche Dynamisierung. Problemdiagnosefähigkeit sowie die Kompetenz, organisations-, situations- und personenspezifisch Lösungen voranzutreiben, sind zukünftig bedeutende Qualifikationen und eine zentrale Herausforderung für die Einrichtungen und eine unverzichtbare Zukunftsinvestition. Mit Change Management werden nicht nur die Effizienz und Effektivität der Organisation, die Beschäftigten-, Patienten- und Bewohnerinteressen verändert, sondern ein längerfristiger ‹Kulturwandel› der Organisation intendiert, um den erforderlichen Lern- und Anforderungsprozess zu vollziehen. Innovationsstrategien in diesem Sinne sind keine kleinen unbedeutenden Veränderungen, sondern basieren auf Gesamtkonzeptionen und -strategien, die eine umfassende, prozesshafte und kontinuierliche Veränderung der Organisation intendieren (…) [87]

Wenn Görres ein sehr langfristiges Programm anvisiert, können wir ihm integral zustimmen. Wir halten uns selber an diese Orientierung, müssen aber eine kontinuierliche Evaluation fordern – dies zum einen wegen der gewachsenen Skepsis gegenüber eindrücklichen Abkürzungen wie TQM, NPM, OE, Lean Management usw., welche in wirtschaftlichen Teilbereichen möglicherweise etwas gebracht haben, im Gesundheits- und Heimwesen nach unseren (beschränkten) Erfahrungen aber primär zu einer Überschätzung der von aussen beigezogenen Change Agents führten. Wichtiger: Weil das Programm selber ganz ausserordentlich komplex angelegt ist, scheint uns die Rechenschaftsablegung über eine ganze Anzahl von Evaluationen unabdingbar.

---

86 S. Görres, Theoretische Überlegungen zur Qualitätsentwicklung, in G. Igl et al., Hrsg., Qualität in der Pflege, Stuttgart 2002, S. 140 f.

87 Ebenda, S. 144.

Während uns das langfristig anzulegende Konzept zur Qualitätsförderung – bei dem die Akkreditierung nur einen Ausschnitt bieten kann – Umrissen und einigen Inhalten nach gegenwärtig ist, haben wir erhebliche Schwierigkeiten mit Empfehlungen für die kurzfristig anzulegende Praxis. Dies bringt uns über die Grenzen unseres Fachwissens hinaus. Andererseits wurden wir von Diskussionspartnern gemahnt, diese Auflage des Buches nicht ohne einige Empfehlungen abzuschliessen. Dies wird nun zu leisten versucht, wobei einmal mehr zu erwähnen ist, dass die folgende Argumentation auf keine wissenschaftliche Basis bauen kann. Wir befinden uns in diesem Sinne auf der Seite der Praxis: Über vielfältige Kontakte sehen wir Ausschnitte dieser Praxis, vermögen sie aber nur impressionistisch zu beurteilen.

Auch wenn in der jüngeren Vergangenheit kein Kanton gezeigt hat, dass er unsere Überlegungen mit Bezug auf seine Verpflichtungen im Feld der Qualitätssicherung für Pflegeheime teilt (siehe Kap. 7.13), so kann dies für uns nicht bedeuten, dass von den präsentierten Überlegungen abgewichen wird. Zuerst müssten unsere Argumente inhaltlich widerlegt werden. Dass Kantone Probleme haben, gegenüber der weit verbreiteten Meinung anzutreten, alles sei geregelt, da sich die im Forum organisierten Leistungserbringer mit den Versicherern geeinigt haben, ist gut nachvollziehbar. Dass dann diese Einigung aber keine KVG-konformen Inhalte besitzt, und dass konzeptionslos an die sich stellenden Aufgaben gegangen wurde, ist schon in der 1. Auflage dargelegt worden. Es geht mit Sicherheit um sehr viel mehr, als dass über das Messen von drei Indikatoren die Lage von Bewohnerinnen verändert werden könnte. Und mindestens jene Kantone, für welche im Detail nachgewiesen wurde, dass Unbefriedigendes aus ihrem Engagement resultiert, haben nach wie vor zur Aufgabe, einen Kurswechsel zu starten. Und jene Kantone, die sich mit unterschiedlichen Argumenten dagegen wehrten, den Heimen Vorgaben zu setzen, müssten erfahren haben, dass Heime mit dem Vertrauen auf das überlegte Handeln ihrer Verbände auf einem Holzweg sind.

Dagegen plädieren wir nicht dafür, dass Kantone ihre Heime auf die Akkreditierung verpflichten. Ein einseitiges, hoheitliches Vorgehen wäre systemfalsch, weil die Heime diese Aufgabe nicht übertragen erhalten können – sie müssen sie selber übernehmen. Diese Folgerung ergibt sich aus dem Wesen der Akkreditierung: Heime beurteilen andere Heime, um dann der Öffentlichkeit anzuzeigen, dass diese sich in einer Gruppe befinden, welche konzeptuell und programmatisch die Anforderungen an die Leistungen systematisch überprüft und akzeptable Anstrengungen zur Förderung der Qualität unternimmt. Damit sind dann allerdings die Kantone nicht von einem Engagement im weiteren Vorgehen ausgeschlossen. Nach unseren Vorstellungen hätten sie kantonsintern die fundierte Diskussion zu stimulieren, wie das Mandat aus dem Krankenversicherungsgesetz in den nächsten Jahren einigermassen erfolgversprechend erfüllt werden soll. Zudem sehen wir ein finanzielles Engagement, weil es sich bei den nun zu skizzierenden Vorstellungen um ausserordentliche Leistungen einiger Heime oder Gruppen von Heimen handelt.

1) Nach unseren Informationen ist der Wissensstand über die Qualitätslehre in manchen Heimen nicht befriedigend. Nun bedeutet ein Mehr an Wissen noch nicht, dass dann in Pflegeheimen auch eine Strategie für Veränderungen erfolgreich so eingeführt und umgesetzt wird, dass in der Praxis konsequent zentrale qualitative Verbesserungen auch implementiert und mit Hilfe von fundierter Evaluation so getestet werden, dass der Qualitätsförderungs-Zyklus kunstgerecht durchgehalten werden kann. Die Bedingungen in der Mehrzahl der Pflegeheime sind komplex (zu denken ist u. a. an die personelle Situation) und schliessen einen linearen Mittel-Ziel-Einsatz mit hoher Wahrscheinlichkeit aus.

Wir vermuten, dass ein Fortbildungszyklus zur Qualitätslehre zum Scheitern verurteilt ist, wenn dabei die Interessierten zu Experten (im schlimmeren Fall zu «Qualitätsmanagern») ausgebildet werden, ohne dass das Heim selbst einbezogen wird. Ausser in sehr grossen Heimen dürfte der Einsatz einer Qualitätsbeauftragten mit einem Stellenprozentanteil von über 40 % problematisch sein. Die bisher für Heime befriedigendsten Arrangements fanden sich in drei kleineren Institutionen (je unter 50 Betten), wo die «Qualitätsfachfrau» zu einem sehr hohen Prozentsatz (70 % oder mehr) in der Pflege mitgearbeitet hat.

Wir schlagen mit Bezug auf die unserer Meinung nach notwendige Fortbildung vor, dass nicht einzelne Mitarbeiterinnen zu einem Kurs verpflichtet werden, sondern dass sich ein Heim verpflichtet. Zu den regionalen Seminarien sollten dann je nach der Grösse des Heimes ein, zwei oder drei Mitarbeiterinnen delegiert werden (eine einzelne Mitarbeiterin käme nur bei einem Heim mit einer Bettenzahl von weniger als 30 in Frage). Es ist offensichtlich, dass die Abwesenheit von zwei Mitarbeiterinnen während total 18 Tagen pro Jahr für ein mittelgrosses Pflegeheim eine stärkere Belastung darstellt, wenn mitgerechnet wird, wie viel Zeit für die Umsetzung der Informationen aus den Seminarien und für die Gewinnung von Inhalten aus dem entsprechenden Heim für die jeweiligen Seminarien aufzuwenden ist.

Der Unterrichtsinhalt kann einigermassen problemlos auf den Elementen des Akkreditierungskonzeptes aufgebaut werden. Um einen hohen Praxisbezug herzustellen und um erfolgversprechendes Arbeiten mit Fallstudien zu ermöglichen, sollte in der Regel in den involvierten Heimen mit diesem Konzept gearbeitet werden. Sowohl die Konzeptualisierung der SOLL-Vorgaben wie auch die Fülle der Problemstellungen im Zusammenhang mit der Erfassung des IST bieten einen breiten Unterrichtsstoff. Wie dieser in ein Curriculum zu bringen wäre, können wir mangels fachlicher Kompetenz nicht skizzieren.

Nach unseren Vorstellungen wird es sich aber nie um die Anwendung eines Instrumentes handeln, sondern um das Lernen an Elementen eines Konzeptes, mit dessen Hilfe Bewertungen im eigenen Heim und die kreative Lösung von Problemen möglich werden sollten. Die Schulung darf nicht auf Fertigkeiten zielen, sondern hat Fähigkeiten im Zentrum. Zu diesen Fähigkeiten gehören ohne Zweifel auch die, welche den Transfer innerhalb eines Heimes zum Gegenstand haben. Es muss also vermittelt werden, welche strukturellen und prozessualen Widerstände wie überwunden werden könnten. Es kann nie darum gehen, ausschliesslich ein Wissen verfügbar zu machen, das bei Bedarf abgerufen werden kann. Wissen und Können bekommen ihre Bedeutung in einem konzeptuellen Rahmen und dieser wird durch die spezifische Ausrichtung auf das Wohlbefinden der Bewohnerinnen bestimmt.

2) Wir haben einen Mangel an tauglichen Unterrichtsmaterialien vorgefunden. Für Teilbereiche (insbesondere mit Bezug auf die Pflege) existieren Lehrbücher. Aber keine der angetroffenen Publikationen, welche sich explizit auf Elemente der Qualitätssicherung, Qualitätsförderung und Qualitätsbeurteilung in Pflegeheimen beziehen, vermochte unsere Ansprüche an die Komplexität in Pflegeheimen zu erfüllen. Im Zusammenhang mit dem vorangehend erwähnten Unterricht und als Resultat aus den erwähnten Seminarien sollten nach unseren Vorstellungen Unterlagen resultieren, die auch Personen, welche nicht an den Seminarien teilnehmen können oder wollen, zur Verfügung zu stehen hätten.

Die Reaktion der Heimverbände auf die Herausforderungen des KVG im Bereiche Qualitätssicherung und -förderung legt den Schluss nahe, dass sich eine Reihe von Heimleitungen bezüglich dieser Herausforderungen von ihren Verbänden nicht optimal behandelt sehen muss. Weder ist für sie eine klar definierte, konsensuelle Strategie der Verbände erkennbar noch erhalten sie im Alltag jene Unterstützung im operativen Bereich, die ihnen weiterhilft und auf die sie gemäss Statuten einen Anspruch haben («Der Verband fördert und unterstützt die Mitglieder in ihrem sozialen Auftrag, Mitmenschen zu betreuen. Er bietet insbesondere Dienstleistungen [...] an.»). Die Orientierungslosigkeit der Verbände im Feld der Qualitätssicherung und Qualitätsförderung muss Mitglieder verunsichern und manifestiert sich bei manchen in Apathie und Verdrossenheit. Diese Stagnation ist von Menschen gemacht, sie kann demzufolge auch von Menschen geändert werden. Die Frage ist, wie das geschehen kann.

Wie die Stagnation überwunden werden kann, erklärt Albert O. Hirschmans[88] Unterscheidung zwischen Abwanderung und Widerspruch als Artikulationen von Unzufriedenheit. Hirschman analysierte mit Hilfe dieses Begriffspaares unter anderem den Güterverkehr der nigerianischen Staatsbahn. Diese blieb über Jahre

---

88 A. O. Hirschman, Abwanderung und Widerspruch, Reaktionen auf Leistungsabfall bei Unternehmungen, Organisationen und Staaten, Tübingen 1974.

in einem jämmerlichen Zustand, während der private Strassentransport blühte. Erklären liess sich diese Situation damit, dass den unzufriedenen Nachfragern im privaten Strassentransport eine valable Alternative zur maroden Bahn zur Verfügung stand. Sie wanderten deshalb zum Strassentransport ab. Da dieser Wechsel mit sehr geringen Kosten (tiefste Dieselölpreise im ölreichen Nigeria) möglich war, verzichteten sie auf Widerspruch gegenüber der Bahn. Dieser wäre mit Aufwand (Kosten) verbunden gewesen. Deshalb erfuhr die Bahn nicht, warum ihre Leistungen immer weniger nachgefragt wurden und sah sich angesichts der stetig fliessenden staatlichen Subventionen nicht veranlasst, ihre Dienstleistungen zu verbessern.

Verallgemeinert kann gesagt werden, dass ein Nachfrager dann ohne Widerspruch abwandert, wenn er eine Alternative hat, abwandern kann (die Systeme also offen sind) und die Abwanderung nicht mit zu hohen Kosten verbunden ist. Mangels Widerspruch wird der Anbieter, sei es eine Unternehmung, eine Organisation oder ein Staat, nicht erfahren, warum ihre Kunden, ihre Mitglieder oder seine Bürger abwandern. Weil die entsprechenden Informationen fehlen, werden sie sich nicht ändern und deswegen in letzter Konsequenz verschwinden.

Anders sieht die Situation aus, wenn wegen der Geschlossenheit eines Systems nicht ohne weiteres abgewandert werden kann. Das ist beispielsweise bei Zwangsmitgliedschaften der Fall. Hier ist Abwanderung nur unter hohen Kosten möglich. Deshalb ist in solchen Fällen mit Widerspruch zu rechnen. Widerspruch – auch der in offenen Systemen – allein garantiert aber noch nicht, dass der Anbieter sich ändert. Ausserdem ist Widerspruch mit Kosten verbunden und bringt nur dann etwas, wenn eine Alternative, in die abgewandert werden kann, vorhanden ist. Viele verzichten wegen der damit verbundenen Kosten auf Widerspruch. Zwar hat der Nachfrager so wenig Aufwand, er muss aber hohe Einbussen in Kauf nehmen.

Werden die Kosten des Widerspruchs in Kauf genommen, so besteht, wie etwa das Beispiel der DDR zeigt, in der Verbindung von Widerspruch und möglicher, angedrohter Abwanderung die optimale Kombination, um Änderungen zu bewirken. Dazu muss eine valable Alternative vorhanden sein. Diese ist zumindest in der Schweiz durch die Gesellschaft für Qualitätspolitik in Alters- und Pflegeheimen, GQP (www.gqp.ch), gegeben. Mit Sicherheit steht fest, dass die Mitglieder der GQP auch zu Partnern der Versicherer werden, wenn taugliche «Konzepte und Programme über die Anforderungen an die Qualität der Leistungen und die Förderung der Qualität» (Art. 77 Abs. 1 KVV) vorliegen.

Fachzeitschrift

Wenn für Dialog plädiert wird, ist auch nach Gefässen dafür zu fragen. Nach unserem Dafürhalten ist eine Fachzeitschrift für den deutschsprachigen Raum angezeigt. Diese Vorstellung dürfte einige Chancen zur Realisierung haben, wenn sich in Deutschland das Konzept der Akkreditierung für Pflegeheime durchsetzt.

Am wenigsten Probleme wird das Gewinnen von wissenschaftlichen Beiträgen bieten. In den vergangenen Jahren hat die Zahl von Gerontologen und Geriatern, welche sich für das weitere Feld von Dimensionen der Qualitätssicherung interessieren, markant zugenommen. Einige Seiten sollen jeweils dazu reserviert bleiben, praxisrelevante Publikationen aus dem angloamerikanischen Sprachbereich so zu präsentieren, dass das Kader von Pflegeheimen davon profitieren kann. Sicher am meisten Anstrengungen werden zur Gewinnung von Beiträgen aus der Praxis zu unternehmen sein. Das Heimkader, von dessen beruflicher Belastung mehr als einmal geschrieben wurde, findet wenig Zeit, um vertiefte Analysen durchzuführen.

Ebenfalls nicht leicht fallen dürfte es, eine überzeugende Linie im zwei- oder dreimal pro Jahr erscheinenden Periodikum zu gestalten. Es macht unserer Meinung nach keinen Sinn, «klassische» empirische Studien zur Norm für den wissenschaftlichen Teil zu machen. Andererseits darf der Partner Wissenschaften nicht dazu gedrängt werden, sich über Populäres anzubiedern. Qualitätsbeurteilung und Qualitätssicherung ist zwar auch Kunst, aber lange nicht nur. Und die Beiträge aus der Praxis dürfen sich nicht in Rezepten erschöpfen, welche mit Graphiken demonstrieren, dass alles in etwa klappt, solange man sich an Faustregeln à la PDCA hält.

Damit sich Leser einen gewissen Eindruck von unseren Vorstellungen über die mögliche Gestaltung einer solchen Zeitschrift machen können, wird hier notiert, dass die Zeitschrift der Joint Commission «The Joint Commission Journal of Quality Improvement» mit seinen praxisorientierten Beiträgen zur Demonstration taugt. Allerdings fehlen in dieser monatlich publizierten Zeitschrift wissenschaftliche Studien aus Gerontologie und Geriatrie, und auch die Pflegewissenschaft mit Beziehung zu pflegerischen Herausforderungen von Hochbetagten ist selten vertreten. (Dabei ist in Erinnerung zu rufen, dass im angloamerikanischen Sprachbereich spezielle Fachzeitschriften für die erwähnten Wissenschaften existieren.) Im übrigen erachten wir es nicht für angezeigt, unsere Vorstellungen an dieser Stelle weiterzuentwickeln – wenn von uns Dialog postuliert wird, dann gilt dieser selbstverständlich auch für das Finden eines Konzeptes für eine Fachzeitschrift.

Magnetheime

Am Schluss des Abschnitts «Zum heimpolitischen Weiterdenken» (S. 40) wurde auf Magnetspitäler aufmerksam gemacht. Diese «Etikette» hat in der stationären Akutpflege manches in Bewegung gesetzt, das substanziell über den engeren Bereich der Qualität hinausreicht. Nach unserem Dafürhalten sollte in der Deutschschweiz (bei einem Einschluss von deutschen und österreichischen Heimen würde es noch spannender) versucht werden, rund 15 Heime zu gewinnen, welche sich zur Verfügung stellen würden, um die Vorstellung von Magnetheimen zum Tragen zu bringen.

Zuerst wird es um eine Beschreibung von Magnetheimen gehen – diese kann nur zusammen mit den Interessierten gemacht werden. Bis jetzt existiert ausschliesslich eine Charakterisierung für Spitäler. In den USA stand zudem ein analytischer Vergleich von Spitälern am Anfang der Konzeptbildung. In der Schweiz existieren einigermassen aussagekräftige Vergleiche unter Heimen nur auf kantonaler Ebene. Es ist also einmal mehr auf Kantone zu fokussieren.

Unter den gegebenen Bedingungen wird es in der Deutschschweiz viel weniger darum gehen zu bestimmen, wer im Jahr 2004 ein Magnetheim ist, als danach zu suchen, wer für drei Jahre die Verpflichtung zu übernehmen gewillt ist, ein Magnetheim zu werden. Zudem wäre abzuklären, ob Heime im angrenzenden Einzugsgebiet bereit sind, die in Aussicht genommene Institution vorläufig als Magnetheim zu akzeptieren.

Wenn sich ein Pflegeheim als Magnetheim zur Verfügung stellt, dann sollte es eine (zusätzliche) Fachfrau einstellen können, welche vom Kanton während dreier Jahre zu finanzieren ist. Als Gegenleistung würde sich dieses Heim verpflichten, seine mittelfristige Qualitätsförderung transparent zu machen und zwei, drei anderen Heimen bei ihrer Qualitätsförderung die eigenen Erfahrungen zugänglich zu machen.

Es wollen bewusst keine weiteren Vorstellungen entwickelt werden, einfach darum, weil eine grössere Zahl von Arrangements möglich sein sollte. Wir sehen Praxisversuche (in der amerikanischen Terminologie heissen sie illustrativ «demonstrations»), wo lange nicht alles über den gleichen Leisten geplant werden muss. Im Gegenteil: Jedes beteiligte Heim muss mit seinem Arrangement einverstanden sein. Evaluation ist aber unverzichtbar, weil anderen Heimen gezeigt werden soll, was erfolgversprechend ist, wo Schwierigkeiten angetroffen wurden und was man öfters nicht bearbeiten konnte.

Zur Evaluation dieser Praxisversuche muss für einmal nicht nach finanziellen Mitteln gesucht werden. Art. 32 KVV mit dem Randtitel «Wirkungsanalyse» garantiert hier die Mittel. Zudem kann der Bund sein Interesse an der Situation von Bewohnerinnen in Pflegeheimen demonstrieren. Die politischen Instanzen, Bund und Kantone, werden über die Prämienverbilligung, die Ergänzungsleistungen, eventuelle Defizitbeiträge und Investitionen auch in der Zukunft substanziell mehr an die Pflegeheimaufenthalte zahlen als Versicherer. Dies bedeutet selbstverständlich nicht einen Ausschluss der Versicherer. Sie haben bis heute nichts im hier interessierenden Feld geleistet, nicht einmal Betriebsvergleiche, wo es Bewohnerinnen und Prämienzahler interessieren müsste, weshalb der Aufwand in Pflegeheimen um 20 % differieren kann. Im vorliegenden Buch äussern wir uns nicht zum Aufwand resp. zu den substanziellen Differenzen beim Aufwand in den Pflegeheimen, weil nicht die sicher wichtigen finanziellen Dimensionen das hauptsächliche Ärgernis präsentieren, sondern der Tatbestand, dass auch für sehr viel Geld lange nicht immer zielgerichtet auf das Wohlbefinden von Bewohnerinnen hin gearbeitet wird.

Runder Tisch

Zu denen, die in die Frage nach der Qualität von Pflegeheimen involviert sind, gehören naheliegenderweise auch die Betagten, sei es als direkt Betroffene, indem sie in einem Pflegeheim leben, oder als potenziell Betroffene, die u. U. in ein Pflegeheim eintreten werden. Die Zahl der potenziell Betroffenen, also derjenigen, die nicht mehr im Beruf stehen und eine Altersrente beziehen, nimmt zu, wie das Nationale Forschungsprogramm (NFP) 32 «Alter» zeigt. Ebenfalls zunehmend ist die Zahl gesunder, gut ausgebildeter und kompetenter älterer Menschen, die über eine längere nachberufliche Lebensphase und damit über erwerbsfreie Zeit verfügen können.

Was diese Lebensphase und die erwerbsfreie Zeit strukturiert, ist nicht klar, da beide Prozesse und die im Hintergrund stehenden demographischen und gesellschaftlichen Wandlungen jüngeren Datums sind. Zurzeit kann also nicht eindeutig gesagt werden, welche Auswirkungen auf die Gesellschaft zu erwarten sind, nach welchen relevanten Mustern sich diese Betagten verhalten werden und wie die Jüngeren auf diese Muster reagieren. Das gilt auch für ein öffentliches Engagement oder die Freiwilligenarbeit. Insgesamt darf auf Grund bestimmter theoretischer Annahmen mit einer komplexen Vielfalt gerechnet werden, da frühere Lebens- und Verhaltensmuster nach Möglichkeit auch nach Aufgabe der Erwerbstätigkeit weitergeführt werden (so die Kontinuitätstheorie, die davon ausgeht, dass die ein Leben lang erworbenen Handlungsmuster im Alter fortgesetzt werden). Wer sich beispielsweise schon während des aktiven Berufslebens öffentlich oder in der Freiwilligenarbeit engagierte, wird das auch nach der Pensionierung eher tun. Demzufolge werden sich längst nicht alle Betagten in diesen Feldern engagieren. Zudem fehlen weitgehend klare Modelle für das Engagement Pensionierter, die sich in der Lage von «Zeitpionieren (befinden), welche Stück für Stück neues Terrain zu erobern haben».[89]

Einige Tendenzen zeichnen sich ab. Auf Grund der Ergebnisse des NFP 32 wird geschätzt, dass rund ein Viertel aller Altersrentnerinnen und -rentner Mitglied irgendeiner Seniorengruppe oder Pensioniertenorganisation ist.[90] Dabei ist aller-

---

89 F. Höpflinger und A. Stuckelberger, Alter, Anziani, Vieillesse, Hauptergebnisse aus dem Nationalen Forschungsprogramm NFP 32, Bern 1999, S. 9.
90 ebenda, S. 11.

dings zu beachten, dass «nur eine kleine Minderheit der Pensionierten gesellschaftspolitisch oder alterspolitisch aktiv (ist)»[91], das Gewicht dieser Organisationen indes zunehmend sei und sich auch eine verstärkte politische und sozialpolitische Ausrichtung vieler Seniorengruppen fortsetzen werde.

Diese verstärkte sozialpolitische Ausrichtung wurde in den letzten Monaten in der Diskussion um die Sanierung der Pensionskassen und in der Debatte über den Umwandlungssatz von Rentenkapital und dessen garantierter Verzinsung deutlich. Das «Issue» des «Rentenklaus» wurde von Rentnergruppierungen aufgenommen und verstärkt und jeder Beitrag von Rentnern an die allfällige Sanierung von Pensionskassen als «Tabubruch» bezeichnet und zurückgewiesen. Es darf vermutet werden, dass dieses Engagement auch darum möglich wurde, weil Änderungen im Rentensystem für einen grossen Teil der Betagten von Bedeutung sind. Zwar kann von einer Homogenität der Lebenslage Alter nicht die Rede sein, gemeinsames Handeln von Betagten mit einer klaren (sozial)politischen Zielsetzung ist jedoch offenkundig dann möglich, wenn eine tatsächliche oder mögliche Entwicklung eine Vielzahl von Betagten betrifft und sie darum wissen, diese Entwicklung also öffentlich ist und von den Betagten wahrgenommen wird.

Wird gefragt, was diese Verallgemeinerung für ein Engagement im Feld der Pflegeheime bedeutet, so trifft die quantitative Bedingung auch auf die heute aktiven und engagierten Rentner zu. Ein wesentlicher Teil von ihnen wird ins Pflegeheim eintreten. Diese Tendenz ist öffentlich bekannt, wird aber von den Rentnern und ihren Organisationen kaum wahrgenommen. Deshalb fehlt zurzeit ein bedeutsames und wirkungsvolles politisches Engagement der Rentnerorganisationen im Feld Pflegeheime und ihrer Qualität, obwohl es sinnvoll, nützlich und legitim wäre. Hier wird darum ein solches vorgeschlagen.

Als organisatorischer Rahmen für das Engagement von Senioren- und Rentnerorganisationen wird ein «Runder Tisch» vorgeschlagen. Im Zentrum der Debatte hätten Qualitätsaspekte von Pflegeheimen zu stehen. Die Rentner hätten sich dabei nicht allein durch die potenzielle Betroffenheit zu legitimieren. Vielmehr müssten sie sich kundig machen und mit vertieftem Wissen ihrer Betroffenheit zusätzliches Gewicht verleihen. Dieses vertiefte Wissen wiederum kann auf zweierlei beruhen: auf der Auseinandersetzung mit Elementen der Fachliteratur und auf der Beobachtung des täglichen Lebens in Pflegeheimen. Dadurch würde es möglich, dass Pflegeheime jene Rückmeldungen und Stellungnahmen bekommen, die Strukturelles und nicht Einzelfälle thematisieren, was in ihrem Interesse liegen sollte.

Wenn eine wichtige Stimme nicht erhoben wird, kann sie auch nicht gehört werden. Potenziell Betroffene sind eine wichtige Stimme. Dass sich Rentnerorganisationen für die finanzielle Absicherung des Alters einsetzen, ist nicht nur

---

91 ebenda.

selbstverständlich und legitim, sondern in Anbetracht der Kosten eines Pflegeheimaufenthaltes von 80 000 bis 100 000 Franken pro Jahr auch sinnvoll. Nur müssten sie auch die Frage stellen, was man für diesen Betrag bekommt. Dieses Buch verdeutlicht, dass es lange nicht in allen Fällen das ist, was möglich wäre.

Deshalb ist ein vertieftes Engagement der Betagtenorganisationen im Feld der Qualität von Pflegeheimen auch aus dieser Optik wichtig und richtig, und die «Zeitpioniere» könnten sich so ein «neues Terrain erobern». Dies gilt beispielsweise für die Grauen Panther wie für die Rentner des Schweizerischen Eisenbahn- und Verkehrspersonalverbandes (SEV), für Seniorenräte in Städten und Gemeinden wie für die Rentnerinnen- und Rentnerkommission des Schweizerischen Gewerkschaftsbundes, für den Novartis Pensionierten-Verein, für Gruppen Aktiver Seniorinnen und Senioren, Alterskonferenzen usw. Es gilt aber auch ausdrücklich für die Pro Senectute, die sich zwar gemäss ihrem Leitbild im «Bereich der Politik für gute Lösungen zu Gunsten älterer Menschen (einsetzt)» und sich «für ein gutes Alter engagiert», sich aber unseres Wissens noch nie als Organisation öffentlich zur Frage der Qualität von Pflegeheimen geäussert hat.

Änderungen gegenüber der 1. Auflage

Der Anhang in der 1. Auflage wurde durch ein Nachwort von Thomas Klie ersetzt. Dabei geht es nicht primär um die Würdigung unserer Überlegungen durch einen kenntnisreichen Deutschen. Er setzt sich in der Bundeskonferenz für Qualitätssicherung im Gesundheits- und Sozialwesen e. V. für die Umsetzung der Akkreditierung von Pflegeheimen ein. Die Perspektive des gemeinsamen Lernens in deutschsprachigen Ländern ist für uns vielversprechend, nicht zuletzt darum, weil kein Land davor gefeit ist, Gewachsenes als Selbstverständliches zu akzeptieren, wo doch das Ziel für alle Beteiligten unverrückbar im Vordergrund stehen muss: Das Wohlbefinden hochbetagter Betreuungsbedürftiger.

Wenn mit dem Verzicht auf den Anhang auch die selektive Würdigung deutscher Ansätze zur Qualitätsförderung und Qualitätssicherung entfällt, so bedeutet dies für uns keineswegs, dass Publikationen aus dem Nachbarland nicht zu beachten wären. Gerade weil nach unserem Dafürhalten mit der «Prüfempfehlung zur Durchführung von Qualitätsprüfungen und Prüfungen zur Erteilung von Leistungs- und Qualitätsnachweisen nach der Pflege-Prüfverordnung» knapp an einer massiven Bürokratisierung vorbeigesteuert wurde, sind aus Deutschland noch manche interessante Anregungen zu erwarten. Die Materialien des Deutschen Kuratoriums für Altershilfe bieten uns immer wieder wertvolle Stimuli. Solche Anstösse sind für die Schweiz doppelt wertvoll, weil der in der Schweiz dominierende Dachverband der Heime mit Bezug auf Qualitätssicherung in Pflegeheimen sprachlos ist.

Kapitel 12 wurde vollständig neu geschrieben. Es schien uns noch immer notwendig zu mahnen, der wissenschaftlichen Basierung von Vorschlägen zur Qualitätsbeurteilung Aufmerksamkeit zu schenken. Wenn diese fallen würde, dann wären Tür und Tor offen für jedwelches kurzschlüssiges Handeln, auch für die Selbstbespiegelung von Pflegeheimen unter dem Titel Qualitätsbeurteilung.

Das Kapitel «Inhalt und Aufbau» wurde ersetzt durch «Eine Lesehilfe». Den Anstoss, an Stelle einer Art Zusammenfassung eine Präsentation der uns wichtigen Überlegungen zu schreiben, verdanken wir M. Zielinski.

Damit das Buch mit dem neuen ausführlichen Vorwort nicht zu stark an Umfang zunahm, wurde dann der Text der 1. Auflage in verschiedenen Kapiteln um gut zehn Seiten gekürzt.

Alfred J. Gebert
Hans-Ulrich Kneubühler

Eine Lesehilfe

Um wen geht es?

Manchen Lesern wird es so oder ähnlich ergehen, wenn sie das Buch in den Händen halten: «Das ist ja alles interessant, aber geht es nicht auch kürzer? Wann soll ich denn das lesen? Was hilft mir die riesige Zahl von Literaturhinweisen (fast alle zudem in Englisch)?» Wie jene merken werden, welche sich die Zeit nehmen (können), das Buch (oder die jeweils interessierenden Kapitel) zu lesen, geht es kaum kürzer, falls man sich mit dem vorliegenden Thema aus wissenschaftlicher Perspektive auseinander setzen möchte. Da in Europa bis jetzt kein umfassenderes Buch zur Gegenüberstellung von IST und SOLL in Pflegeheimen publiziert wurde, meinten die Autoren, es sei ein nennenswerter Ausschnitt aus der Fachliteratur zu präsentieren.

Dieses Buch stützt sich auf die Fachliteratur; es verfolgt nicht das Ausdeutschen eines Modells à la ISO oder EFQM. Beides sind etablierte Modelle für das Qualitätsmanagement – aber bei beiden wird man vergeblich nach SOLL-Vorgaben aus Gerontologie, Pflegewissenschaft und Geriatrie suchen. Ein erstes Anliegen dieser Publikation ist es, das Kader in Pflegeheimen und weitere Interessierte auf Ausschnitte aus der Fachliteratur aufmerksam zu machen. Dabei geht es nicht darum, dass das Kader die Literatur einigermassen umfassend selber kennen müsste – dies ist Aufgabe des Partners «Wissenschaften».

Qualität ist immer das Verhältnis von SOLL zu IST. Im Buch will den Umrissen nach erklärt werden, welche Grundlagen zur Formulierung des SOLL existieren. Zudem wird die Erfassung des IST als Herausforderung thematisiert. In keinem Fall wird mit Bezug auf IST und SOLL behauptet, so und nicht anders müsse vorgegangen werden – tatsächlich besteht für den Dialog ein weiter Rahmen. Man darf uns also mit Bezug auf die Herausforderungen nicht des Dogmatismus verdächtigen. Es ist auch unmöglich, uns die Verfolgung von Geschäftsinteressen nachzusagen: Die Definition von Qualität als Verhältnis von SOLL zu IST ist universell. Die Gewinnung der jeweiligen Grundlagen zur Formulierung des SOLL und das detaillierte Vorgehen zum Festhalten des IST sind dem gemeinsamen Lernen offen. In diesem Sinne liegt mit Q-Plan und Q-Star kein Produkt sondern ein Konzept vor, das sich in mehreren Tausend Institutionen bewährt hat.

Um kein Missverständnis aufkommen zu lassen: Die in den Heimen Tätigen sind zwar insofern vom Buch betroffen, als sie diejenigen sind, über deren Tätigkeitsbereich die Distanzen zwischen SOLL und IST eruiert werden möchten, damit die Qualität im jeweiligen Heim gezielt verbessert werden kann. Aber: Die Subjekte aller Anstrengungen im vom vorliegenden Buch behandelten Bereich (also diejenigen, um die es im Endeffekt geht) sind die Bewohnerinnen und Bewohner von Pflegeheimen. Es wird hier praktisch ausschliesslich von Pflegeheimen und nicht Alters- resp. Alters- und Pflegeheimen die Rede sein, da im Auftrag der Betreuung und Pflege von gebrechlichen Hochbetagten («vulnerable elders») die hauptsächlichen Herausforderungen liegen resp. sich kritische Hinweise in der Fachliteratur häufen. Es kommt dazu, dass die Gesetzgeber in den deutschsprachigen Ländern den pflegerischen Bereich bei ihren Mandaten zur Qualitätssicherung im Auge hatten. Und der pflegerische Bereich ist nur in Pflegeheimen von substanzieller Bedeutung.

Es muss als übergreifende SOLL-Vorgabe – oberstes Ziel – darum gehen, die notwendigen Bedingungen für ein «normales» (siehe dazu Wolfensbergers Normalisierungsprinzip sowie das sozialökologische Konzept von Moos in Kapitel 4) Leben der Betagten im Pflegeheim zu schaffen und das Handeln im weiteren Bereich der Pflege (also unter Einschluss ärztlicher Dimensionen) auf seine Professionalität zu testen. Es wird sich also, wie dies Artikel 32 des schweizerischen Krankenversicherungsgesetzes verlangt, darum handeln, Zweckmässigkeit und Wirksamkeit der Tätigkeiten (und des Unterlassens von Handlungen) ausschnittweise zu testen.

Es war möglicherweise einer der am weitesten in die Zukunft reichenden Beschlüsse, dass als Voraussetzung für die Kostenübernahme durch Versicherer in Artikel 32 des Krankenversicherungsgesetzes folgende Bestimmungen eingeführt wurden: «Die Leistungen (…) müssen wirksam, zweckmässig und wirtschaftlich sein. Die Wirksamkeit muss nach wissenschaftlichen Methoden nachgewiesen sein.» Und: «Die Wirksamkeit, die Zweckmässigkeit und die Wirtschaftlichkeit der Leistungen werden periodisch überprüft.»

Mit Bezug auf Pflegeheime ist anzunehmen, dass ein Teil der pflegerischen Leistungen den drei Bedingungen einigermassen umfänglich genügt. Bei einem anderen Teil der pflegerischen und ärztlichen Massnahmen ist dagegen auf Grund der internationalen Fachliteratur (siehe für einige Hinweise in den Kapiteln 7 und 8) zu vermuten, dass dem nicht so ist. Und für die Gesamtinstitution Pflegeheim kann auf Grund der Studien von F. D. Wolinsky und C. S. Aneshensel (siehe Kap. 3) geschlossen werden, dass Zweckmässigkeit und Wirksamkeit nicht gegeben sind: Bewohnerinnen von Pflegeheimen sterben in Relation zu einer vergleichbar gemachten Population von Betagten, welche in der angestammten Umgebung weiterleben können, viel früher. Sofern diese Resultate auch in den drei deutschsprachigen Ländern zutreffen, könnte mit Sicherheit behauptet werden, dass der

Zweck von Pflegeheimen mindestens teilweise nicht erreicht wird – damit wären dann für die Gesamtinstitution die noblen Postulate der Wirksamkeit und Zweckmässigkeit obsolet.

Wie in Kapitel 7 erklärt, sind Bewohnerinnen von Pflegeheimen selber in der Regel nicht in der Lage, (in einem konzeptuellen Rahmen) für eine Qualitätsbeurteilung verwendbare SOLL-Vorgaben mitzugestalten – demenziell Erkrankte sind wohl das extreme Beispiel für eine krankheitsbedingte Unmöglichkeit, sich zu seiner Situation zu äussern. Hinzu kommt, dass das Leben in einer totalen oder quasi totalen Institution zusammen mit dem Tatbestand des hohen Alters zu einer Abnahme des Wunschniveaus führt (siehe dazu Kapitel 2). Man stellt tendenziell Anforderungen an sich selber und nicht an die Umwelt. Eine der bezeichnendsten Aussagen, die man auf die eine oder andere Art immer wieder in Pflegeheimen hört, heisst: «Man muss zufrieden sein.»

Das bedeutet selbstverständlich nicht, dass der Meinung von Bewohnerinnen keine Beachtung geschenkt werden darf. Ganz im Gegenteil: So wenig Bewohnerinnen und Bewohner im Stande sind, die Mehrzahl von SOLL-Vorgaben einigermassen mitzuformulieren, so wichtig sind sie bei der Beurteilung qualitativer Ausprägungen eines Heimes, des IST. Aus mehreren Gründen müssen Qualitätsbeurteilungen resp. die Arbeiten an der Qualitätssicherung die Meinung von Bewohnerinnen berücksichtigen.

Wie gegen Ende des Kapitels 11 geschildert, ist eine kunstgerechte Befragung von Bewohnerinnen und Bewohnern ein schwieriges, aber kein aussichtsloses Unterfangen. Allerdings wäre es fundamental falsch, wenn versucht würde, eine Art Kundenzufriedenheit in Erfahrung zu bringen. Bei den Subjekten aller Anstrengungen handelt es sich nicht um Kunden (welche zum Beispiel mit jenen eines Hotels vergleichbar sind), sondern um Menschen, die praktisch das Insgesamte ihres restlichen Lebens in einer Institution verbringen oder sogar verbringen müssen und in der Regel in dieser Institution sterben. Wer nur die sich gut artikulierenden Bewohnerinnen befragt, entmündigt alle anderen – nicht selten trifft man bei zu wenig überlegter Befragerei auch auf den Tatbestand, dass nächste Angehörige an Stelle von Betroffenen urteilen.

Wieso ist die Qualität von Pflegeheimen zu beurteilen? Kann man nicht davon ausgehen, dass die Pflegenden wissen, was sie tun und es so gut wie möglich machen? Selbstverständlich geht es nie darum, den Pflegenden einen Vorwurf zu machen. Andererseits zeigt eine Vielzahl von Studien Mängel in Pflege und Betreuung auf. Ethnologische Studien demonstrierten, dass allgemein als gut angesehene Heime substanzielle Qualitätsmängel aufwiesen (siehe Kap. 1). Bis jetzt wurde in Publikationen über Qualitätssicherung nur ausnahmsweise auf ethnologische Studien aufmerksam gemacht. Wir präsentieren eine ganze Anzahl davon, ohne Vollständigkeit der Präsentation zu beabsichtigen. Die wegleitende Überlegung zu einem ausführlichen Kapitel lag darin, den Mitarbeiterinnen und Mitarbeitern von Pflegeheimen anzuzeigen, dass länger dauernde, von theoretischen Ansätzen geleitete Beobachtungen Aussenstehender auf Herausforderungen zeigen, welche direkt Involvierte und die nächste Umgebung aus einer ganzen Anzahl von Gründen nicht (mehr) sehen. Die Zahl ethnologischer Studien wird in der Zukunft zunehmen. Sie bieten manchen Hinweis, um das IST zu problematisieren.

An dieser Stelle wird für uns ein weiteres Anliegen zur Publikation unserer Überlegungen gegenwärtig: Der Mehrzahl der bis jetzt verwendeten Produkte zur Qualitätsbeurteilung in der Schweiz ist eigen, dass die Massstäbe, an denen gemessen werden soll, auf die eine oder andere Art an Urteile von Mitarbeiterinnen und Mitarbeitern gebunden sind (siehe Kap. 12). Wie eben gerade die ethnologischen Studien zeigten, genügt es lange nicht, dass die Mitarbeitenden von der Qualität ihres Handelns überzeugt sind. Schon hier ist darauf aufmerksam zu machen, dass buchstäblich Hunderte von Fachartikeln auf Mängel in Pflegeheimen zeigen.

Die ganz überwiegende Mehrzahl dieser Studien stammt aus dem angloamerikanischen Sprachbereich. Dies ist in dem Sinne problematisch, als ein Teil der Bedingungen z. B. in amerikanischen Pflegeheimen unterschiedlich von den Bedingungen in der Schweiz, Deutschland und Österreich ist. Andererseits zeichnet sich aber das pflegerische Fachwissen durch zunehmende Professionalität aus. Je professioneller der Kontext für das Publizieren von Fachstudien ist, desto weniger bedeutsam sind kulturelle Differenzen (ohne dass diese ganz verschwinden würden, z. B. bei unterschiedlichen Medikamentenpräferenzen in verschiedenen Ländern und Dosierungen dieser Medikamente in der Nord-Süd-Achse): Die Indikationsstellung für eine zweite Prostatabiopsie, die Abklärung eines vermuteten Diabetes, die Therapie von Herzinsuffizienz, die Indikation zum Eingriff bei gravierender Hüftarthrose usw. bleiben über die einzelnen Länder hin in etwa gleich, weil als Norm die Befolgung des Lehrbuchwissens gegeben ist. Ein solches Lehrbuchwissen über die Gesamtheit der Institution Pflegeheim hin ist inexistent. Dies ist einer der Gründe, warum nicht schon eine Reihe von SOLL-Vorgaben in dem hier interessierenden Bereich wie in der Akutmedizin (insbesondere über die Guidelines) existiert.

Das Konzept der Akkreditierung

Bei der Akkreditierung handelt es sich nicht um ein Konzept, das die Autoren selber entworfen hätten. Im Gegenteil: Es handelt sich um jene Ausgabe der Qualitätsbeurteilung, welche für Spitäler auf allen fünf Kontinenten weitaus am häufigsten eingesetzt wird (z. B. in Japan, Thailand, Australien, Neuseeland, Ungarn, Frankreich, Ägypten, Südamerika, USA und Kanada). Dieses Konzept wird von uns auch zur externen Qualitätsbeurteilung und zur Qualitätsförderung in Pflegeheimen empfohlen. Dabei versteht es sich von selbst, dass die Inhalte, welche überprüft werden wollen, für Pflegeheime andere sind als für Akutspitäler. Der Eintritt in ein Spital und der Eintritt in ein Pflegeheim sind jeweils wesentliche Prozesse, welche in der Qualitätsbeurteilung analysiert werden müssen. Der Eintritt ins Spital, sowohl als Notfall wie auch als geplanter Eintritt, hat aber wesentlich andere Aspekte zum Gegenstand als der Eintritt in ein Pflegeheim. Bei den Prozessen des Spitaleintrittes wird in aller Regel auch schon der Austritt vorausgeplant – bei einem Pflegeheimeintritt steht ein Austritt fast nie zur Diskussion. In Akutspitälern ist der temporäre Aufenthalt programmiert. Ein Spital muss über Vorkehren verfügen, damit Patienten innerhalb einer kurzen Zeitperiode diagnostiziert werden können und die Therapie eingeleitet wird. Bei einem Heimeintritt geht es fast immer darum, von der bisherigen vertrauten Umgebung Abschied zu nehmen und sich für den Rest des Lebens auf Neues in einem Kollektivhaushalt einzustellen.

In den USA und in Kanada existiert eine umfassende Anzahl von Standards (SOLL-Vorgaben) über das ganze Pflegeheim hin, welche eine Qualitätsbeurteilung der wesentlichen Aspekte der Organisation und der Prozesse erlauben. Es ist das Verdienst des Kuratoriums Deutsche Altershilfe, dass die Standards, welche zur Beurteilung von Pflegeheimen in Kanada entwickelt wurden, auf deutsch verfügbar sind. Weder diese Standards noch jene der Joint Commission in den USA werden aber von uns zur Anwendung empfohlen. Während wir hinter zentralen Werten und Normen dieser Qualitätsbeurteilung – sie nennt sich weltweit Akkreditierung – stehen, wird die Übernahme der Standards darum abgelehnt, weil diese Länder schon während Jahrzehnten mit dem Akkreditierungskonzept gearbeitet haben. Ein beurteiltes Heim weiss im Detail, was von ihm erwartet wird. Die Beurteilerinnen und die Beurteiler sind darauf geschult, in allen Heimen Gleiches zu erheben und zu beurteilen. Diese jahrzehntelange Erfahrung fehlt in den deutschsprachigen Ländern.

Wenn die kanadische Akkreditierung zum Beispiel verlangt «Es werden Verfahren angewandt, um die Prozesse nach ihrer Bedeutung für Kontrolle und Verbesserungen auszuwählen» (S. 62 in der Übersetzung des Kuratoriums Deutsche Altershilfe) oder «Es werden Verfahren angewandt, um den allgemein anerkannten Kenntnisstand der Pflege praktisch umzusetzen» (S. 58, ebenda), so kann bei allen Betroffenen vorausgesetzt werden, dass sie die Inhalte dieser Standards für die Qualitätsförderung umsetzen und dem Beurteilungsteam im Detail zu erklären vermögen, was – mit Bezug auf diesen Standard – im Einzelnen warum in Gang gesetzt wurde, um dann auch das Erreichen des gesetzten Ziels zu dokumentieren.

Von einem solchen Verständnis ist man in den deutschsprachigen Ländern noch weit entfernt – in allererster Linie deshalb, weil eine Tradition des Arbeitens mit der Akkreditierung fehlt. Nach der zehnten Beurteilung eines Pflegeheimes sind die Beurteiler umfänglich in der Lage, die Standards zu deuten. In den deutschsprachigen Ländern muss dagegen zuerst ein Verständnis einzelner Standards geschaffen werden. Unter diesen Umständen empfehlen wir, dass Vertreter der Wissenschaften zusammen mit den Praktikern in den Heimen die SOLL-Vorgaben (in Kanada und den USA heissen sie Standards) gemeinsam erarbeiten.

In den Kapiteln 7 und 8 sind einige Hinweise darauf zu finden, wie SOLL-Vorgaben aus der jeweiligen Fachliteratur gewonnen werden können. Die Fachliteratur macht primär darauf aufmerksam, wo in Pflegeheimen Schwachstellen (z. B. mit Bezug auf das Trinken, die Diagnose schwerer Depressionen, die Schmerzbekämpfung usw.) zu vermuten sind. Einige SOLL-Vorgaben können aus anderen Qualitätsbeurteilungskonzepten abgeleitet werden, wobei in der Regel ein Vorbild nicht direkt übernommen werden kann. So macht zum Beispiel das englische Konzept für öffentliche Heime (private Heime sind nicht den vom zuständigen Departement erlassenen Regelungen unterstellt) zur Vorgabe, dass ein Eintritt in ein Pflegeheim nur auf Grund eines ausführlichen geriatrischen Assessments erfolgen darf (dieses Assessment muss vor einem allfälligen Heimeintritt durchgeführt werden). Die Übernahme einer solchen Norm wäre für die drei deutschsprachigen Länder realitätsfern. Um sich aber eben dieser Realität anzunähern, ist das Mitarbeiten des Kaders von Pflegeheimen an der Formulierung von SOLL-Vorgaben unabdingbar.

Dieses Zusammengehen von Praktikern und Vertretern der Wissenschaften kann auch am scheinbar wenig problematischen Standard für das Mitwirken der Bewohnerinnen bei der Menüplanung erklärt werden. Wahrscheinlich teilt der grösste Teil des Kaders von Pflegeheimen die Überzeugung, dass Bewohnerinnen «eine gewisse Auswahl» bei den Mahlzeiten zur Verfügung stehen sollte. Was aber «eine gewisse Auswahl» als SOLL-Vorgabe dann zu bedeuten hat, muss im Dialog eruiert werden. Dabei wird mit grosser Wahrscheinlichkeit von Seiten der Wissenschaften auch der zentrale Wert der Autonomie in die Diskussion eingebracht. Zu oft wird Autonomie noch mit Wahlfreiheit gleichgesetzt. Wissenschaftliche Studien wiesen nach, dass zur möglichst substanziellen Realisierung von Autonomie die Mehrzahl der Bewohnerinnen dazu zu befähigen ist, eine Wahl zu treffen. Dabei wird eine unterstützende Position der Betreuenden öfters als nicht notwendig, und es scheint unabdingbar, dass sich die Betreuenden Zeit nehmen, um Wünsche wachsen zu lassen.

Zwischen der Komplexität von Autonomie (siehe Kap. 7.6), wie sie in der Gerontologie und in der Ethik aufgearbeitet wurde, und der notwendigen Handlungsorientierung in Heimen – die begrenzte Zahl der Mitarbeiterinnen eines Heimes erlaubt kein konsequentes Aushalten der Komplexität – muss ein Kompromiss gefunden werden. Nur so kann ein Substandard für Essen formuliert werden, welcher fortschrittliche Heime darin bestätigt, dass sie auf dem richtigen

Weg sind, und Heimen, welche hier Verbesserungen anstreben, einen realistischen Weg bis zur nächsten Qualitätsbeurteilung skizziert.

Damit ist das gemeinsame Lernen auf zwei Ebenen angetönt: Zum einen geht es darum, dass SOLL-Vorgaben gemeinsam, aus dem Wissen und der Erfahrung in der Praxis und den (vorläufigen) Resultaten der Wissenschaften zusammengefügt werden. Zum anderen ist ein über ein Jahrzehnt dauernder Lernprozess gemeinsam so anzugehen, dass die SOLL-Vorgaben sich immer mehr an ideale Vorstellungen annähern. Beim Start des Unternehmens Akkreditierung müssen zwangsläufig Konzessionen an die Realität gemacht werden, weil sonst die Distanz zwischen IST und SOLL zu massiv ausfällt. Diese Kompromisse bei der Formulierung von SOLL-Vorgaben sind aber nur mit dem erklärten Willen vertretbar, über die Jahre hin noch Besseres anzustreben. Deshalb ist der Kompromiss auch kein Plädoyer für einen Indikatoren-Ansatz, der im Widerspruch zu dem hier vertretenen Ansatz steht.

Dieser jahrelange Prozess (die Autoren haben erstmals an einer Tagung vom 17. November 1999 die Vorstellung geäussert, dieser Prozess würde zehn Jahre dauern) des gemeinsamen Lernens ist der Grund, warum weder die amerikanische noch die kanadische Vorlage direkt übernommen wird. Eine direkte Übernahme wäre alles andere als hilfreich, um den Lernprozess in den Heimen zu stimulieren.

Die Organisation der Akkreditierung ist sehr viel einfacher als die Erarbeitung und periodische Neuformulierung von SOLL-Vorgaben. Die Beurteilung eines Heimes erfolgt durch eine Gruppe, bei der die Mehrheit der Mitglieder über berufliche Erfahrung in Pflegeheimen verfügt. Die Minderheit kann ihren beruflichen Schwerpunkt in einer der Wissenschaften, welche hier relevant sind, besitzen. Diese Kombination soll während der ersten Jahre dazu beitragen, dass die Vertreter der Wissenschaften in der Praxis dazulernen. Auf der anderen Seite ist unabdingbar, dass die Heime durch Praktiker selbst beurteilt werden. Man spricht hier von Peers (Peer heisst Gleichgestellter), welche ihre Kenntnisse und Erfahrungen über den Heimalltag mit in die Beurteilung einbringen. Die beurteilten Heime selber haben nach den Vorstellungen der Akkreditierung ein Anrecht darauf, von Kolleginnen und Kollegen beurteilt zu werden, die in ihrem beruflichen Alltag mit ähnlichen Problemen konfrontiert werden.

Darüber hinaus ist aber die Mitarbeit von Mitgliedern des Kaders unabdingbar, weil die beteiligten Heime mit zu urteilen haben, welche Heime einen Ausweis darüber erhalten sollen, dass ihre Massnahmen zur Qualitätssicherung und ihre Anstrengungen zur Qualitätsförderung ausreichen, um eben diesen zeitlich limitierten Ausweis zu erhalten. Es ist also nicht ein Bundesland, ein Kanton und erst recht nicht ein Versicherer, der das Attest ausstellt, sondern es sind letztlich die Heime selber, welche so gegenüber der Öffentlichkeit garantieren wollen, dass sie «in ihren Reihen» darauf achten, dass substanzielle Anstrengungen zur Qualitätsförderung unternommen werden. Leserinnen und Leser müssen sich im Klaren sein, dass dies ein kategorial anderer Ansatz ist als jener über hoheitliche Verfügung.

Die Akkreditierung ist in diesem Sinne am überzeugendsten für die Pflegeheime in Kanada gewachsen. Hier wird die Bürokratie einer Provinz nur dann tätig, wenn für eines ihrer Heime kein Ausweis vorliegt oder, dies gehört zur hoheitlichen Aufsicht, wenn Anzeigen erfolgen. In den USA ist die Möglichkeit der Akkreditierung durch die Joint Commission zwar auch gegeben (siehe Kap. 6.2), aber sie ersetzt nicht die rigorose Inspektion durch das Team der gliedstaatlichen Verwaltung, welche im Auftrag der Bundesverwaltung handelt. Während die Joint Commission praktisch in jedem Bereich des Gesundheitswesens (eine Ausnahme sind die niedergelassenen Ärzte) ihre Beurteilungen durchführt und die von der Joint Commission erteilten Ausweise von den öffentlichen Instanzen akzeptiert werden, ist ausschliesslich im Fall der Pflegeheime die staatliche Beurteilung zwingend.

Wir haben diese staatliche Beurteilung in Kapitel 5 ausführlich dargestellt, da sie den Heimen kein professionelles Handeln zuschreibt. Es gehört mit zu den zentralen Merkmalen einer Profession (am prägnantesten immer noch bei der Ärzteschaft), dass dieser eine Binnenregulierung zugestanden wird: Die Ärzte bestimmen weitgehend das Curriculum der Medizinstudenten, und die ärztlichen Fachgesellschaften geben vor, welche Weiterbildung notwendig ist, um einen Facharzttitel führen zu können. Sie selber wachen darüber, ob sich dann jemand zu Recht oder zu Unrecht eines Facharzttitels bedient.

Das Konzept der Akkreditierung wird also auch als ein sehr wesentliches Instrument zur Professionalisierung in Pflegeheimen betrachtet. Die unserer Schätzung nach rund 50 SOLL-Vorgaben für eine erste Akkreditierung bedürfen alle des gemeinsamen Bearbeitens durch Wissenschaften und Praxis – bei der einen SOLL-Vorgabe hat die Praxis mehr Gewicht für die vorläufig definitive Formulierung; bei der anderen kommt den Wissenschaften mehr Gewicht zu. Der partnerschaftliche Dialog ist aber in jedem Fall unabdingbar. Wenn die Heime bei der Formulierung von SOLL-Vorgaben dominieren würden, könnte die Gefahr der Selbstbespiegelung (oder mindestens der Betriebsblindheit) kaum gebannt werden. Mit unserem ausführlichen Kapitel zu ausgewählten ethnologischen Studien wollten wir darauf aufmerksam machen, dass theoriegeleitete Beobachtungen auch in allgemein als gut beurteilten Heimen auf wesentliche qualitative Mängel stossen.

Würde dagegen die Perspektive der Wissenschaften dominieren, so käme Studien aus dem angloamerikanischen Raum zu hohe Bedeutung zu – für Reflexionen auf Verhältnisse in deutschsprachigen Ländern fehlt den Vertretern der Wissenschaften die Vertrautheit mit der Praxis. Es kommt dazu, dass es für Pflegeheime demotivierend sein müsste, an Studien, welche primär (oder eben fast ausschliesslich) Schwächen in der Heimwelt zum Gegenstand haben, gemessen zu werden. Zwischen den Erkenntnissen der Wissenschaft und den Verhältnissen in der Praxis ist bei der Formulierung von SOLL-Vorgaben ein vorläufiger Kompromiss zu schliessen. Die einzige Legitimation für den Kompromiss besteht in der Langfristigkeit der Akkreditierungsbemühungen.

Kein Lehrbuch

Unser Buch ist kein Lehrbuch. In der einführenden Einleitung zur 2. Auflage wurde darauf aufmerksam gemacht, dass nach unserem Dafürhalten Unterrichtsmaterialien notwendig sind, um einige Lücken mit Bezug auf das Wissen in den Heimen zu schliessen. Unser Anliegen in diesem Buch besteht primär darin, darauf aufmerksam zu machen, dass die Herausforderungen zur Qualitätssicherung in Pflegeheimen in manchen Bereichen komplexer angelegt sein müssen, als dies bis anhin angenommen wurde. Die Verhältnisse mit Bezug auf Qualitätssicherung und Qualitätsförderung in Pflegeheimen sind schwieriger als in somatischen Akutspitälern, Psychiatrischen Kliniken und Rehabilitationskliniken. Diese Institutionen sind zum einen seit mehreren Jahren gewohnt, über ihr Handeln Rechenschaft abzulegen. Zum anderen bieten Betreuung und Pflege in Heimen nicht jene Sequenzen (Diagnose, Therapie und Rehabilitation), welche ein Messen erleichtern.

Mit Bezug auf Leben und Sterben in Heimen ist die Gesamtheit der Elemente von Pflegeheimen von eminenter Bedeutung. Sie mit Bezug auf die Qualitätsförderung in Teilbereiche zu parzellieren, für die Standards als Orientierung gesetzt werden können, bildet die eigentliche Herausforderung der Akkreditierung. Sind die erwähnten rund 50 Standards – über die Jahre können diese wahrscheinlich auf 40 oder noch weniger SOLL-Vorgaben reduziert werden – in der Lage, die Gesamtheit des Geschehens so aufzuschlüsseln, dass sie wirklich auch das Zentrale für das Wohlbefinden der Bewohnerinnen und Bewohner abbilden?

Für uns ist es selbstverständlich, dass die Anlage selber evaluiert werden muss. Das Plädoyer für ein gemeinsames Lernen bedeutet eben auch, dass Lernerfolge überprüft und transparent gemacht werden müssen. Im Übrigen kommt der Evaluation als Verpflichtung zum Überprüfen des Handelns in den meisten Teilbereichen des Heimes erstrangige Bedeutung zu. Das Wissen um kunstgerechtes Vorgehen bei der Evaluation (siehe Kap. 10) ist nach unserem Dafürhalten in den Heimen noch viel zu wenig verbreitet und wird noch zu technokratisch aufgefasst. Wie die jeweiligen Evaluationen anzusetzen sind, soll auch wieder im gemeinsamen Lernen bestimmt werden.

Das Konzept der Akkreditierung wird von uns deshalb propagiert, weil es das einzige erprobte ist, welches über die Zeit eine Professionalisierung im Heimbereich fördert. Es ist zweifellos ein Werturteil, wenn behauptet wird, dass mit Befehlsempfängern keine überzeugende Qualitätsförderung und Qualitätssicherung erreicht werden kann. Während dies in einzelnen Bereichen der Produktion oder der Dienstleistungen noch möglich ist, weil manche Abläufe im Detail beschreibbar und vorläufig invariant sind, halten wir die Situation des Befehlsempfängers Heim darum für die anstehenden Aufgaben als untauglich, weil unter den spezifischen Bedingungen von Pflegeheimen die Persönlichkeit der Mitarbeitenden zu einem wesentlichen Teil eingebracht werden muss, um qualitativ überzeugendes Betreuen und Pflegen erst real zu machen.

In zwei Kapiteln glauben wir auch unserer Frustration darüber Ausdruck geben zu müssen, dass den Heimen mit Bezug auf Qualitätsbeurteilung, Qualitätsförderung und Qualitätssicherung wenig Sinnvolles präsentiert wird. In einem dieser Kapitel (Kapitel 12) können wir dies auf wissenschaftlicher Basis leisten. Im anderen Kapitel (Kapitel 14) leisten wir dies explizit auf nichtwissenschaftlicher Basis. Unsere Frustration beim Schreiben dieser zwei Elemente des vorliegenden Buches möge man so zu verstehen trachten, dass die grosse Zahl von Herausforderungen, welche wir aus der jeweiligen Fachliteratur herausgesucht haben, noch einen weiten Weg bis zu einem erfolgversprechenden Engagement in der Qualitätssicherung und Qualitätsförderung durchzustehen hat.

Die Akkreditierung ist ein Gegenmittel (Antidot) gegen bürokratisches Gift. Allerdings ist dabei unabdingbar, dass staatliche Instanzen von der Ernsthaftigkeit der Bestrebungen im Rahmen der Akkreditierung überzeugt werden. Akkreditierung ist in dem Sinne dann emanzipatorisch, als eine quasi permanente Auseinandersetzung mit den Wissenschaften unabdingbar ist – dies ganz im Gegensatz zum Qualitätsmanagement nach ISO 9001:2000, welches seiner Anlage nach für jede Qualitätssicherung unabdingbarer Bestandteil ist, aber eben nicht das kollektive Lernen mit sich bringt. Und erst recht ist Akkreditierung etwas ganz anderes als der Einkauf von Produkten, welche in der Regel darauf zielen, dass sich ein Heim an seinem Spiegelbild misst. Für das Messen ist letztlich nur das Wohlbefinden der Bewohnerinnen und Bewohner von Heimen massgebend. Und dieses Wohlbefinden ist, wenn man es ernst nimmt, etwas sehr Komplexes. Diese Komplexität kann nicht innerhalb von zwei, drei Jahren reduziert werden – dazu ist ein langjähriger Prozess des gemeinsamen Lernens und Suchens unabdingbar.

1. Ethnologie und Ethnographie von Pflegeheimen

1.1 Gefahren der Routine

Es kann davon ausgegangen werden, dass die überwiegende Mehrzahl von Mitarbeiterinnen und Mitarbeitern eines Alters- und Pflegeheimes, eines Pflegeheimes und eines Krankenheimes ihre Aufgaben gut erfüllen will. In diesem Sinne dürften nur wenige von vornherein eine Abwehrhaltung gegenüber den Verpflichtungen zur Qualitätsbeurteilung und Qualitätssicherung einnehmen. Abwehr taucht dann auf, wenn bei knappem Personalbestand wesentliche Mehrarbeit auf Grund der Einführung der Qualitätssicherung zu leisten ist, und wenn einem nicht einleuchtet, wie sich gerade die zur Bearbeitung aufgetragenen neuen Aufgaben zum Vorteil von Bewohnerinnen und Bewohnern, Patientinnen und Patienten auswirken.

Gegenüber dem Einbringen eines umfänglichen Engagements für Vorkehren zu qualitativen Verbesserungen in Heimen existieren objektivierbare Barrieren: Manches, was vom einzelnen als verbesserungswürdig empfunden wird, kommt nicht zur Sprache, weil eine Gruppe von Mitarbeiterinnen im Heim die Herausforderungen nicht sieht oder nicht darüber sprechen will. Wer intensiv in einer Gruppe mitarbeitet, kann auch eine gewisse «Betriebsblindheit» entwickeln und das «Verstummen aus Kollegialität» eingeübt haben: Es scheint ausgeschlossen, Kolleginnen und Kollegen, Untergebene und Vorgesetzte immer wieder auf Schwächen in den Leistungen resp. auf Möglichkeiten für Qualitätsverbesserungen aufmerksam zu machen.

Das Abwägen von Vor- und Nachteilen gängiger Abläufe und gegebener Strukturen erfordert eine gewisse Distanz zur täglichen Arbeit. Wer von Berufes wegen immer sehr nahe an den Aufgaben ist, entwickelt ein verkleinertes Gesichtsfeld, Perspektiven werden eingeengt. Die für dieses Kapitel ausgewählten Publikationen müssen helfen, den Blick für qualitative Probleme zu schärfen. Der Erkenntnisblitz «genauso wie bei uns» wird dabei wohl nur im Ausnahmefall einfahren. Bedeutsamer ist der Aufbau von Vorstellungen darüber, wo qualitätsmindernde Gefahren angelegt sind.

Und dazu ist am wichtigsten, dass eine gewisse Distanz zum eigenen beruflichen Alltag, zur Routine, gewonnen wird. Mit der Lektüre der in diesem Kapitel zusammengefassten Publikationen möchte geholfen werden, die Perspektiven auszuweiten. Jeder Autor und jede Autorin hat während mehrerer Monate – einzelne länger als ein Jahr – ein Pflegeheim oder einen Ausschnitt aus dem Handeln in einem Heim beobachtet, analysiert und in einem kleineren Ausmass auch kommentiert. Diese Denkanstösse sollten helfen, das eigene, eingeschränkte Gesichtsfeld auszuweiten. Es müsste auch gelingen, einigen, die in Pflegeheimen arbeiten, Sprache zu geben für das, was sie beschäftigt. Und vielleicht gelingt es sogar, mit diesem breit angelegten Kapitel jene ins Abseits zu verweisen, welche in der Qualitätssicherung praktisch ausschliesslich formale Anforderungen eines Systems propagieren, ohne die Begegnung mit Hochbetagten zu reflektieren.

1.2 Ethnologisches Arbeiten

Der Text des Buches von Clifford Geertz «Dichte Beschreibung»[1] zeigt programmatisch an, worum es in der Ethnologie geht: Aus der Teilnahme des Forschers an komplexen sozialen Prozessen soll primär eine Beschreibung gesellschaftlicher Phänomene resultieren. Die teilnehmende Beobachtung, welche in der Regel konstitutiv für diesen Wissenschaftszweig ist, hat dabei einen Doppelcharakter. Als Teilnehmer ist man in ein Geschehen eingeschlossen. Und als Beobachter ist reflektierte Distanz zu wahren.

«Nähe und Distanz» könnte ein anderer Programmtitel sein, welcher die primär qualitativ orientierte Systematik dieser Forscher anzeigt. Stark vereinfachend erklärt, ist die Forschungsmethode darum qualitativ, weil man ein nachgeordnetes Interesse an der Quantifizierung hat. Wissenschaftstheoretisch ist allerdings gewichtiger, dass aus der teilnehmenden Beobachtung Ansätze zur Hypothesenbildung gewonnen werden und nicht etwa umgekehrt.[2] Der Gegenstand selber wird durch Annäherung zu erschliessen getrachtet, um aus dieser Erschliessung dann schrittweise verallgemeinerbare Elemente herauszuarbeiten. «Grounded Theory»[3], dies bedeutet eben die Entwicklung praxisnaher theoretischer Erkennt-

---

1   C. Geertz, Dichte Beschreibung. Beiträge zum Verstehen kultureller Systeme, Frankfurt a. M. 1983.
2   C. C. Hughes, «Ethnography»: What's in the Word – Process? Product? Promise?, in Qualitative Health Research, vol. 2, 1992, S. 439–450.
3   B. G. Glaser und A. L. Strauss, Grounded Theory: Strategien qualitativer Forschung, Bern und Göttingen 1998.

nisse aus der Praxis selbst, hat in der Ethnologie, der Ethnomethodologie, aber auch in der Pflegeforschung erhebliche Bedeutung gewonnen.[4]

Den beiden deutschsprachigen Studien von U. Koch-Straube und C. Salis Gross[5] wird im Folgenden am meisten Platz eingeräumt, da sie für die anvisierte Leserschaft leichter zugänglich sind als die englischsprachige Literatur. In der weiteren Auswahl liessen sich die Autoren davon leiten, welche Publikationen in der Fachliteratur am meisten zitiert werden. Am Schluss dieses Kapitels wird dann an Beispielen darauf aufmerksam gemacht, welche Arbeiten aus welchen Gründen nicht berücksichtigt wurden.

1.3 Abwehr der Gefahr eines Pflegeheimeintrittes

Das von Morgan[6] analysierte Heim umfasst einen Altersheimteil und einen Pflegeheimtrakt. Im Lauf der Analyse verdichtete sich das Interesse des Forschers auf Strategie und Taktik der Bewohnerinnen des Altersheimteils, den Wechsel in die Pflegeabteilung von Eastside zu vermeiden.

Der Autor eruierte dabei folgende Stufen: Zuerst werden gesundheitliche Probleme von den Bewohnerinnen zu verschleiern getrachtet. Dann werden gesundheitliche Manifestationen, welche nun vor dem Pflegepersonal nicht mehr versteckt werden können, banalisiert. Auf einer dritten Stufe wird dann in der Regel von Bewohnerinnen bestritten, dass die Probleme einer Behandlung bedürfen und besonders, dass für eine allfällige Behandlung die Pflegeabteilung der richtige Ort sei.

Wenn auch dies nicht zur Abwendung der Gefahr eines Pflegeheimeintrittes führt, suchen die Bewohnerinnen nach Alternativen zum Übertritt in den Pflegeheimteil. Als letzte Stufe bei den Abwehrversuchen zum Transfer in die Pflegeabteilung wird dann von einigen Bewohnerinnen versucht, unter den beteiligten Mitarbeiterinnen einen Konflikt anzustiften.

Bewohnerinnen im Altersheimteil üben sich darin, gesundheitliche Probleme und funktionelle Einschränkungen zu verschleiern. Wenn diese aber zu offen-

---

4 z. B. J. M. Roper und J. Shapira, Ethnography in Nursing Research, Thousand Oaks und London 2000; H. J. Streubert und D. R. Carpenter, Qualitative Research in Nursing, 2. Aufl., Philadelphia und New York 1999; A. F. Street, Inside nursing: A critical ethnography of clinical nursing practice, Albany 1992.

5 U. Koch-Straube, Fremde Welt Pflegeheim, Bern und Göttingen 1997; C. Salis Gross, Sterben und Tod im Altersheim, Diss. Universität Bern, Selbstverlag, Bern 1998.

6 D. L. Morgan, Failing Health and the Desire for Independence: Two Conflicting Aspects of Health Care in Old Age, in Social Problems, vol. 30, 1982, S. 40–50.

sichtlich werden, dann zieht sich die entsprechende Bewohnerin zurück. Zum Essen im Speisesaal ist dies allerdings nicht möglich. Um hier nicht «negativ» aufzufallen, übt man sein Verhalten beim Essen. Wenn es nötig wird, dann zieht man sich auch vor dem Essen ins eigene Zimmer zurück, um auszuruhen: Die Vorstellung ist dabei, dass man im Speisesaal weniger auffällig wird, wenn man ausgeruht zum Essen geht.

Zieht man sich allerdings häufig zurück und fällt beim Essen durch besonders «gepflegtes» Auftreten auf, so wächst damit unter Umständen die Gefahr, dass dies vom Pflegepersonal als abweichendes Verhalten aufgefasst wird. Die Bewohnerin wird in diesem Falle vermehrt als pflegebedürftig etikettiert.

Etikettierte Bewohnerinnen suchen Unterstützung durch andere Bewohnerinnen im Altersheimteil zu gewinnen. Dies schlägt aber in der Regel fehl (eine Ausnahme besteht bei Ehepaaren). Die anderen Bewohnerinnen wollen in der Regel nicht einbezogen werden. Sie fürchten, dass allfällige Hilfeleistungen ihre eigenen Kräfte übersteigen könnten. Sie würden also ebenfalls zu potenziellen Pflegepatientinnen werden. Der Effekt für das soziale Gefüge unter den Altersheimbewohnerinnen ist offensichtlich.

In diesem Heim werden die Erwartungen und das Verhalten von Betagten in beträchtlichem Ausmass durch die Orientierung des pflegenden Personals bestimmt. Dabei zeitigt diese öfters das Gegenteil der primären Absicht. Absicht des pflegenden Personals war es, von gesundheitlichen Problemen (im weiteren Sinne) möglichst frühzeitig zu erfahren, damit Bewohnerinnen geholfen werden kann. Tatsächlich versuchen Betroffene aber, Symptome zu verstecken oder zu verschleiern. Dies ging soweit, dass sich eine Bewohnerin nach einem Sturz mit ihren Verletzungen im Bett versteckte und dann innerhalb von kurzer Zeit zusätzlich zu den Verletzungen noch Druckgeschwüre entwickelte.

Es wäre nicht richtig, dem pflegenden Personal Vorhaltungen darüber zu machen, dass es besonders am gesundheitlichen Zustand der Bewohnerinnen des Altersheimteils interessiert war. Hier handelt es sich um eine zentrale berufliche Orientierung. Zudem hatte ein nennenswerter Teil der Betagten dieses Heim auch darum gewählt, weil sich die Möglichkeit zur intensiveren Pflege in unmittelbarer Nähe bot. Bewohnerinnen des Altersheimteils stellten sich aber intensivere Pflege primär temporär für den Fall einer Akuterkrankung vor. Nachdem sie beobachten konnten, dass die Mehrheit jener, welche im Pflegeheimtrakt gepflegt wurden, nicht mehr in den Altersheimteil zurückkehrte, wurde offensichtlich die Abwehrstrategie festgelegt.

Nach einer bestimmten Zeit des Aufenthaltes im Altersheimteil stellten die Bewohnerinnen eine neue Kosten-Nutzung-Rechnung (der Autor verwendet diesen Begriff) an: Gegenüber den zu erwartenden Vorteilen der Pflege im Pflegeheimtrakt wurde der Verlust der Privatheit (u. a. nicht mehr im Einzelzimmer), die Reduktion von Freiheiten wegen der intensiveren Überwachung durch die

Pflegenden und generell der Verlust des «eigenen Platzes» mit (fast) allem, was dazu gehörte, höher bewertet.

1.4 Fremde Welt Pflegeheim

Die Darstellung von Elementen des Buches «Fremde Welt Pflegeheim» beansprucht mehr Raum als jede andere Präsentation einer ethnologischen Analyse. Die Autorin bietet eine sehr grosse Zahl von Hinweisen, Beobachtungen und Überlegungen. In Anlehnung an eine Stilrichtung in der französischen Malerei möchte von Pointillismus geschrieben werden: Es handelt sich um eine Farbzerlegung in einzelne Farbpunkte, wobei eine grosse Zahl dieser Punkte dann Strukturen und diese Strukturen ein Bild vermitteln.

In keiner anderen Publikation werden so viele einzelne Beobachtungen wiedergegeben (mehrere bewusst zweimal, einige wenige noch öfters), um damit die «unendliche phänomenale Vielfalt (…), die Lebenswelt Pflegeheim, die Wirklichkeit der darin Agierenden (Pflegende und Gepflegte), so wie sie von ihnen erfahren wird, sichtbar werden zu lassen».[7]

«Fremde Welt Pflegeheim» ist aber als Buch auch deshalb umfangreich ausgefallen, weil Ursula Koch-Straube ethnopsychiatrische Reflexionen mit einschliesst. Durch Selbstreflexion soll das Geflecht von Übertragungen und Gegenübertragungen, welches aus der Konfrontation der Forscherin mit einer für sie «fremden Kultur» resultiert, der Analyse zugänglich gemacht werden. Der Autorin ist zuzustimmen, wenn sie notiert: «Gleichzeitig bietet der selbstreflektive Einbezug der eigenen Subjektivität eine Chance, die Gefahr der Projektion eigener innerer Prozesse auf das Untersuchungsfeld und -material zu minimieren und eine Idealisierung oder Entwertung der beobachteten Phänomene zu vermeiden» (S. 29).

Die Autorin lässt die Leser am Reflexionsprozess in beachtlichem Ausmass teilhaben. Dies geschieht z.B. auch dadurch, dass sie auf manchen Seiten eine ganze Anzahl von Gedanken mit Fragezeichen versieht (z. B. auf den Seiten 112 f., 314, 343 und 354) und so dazu anleitet, selber Fragen vor zu schnelle Schlüsse zu setzen. Zudem stellt Koch-Straube, durch Einrahmungen klar gekennzeichnet, Auszüge aus ihrem Tagebuch vor, welches während der Forschungszeit geführt wurde. Öfters schreibt die Autorin auch in der Ich-Form und schliesst die Mehrheit der Kapitel mit einem Teil «Reflexionen» ab. Sie bietet über das ganze Buch, insbesondere aber auch mit der oft in die Fussnoten verlegten Auseinandersetzung mit der Literatur, selber «Distanz und Nähe» an (um Koch-Straube zu paraphrasieren).

---

7 U. Koch-Straube, a. a. O., S. 31.

Das Heim Sommerberg «liegt in einer grossen Stadtrandsiedlung einer kleinen Grossstadt». Es befindet sich im Erdgeschoss eines sieben Stockwerke zählenden Hauses. Über dem Pflegeheim liegen Alterswohnungen und Büros eines Wohlfahrtsverbandes, dem auch das Pflegeheim gehört. Wie bei den meisten referierten Studien wird auch hier festgehalten, dass es «in der Stadt und unter Fachleuten einen guten Ruf hat» (S. 47; ähnlich auch S. 193, Fussnote 308).

Dreissig BewohnerInnen, von denen die Hälfte «vollständig desorientiert ist» (S. 82), werden von insgesamt ebenso vielen MitarbeiterInnen betreut. Die Autorin beobachtete bewusst fast ausschliesslich die MitarbeiterInnen in der Pflege, zu denen während der ganzen Beobachtungszeit auch Zivildienstleistende, Schülerinnen und Sozialpädagogik-PraktikantInnen gehören. Koch-Straube arbeitete nicht mit. Es versteht sich aber fast von selbst, dass sie gelegentlich MitarbeiterInnen unterstützte.

Im gesamten Buch wird klar gemacht, dass die beurteilte Institution, trotz aller Bemühungen, eine Wohnatmosphäre zu schaffen – und so ein «Daheim» zu gestalten –, ein Pflegeheim ist: «(...) ein Haus der Krankheiten, geprägt von der Pflege der geschwächten und kranken Körper einerseits und deren Behandlung mit den therapeutischen Möglichkeiten moderner Medizin andererseits» (S. 347 f.).

Die «möglichst umfassende und dichte Beschreibung des Alltags der sozialen Ethnie Pflegeheim» (S. 37) führt mehrere Male dazu, dass entgegengesetzte Pole (vorläufiger) Urteile zu beachten sind: Besucher empfinden «zunächst nur dumpf und depressiv anmutende Atmosphäre», um sich dann über die Zeit auch der «beruhigenden und tröstenden Zeiten» bewusst zu werden: «So betrachtet, muss auch das Nichtstun, das Warten (...) nicht quälende Langeweile, nicht Stumpfsinn bedeuten, sondern verwandelt sich in eine Zeit der Meditation und der Besinnung» (S. 89). Und ein anderes Beispiel auf dieser Ebene: «das Pflegeheim ist ein Ort, der von starken Emotionen besetzt ist, und gleichzeitig ein Ort affektiver Zurückhaltung» (S. 271).

Höchstens im leeren Aufenthaltsraum könnte übersehen werden, dass man sich in einem Pflegeheim befindet – überall sonst scheinen die «Insignien der Pflege» präsent. «Rollstühle, Gehhilfen, Toilettenstühle füllen die Räume. Einlagen unterschiedlicher Farben, Medikamente, Verbände werden hin und her transportiert. Zu den Mahlzeiten wird die verordnete Medizin verteilt» (S. 209). Kann man sich vorstellen, welche Anstrengungen es in Farmers Heim[8] brauchte, um sich «als Hotel» ausgeben zu können?

---

8 B.C. Farmer, A Nursing Home and its Organizational Climate, Westport, Conn. und London 1996.

Die Autorin diagnostiziert, dass viele der BewohnerInnen sich nicht als in der Gegenwart lebend erleben und bringt eine Reihe eindrücklicher Beweise dafür (u. a. über Fotos, welche Koch-Straube von BewohnerInnen machte). Dies sind in mehreren Beziehungen unhaltbare Konditionen für die Pflegenden. Wohl der wichtigste Anstoss zum Gegensteuern ist (eine Vermutung der Autoren und nicht von Koch-Straube), dass das Abwesendsein von BewohnerInnen beruflichen Verpflichtungen widerspricht. Die MitarbeiterInnen machen eine Pflegeplanung. Dies bedeutet per definitionem, dass von einem aktuellen Zeitpunkt (Gegenwart) aus in die nähere Zukunft geplant wird. Es kommt dazu, dass eine Vielzahl von Anstrengungen der Pflegenden wenn nicht gerade zur Abwehr des in absehbarer Zeit eintretenden Todes so doch zu Gunsten eines etwas erträglicheren Lebens in der jeweils aktuellen Gegenwart, im Hier und Heute, geschieht.

Alle ethnologisch und ethnosoziologisch Arbeitenden gewinnen aus der Fülle ihrer Hinweise auf Strukturen und Prozesse, die einer Gruppe der Beteiligten (hier der Pflegenden) teilweise bewusst und teilweise eben nicht bewusst sind. In «Fremde Welt Pflegeheim» ist besonders die Vielzahl hermeneutisch gewonnener Analyseelemente eindrücklich. Zu dieser Feststellung eine Illustration: Wie schon erwähnt, leben nach der Beobachtung von Koch-Straube manche BewohnerInnen nicht in der Gegenwart. Das pflegende Personal versucht diesem Tatbestand u. a. durch Strukturierung und Rhythmisierung des Tages- und Wochenablaufes und durch die Beteiligung «an den alltäglichen Dingen und Aktivitäten» zu begegnen (S. 189). Die Autorin argumentiert, dass konsequentes Durchsetzen von Regeln primär im Interesse der Organisation und der MitarbeiterInnen erfolge. Es leuchtet zweifellos ein, dass bei einem klar gegliederten Tagesablauf tatsächlich eine «Reduktion des Aufwandes» in dem Sinne resultiert, als «nicht jedesmal individuelle Überzeugungsarbeit, die viel Zeit und Energie kostet», zu leisten ist. Selbstverständlich gelingt es auch erst über das zeitliche Korsett, die eigene Arbeitsplanung durchzuhalten, Pausen möglichst miteinander zu verbringen und den Arbeitsschluss zum voraus terminieren zu können.

Mit dem Durchsetzen der Vorstellungen des Personals ist das Pflegeheim Sommerberg «ein Ort der Spätererziehung». Dabei leisten BewohnerInnen durchaus Widerstand. «Denn in ihrem Rückzug auf die eigene Person, auf ihre inneren Welten, im verblassenden Interesse am anderen, in der weitgehenden Ablehnung von Gemeinschaft und von aussen gesetzten, von ihnen kaum beeinflussbaren Regelungen, klagen die meisten von ihnen anderes ein: entweder im höchst möglichen Grade in Ruhe gelassen oder höchst individuell betreut zu werden» (S. 190).

Die Autorin wehrt sich zu Beginn des dritten Teils ihres Buches gegen eine Zusammenfassung der Ergebnisse ihrer Studie. Ob eine Zusammenfassung tatsächlich «eine unzulässige Reduzierung von Vielfalt und Farbigkeit des Alltags im Pflegeheim Sommerberg» (S. 33) verlangt hätte, möchte offen gelassen werden. Es ist aber im gewählten Vorgehen angelegt, dass eine «Zusammenfassung» schwer fallen würde: Aus dem hermeneutisch gewonnenen Nebeneinander von Beobachtungen wäre ein weiter Weg zu Auseinandersetzungen mit anderen Analysen von Pflegeheimen zu bewältigen.

Diese Bemerkung darf keineswegs als Hinweis auf ein Unterlassen der Berücksichtigung anderer Studien gelesen werden – die Literaturkenntnisse von Koch-Straube sind stupend. Aber sie benützt öfters Hinweise auf andere Autoren zum Stützen, Dialogisieren oder Weiterführen ihrer Beobachtungen resp. der mit den gewonnenen Impressionen verbundenen Fragen. Gerade weil sie eine sehr grosse Zahl von Beobachtungen zu gruppieren, gliedern und interpretieren versucht, scheint es ausgeschlossen, dass die Autorin in die Nähe der Generierung von Hypothesen zu gelangen vermöchte. Das ist aber nicht ihr Ziel. Ziel ist primär das sorgfältige Weitergeben von Beobachtungen und Anstössen zur Reflexion.

Wie wichtig die Einhaltung beruflicher Normen für den Umgang mit BewohnerInnen ist, wird auch klar, wenn man den vielfältigen Ausprägungen möglichen Widerstandes das sich von Pflegenden vorgestellte Bild des umgänglichen, «gefreuten» Bewohners resp. der Bewohnerin entgegenhält: «‹Lieb sein›, keine unnötige Arbeit machen, die Anstrengung und Bemühungen um die BewohnerInnen würdigen, und die Legitimität und Richtigkeit der Entscheidungen akzeptieren, das sind erwünschte Einstellungen, die die BewohnerInnen nicht nur durch geringen oder Verzicht auf Widerstand, sondern auch durch bereites oder fröhliches Mittun demonstrieren können. Der Grad geistiger Gesundheit bzw. Desorientierung spielt für die Beurteilung von erwünschtem Verhalten eine nachgeordnete Rolle: ‹(…) sie ist zwar total durcheinander, redet unverständliches Zeug, (…) aber sie ist lieb›» (S. 172).

Diese erwünschten Eigenschaften scheinen allerdings nicht ausschliesslich mit der Institution Heim verbunden, wie J. J. Rohde[9] vor längerer Zeit für das Krankenhaus und in substanziellem Ausmass auch für die Arzt-Patient-Beziehung dargestellt hat. Koch-Straube verzichtete auf die Berücksichtigung der medizinsoziologischen Literatur und verpasste damit teilweise die Chancen, den einen oder anderen Bedingungsfaktor für mögliche Veränderungen zu diskutieren. Im Bereich der Medizin und der Akutpflege haben u. a. die massive Zunahme niedergelassener Ärzte sowie des diplomierten Pflegepersonals in Spitälern und auch eine gewisse Ökonomisierung (teilweise eben als Folge einer viel grösseren Zahl von Beschäftigten in diesem Dienstleistungssektor) zu Veränderungen in den Beziehungen zu den Klienten (was sicher nicht der richtige Begriff für Bewohnerinnen von Pflegeheimen ist) geführt.

---

9 J. J. Rohde, Strukturelle Momente der Inhumanität einer humanen Institution, in O. Döhner, Hrsg., Arzt und Patient in der Industriegesellschaft, Frankfurt a. M. 1993, S. 13–35; ders., Soziologie des Krankenhauses, Stuttgart 1962.

Auch im Abschnitt «Der enteignete Leib» bietet Koch-Straube Überlegungen, welche professionell Handelnde zu reflektieren haben – zudem kann die analytische Auslage der Autorin gut illustriert werden: «Durch das kontinuierlich notwendige ‹technische› Berühren werden die alten Menschen zu Pflegeobjekten. Beide, die MitarbeiterInnen und die alten Menschen verlieren die Sensibilität für ein ‹Berühren aus Berührtsein› und ein ‹Berührtsein aus Berühren›» (S. 233).

Zur «Mächtigkeit der Ausscheidungen» (S. 216 ff.), deren Omnipräsenz fast zwangsläufig Assoziationen zum Status von Kleinkindern ruft, stehen Fragen, die beunruhigen: «Es sind Zumutungen, die sich die BewohnerInnen und MitarbeiterInnen wechselseitig zufügen: Die BewohnerInnen muten den MitarbeiterInnen ihre Ausscheidungen zu, die MitarbeiterInnen den BewohnerInnen Nachlässigkeit in der Unterstützung von Selbständigkeit einerseits und Nachlässigkeit bei der Entsorgung des Unvermeidlichen. Was lässt beide Seiten daran festhalten? Warum geschieht nicht das, was möglich ist? Ist es nur die Zeit, die fehlt?» (S. 221).

Obwohl die Autorin zu den architektonischen Bedingungen relativ wenige Hinweise bietet (es hat 1er-, 2er- und wohl mindestens auch ein 3er-Zimmer, die Verteilung ist nicht aufgelistet), gibt es auch hier bedenkenswerte Hinweise zum Umlegen auf die Situation im eigenen Heim – wobei es längst nicht genügt, sich die mit Sicherheit grössere Zahl von Räumen in fast allen schweizerischen Heimen zu vergegenwärtigen. Die Problemlage ist öfters komplexer. «Die BewohnerInnen sind orientierungslos, weil der öffentliche Raum auch von privaten und intimen Aktivitäten durchsetzt ist (…) und der private Raum, das Zimmer nicht vor öffentlichen Zugängen geschützt ist (…)» (S. 327).

Im Zusammenhang mit Qualität, Anstrengungen zur Qualitätssicherung, aber auch Vorgaben politischer Instanzen und der Abgeltung von Leistungen durch Krankenkassen muss die Belastung der Mitarbeiterinnen (insbesondere aber jener in der Pflege) traktandiert werden. Die knappen Ausführungen der Autorin sind vor dem Hintergrund der facettenreichen Einblicke ins Heimleben, den Alltag im «Sommerberg» und die speziellen Herausforderungen für Pflegende sehr viel akzentuierter, als die Überlegungen auf etwas mehr als einer Druckseite (S. 148 f.) anzeigen. Als Belastung präsentieren sich insbesondere die Kluft zwischen eigenen und fremden Ansprüchen an die Arbeit im Heim und dem, was tatsächlich geleistet werden könnte, sowie die quasi kontinuierliche Konfrontation mit schweren Behinderungen, dem Sterben und den oft massiv reduzierten Kommunikationsmöglichkeiten, welche sich bei schwierigen Beziehungen in ihrer Belastung noch potenzieren.

Im stärker analytisch angelegten dritten Teil des Buches postuliert Koch-Straube die Notwendigkeit eines Paradigmawechsels der Institution Pflegeheim. Sie müsse von einer «Verwahranstalt für verbrauchte Körper» transformiert werden «zu Orten der Heilung der zersplitterten Seele und der Versöhnung mit dem eigenen Lebensschicksal, zu einem Ort des abschiedlichen Lebens in Trauer, Zweifel und heiterer Gelassenheit» (S. 358).

Bei der Ausführung des Mandates zur Qualitätssicherung und zur Qualitätsförderung hat man sich davor zu hüten, Ansätze für Visionen abzulehnen. Qualität ist – dies wurde im Vorwort knapp erwähnt – das Verhältnis von IST zu SOLL. Es müsste wenigstens in Gruppen, die solche Diskussionen durchzuhalten vermögen (z. B. Pflegedienstleiterinnen eines Landkreises, eines Bundeslandes, eines Kantons), darüber argumentiert werden können, ob das übergreifende SOLL zwangsläufig in der Nähe des vermuteten IST gesucht werden muss. Oder ob nicht ein (vielleicht als schmerzlich empfundener) grosser Abstand akzeptiert werden will – wie es Koch-Straube mit dem postulierten Paradigmawechsel wohl intendierte.

Wäre dies nicht vielleicht auch darum vertretbar, weil es da und dort in Heimen schon (fragile und stabile) Ansätze auf dem Weg zu einer Konkretisierung von Elementen «des Anderen» gibt? Nicht überall ist «Sommerberg» in der gleichen Ausprägung anzutreffen, und sei es auch nur deshalb, weil in einem spezifischen Heim der Anteil der hochbetagten Menschen, welche leiden und um die gelitten werden muss, kleiner ist, oder weil relativ weit fortgeschrittene Neuerungen (die Institutionalisierung von Pflegegruppen, Anstrengungen zum Wechseln vom Pflegeheim in den Altersheimteil, das einer Evaluation unterzogene Führen einer Dementenstation usw.) überlegt eingeführt wurden.

Die Autorin skizziert nur einen einzigen Weg hin zur Verwirklichung des Paradigmawechsels, und zwar die Qualifizierung der Mitarbeiterinnen: Es «werden ein hohes Mass an interaktiven und interpretativen Fähigkeiten verlangt und das Vermögen, trotz sich im Alltag aufsplittender Tätigkeiten das Leitbild einer ganzheitlichen Begleitung des alten Menschen nicht aus den Augen zu verlieren» (S. 358). Von den Mitarbeiterinnen wird konsequent ein sehr grosses Ausmass an Reflexion und Selbstreflexion gefordert. Die Autorin präsentiert 13 Ansprüche («die Bereitschaft und die Fähigkeit») an MitarbeiterInnen, welche zu einem gewissen Teil allgemein auf das Handeln und das reflektierte Leben zielen (z. B. «Die Bereitschaft und die Fähigkeit, die Grenzen des eigenen Einflusses und der Veränderbarkeit wahrzunehmen und zu akzeptieren»). Mehrheitlich wird Spezifisches im Umgang mit Betagten verlangt, beispielsweise: «Die Bereitschaft und die Fähigkeit, vorgeprägte (individuelle, institutionelle oder gesellschaftlich/kulturelle) Bilder vom Alter, von den alten Menschen zu überprüfen und gegebenenfalls aufzugeben» (S. 359).

Wieder ist vor einem schnellen Abqualifizieren der 13 postulierten Fähigkeiten als «unrealistisch» oder «utopisch» zu warnen. Es ist denkbar, dass Mitarbeiterinnen zu diesen Fähigkeiten angeleitet, geschult, unterstützt und trainiert werden. Auch wenn keine umfängliche Zielerreichung zu einem vom Kader festgelegten Zeitpunkt möglich scheint, so dürfte doch ein Mehr an den von Koch-Straube aufgelisteten Fähigkeiten bei den Mitarbeiterinnen dazu beitragen, befriedigendere qualitative Ausprägungen im Heimleben zu erreichen.

Es braucht lange nicht in jedem Heim so greifbar zu sein wie im «Sommerberg», dass für (und über) viele BewohnerInnen entschieden wird: BewohnerInnen wählen am Morgen ihre Kleider nicht selber aus. Auch das Essen wird ihnen zugeteilt. Wer für Gruppenaktivitäten aufgeboten wird, scheint selbstverständlich zu sein. Der Fernseher wird anders eingestellt. Mit der Vorstellung, die Sitzordnung aufzulockern, werden die Tische zum Kaffeetrinken ohne Rücksprache mit BewohnerInnen umgestellt usw. (S. 283 ff.). Solch relativ dominantes Verhalten ist nach unseren Beobachtungen (in einer extrem viel kürzeren Zeitspanne als die Ethnologin einsetzte) selten. Allerdings existiert für Mitarbeiterinnen ein Zwang zur «Reduktion der Komplexität». Mitarbeiterinnen haben tatsächlich Vorstellungen über Präferenzen der Anvertrauten gewonnen. Sie unterliegen in ihren Arbeiten einem gewissen Zeitdiktat und haben von den Gruppennormen übernommen, dass Bewohnerinnen Entscheide von ihnen gefällt haben möchten. Koch-Straube folgert: «Im nicht unterbrochenen Prozess der geforderten und akzeptierten Anpassung verinnerlichen die alten Menschen (...) ein Selbstbild, das zunehmend der Eigenständigkeit und Durchsetzungskraft entbehrt. Sich schwach, abhängig und schutzbedürftig zu empfinden, wird unwiderruflich und selbstverständlich» (S. 301).

Ohne der grossen Zahl von Beobachtungen und Überlegungen der Autorin gerecht werden zu können, seien abschliessend noch fünf Hinweise zusammengefasst, die geeignet erscheinen, Diskussionen über qualitative Dimensionen des eigenen Heimes zu stimulieren.

Koch-Straube hält fest, im analysierten Pflegeheim existiere Gemeinschaft nur als Fiktion. Auch wenn pro Tag manche Stunde zusammengesessen werde (im Aufenthaltsraum, beim Essen und bei den Aktivitäten), könne keine Gemeinschaft entstehen, da das unabdingbare Pendant, der Schutz des Privaten nicht garantiert sei. Die Autorin ist in ihrer Feststellung zu unterstützen: «Auf Gemeinschaft können sich Menschen in unserer Kultur (...) nur einlassen, wenn auch der Schutz des Privaten gewährleistet ist» (S. 327). Und der Schutz des Privaten ist im «Sommerberg» lange nicht ausreichend garantiert.

Die Autorin wünscht sich von Mitarbeiterinnen ein bewussteres Gegensteuern «gegen die Verführung durch die BewohnerInnen einerseits und gegen eigene Machtbedürfnisse andererseits» (S. 333). Die BewohnerInnen setzen ihre soziale Energie primär zur Artikulation von Wünschen nach Kontakten mit den Pflegenden ein. «Die anderen BewohnerInnen geraten leicht in die Position von Störenfrieden in diesem Versuch, die Aufmerksamkeit auf sich zu ziehen, da sich viele BewohnerInnen nur wenige MitarbeiterInnen teilen müssen» (S. 332).

Ein Pflegeheim ist für Bewohnerinnen ein Ort der Sicherheit. Sie sind sicherer als im früheren Haushalt, u. a. weil vom Personal immer jemand abrufbar ist. Man fühlt sich gut «aufgehoben». Manche vermögen zu hoffen, dass die Beschwerden und Leiden für einige Zeit stabilisiert werden können. Zu Recht macht die Autorin auf den «Doppelcharakter der Institution» aufmerksam, welche zugleich eben auch Unterordnung verlangt, Entfaltungsmöglichkeiten einschränkt und markante soziale Kontrolle ausübt. «Die Unauflöslichkeit ihrer Situation zwingt die alten Menschen dazu, den Zwangscharakter der Institution weitgehend auszublenden. So entsteht zwischen allen Beteiligten, den MitarbeiterInnen, den alten Menschen und den mit dem Pflegeheim befassten Aussenstehenden eine Koalition des Verdrängens, das sowohl der allgemeinen Beruhigung als auch dem Ertragen der Situation dienlich ist» (S. 341).

Auf der Basis unserer Kontakte mit Heimen vermögen wir uns der Diagnose nicht umfänglich anzuschliessen. Nach unseren Erfahrungen engagiert sich eine grössere Zahl von Mitarbeiterinnen dafür, den «Doppelcharakter» nicht so prägnant zum Tragen kommen zu lassen wie im Pflegeheim Sommerberg. Als Element beim systematischen Nachdenken über Schwächen im eigenen Heim ist aber auch dieser Denkanstoss von Koch-Straube tauglich.

Beim Eintritt ins Heim ortet die Autorin gravierendere Probleme. In der Sprache der Ethnologin fehlt es bei diesem wichtigen Einschnitt an «lehrenden Ritualen»: «Die Alltagsrituale im Heim gewähren (…) keine oder eine nur unzureichende Interpretation des Geschehens im Übergang und zu geringe Unterstützung für die Initiation der BewohnerInnen auf ihrem Weg vom Leben zum Tod. Die alten Menschen bleiben mit dieser Aufgabe weitgehend allein» (S. 353).

Koch-Straube präsentiert auch Überlegungen, denen wir nach unseren eigenen Erfahrungen in Deutschschweizer Pflegeheimen nicht zustimmen können. Als Beispiel dafür kann hier die Kritik an Aspekten der Pflege erwähnt werden. Die Autorin sieht eine relativ starke Verbindung zur Akutmedizin und stellt u. a. fest: «Auch eine alltägliche Begegnung zwischen den Menschen, die sich auf die heilende Wirkung des Wortes (Zuspruch und Zuhören) und der Hände (Berührung) besinnt, wird dem Diktat der Körper- und Krankheitsversorgung untergeordnet. Eine Stimulierung der Sinne mit dem Ziel der Aktivierung von Selbsterfahrung und Lebensfreude unterbleibt weitgehend» (S. 351).

Im Laufe unserer Qualitätsbeurteilung von Heimen haben wir eine grössere Zahl von Kadermitgliedern in der Pflege angetroffen, die ihre Aufgaben längst nicht nur als Delegation der Medizin versteht. Ein Teil von ihnen stemmt sich auch erfolgreich gegen problematische Ausprägungen moderner Medizin, wie sie Koch-Straube – einseitig gestützt auf Basaglia – skizziert. Auch die nicht unbedeutende Präsenz komplementärmedizinischer Elemente und Techniken in den uns bekannten Heimen sollte auf dieser Ebene mitbeurteilt werden. Um noch etwas konkreter zu werden: Wir kennen eine ganze Anzahl von Heimen, in denen die konsequente Umsetzung der Kinästhetik mit allen Mitarbeiterinnen erfolgte, die in direktem Kontakt mit Bewohnerinnen und Bewohnern stehen. Dabei ist dann Kinästhetik bedeutend mehr als das Gestalten von Bewegungsinteraktionen und hilft mit, Bewohnerinnen (und sich selber) als fähige Menschen mit eigenen Lebens- und Bewegungserfahrungen wahrzunehmen.

Unter dem Zwischentitel «Beruf Altenpflege» mahnt Koch-Straube, die real existierenden Probleme nicht «mit den ungünstigen Rahmenbedingungen (Personalschlüssel, Ausstattung des Arbeitsplatzes, Ausbildung, Bezahlung) und dem geringen Stellenwert, der dem Beruf der Altenpflege insgesamt beigemessen wird (Image, Ausgrenzung), der besonderen Belastung, der die MitarbeiterInnen ausgesetzt sind oder gar mit Persönlichkeitsdefiziten der in der Altenpflege Tätigen (Auswahl, Motivation) zu begründen» (S. 357). Solche Erklärungsmomente blieben an der Oberfläche, auch wenn ein ganzer Strauss von Indikatoren zur Beweisführung beigezogen würde. Es ist, als würde man verstopfte Strassen mit den vielen Autos begründen.

1.5 Hotel oder Heim?

Mit dem Referieren einer gedruckten ethnologischen Dissertation, die eine starke organisationssoziologische Komponente aufweist, möchte der Blick auf ein Heim gelenkt werden, welches sich ganz anders als der «Sommerberg» präsentiert. Während der «Sommerberg» in allem nur Pflegeheim ist, möchte Meadows of Madison[10] (der Deckname, den die Autorin dem beurteilten Heim gibt) möglichst in keinem Aspekt als Heim verstanden werden. Die Institution scheint mit Bezug auf die Pflegebedürftigkeit der 86 Bewohnerinnen mit einem Alters- und Pflegeheim in der Deutschschweiz vergleichbar zu sein. Aber es definiert sich anders: als Residence mit einem sehr gut geführten Restaurant. Den Bewohnerinnen wird in der gewinnorientiert geführten Institution geboten, was man nur in sehr wenigen Heimen im deutschen Sprachraum erwarten darf: Beim Essen versucht man sehr konsequent jeden Spezialwunsch zu erfüllen. Insbesondere fällt das Morgenessen sehr variantenreich aus: Würstchen mit Rösti, Omeletten, Eier in verschiedenen Ausgaben, Früchte, Frühstückssteaks, Birchermüesli, Bretzel mit Frischkäse usw. Wenn püriertes Essen angeboten werden muss, so legt man grosses Gewicht darauf, dass es sich sehr schön präsentiert. Beim Geburtstagsessen, das in einem speziell geschmückten Zimmer mit Angehörigen eingenommen wird, scheint es selbstverständlich zu sein, dass Hummer verlangt werden kann.

Die Aktivierungstherapie, welche an allen sieben Tagen der Woche angeboten wird, umfasst 60 Stunden. Obwohl die Aktivierungstherapie also auch am Sonntag benutzt werden kann, regte sich an einem der Sonntage der Verwaltungs-

---

10 B. C. Farmer, a. a. O.

direktor beim Besuch in der Aktivierungstherapie auf und meinte, da sei es ja so still wie in einem Pflegeheim. Gerade dies will man aber nach der dominanten Vorstellung nicht sein. Für einen Ausflug mit Bewohnerinnen lädt man lieber in ein gediegenes als in ein kostengünstiges Restaurant ein usw.

Die Autorin testete bei ihrer Analyse ein Organisationskonzept, welches sich an die Klimakunde anlehnt. Sie geht dabei von der Überlegung aus, dass das Klima (nicht das Wetter) auch das Zusammenleben der Menschen in der Gegenwart und in der Vergangenheit wesentlich mitbestimmt habe. Ob die ethnographische Analyse innerhalb dieses Konzeptes geglückt ist oder nicht, steht hier nicht zur Diskussion. Dagegen ist die Beweisführung, dass es sich um ein nettes (nice) Haus handelt, überzeugend.

«Nett» soll alles sein. Selbstverständlich tragen nicht nur die Möblierung, die Architektur und die Umgebungsgestaltung zur Erreichung des Ziels bei. Die Angestellten sind in aller Regel tatsächlich sehr nett zu den Bewohnerinnen. Wenn dem nicht so ist, wird sofort für Abhilfe gesorgt. Die Regel ist z. B. auch, das Mitarbeiterinnen Bewohnerinnen nicht mit dem in den USA gängigen «Hi» begrüssen, sondern immer «Guten Morgen» resp. «Guten Abend» sagen und den Namen anfügen. Alle sind nett zu den Gästen. Mitarbeiterinnen strengen sich immens an, Ausprägungen der Nettigkeit glaubhaft zu erfüllen. Der Leiter der Aktivierungstherapie liess z. B. sein jüngstes Kind im Heim taufen, damit die hochbetagten Bewohnerinnen wieder einmal dieses Erlebnis hatten. Die Bewohnerinnen sind nett untereinander, wie Angehörige nett zu allen Bewohnerinnen sind. Es resultiert in diesem Sinne «ein warmes Klima».

Die Autorin vergibt aber viel von ihrer langen Beobachtungszeit im Heim, wenn sie die sehr grosse Zahl von Eindrücken mit Hilfe eines einzigen Makrokonzeptes deutet. Ohne einen Bezug zum fast 20 Jahre älteren Buch von Foster und Anderson[11] stellt Farmer eindrückliches Material für einen der von den beiden Autoren herausgearbeiteten Idealtyp zum amerikanischen Umgang mit dem Alter zur Verfügung: «sich dem System entziehen» *(escape the system)*. Das Heim scheint die organisatorischen Bedingungen zu bieten, um dem Alter mit seinen als negativ perzipierten Konsequenzen teilweise entfliehen zu können.

Die Bewohnerinnen müssen sich gegenseitig bestätigen, dass die Institution «a nice place» sei, wobei öfters fast verschämt noch beigefügt wird: «(...) wenn man hier sein muss». Das Klima wird also in nennenswertem Ausmass auch durch die Bewohnerinnen beeinflusst. Weil «nice» von allen als wünschenswerter Wert betrachtet wird, stützt man die Anstrengungen des Heimes. Die Bewohnerinnen machen sich untereinander klar, dass alle ihren Anteil zum netten Haus leisten müssen. Wenn bei jemandem der Zipfel einer Windel heraushängt, dann ist dies

---

11 G. Foster und B. Anderson, Medical Anthropology, New York 1978.

umgehend zu verdecken – das darf nicht zum Erscheinungsbild gehören, obwohl (so behauptet die Autorin) die Mehrzahl Windeln oder mindestens Einlagen trägt.

Die zentrale Leitidee, der immer wieder Ausdruck verliehen wird, stimmt in dieser Institution in vielen Aspekten, aber nicht in Bezug auf die Pflege. Man will wie ein Hotel sein. Tatsächlich sind die Gäste aber nicht für einen relativ kurzen Aufenthalt dort; man wohnt in diesem Haus in der Regel bis zum Tod.

Und trotzdem bemühen sich die Mitarbeiterinnen intensiv, ihren Beitrag zum real existierenden «netten Haus» zu leisten. Wie wird dies erreicht? Zum einen durch eine gewisse Inzucht beim Kader: Wenn diese Heimkette ein neues Heim eröffnete (aktuell besitzt sie sechs Heime, ein siebtes ist in Planung), hat man Kadermitglieder von einem schon seit einiger Zeit betriebenen Heim versetzt und am früheren Tätigkeitsort unteres Kader befördert. Zudem legt man offensichtlich grosses Gewicht auf eine sorgfältige Personalselektion und scheint einen überdurchschnittlich hohen Anteil von Personen mit längerer formaler Ausbildung zu rekrutieren.

Wichtig ist aber auch – und dies hebt Farmer in einem eigenen (kurzen) Kapitel mit dem Titel «Rules, Rules, Rules» heraus –, dass das Haus ein sehr umfangreiches Regelwerk in einer sehr grossen Zahl von Handbüchern festgelegt hat (wie dies auch amerikanische Hotelketten machen). Dort wird normiert, wie Bewohnerinnen im Speisesaal zu plazieren sind, welche Kleidungsstücke Mitarbeiterinnen zu tragen haben (bis zu den Socken), wer die verschiedenen Thermostaten verändern darf, was mit Bezug auf den Lärmpegel gilt, welche Usanzen im Umgang mit Angehörigen und anderen Besuchern einzuhalten sind usw.

Primärer Zweck des Regelwerkes ist das Gewinnen aller Mitarbeiterinnen für die geltenden Vorstellungen über die Gestaltung des Zusammenlebens. Neueintretende werden denn auch intensiv geschult. Sekundär kommt dann aber die Vorstellung zum Tragen, dass mit der konsequenten Umsetzung von festgelegten Normen Chaos vermieden werden könne. Chaos wird darum negativ bewertet, weil es die nette Atmosphäre stören könnte. Gegenüber der Gefahr des Aufkommens eines Chaos ist präventiv vorzugehen. So wird ein Mitarbeiter der Verwaltung von der Autorin zitiert, der verlangt, ein Treffen mit der nächsten Angehörigen solle lieber kurzfristig angesetzt werden: «Mit der grösseren Zahl der neuen Eintritte muss die Zusammenkunft sehr bald stattfinden, damit sich nicht schlechte Gewohnheiten entwickeln – wir müssen sie sehr bald mit unsern Regeln bekannt machen».

Wenn der Verdacht aufkommt, Farmer karikiere ein Heim, so geschieht dies zu Unrecht. Es handelt sich um ein existierendes Heim. Und dieses Heim bietet eine breite Leistungspalette (z. B. sehr engagierte und gekonnte Physiotherapie), ausgesuchte Höflichkeit im Umgang mit den Bewohnerinnen und den Besuchern und eine hervorragende Küche. Im Buch wird aber mehrere Male darauf aufmerksam gemacht, dass sich die Pflegedienstleiterin gegenüber Vorstellungen anderer Mitglieder des Kaders mit dem dezidierten Einwand wehrte: «Aber wir sind doch ein Pflegeheim!» oder «Und trotzdem sind wir ein Pflegeheim».

Es ist sicher der Autorin anzulasten, dass sie ausschliesslich ihren Blick auf die Ideologie des «Nettseins» richtete. Sie beschreibt z. B. nicht, wie der Umgang mit hirnorganisch geschädigten Menschen gestaltet wird und wie man in diesem Heim stirbt. In einem sehr kurzen Kapitel (S. 102–107) tönt Farmer die Problematik des Versteckens körperlicher Beeinträchtigungen, der Ängste und des Leidens an. «Der Inhalt der zentralen Werte ist charakterisiert durch Gegensätze, welche bei Gelegenheit eindrücklich zum Vorschein kommen. Die Normen mit Bezug auf Dienstleistungen, das Erscheinungsbild, aber auch die Rechte der Bewohnerinnen stehen oft in Konflikt besonders zur Grundpflege». Sogar der Besitzer der Heimkette/Hotelgruppe muss zugeben, dass es zwischen der von der Organisation gepflegten Ideologie und den speziellen Herausforderungen in der Betreuung von hochbetagten Pflegebedürftigen gravierende Brüche gibt. Er meint, und aus der Perspektive von Alters- und Pflegeheimen ist dies in seiner Klarheit sogar demaskierend: «Vielleicht sind wir tatsächlich eher (als ein Hotel) wie ein mildes Anästhetikum – wir machen dieses Leben einfacher» (S. 205).

Die Autorin hält gegen den Schluss fest, dass das Gesamtkonzept von Meadows of Madison nicht stimme: «Krankenpflege, die auf einer Ethik der Sorge (Care) für das physische und psychische Wohlergehen der Anvertrauten basiert, ist nicht vereinbar mit dem höflichen, respektvollen, aber grundsätzlich distanzierten Verhalten und der Einstellung von Hotelangestellten» (S. 106). Es ist Stärke und Schwäche des Buches zugleich, dass hauptsächlich Äusseres und leicht Beobachtbares aus sehr erheblicher Distanz betrachtet wird. Leiden und Sterben scheinen verdrängt, offensichtlich sogar erfolgreich verdrängt. Man wird an «Tod in Hollywood»[12] erinnert: Es geht nicht um das Sterben und den Tod; es geht um ein relativ würdiges, aber nicht berührendes Abschiednehmen und Verabschieden.

1.6 Sterben und Tod im Heim

Im Hotel resp. Pflegeheim von Farmer ist nie vom Sterben zu lesen. Sterben und Tod, ein Thema, «das zugleich aussergewöhnlich ist (wir sterben nur einmal) und eine fundamentale Banalität darstellt (wir sterben alle)»[13], ist Gegenstand der zu referierenden Dissertation. Dabei bildet aber nicht das Sterben von Bewohnerin-

---

12 E. Waugh, Tod in Hollywood, Zürich 1994.
13 C. Salis Gross, a. a. O., S. 1. (über den Buchhandel nun: C. Salis Gross, Der ansteckende Tod, Frankfurt und New York 2001.)

nen das Erkenntnisobjekt – im Zentrum stehen vielmehr die beruflichen Strategien des pflegenden Personals in der Bearbeitung von Sterben und Tod.

Die ethnologische Studie in einem Berner Alters- und Pflegeheim beruht auf einem umfassenderen Projekt, bei dem nach Sequenzen des «ganz gewöhnlichen Todes» im Zentrumspital, bei einem Bestattungsunternehmen, auf einem Friedhof und eben auch in einem Altersheim mit Pflegeabteilung gesucht wurde.

Im ersten Teil der Dissertation werden die theoretischen und methodischen Voraussetzungen der Analyse ausgelegt. Diese werden hier nicht zusammengefasst. Der Verzicht ist nicht leicht gefallen, da Salis Gross von allen Autoren, deren Analysen in diesem Kapitel referiert werden, die ausführlichste methodische und methodologische Auseinandersetzung bietet. Dies ist sicher auf das Interesse der Autorin zurückzuführen, wobei aber mindestens auf zwei weitere Einflussfaktoren aufmerksam zu machen ist: Im Gegensatz zu den USA ist die Ethnologie mit Bezug auf soziokulturelle Phänomene in der Schweiz noch nicht so etabliert, dass Ausführungen zur Methodik nur eine Wiederholung von schon Bekanntem bieten würden. Erst recht ruft aber die zu behandelnde Thematik dann nach einer methodischen Klärung des Forschungsfeldes.

Koch-Straube wagte den schon fast heroischen Versuch, möglichst die Totalität eines Pflegeheimes zu dechiffrieren. Aus der Gewaltanstrengung (die sich auch in der mehr als ein Jahr dauernden Präsenz im Heim spiegelt) gewann sie aber auch einen diskreten Interpretationsfreiraum: Weil so viel zu deuten war, konnte sie ohne Begründung bei jedem einzelnen zu interpretierenden Tatbestand auslesen. Dies gilt nicht für Salis Gross. Ihr Untersuchungsgegenstand ist Sterben und Tod als sozial produzierte und kulturell konstruierte Grösse und die Bewältigung durch das pflegende Personal. Salis Gross hatte sich damit auf die ethnologische, soziologische und psychoanalytische Literatur zur Deutung ihrer Beobachtungen zu stützen.

Heute dürfte etwas mehr als ein Siebtel der Menschen in der Schweiz in einem Alters- und Pflegeheim sterben. Dieser Anteil wird in der näheren Zukunft zunehmen, weil der «Altersheimteil» von Alters- und Pflegeheimen immer stärker zurückgeht, also immer mehr Menschen mit schwereren gesundheitlichen Beeinträchtigungen eintreten. Dieser Eintritt erfolgt immer später. «Die Erhöhung des durchschnittlichen Alters ihrer (…) Bewohnerinnen macht die Altersheime zu Sterbeorten und verleiht ihnen damit eine Funktion, für die sie nicht oder nur teilweise vorgesehen waren» (S. 247).

Die Autorin verfügte zu Beginn ihrer Analyse über ausgezeichnete Kenntnisse des bernischen Altersbereiches. Sie war, teilweise noch während der Zeit der teilnehmenden Beobachtung, im zuständigen kantonalen Departement (Landesministerium) für Fragen der Altersplanung und der ambulanten Versorgung der Bevölkerung zuständig. Um mit den Perspektiven der Pflegenden vertraut zu werden, arbeitete sie als Pflegehilfe in der Institution Rosenheim. Das Rosenheim,

Ende der siebziger Jahre gebaut, war als Wohn- und Leichtpflegeheim konzipiert. Wer einmal in dieses Heim eingetreten ist, kann in aller Regel bis zum Tod dort bleiben. Das Durchschnittsalter der Bewohnerinnen betrug zum Zeitpunkt der Beobachtung 86 Jahre.

Die Autorin berichtet über drei Phasen ihres Tätigseins im Feld, ohne aber zu notieren, wieviele Monate die einzelnen Phasen dauerten. Nach der schon erwähnten Mitarbeit als Pflegehilfe begleitete Salis Gross in der zweiten Phase alle im Heim tätigen Berufsgruppen (Verwaltung, Hausdienst, Küchenchef, Hausmeister, Heimarzt, Pfarrer, Kader des Pflegedienstes usw.). Dies war notwendig, um den Gegenstand der Beobachtung sorgfältig ausleuchten zu können, und mindestens nach dem Tod einer Bewohnerin ist tatsächlich die überwiegende Mehrheit der Berufsgruppen involviert. Eine wesentliche Folgewirkung war auch: «Unterdessen kannten mich praktisch alle Personen des Heims und ich konnte in der Folge jeweils relativ problemlos in mein Pflegetenue steigen und als Hilfe am Alltag teilnehmen oder als Beobachterin oder Interviewerin im Feld anwesend sein» (S. 124).

Als sich dann im Spätherbst die Todesfälle häuften, wurde eine dritte grössere Erhebungsphase eingeleitet: Salis Gross versuchte, bei möglichst allen Todesfällen im Heim anwesend zu sein und die Tätigkeiten und Reaktionen der Mitarbeiterinnen und Mitarbeiter zu dokumentieren.

Die Auseinandersetzung der Pflegenden mit dem Tod einer Bewohnerin geschieht meist längere Zeit vor der Sterbephase. «Innerhalb der Organisation werden die Bewohnerinnen von den Berufsakteuren wie von den Pensionärinnen selber in zwei Grobkategorien eingeteilt, welche jeweils bestimmte Attribute im Hinblick auf den bevorstehenden Tod kennzeichnen und denen jeweils unterschiedlich begegnet wird. Die ‹rüstigen› Betagten werden als noch relativ weit vom faktischen Lebensende entfernt gesehen und von den ‹abgebauten› Bewohnerinnen des Altersheims deutlich unterschieden. Im Rosenheim befinden sich alle Beteiligten in einem permanenten Prozess des Definierens, der dieser strukturellen Zweiteilung folgt, der die beiden Pensionärinnenkategorien physisch und symbolisch auseinanderhält. Wichtige Indikatoren für die Unterscheidung von Rüstigen und Abgebauten sind z. B. die Bewegungsfreiheit der Pensionärinnen im Raum, ihre Selbständigkeit im Hinblick auf die Nahrungsaufnahme und die körperlichen Ausscheidungen sowie ihre geistige Wachheit» (S. 148).

Eine der interessanten Beobachtungen der Forscherin weist darauf, dass der möglichst selbständige Zugang zum öffentlichen Raum des Parterres ein wichtiger Faktor für die Einteilung in die beiden Gruppen ist. «Wer unten isst, gehört in der Regel noch deutlich zur ersten Gruppe, wer oben isst, ist schon eher auf der anderen Seite» (S. 149). Die erwähnte Gruppenbildung ist auch vor dem Hintergrund des emotionalen Engagements der Pflegenden zu deuten, unterliegt doch die pflegerische Arbeit einem «zentralen Dilemma»: «Beruflich auf die Bewahrung und die Wiederherstellung von Gesundheit vorbereitet, haben die Pflegenden im Altersheim das Sterben zu erleichtern und zu ermöglichen. Ihre Ausbildung bereitet die Schwestern zwar seit einigen Jahren verstärkt auf die Anwendung palliativer Massnahmen und auf die Begleitung von Sterbeprozessen vor. Dennoch wiederholt sich der ursprüngliche Zwiespalt: Die Forderung nach Aktivität, danach, den Tod hinauszuschieben und sterbenden Patientinnen beispielsweise Angst-, Durst- und Schmerzfreiheit zu gewähren, kommt mit dem ebenfalls beruflich motivierten Anspruch in Konflikt, ein würdevolles Sterben nicht durch Massnahmen zu behindern, das Zwangsläufige geschehen zu lassen, also u. U. gerade nichts zu unternehmen. Die Normen und Richtlinien, welche die pflegerische Arbeit orientieren sollen, sind nicht problemlos und widerspruchsfrei anzuwenden» (S. 248).

Es wäre allerdings falsch anzunehmen, die erwähnte Gruppenbildung geschehe in einem Akt des (nicht humanen) «Abstempelns». Auch scheinbare Klarheit kann durch das Verhalten von Bewohnerinnen wieder negiert werden. Beunruhigend ist dann, wenn die Autorin festhält: «Dasselbe geschieht oft, wenn neues Personal eingesetzt wird» (S. 152). Herr Moser, welcher als Beispiel für den gerade festgehaltenen Hinweis dient, wird wohl jeder Pflegenden, welche von ihm liest, im Gedächtnis bleiben: Weil eine Praktikantin nicht wusste, dass Herr Moser überhaupt nicht mehr spricht und «ziemlich immobil» war, versuchte sie mit ihm ein Gespräch zu führen und animierte ihn, sich auch auf die Waage zu stellen. «Herr Moser sprach zwar kaum, aber immerhin teilte er der Praktikantin mit, dass er 80 kg wiege. Er ging anschliessend mit ihr zu Fuss zur Waage, um ihr diese zu zeigen, und darauf in den Gemeinschaftsraum» (S. 152). Nach diesen Mitteilungen der Praktikantin am Gruppenrapport, die einigermassen erstaunt zur Kenntnis genommen wurden, erlebte Herr Moser eine Verschiebung in seiner «Bewertung» von «abgebaut» zu «rüstig». Die Kolleginnen entschlossen sich auch, diesen Bewohner nun erneut sprachlich mehr zu fordern «und ihm statt den Rollstuhl nur noch das Böckli anzubieten».

Die differenzierten Hinweise von Salis Gross lassen die folgende Feststellung als zwingend erscheinen: «Das Personal verfügt in seinem gesamten Arbeitsalltag also über subtile Möglichkeiten der Denotation (explizit) und Konnotation (implizit) zur Bestimmung von Gesundheit und Gebrechlichkeit, von Autonomie und Todesnähe, von Rüstigkeit und Abgebautheit der Pensionärinnen» (S. 153 f.). Aus den «Abgebauten» wurden auch die «Todeskandidatinnen» bestimmt. Dies ist so zu verstehen: «Auch wenn die Angestellten innerhalb des Altersheimes niemanden direkt als solche bezeichnen würden, ist diese Kategorie in ihrer ganzen Implizitheit eine zentrale. Um vom nächsten Todesfall nicht zu sehr überrascht zu werden, spekulieren die Pflegenden darüber, welche Pensionärin nun dem Tod am nächsten steht. Das Bestimmen von Todeskandidatinnen ist auf Grund meiner Beobachtungen im Altersheim demnach als berufliche Strategie zu verstehen. Sie büsst übrigens nichts von ihrer Wirksamkeit ein, wenn sie den Beteiligten unbewusst bleibt» (S. 155).

Wenn jemand gestorben und beerdigt ist, stellt sich dem Personal umgehend wieder die Frage nach «Todeskandidaten». Dies ist keineswegs als so brutal zu verstehen, wie es sich hier liest. Man muss sich eher vorstellen, dass Pflegende sich und andere fragen, wer denn als nächster stirbt. Verdienst der Doktorandin ist, die Sinnhaftigkeit mit der beruflichen Tätigkeit überlegt zu deuten – so u. a.: «Der Vorgang ist der deutlichste Ausdruck pflegerischer Bemühungen, den allzeit und überall im Heim drohenden Tod einzugrenzen und dadurch seine Gefährlichkeit und gleichzeitig die Unsicherheiten der Angestellten des Heims zu reduzieren» (S. 253).

Mit der chronologischen Beschreibung zweier Todesfälle – Frau Born und ihr friedliches Einschlafen und der «chaotische» Sterbeverlauf von Frau Meier – werden zwei unterschiedliche Prozesse annähernd idealtypisch beschrieben. Bei Frau Born wurde das pflegerische Ziel «Kein Durst, keine Angst, keine Schmerzen» weitgehend erreicht. Frau Born war «eine selbstbewusste Todeskandidatin: Sie konnte klar und offen sagen, was sie noch machen und haben wollte, sie war aktiv beteiligt an der Gestaltung ihres Sterbens sowie an den Regelungen, welche die Zeit nach ihrem Tod betrafen. Das empfanden die Pflegenden als entlastend» (S. 160). Sie zog sich allmählich ganz auf ihr Zimmer zurück. Frau Born dämmerte dann immer mehr vor sich hin und zeigte auch eine generelle Abneigung gegen das Essen. Sie hatte mehrfach und glaubwürdig den Wunsch geäussert, sterben zu können. Es war wie ein langsames Entschlafen. «Sie gab sich nicht wehleidig und meistens vermittelte sie den Eindruck, allfällige Schmerzen zu ertragen. Dieses Verhalten trug noch einmal zur Beruhigung des Personals bei» (S. 164).

Frau Meier erhielt einen chaotischen Sterbeverlauf zugeschrieben. Nach dem Tod ihres Mannes, der mit ihr im Heim zusammenlebte, ging es Frau Meier schlechter. Als sie vom Ehepaarzimmer dann in ein Einzelzimmer wechseln musste, verschlimmerte sich ihre Depression. Stabilisierung brachte zeitweise die besondere Zuwendung eines Praktikanten. Frau Meiers Befinden war von Schwankungen geprägt – Zeichen eines bevorstehenden Sterbens waren zwar wahrnehmbar, aber nicht eindeutig zu interpretieren: «Die Atmungsprobleme, die Verfärbung der Extremitäten, das unregelmässige Ausscheiden von Urin und Darminhalt wurden durchaus bemerkt, aber erst im Nachhinein brachte man sie offen in Zusammenhang mit dem bevorstehenden Tod» (S. 169).

Beim Nachtessen im Gemeinschaftsraum kollabierte die Bewohnerin. Zuerst gab sie das Essen wieder von sich und verfärbte sich unter Atemnot blau. Die Pflegenden schafften die Sauerstoffflasche von einem anderen Stock her – die Maske konnte aber nicht mehr richtig angezogen werden. Frau Meier wurde auf ihr Zimmer gefahren; auf der Fahrt verstarb sie.

Beim vorangehend erwähnten schwierigen Sterbeverlauf von Frau Meier wurde in der Hektik entschieden, Sauerstoff zu geben. Die Autorin folgert: «Der Einsatz beispielsweise einer Sauerstoffmaske ist aber nicht einfach der Versuch, gefährdetes Leben zu retten oder zu verlängern oder das Sterben zu erleichtern. Er übernimmt auch eine wichtige Funktion in der Gestaltung des Verhältnisses zwischen Pflegenden und Gepflegten. Ein Gerät wird zwischen Pensionärin und Personal geschoben, das schon so etwas Distanz schafft und damit den Pflegenden einen Teil ihrer Aufgabe abnimmt, die u. a. in der Einhaltung jener Distanz besteht, welcher sie zur Verrichtung der pflegerischen Aktivitäten bedürfen. Die Verantwortung ist nun – wenigstens scheinbar – aufgeteilt, und das kann für die Pflegenden einen beruhigenden Effekt haben. Aber durch die Verwendung eines Apparates, der unter Umständen eine lebenswichtige Funktion zu garantieren vermag, wird die Aufgabe des Personals auch komplexer: Ist eine Maschine eingesetzt, so muss irgendwann einmal der Entscheid fallen, sie abzustellen …» (S. 171). Gestützt auf den Sterbeverlauf von Frau Meier legt Salis Gross dann die folgende Beobachtung und Erklärung vor: «Die bei dramatischen Sterbeverläufen zu beobachtende (…) Veränderung der Arbeitsgeschwindigkeit ist als Abwehrmechanismus deutbar, der es erlaubt, die Spannung motorisch und sozial abzuführen» (S. 175).

Unter dem Zwischentitel «Ordnung durch rasches Handeln nach dem Exitus» (S. 178) wird erklärt, dass schnelles Aktivwerden auf eine ganze Anzahl von Begründungen bauen kann. Der Leichnam soll möglichst schnell transportbereit sein; die Totenstarre darf nicht die Arbeit des Herrichtens erschweren; die Angehörigen sollen einer schönen Verstorbenen begegnen usw. Mindestens ein zusätzlicher Grund sollte in die Reflexion einbezogen werden: «Den eben noch lebenden Körper unbearbeitet sich selbst zu überlassen, hiesse auch, u. U. eigene Ängste vor dem Sterben ganz ungeschützt zu spüren» (S. 178).

Die Zeit kurz nach dem Eintritt des Todes ist angstbesetzt. Die Autorin, welche wie Koch-Straube die Begrifflichkeit der Psychoanalyse beizieht, kommt dabei zu interessanten Schlüssen, von denen aber nur ein Element hier wiedergegeben wird: «Die Angst, dass eine Tote die Augen aufschlägt, dass sie vielleicht noch nicht tot ist, gehört ebenso hierher wie die besonders deutliche Angst davor, von einer Leiche angesteckt zu werden, sich an ihr den Tod zu holen und auf diese Weise gleich zu werden wie sie. Solch imaginär-soziales Verhalten erlaubt es durch einen aggressiven Akt der Phantasie, die eigenen aggressiven Impulse zu kontrollieren, indem die potenzielle Gewalt ganz dem Leichnam zugeordnet, auf ihn projiziert wird. Die gegen eine Sterbende aufkommende Aggression kann hier als die Markierung der Vitalität der Lebenden interpretiert werden. (…) Die vermutete Infektionsgefahr bezeichnet die Intensität der Identifikation und damit das Mass der eigenen Angst vor dem Sterben oder das Mass des Lebenswillens» (S. 201 f.).

Und wie Koch-Straube zeigt auch Salis Gross auf Ohnmacht (S. 196 und S. 200), welche in Aggression umschlagen kann, wobei «aber nicht in Vergessenheit geraten (soll), dass die Beziehung des Pflegepersonals zu den Pensionärinnen sich nicht in Aggressionen erschöpft, dass die Beziehungen zwischen den Beteiligten durchaus auch liebevoll und zärtlich oder distanziert und desinteressiert sein können» (S. 200). Dies nicht zuletzt auch darum, weil die Pflegenden am Sterbenden Grenzen ihres grundsätzlich auf das Leben ausgerichteten Handelns erfahren.

Der Reinigung des Zimmers kommt in der Deutung der Ethnologin mehrfache Interpretation zu. Mit der Desinfektion, die im beobachteten Heim Usanz ist, wird u. a. auch gedanklich das «Leichengift» neutralisiert: «Von der Anwendung eines «Medikaments» erhofft man sich die «Genesung» des Zimmers, sie soll auch die unsichtbaren Spuren der Verstorbenen zum Verschwinden bringen, die von ihnen ausgehenden Gefahren unschädlich machen. Die Möglichkeit der Ansteckung durch Leichengift liefert auch hier die rationalisierte Begründung für eine (rasch durchgeführte) Aktivität, die damit jedoch nicht ihre einzige Erklärung gefunden hat. Obwohl die Wahrscheinlichkeit einer Infektion sehr gering ist, wird die Massnahme mit grosser Regelmässigkeit durchgeführt. Auch sie bekämpft dabei eben nicht nur materielle Gefährdungen, sondern sie befriedigt das Bedürfnis, die Bearbeitung des Todesfalles nun wenigstens im Heim endgültig abschliessen zu können» (S. 234).

In der Regel putzt das Pflegepersonal in diesem Heim nicht. Um so auffälliger ist dann, wenn es sich nach einem Todesfall trotzdem engagiert. Salis Gross führt dies auf den Wunsch zurück, durch Handeln aktiv Distanz zur Verstorbenen und zum Tod zu schaffen. Nach dem «chaotischen Sterbeverlauf» von Frau Meier machte sich auf der Abteilung eine eigentliche «Putzwut» breit: «Die Gruppenleiterin ordnete an, dass auf der ganzen Abteilung die Schränke mit Pflegematerial ausgewischt werden sollten, während sie mit einer Kollegin den Pflegeschrank im Sterbezimmer leerte und reinigte. Die gesamte Gruppe war so sehr mit Putzen beschäftigt, dass ihre Tätigkeit einem eigentlichen Reinigungsritual gleichkam» (S. 240).

Die Autorin assoziiert dann das Reinigen nach diesem Todesfall auch mit einer Bereinigung im Personal: «Im Anschluss an das Sterben von Frau Meier (…) stellte sich ein kathartisches Bedürfnis auch bezüglich der personellen Zusammensetzung auf der Abteilung ein – die schon vorher konflikthafte Gruppendynamik wurde angeheizt (…) Mit einiger zeitlicher Verschiebung zwar, aber dennoch teilweise auf die Gruppendynamik während und nach dem beschriebenen Todesfall zurückführbar, fand eine personelle Veränderung im Team statt: eine Pflegerin verliess das Rosenheim und suchte sich anderswo eine Stelle» (S. 241).

Es ist Stärke und Schwäche eines Teils des ethnologischen und ethnomethodologischen Arbeitens, dass eine einzelne Beobachtung komplexen sozialen Handelns (oder z. B. auch der Darstellung einer Organisation oder der Interpretation eines Dokumentes) zu Überlegungen führt, welche öfters in einen stark verallgemeinernden Rahmen plaziert werden. Ein Beispiel für diese Schwäche sehen wir bei der Feststellung von Salis Gross über die Fluktuation im Pflegepersonal: «Indem sie die Stelle wechseln, in einer anderen Einrichtung Arbeit suchen, in einem anderen Altersheim, oft aber auch in einem Spital oder in einer psychiatrischen Klinik, können Pflegerinnen lange dauernde und enge Kontakte mit Pensionärinnen vermeiden und die Trennungsarbeit deshalb routiniert und distanzierter leisten als wenn sie die betreuten Personen gut kennen» (S. 250 f.). Die Autorin hält fest, dass rund ein Drittel der Mitarbeiterinnen in der Pflege pro Jahr die Stelle wechselt. Hier wurde nach unseren Erfahrungen in Deutschschweizer Heimen unzulässig aus der Perspektive der städtischen Verhältnisse verallgemeinert.

Es wäre von grossem Interesse gewesen zu erfahren, wie sich die Prozesse unter den Bedingungen von Mehrbettzimmern abspielen. Salis Gross war in einem Heim tätig, welches praktisch nur Einzelzimmer besitzt, und die Autorin behandelte keinen Todesfall in einem Mehrbettzimmer. Dies wird ihr selbstverständlich nicht zum Vorwurf gemacht. Dagegen hätte man sich gewünscht, dass sie auf der Basis von Studien auf die speziellen Bedingungen des Sterbens von Bewohnerinnen eines Mehrbettzimmers aufmerksam gemacht hätte.

Die Stärke der erwähnten Studie liegt aber eben auch bei generalisierenden Hinweisen auf Grund einzelner Beobachtungen. Die Präsentation der Beobachtungen schafft eine gewisse Identifikationsmöglichkeit für Personen, welche in Heimen mit ähnlichen Situationen konfrontiert werden. Es ist allerdings ebenfalls darauf aufmerksam zu machen, dass das Lesen von sehr ähnlichen Situationen, wie man sie beruflich selber erlebt hat, ebenfalls zu Abwehrreaktionen führen kann.

Abschliessend ist noch anzufügen, dass bei der Zusammenfassung auch dieser Analyse manche Beobachtungen nicht im adäquaten Rahmen wiedergegeben werden konnten. Diese Feststellung gilt u. a. für die eingehaltene Distanz zu den Mitarbeitern des Bestattungsunternehmens, für die entlastende und belastende Rolle des Arztes für das Pflegepersonal, die Notwendigkeit und die Symbolik beim Verschliessen eines Zimmers nach dem Todesfall usw.

Und endlich ist anzuzeigen, dass sich ein Teil der von Salis Gross behandelten Gegenstände einem kurz gehaltenen Referieren entzieht. Es müsste im Gegenteil immer das (öfters psychoanalytisch angelegte) Interpretationskonzept dargestellt werden. Dazu gehören z. B. die Ausführungen zu den Tötungsphantasien, über «Schamangst und Schuldangst» und «Kontrastierung des Todes durch die Libido».

1.7 Zwei Welten

Gubrium thematisiert das Sterben bereits im Titel seines Buches «Living and Dying at Murray Manor»[14]. Allerdings handelt dann nur das Schlusskapitel von Sterben und Tod, und der Autor wagt sich nicht so nahe das Geschehen wie Salis Gross. Auffällig ist zuerst, dass die ins Heim eintretenden Bewohnerinnen schnell kategorisiert werden: Wenn man annimmt, Eintretende würden relativ bald sterben (wobei in keinem Fall dieses «bald» auch schon zeitlich abgeschätzt werden könnte), wird ein Zimmer auf dem 3. oder 4. Stock zugewiesen, ebenso wie man nach einer schweren gesundheitlichen Krise (z. B. Herzinfarkt oder Hirnschlag) auf eine dieser beiden Etagen transferiert wird. Das Personal bezeichnet die Bewohnerinnen auf diesen Etagen als Patientinnen – die Autoren halten sich an diesen Sprachgebrauch.

Damit resultieren aber auch eine Etikettierung und der Verlust eines nennenswerten Teiles von sozialen Kontakten im Heim. Wo Sterben und Tod gegenwärtig sind, wollen die anderen Bewohnerinnen sich in der Regel nicht hinbegeben. Dieser Tatbestand ist um so auffälliger, als alle 13 von Gubrium zur Zukunft befragten Bewohnerinnen praktisch ausschliesslich vom Tod und vom Sterben reden (S. 198 ff.). Durchwegs resultiert bei diesen Kontakten des Autors und bei weiteren Begegnungen mit Bewohnerinnen und Patientinnen, dass Sterben etwas Schlimmes ist, der Tod dagegen eine Erlösung. Sterben wird sogar als etwas Ärgerliches empfunden: «Man sollte Leute, denen es so schlecht geht, nicht hieher bringen»; «Wem es so schlecht geht, der gehört nicht in den Speisesaal»; «Es wäre am besten, ihnen separate Räume zu geben» (S. 205 f.).

Ein Teil des Personals versucht ohne grösseres Engagement, Mitbewohnerinnen zu Besuchen auf dem 3. und 4. Stock zu bewegen. Die Palette der Ausreden der Angesprochenen ist sehr breit. Nur wenn im Heim engste Freunde wohnen, darf mit gelegentlichen Besuchen auf den Pflegeabteilungen gerechnet werden.

Die Verdrängung des Todes ist phänomenal und kann in deutschsprachigen Ländern wohl kaum nachvollzogen werden. Weil die Toten in einem leeren Zimmer gewaschen und neu bekleidet werden und weil keines der Zimmer abschliessbar ist, führen sich die beiden beteiligten Pflegehilfen auf Anordnung hin so auf, als würden sie eine lebende Bewohnerin waschen und anziehen (d. h. zum Beispiel: sie reden mit der Toten) (…), es könnte ja eine Bewohnerin des Heimes trotz des aufgeklebten Verbotes in dieses Zimmer eintreten (S. 214).

Obwohl sehr viel unternommen wird, um den Tod einer Mitbewohnerin zu verheimlichen, erfährt eine grössere Zahl von Bewohnerinnen und Patientinnen,

---

14 J.F. Gubrium, Living and Dying at Murray Manor, 2. Aufl., Charlottesville und London 1997.

wenn ein Todesfall eingetroffen ist: Murray Manor verfügt über ein Lautsprecher-system, welches zumeist Hintergrundmusik verbreitet. Gemäss Instruktion wird im Todesfall ein Mitglied des obersten Pflegekaders aufgefordert, sofort auf die entsprechende Etage zu kommen. Bei allen anderen Meldungen über das System wird dagegen eine Mitarbeiterin nur gebeten, eine Telefonnummer einzustellen.

Gubrium gelingt die in der Ethnologie geforderte «dichte Beschreibung» nicht durchwegs. Mit 360 Betten handelt es sich bei diesem Heim, welches im Südosten liegt, auch für die USA um ein grosses Heim. Der Autor zitiert Aussagen von Bewohnerinnen und Patientinnen weniger häufig als z. B. Shield oder Savishinsky; dafür präsentiert er etwas mehr Ansätze zu Analysen – hier mag seine soziologi-sche Herkunft zum Tragen kommen.

Zu den Beziehungen der Bewohnerinnen nach aussen (S. 90 ff.) konstatiert er, dass ihnen höchste Priorität beigemessen wird: Gleichgültig ob man in einer kar-tenspielenden Gruppe engagiert ist, beim Abendessen sitzt oder schon im Bett liegt, wenn ein Anruf erfolgt, so wünscht man zum Telefon geholt zu werden (wenn ein Besucher erscheint, so trifft man diesen). In aller Regel ist dann auch der Informationsfluss von aussen nach innen sehr viel stärker als in umgekehrter Richtung. Was man von «draussen» hört, wird zum Gesprächsgegenstand auf der Abteilung, in einer Gruppe, beim Essen. Was sich dagegen im Heim ereignet, wird nur in bescheidenem Ausmass nach aussen weitergegeben.

Das Personal ist sich bewusst, dass die Verbindungen nach aussen (S. 98 f.) grundsätzlich zur Beeinflussung von Qualitätsaspekten des Heimes durch Aus-senstehende benutzt werden könnten. Interessanterweise scheinen sich Patientin-nen dieser Möglichkeiten sehr viel weniger bewusst zu sein. Die wenigen, welche besonders über ihre nächsten Angehörigen (und nur jene, die sie regelmässig besuchen) versuchen, Einfluss auf Veränderungen zu nehmen, erhalten zumeist das, was sie sich wünschen, sofern nicht ein grosser Aufwand resultiert. Eher zufällige Reklamationen durch Aussenstehende beachtet man dagegen nicht. Auch zu penetrantes Insistieren durch Angehörige für einen Vorteil zugunsten einer Patientin wird nicht honoriert; das Personal vertröstet zuerst, später geht man darüber hinweg.

Das Management des gemeinnützigen, von einer protestantischen Kirchen-gemeinde getragenen Heimes möchte Murray Manor zu einem der besten, wenn nicht sogar zum «qualitativ besten Pflegeheim im Staat» (S. xix) machen. Solche Perspektiven fehlen den zumeist angelernten Mitarbeiterinnen mit intensivem Patientenkontakt. Schon relativ kurz nach der Aufnahme der Tätigkeit geht es primär nur noch darum, den Zeitplan einzuhalten und innerhalb der täglichen Arbeitszeit die Patienten gemäss den Richtlinien adäquat zu versorgen. Für sie steht «bed and body work» sehr konsequent im Zentrum. Es handelt sich dabei ausschliesslich um das zwischenzeitlich sicher überholte «sauber, satt und warm». Und gerade auch darauf achtet der Top Staff konsequent (S. 147) und nicht etwa auf die Umsetzung der «grossen Ideen und Konzepte», welche bei den Zusammenkünften des obersten Kaders behandelt werden. Schon relativ wenige Monate nach Inbetriebnahme dieses Heimes haben sich zwei Welten auskristallisiert: jene des oberen und mittleren Managements und jene der Pflegehilfen, der weitaus grössten Gruppe von Mitarbeiterinnen im Heim, welche auch den intensivsten Kontakt mit den Patientinnen haben.

Dass sich Bewohnerinnen der ersten Etage als Gruppe fühlen, zeigt sich im Engagement für die blinde Patientin Blanche. Man setzt sich dafür ein, dass sie in den als Altersheim geführten Teil des Heimes zügeln sollte (S. 7). Ausser ihrer Erblindung hat sie keinerlei funktionelle Beeinträchtigungen. Blanche war wohl in dem Sinne eine Art Ärgernis für jene, welche auf der ersten Etage wohnten, als diesen demonstriert wurde, dass eben nicht alle auf den Pflegeabteilungen «so ganz anders sind» als die Bewohnerinnen im Altersheimteil.

Das sieben Personen umfassende Leitungsgremium (Gubrium schreibt konsequent vom Top Staff) agiert in einer «eigenen Welt» (S. 39 ff.). Es ist überzeugt, dass die Strukturen und Prozesse, so wie sie bei der Inbetriebnahme (auf dem Papier) angelegt wurden, durchwegs tauglich sind, um ein qualitativ hervorragendes Heim zu garantieren. Die Gruppe an der Hierarchiespitze empfindet sich als Gruppe, teilt die gleichen Vorstellungen und versucht gleich zu handeln. Als zentrale Herausforderung wurde deklariert, dass jede einzelne Patientin umfassende Pflege und Betreuung erhalten soll (S. 43 ff.).

«Umfassende Pflege und Betreuung» wird primär in Abgrenzung zu einem Spital verstanden. Gerade weil Murray Manor ein grosses Heim ist, möchte man auf keinen Fall einem Spital gleichen. Die Gegenmassnahmen bleiben dann aber weitgehend am Äusseren haften: Die Mitarbeiterinnen tragen farbige Berufskleider; es existieren keine einschränkenden Besuchszeiten, ein Musikübertragungssystem bietet während des ganzen Tages Hintergrundmusik, und für das Essen will man in der nahen Zukunft vom Tablettsystem wegkommen.

Die Präsenz des Top Staff auf den Pflegeabteilungen bezieht sich nur auf leicht sichtbare Aspekte. Beim Durchgang achtet er auf Sauberkeit, darauf wie Patientinnen sitzen, ob Pflegehilfen miteinander schwatzen usw. Dieses routinemässige Durchgehen der Abteilungen bringt die Mitarbeiterinnen dazu, dass am meisten auf solch äusserliche Momente geachtet wird, welche Anlass zu Kritik geben könnten (S. 143 f.). Der Top Staff perzipiert dann Probleme, welche er antrifft oder die ihm zugetragen werden (z. B. durch Angehörige) nie als Resultat inadäquater Strukturen und/oder Prozesse, sondern als Fehlverhalten je einer einzelnen Mitarbeiterin oder als Konsequenz krankheitsbedingter Störung einer Patientin. Auf Grund seiner Ideologie (d. h. falschen Vorstellung) kann der Top Staff das Geflecht der sozialen Beziehungen im Heim überhaupt nicht wahrnehmen (S. 121 f.). Auch in dem Sinne gibt es «zwei Welten»: Die Welt in der Vorstellung des Top Staff und die real existierende Welt.

Bei einzelnen Aspekten der in den ethnologischen Studien geschilderten Beobachtungen wird von manchen mit Heimen vertrauten Lesern wahrscheinlich spontan die Reaktion kommen, dies sei in den ihnen bekannten Heimen nicht möglich. Wenn vorsichtiger geurteilt wird, dann stellt man sich vor, dass ein Ablauf heute so nicht mehr realistisch ist. Dies gilt zweifellos für die folgende Darstellung.

Die Beobachtungen von Gubrium fanden anfangs der siebziger Jahre statt – die erste Ausgabe seines Buches datiert von 1975. Da es sich um die einzige ethnologische Studie über ein Pflegeheim handelt, welche eine zweite Auflage – unterschiedlich einzig durch die 14 Seiten umfassende Einführung – erlebte, wird hier die jüngere Auflage berücksichtigt. Möglicherweise erfolgte eine Neuauflage auch darum, weil der Autor in den vergangenen 20 Jahren zum bedeutendsten Forscher im Bereich der sich teilweise überlappenden Felder von Sozialpsychologie, Soziologie und Ethnologie des Alters avanciert ist (darüber dann ein Hinweis am Schluss dieses Kapitels). Ein weiterer Grund für die Neuauflage dürfte dann darin liegen, dass Gubrium Situationen schilderte, welche auch heute noch zum Weiterdenken mit Bezug auf Prozesse und Strukturen anregen. Dieses Moment war wegleitend für die Präsentation des folgenden Ablaufes.

Nur gut ein Drittel der Bewohnerinnen/Patientinnen verfügte anfangs der siebziger Jahre über einen eigenen Telefonanschluss. Wer (oder wessen Angehörige) keinen Anschluss wünschte(n), konnte das öffentliche Telefon auf der Etage benützen. Der an den Rollstuhl gebundene Patient hat vergessen, wo sich das Telefon befindet (S. 94 ff.). Die um Auskunft angegangenen Mitarbeiterinnen, welche unter dem vormittäglichen Zeitdiktat zu leiden scheinen, geben entweder keine mündliche Antwort – sie zeigen nur auf das Ende des langen Ganges –, oder sagen nur gerade: «Beim Stationszimmer».

Als der Patient das Telefon gefunden hat, wird er sich gewahr, dass er Münzen benötigt. Im Stationszimmer – zuerst ist nur die Stationssekretärin dort – schenkt man seiner Bitte keine Beachtung. Als sich dann über die Zeit mehr Personen im Stationszimmer aufhalten, bringt der Patient sein Anliegen immer lauter vor. Um den Störenfried los zu werden, wird er in jene Ecke gerollt, von der er nicht ins Stationszimmer sehen kann. Zudem wird ihm erklärt, dass die Dame beim Empfang (auf der ersten Etage) für das Wechseln einer Note in Münzen zuständig sei. Um es kurz zu machen: Bis eine Pflegehilfe für ihn das Geld einwirft (das Telefon hängt für jemanden im Rollstuhl zu hoch) und ihm «fast den Telefonhörer zuwirft» (S. 95), vergeht rund eine Stunde. Der oder die Anzurufende kommt dann nicht ans Telefon. Der Patient wird später wieder nach Hilfe suchen müssen, um die Münzen einzuwerfen. In der vorangehenden Stunde hat er zudem den Eindruck hinterlassen, dass er ein ungeduldiger und «frecher» Patient sei.

Manches in der Darstellung von Gubrium erscheint fremd und ist in Heimen der deutschsprachigen Länder mit Sicherheit aktuell so nicht mehr anzutreffen.

Zu gelegentlichem Weiterfragen auf der qualitätssichernden Ebene – richtiges Fragen vorausgesetzt – ist trotzdem Anlass gegeben. Dies gilt z. B. mit Bezug auf die bewohnerbezogene Dokumentation und die Abgabe von Psychopharmaka. Tranquilizer scheinen in Murray Manor endemisch verordnet worden zu sein, um Patienten ruhig zu stellen. Oft war nicht das Suchen nach angezeigter Medikation wegleitend sondern z. B. die Befindlichkeit der Pflegenden. Brutaler kann es kaum formuliert werden als in der zitierten Bemerkung einer Diplomierten: «Also, jetzt kann ich wohl eine Pause machen. Alle sind sediert. Es wird für einige Zeit ruhig sein» (S. 148).

Von Dementen wird nur am Rand geschrieben (und der Begriff oder ein verwandter Begriff erscheinen nicht im Stichwortverzeichnis). Dagegen kommen Aspekte ihres Verhaltens zur Sprache: Agitierten wurden umgehend Psychopharmaka verabreicht; Wanderer wurden dagegen fixiert (S. 149 ff.). Solches Verhalten, zusammen mit dem üblichen Vorgehen bei Inkontinenz (konsequentes Windeltragen), waren die drei prominentesten Orientierungselemente für die mehrfachen Interventionen (1986, 1992, 1996, 1998) des amerikanischen Kongresses zur Qualitätsbeurteilung in Pflegeheimen.

Beim Führen der Patientendokumentation zeigte sich sehr drastisch die unsinnige Arbeitsteilung zwischen diplomiertem Personal und Pflegehilfen. Nur Diplomierte durften Eintragungen (z. B. in die Pflegeplanung) machen – die Diplomierten haben aber am wenigsten Kontakt mit den Patientinnen. Die Pflegehilfen interessieren sich damit auch nicht für die Schreiberei und das Geschriebene. Somit ist aber programmiert, dass die Umsetzung einer Pflegeplanung zum Scheitern verurteilt ist (S. 144 ff.). Pflegehilfen geben weiter, was ihnen gerade in den Sinn kommt und Diplomierte halten in medizingesättigter Pflegesprache fest, was Pflegehilfen nicht interessiert.

Auch hier treffen zwei Welten aufeinander. Und über das ganze Pflegeheim hin existieren, wie schon erwähnt, die zwei Welten von Top Staff und Personal im intensiveren täglichen Kontakt mit den Patientinnen. Es gibt zudem die kleine Welt des Altersheimteils, die sich gegen eine Vermischung der Grenze zur grauen, routinisierten Pflegeheimwelt stemmt. Murray Manor ist ein Betrieb, der seine Identität nicht gefunden hat – in diesem Fall konsequent zum Nachteil der Patientinnen.

1.8 Angehörige als Problem

Nancy Foner[15] arbeitete in den Jahren 1988 und 1989 während acht Monaten als Pflegehilfe in einem New Yorker Pflegeheim – sie nennt es Crescent Nursing Home. Die Forscherin hatte nicht zuletzt darum keine Probleme im Umgang mit ihren Arbeitskolleginnen, weil sie früher in Jamaika ethnologisch gearbeitet hatte, und eine grössere Gruppe von Pflegehilfen aus Jamaika stammte. Alle Mitarbeiterinnen und Mitarbeiter wussten, dass sie neben ihrem Einsatz als Pflegehilfe an einer ethnologischen Studie arbeitete. Am zweiten Tag ihrer Tätigkeit wurde sie zudem von einem Gewerkschaftsvertreter – in der Stadt New York sind die meisten nicht administrativ tätigen Angestellten von Heimen gewerkschaftlich organisiert – den Mitarbeiterinnen als Ethnologin vorgestellt.

Das Heim, welches 200 Betten zählt (Bettenbelegung 93 %), befindet sich im Stadtkern von New York, in einem vom Wohnwert her betrachtet sehr guten Quartier. Die Bewohnerinnen gehörten durchwegs dem Mittelstand an. Sie waren im amerikanischen Vergleich überdurchschnittlich pflegebedürftig. Die Autorin hält u. a. fest, dass sie nur mit ganz wenigen ein normales Gespräch führen konnte, «weil die meisten zu schwach, zu krank oder zu verwirrt waren».

Die zentrale Beobachtung von Foner scheint mit folgenden kurzen Bemerkungen – auch nach der Meinung der Autorin – gut angeblendet. Foner bemerkte zu einer Arbeitskollegin, dass diese bei vier Bewohnerinnen Angehörige habe, welche praktisch jeden Tag ins Heim kommen würden. Auf diese Bemerkung hin antwortete diese Arbeitskollegin: «Ich danke Dir. Du siehst die Probleme, die ich habe» (S. 172).

Angehörige, die Bewohnerinnen sehr häufig besuchen, werden von den Pflegehilfen primär als Problem betrachtet, weil sie Ansprüche stellen. Die Pflegehilfen tauschen untereinander den Eindruck aus, diese Personen würden ihre jeweiligen Angehörigen «als einzigen Patienten» im Heim perzipieren. Dabei sind die erwähnten Angehörigen nicht etwa eine Gruppe von zumeist älteren New YorkerInnen, welche primär an den sozial tiefer stehenden Pflegehilfen herumzunörgeln haben. Sie sehen vielmehr wegen ihrer häufigen Präsenz unbestrittene qualitative Mängel: Die Bewohnerin ist nicht richtig im Stuhl plaziert, das Kleid ist vom Mittagessen her beschmutzt, der Bewohnerin wurden falsche Strümpfe angezogen, die Bewohnerin wurde an diesem Morgen noch nicht vom Bett aufgenommen usw. Die Besucher tendieren mit Bezug auf die Betreuten auf Perfektion. Die Pflegehilfen hatten dagegen ein Arbeitsvolumen, welches praktisch zwangsläufig nur das Einhalten der Routine erlaubte.

---

15 N. Foner, Relatives as Trouble: Nursing Home Aides and Patients' Families, in J. N. Henderson und M. D. Vesperi, Hrsg., The Culture of Long Term Care, Westport und London 1995, S. 165–178.

In den Augen der Pflegehilfen wurden Bewohnerinnen von ihren regelmässigen Besuchern auch verwöhnt. Dieses Verwöhnen führte zu einem höheren Anspruchsniveau: Man versuchte Bewohnerinnen zu mehr Bewegung zu verhelfen; wenn dabei z. B. vor das Heim gegangen wurde, dann mussten Pflegehilfen einspringen, um Bewohnerinnen wieder ins Zimmer zurückzuführen. Wenn zwei Besucher eine Bewohnerin vom Bett in den Rollstuhl setzten, so war die Wahrscheinlichkeit gross, dass ein Besucher das Heim verliess, ohne mitzuhelfen, die Bewohnerin wieder ins Bett zu bringen usw.

Bewohnerinnen boten aber auch Mehrarbeit, wenn sie ausnahmsweise an einem Tag keinen Besuch erhielten – sie waren eben «verwöhnt» worden. Eine Bewohnerin ass ausserordentlich langsam, weil sich ihr Ehemann alle Zeit beim Eingeben des Essens nahm. Ein anderer Bewohner wurde durch den Besuch daran gewöhnt, am Nachmittag ein Spiel zu machen – fiel einmal der Besuch aus, resultierte Mehrarbeit für das Personal. Einzelne demente Bewohnerinnen wurden beim seltenen Fehlen des Besuches agitiert und verursachten so wieder einige Probleme, was in jedem Fall «ausserplanmässige» Mehrarbeit für Pflegehilfen bedeutete.

Recht problematisch wird das Beziehungsgeflecht dann, wenn sich Pflegehilfen gegenüber der Autorin unsicher zeigten, ob die kontinuierlichen Besucher für die entsprechende Bewohnerin überhaupt von Vorteil seien. Den Bewohnerinnen wird jetzt zum Nachteil, dass Pflegehilfen die hauptsächliche Anlaufstelle für Wünsche und Kritiken sind. Kritisiert werden Pflegehilfen auch in den periodisch stattfindenden Family Council Meetings (S. 175 f.). Pflegehilfen werden bei diesen Zusammenkünften immer wieder kritisiert, wobei hier auch rassistische Töne angeschlagen werden. Dass strukturelle Veränderungen notwendig wären, also z. B. das Einstellen von mehr Pflegehilfen (es handelt sich bei diesem Heim, was nicht typisch ist, um eine Non-Profit-Institution), stand offensichtlich nicht zur Debatte. (Die Besucher hatten vielmehr die Vorstellung, dass in gewerkschaftlich organisierten Heimen eine ausreichende Personaldotation gegeben sei.) Die Regel scheint viel mehr gewesen zu sein, dass von persönlichen Erlebnissen als Besucher generalisierend über jene hergezogen wurde, welche man als primäre Kontaktperson zu betrachten hatte.

Dass in der gerade zusammengefassten Analyse nicht nur amerikanische Besonderheiten zur Sprache kamen, tönt Koch-Straube an: «Die MitarbeiterInnen fühlen sich nicht nur verlassen, sondern beständiger Kritik ausgesetzt. Die Angehörigen, in ihrer Sorge um die alten Menschen, aber auch auf Grund ihrer Schuldgefühle, sie nicht selbst versorgen zu können, üben häufig Kritik und stellen hohe Anforderungen an die Pflege.»[16]

---

16 U. Koch-Straube, a. a. O., S. 142.

1.9 Hauswirtschaftliches Personal zuständig für die Beziehungspflege

Henderson[17] arbeitete als Pflegehilfe während 13 Monaten im Heim, das Pecan Grove Manor genannt wird, einem 90 Betten zählenden Pflegeheim im Mittleren Westen der USA. Im Gegensatz zu manchen anderen Autoren bietet Henderson auch einen Einblick, wie er bei seiner neuen Tätigkeit gefordert wurde und während Wochen nicht dazu kam (und auch zu müde war), die notwendigen Notizen über seine Beobachtungen zu machen. Möglicherweise auch wegen des Stresses, den er erlebte – und den offensichtlich praktisch alle neuen Pflegehilfen erleben, weil sie z. B. noch nicht wissen, wie mit einzelnen Patientinnen arbeitsökonomisch umzugehen ist –, notiert der Autor dann auch zu verschiedenen Malen, dass die Gruppe der Pflegehilfen personell unterdotiert war.

Am meisten Herausforderungen boten nach Meinung der grössten Gruppe der Pflegenden – in den USA sind dies praktisch immer die Pflegehilfen – nicht die Schwerstpflegebedürftigen; die Abteilung für diese Menschen war im Gegenteil ein gesuchter Arbeitsort. Diese Patientinnen sind bei fast allen Aktivitäten des täglichen Lebens, insbesondere aber auch in ihrer Kommunikation praktisch vollständig von den Pflegehilfen abhängig. Diese Abhängigkeit erlaubt den Pflegenden eine quasi-totale Kontrolle über das Handeln. Somit waren diese Patientinnen weniger schwierig in die Arbeitsplanung einzuschliessen.

Die bewusste und unbewusste Wahrnehmung der anvertrauten Menschen als Objekte bot den Pflegenden die Möglichkeit zur sehr weitgehenden Dominanz in der sozialen Beziehung. Die «Verfügbarkeit der Objekte» garantierte den Mitarbeiterinnen gewisse arbeitsökonomische Freiräume, welche zum Stressabbau genutzt wurden. Dies braucht nicht im Widerspruch zum von den Pflegehilfen geäusserten zentralen Wert ihres Berufes zu stehen: «Loving all these little old people» (S. 50).

Der Autor diagnostiziert für dieses Heim ein medizinorientiertes pflegerisches Handeln und nennt die Bewohnerinnen deshalb auch konsequent Patientinnen. Er führt diese Ausrichtung teilweise auf die Ausbildung des diplomierten Pflegepersonals zurück. Es war und ist in den USA massiv an die Medizin gebunden. «Goldstandard» mit Bezug auf die Qualität war in diesem Heim also konsequenterweise die Grundpflege. Das Pflegekader, welches eine starke Stellung in diesem Heim hatte, betrachtete ganz offensichtlich andere Herausforderungen als weniger wichtig. Es galt noch immer «sauber, satt und warm», wobei auch der Abgabe

---

17 J. N. Henderson, The Culture of Care in a Nursing Home: Effects of a Medicalized Model of Long Term Care, in J. N. Henderson und M. D. Vesperi, Hrsg., a. a. O., S. 37–54.

von Medikamenten ein sehr hoher Stellenwert zukam (wohl nicht zuletzt darum, weil dieser Aspekt der Tätigkeit durch die Kontrollinstanz im Detail überprüft wird).

Endlich sei auch zu beachten, meint der Autor, dass Leistungen in den psychosozialen Dimensionen kaum transparent gemacht werden können. Die Leistungen der Grundpflege seien dagegen sehr wohl vorzeigbar – ein teilweises Unterlassen von grundpflegerischen Handlungen könnte negativ auffallen. Im übrigen achtete das Pflegekader bei seinen Kontrollen primär auf die Erfüllung grundpflegerischer Leistungen.

Man darf sich selbstverständlich nicht vorstellen, Pflegehilfen hätten überhaupt keine Beziehungen und keine sozialen Kontakte zu Bewohnerinnen. Aber da ihr Handeln einem ausgeprägten Zeitdiktat gehorchte, waren die Chancen für Beziehungen stark eingeschränkt und hatten in der Regel den Anstrich des Zufälligen. Es scheint, die Pflegehilfen hätten sich an dieses Manko gewöhnt.

Wichtig war, dass für die Bewohnerinnen kein Verlass darauf existierte, dass sich eine Pflegehilfe an diesem Tag oder am folgenden Tag Zeit nehmen konnte, um zuzuhören, ein Leid mittragen zu helfen, zu beruhigen, ein Problem zu verstehen usw. Der Autor führt dies in dem Sinne auf die Medikalisierung der Pflege zurück, als auch in der ärztlich dominierten (somatischen) Medizin ein relativ konsequentes Zeitdiktat herrschte – was im deutschsprachigen Raum bis vor wenigen Jahren als Fünf-Minuten-Medizin bezeichnet wurde.

Die Lücken mit Bezug auf psychosoziale Dimensionen der Pflege wurden vom Hausdienst auszufüllen getrachtet. Der Zwischentitel in der Analyse von Henderson behauptet «CNAs Tend the Body, Housekeepers Tend the Mind» (S. 48). Bewohnerinnen warteten in ihren Zimmern auf das Erscheinen der Putzfrau. Diese den einzelnen Abteilungen zugeteilte Mitarbeiterin hatte immer rund 20 Minuten Zeit pro Einzelzimmer. Die Mitarbeiterinnen im Hausdienst können ihre Zeit besser einteilen als Pflegehilfen. Sie werden auch nicht durch die Alarmglocke oder die Bitte um Unterstützung in ein anderes Zimmer abgerufen. Putzen und Ordnung machen erlaubte zudem, mit der Bewohnerin während des Arbeitens zu reden.

Möglicherweise war tatsächlich auch die Kleidung relevant, wie dies der Autor meint. Im Hausdienst trug man Strassenkleidung; die Schwesternhilfen hatten dagegen weisse Uniformen an. Diese Berufskleidung scheint von Patientinnen mit dem medizinischen Element des Heimes in Verbindung gesetzt worden zu sein. Begegnung mit diesem medizinischen Teil forderte tendenziell passives Verhalten und bedeutete öfters einen Eingriff in die Privatsphäre. Sie war zudem regelmässig – in diesem Pflegeverständnis – mit einem gewissen Verlust der Autonomie verbunden.

Wichtig scheint allerdings auch der Tatbestand, den man im deutschen Sprachbereich wohl eher nur ausnahmsweise antrifft, dass die Mehrheit des Hauspersonals vor Aufnahme dieser Tätigkeit Pflegehilfen waren. Sie besassen also ein gewisses pflegerisches (medizinisches) Grundwissen, welches ihnen ein ebenso gutes Verständnis der Konditionen von Patientinnen erlaubte wie den Pflegehilfen. Die Mitarbeiterinnen des Hausdienstes waren zudem mittleren Alters, also älter als die Pflegehilfen. Dies könnte sie eher zu valableren, etwas verständnisvolleren Ansprechpersonen für die Patientinnen gemacht haben.

Die befragten Frauen des Hausdienstes schätzten die Möglichkeiten zum Kontakt mit den Patientinnen. Ein wesentlicher Teil der Gratifikation ihrer beruflichen Tätigkeit rührte aus diesen Kontakten. Leider unterliess es der Autor nachzufragen, ob diese Gratifikation nicht auch zum Berufswechsel, wie er in diesem Heim offensichtlich möglich war, beigetragen hatte.

1.10 Die Macht der Definition

McLean und Perkinson bauten ihre ethnografische Analyse in einer grossen Abteilung für Demente auf die Deutung des Verhaltens, der Vorstellungen und der Einstellungen der Leitenden Krankenschwester.[18] Die Abteilung, in welcher A. McLean während neun Monaten (mit kleinen Unterbrüchen) ihre Beobachtungen machte und Gespräche führte (aber nicht mitarbeitete), umfasste 40 demente Patientinnen, mehrheitlich in schwererem Ausmass demente. Diese Abteilung gehörte zu einem Komplex geriatrischer Institutionen mit rund 500 Betten. Die Analyse scheint anfangs der neunziger Jahre durchgeführt worden zu sein – zwischenzeitlich hat die Zahl der pflegerisch Tätigen markant zugenommen. Zum Zeitpunkt der Beobachtungen waren aber in der Tagesschicht (7.00–15.00 Uhr) nur fünf Pflegehilfen tätig. Sie unterstanden einer Abteilungsschwester (sog. Nurse Manager), welche in der Abteilung intensiv mitarbeitete. Die Leitende Krankenschwester war dagegen primär im Abteilungszimmer anzutreffen – die schriftlichen Arbeiten nehmen in den USA einen weit breiteren Rahmen ein als in den deutschsprachigen Ländern.

Zusätzlich zum erwähnten Personal unterstützte eine Aushilfe einmal pro Woche an einem Tag das Personal beim Baden der Patientinnen. Die Aktivierungstherapie fand nur in bescheidenem Ausmass statt. Obwohl nach amerikanischer Usanz Pflegehilfen in der Regel keine Arbeiten des Hausdienstes übernehmen, führte die knappe Personaldotation dazu, dass sehr schematisch gearbeitet wurde: War das Personal z.B. durch das Essen der Patientinnen absorbiert,

---

18 A. McLean und M. Perkinson, The Head Nurse as Key Informant: How Beliefs and Institutional Pressures Can Structure Dementia Care, in J.N. Henderson und M.D. Vesperi, Hrsg., a.a.O., S. 127–148.

konnte (und wollte) nicht auf andere Bedürfnisse eingegangen werden – selbst wenn eine Patientin anzeigte, dass die Toilette aufzusuchen sei.

Auf Anregungen und Wünsche von besuchenden Angehörigen, die nicht in die schematische Arbeitsplanung passten, wurde in der Regel nicht eingegangen. Die Ausnahme zur Regel benützte man dann, um die Angehörigen auf die Notwendigkeiten des ungestörten Einhaltens der schematischen Abläufe aufmerksam zu machen.

Die Forscherin scheint zu diesen Besuchern, welche um Auskünfte angegangen und teilweise befragt wurden, darum leicht Zugang gehabt zu haben, weil sie darauf aufmerksam machen konnte, dass ein Elternteil als demente Patientin in einer Special Care Unit lebte. Gerade dieser Tatbestand enthielt dann aber Konfliktpotenzial für den Umgang mit der Leitenden Krankenschwester. Sie vermutete in einigen Diskussionen mit der Ethnologin, dass sie sich auf die Seite von Patientinnen resp. Angehörigen stelle, weil sie selber in die Problematik involviert war.

Die Leitende Krankenschwester deutete Demenz ausschliesslich organspezifisch, also als Erkrankung des Gehirns. Rehabilitativen Anstrengungen wurde praktisch keine Chance gegeben. Die Einstellung war grundsätzlich fatalistisch – und dies gegenüber allen Patientinnen, und nicht etwa ausschliesslich gegenüber den am schwersten dementen. Das Verhalten der anvertrauten Menschen wurde praktisch durchwegs als eine Konsequenz der Krankheit betrachtet. Somit blieb auch kaum Raum, um Wünschen, spezifischen Ängsten und Gefühlen Ausdruck zu geben.

Die Handlungsorientierung der Leitenden Krankenschwester war primär auf «Aufbewahrung» ausgerichtet, Patientinnen wurden in erster Linie behütet. Auf Anliegen der Angehörigen wurde überhaupt nur eingegangen, wenn sich daraus keine oder nur kleinste Probleme ergaben. Dabei war die Leiterin aber durchaus überzeugt, im Interesse der Patientinnen zu handeln. Vorstellungen von Angehörigen über ein Mehr an Leistungen betrachtete man aber als unrealistisch. Wünschte z. B. jemand, dass der Patientin das Gebiss eingesetzt werde, um so vielleicht das agitierte Verhalten gegenüber püriertem Essen zu reduzieren, so wurde dies von der Leitenden Krankenschwester als Missverständnis hinsichtlich der Krankheit gedeutet: Demente Menschen sind agitiert, weil sie hirnorganisch schwer geschädigt sind.

Die Leitende Krankenschwester misstraute Urteilen von Angehörigen aus mehreren Gründen. Angehörige müssten fast zwangsläufig den Schweregrad der Erkrankung leugnen. Zum Einsatz der Psychopharmaka stünde den Angehörigen kein Urteil zu, da sich ihre Beobachtungsbasis auf die Besuchszeit beschränkte und so die Wirkung der Medikamente nicht richtig beurteilt werden konnte. Angehörige würden ganz allgemein mit ihren Wunschvorstellungen etwas projizieren, was sie selbst als positiv empfinden, und nicht, was der dementen Patientin zum Vorteil gereiche. Ganz allgemein würden Angehörige die Patienten so beurteilen, wie sie früher waren, und nicht, wie sie sich in der Krankheit entwickelt hätten.

Auch die Beunruhigung von Angehörigen über die Lebensqualität von Patientinnen wurden von der Chefin dieser Abteilung nicht akzeptiert. Sie argumentierte, dass die Perspektive der Angehörigen zu wenig dem deplorablen Zustand der Patientinnen Rechnung trüge. Um noch einmal auf den Tatbestand fehlender Zähne zurückzukommen (was in dieser Abteilung weiter verbreitet gewesen zu sein scheint): Wenn Patientinnen gegenüber dem Zahnarzt unkooperativ waren (z. B. beim Anfertigen von Abdrücken resp. bei der Anpassung neuer Gebisse), dann war dies für die Leitende Krankenschwester Ausweis genug, dass die betreffenden Patientinnen kein neues Gebiss mehr wollten.

Ob dieser strikten Abwehrhaltung darf allerdings nicht der Eindruck entstehen, besuchende Angehörige seien bei der Leitenden Krankenschwester etwa verhasst gewesen. Sie hatte im Gegenteil mehrfach gegenüber der anwesenden Forscherin behauptet, sie könne das Drängen von Angehörigen nachvollziehen. Ja, wahrscheinlich würde sie selber auch so argumentieren und fordern, hätte sie nicht das berufliche Wissen und die vielen Erfahrungen im Umgang mit dementen Menschen. Die Autorinnen explorieren dann ausführlicher die berufliche Sozialisation der Auskunftsperson. Darauf wird hier nicht eingegangen. Ebensowenig wird die Darstellung des offensichtlich in diesem sehr grossen Pflegekomplex vorherrschenden «bürokratischen Systems» zusammengefasst. Die Autorinnen zeigen aber überzeugend, dass zum einen der Auskunftsperson in dieser Institution praktisch kein Handlungsraum ausserhalb des überholten medikalisierten Systems geboten war und zum andern, dass diese Kaderschwester eine quasi-ideale Besetzung für diese Position war, da sich ihr Handlungswissen auf die Grundpflege beschränkte und die mehr als zehn Jahre umfassende Erfahrung in der «Aufbewahrung» von Dementen als Verstärker für eine einseitige Orientierung diente.

Wertend will hier noch beigefügt werden, dass die ethnologische Exploration nicht umfassend überzeugte. Zwar ist die Analyse aus der speziellen Perspektive der Leitenden Krankenschwester von Interesse. Aber der Aufwand von rund neun Monaten nur für die Gewinnung der Informationen vor Ort scheint unverhältnismässig hoch. Eine fundiert angelegte medizinsoziologische Analyse hätte wahrscheinlich mit der Hälfte des Aufwandes ebensoviele Einblicke in diese Abteilung für Demente und insbesondere in das normsetzende Verhalten der Leitenden Schwester gezeigt.

1.11 Fehlende Rituale

Renée R. Shield beobachtete für ihr Buch «Uneasy Endings»[19] während 14 Monaten ein Alters- und Pflegeheim mit gut 200 Betten in einer mittelgrossen Stadt im Nordosten der USA. Die Bewohnerinnen des Pflegeheimteils sind massiv in der Überzahl; die am meisten Pflegebedürftigen befinden sich auf dem 2. und 3. Stock. Hier ist auch der Spitalcharakter des Heimes am stärksten ausgeprägt.

Zwischen diesen Spital- und den erwünschten Heimdimensionen ist eine Spannung über die ganze Institution festzustellen. Das pflegerisch tätige Personal tendiert auf eine spitalmässige Deutung seines Handelns. Die übrigen Mitarbeiterinnen betonen dagegen den Heimcharakter des Franklin Nursing Home, wie es von der Autorin genannt wird. Die unterschiedlichen Deutungen führen zum Beispiel dazu, dass Mitarbeiterinnen-Gruppen Bewohnerinnen unterschiedlich ansprechen. Die Gruppe der sozialarbeiterisch Tätigen (sie haben in amerikanischen Heimen ganz unterschiedliche Aufgaben: von der Regelung der Versicherungsansprüche über die Aufnahme in ein Heim; der Kontakt zu den Angehörigen sowie die Durchführung von Zusammenkünften und Aktivitäten gehören oft zu ihrem Aufgabenbereich) reden Bewohnerinnen mit dem Geschlechtsnamen an und sprechen von Bewohnerinnen – das Pflegepersonal, welches von Patienten spricht, redet diese mit Vornamen an (S. 68). Dies ist allerdings fast nebensächlich im Vergleich zur massiv unterschiedlichen Interpretation und dadurch Mit-Definition der sozialen Beziehungen. Unter den Konditionen des Idealtypus Heim würde die Gemeinschaft im Vordergrund stehen, der Mitbestimmung käme Gewicht zu, auf Komfort wäre zu achten, Reziprozität (darüber weiter hinten) zwischen Bewohnerinnen und Mitarbeiterinnen hätte nennenswerte Bedeutung usw.

Dominiert dagegen die idealtypische Vorstellung von Spital, so kommt zum Beispiel den Beziehungen unter den Patientinnen selber nur marginale Bedeutung zu (nur im Fall eines Mehrbettzimmers). Ärztliches und pflegerisches Handeln hat in aller Regel unbestrittene Priorität: Die Patientinnen sind – bis zu einem bestimmten Zeitpunkt ihrer sog. Patientenkarriere – passive «Objekte», welche den Anordnungen Folge zu leisten haben usw.

Die definitorische Unklarheit hinsichtlich der Zweckbestimmung des Franklin Nursing Home hat für Shield weitreichende Konsequenzen (S. 214 f.): Insbesondere in der Aktivierung (Aktivierungstherapie) gedeiht so etwas wie eine «Lebenskultur». Sie kann besonders für jene, welche im alten Flügel des Heimes leben und die damit ausweisen, dass es ihnen gesundheitlich besser als anderen geht, durch Kontakte nach aussen noch akzentuiert werden. Die Festigung der Dimension der «Lebenskultur» wäre nach Vorstellungen der Ethnologin darum von erstrangiger

---

19 R. R. Shield, Uneasy Endings, Ithaca und London 1988.

Bedeutung, weil das andere Ende des Kontinuums über eine Deutung von «Natur» (als Gegensatz zu «Kultur») grundsätzlich auf den Tod ausgerichtet ist. Shield argumentiert dazu überaus konzis, wenn sie zuerst «Leben» «Lebensqualität» gegenüberstellt (S. 67 f.) und im Rahmen ethnologischer Konzepte zeigen kann, dass das am Idealtypus «Spital» orientierte Handeln und die sie leitenden Vorstellungen einen Verzicht auf die bewusste Mitgestaltung von Lebensqualität bedeuten. Dies hat dann wieder zur Konsequenz, dass der Vergesellschaftungsaspekt im Heim vernachlässigt wird. Im Vordergrund stehen Kranke. Im hohen Alter meint aber Krankheit tendenziell immer «Krankheit zum Tod».

Bei Koch-Straube fiel die grosse Zahl von Fragezeichen in ihren Darlegungen auf (siehe Abschnitt 1.4). Die Autorin wollte damit öfters anzeigen, dass Beobachtungen zur Interpretation offen bleiben. R. R. Shield setzt in ihrem Buch nur ein einziges Fragezeichen (etwas anderes ist es, wenn Kommentierende und erzählende Bewohnerinnen und Mitarbeiterinnen oder zitierte Autoren selber eine Frage stellen). Dies ist primär mit dem Tatbestand in Verbindung zu bringen, dass die amerikanische Forscherin im zweiten Teil ihres Buches ihre Beobachtungen auf zwei ethnologische Konzepte konzentriert: die Initiationsriten und die Liminalität. Diese beiden Konzepte sind miteinander verbunden.

Initiationsriten sind in Krisenmomenten im Leben eines Menschen anzutreffen, wenn Neues sich präsentiert und ein Wechsel notwendig wird. Die Autorin zeigt auf eine ganze Anzahl von Ritualen, um ihr Anliegen verständlich zu machen (S. 125). Zu den leicht nachvollziehbaren zählt der Eintritt in die militärische Ausbildung (u. a. kürzere Haare, neue Kleidung, Schlafen in einer Gruppe, Befehle entgegennehmen usw.), die Einweisung in ein Gefängnis, der Schuleintritt, aber auch z. B. der unfallbedingte Aufenthalt in einem Spital (ein Ritual vom sozialen Kleinkind zurück zum «resozialisierten» Erwachsenen). Dramatischer präsentiert sich für die Autorin grundsätzlich der Initiationsritus beim Heimeintritt: Es ist der Weg vom älteren oder sehr alten Erwachsenen hin zum Tod (S. 124).

Das Auflösen des eigenen Haushaltes und der Abschied von der Nachbarschaft sei für viele ein mühsames Unternehmen (S. 132). Die Auswahl unter den wenigen Gegenständen in der eigenen Wohnung, welche mit ins Heim genommen werden können, wirke emotional belastend. Wenn man sich einmal im Heim befinde, ertappe man sich dabei, wie eine Routinehandlung (z. B. der Gang zum Kühlschrank) nach dem aufgekommenen Wunsch nicht umzusetzen sei (S. 134).

Shield beschreibt dann den Eintrittstag. Aus den Beobachtungen, die wir im Rahmen der Qualitätsbeurteilung in Deutschschweizer Heimen machten, muss das Mitgeteilte aus dem Franklin Nursing Home als bürokratisch und auch als lieblos beurteilt werden (keine Blumen oder eine andere Aufmerksamkeit im Zimmer, kein Vorstellen beim Mittagessen usw.). Für die meisten Leserinnen und Leser im deutschsprachigen Raum dürfte auch recht überraschend sein, dass die neue Bewohnerin beim Eintritt ein Plastikarmband über das Handgelenk erhält, auf dem der Name, das Geburtsdatum und der Name des Heimes vermerkt sind (der Gedanke an ein Neugeborenes drängt sich auf) – in Murray Manor beklagt eine ganze Anzahl von Bewohnerinnen, dass dieses Band am Handgelenk entwürdigend sei.[20]

Aber es ist ja nicht nur der Stress des Eintrittstages. Die Autorin skizziert, wie Informationen zu sammeln sind, bis sich eine neue Bewohnerin im System auskennt: Es muss herausgefunden werden, wer von den Mitbewohnerinnen in welchem Ausmass an Kontakt interessiert ist. Von den relativ wenigen, die willens scheinen, auf einer Ebene des Austausches eine gewisse Beziehung einzugehen, sind Informationen über ihre Vorstellungen zum künftigen Kontakt, Urteile, Gewohnheiten, die jeweilige soziale Umgebung (z. B. Besuche) usw. zu gewinnen.

Und im Umgang mit dem Personal sind Normen in Erfahrung zu bringen. Das Einhalten dieser Normen hat nicht nur positive und negative Konsequenzen von seiten der Mitarbeiterinnen zur Folge. Ein Teil der Mitbewohnerinnen beurteilt eine Neueintretende auch aus dem Umgang mit dem Personal. So wird z. B. wenig goutiert, wenn man sich bei einzelnen Mitarbeiterinnen «einschmeichelt». Einige Mitbewohnerinnen fühlen in diesem Fall die latente Gefahr, dass ein Mehr an Zuwendung auf ihre Kosten gehen könnte.

Die Autorin scheint von ihren Erkenntnissen über die Eintrittsphase ins Franklin Nursing Home selber etwas überrascht gewesen zu sein: Mehr Bewohnerinnen, als dies selber angaben (S. 127 f.), sind nicht etwa aus freiem Willen eingetreten. Aus den Kontakten mit Angehörigen und Mitarbeiterinnen erfuhr Shield, dass bedeutend mehr Bewohnerinnen aus ihrer früheren Umgebung «abgeschoben» wurden, als diese selber wahrhaben wollten. Die ersten Wochen – in denen es zudem für manche schwierig ist, sich anzupassen (auch in dieser Publikation wird auf die hohe Sterberate in der Anfangsphase des Aufenthaltes verwiesen, S. 130) – bestimmen zudem zu einem erheblichen Teil die Definition der neuen Bewohnerin durch Mitarbeiterinnen und einen Teil der Mitbewohnerinnen. Der andere Teil des Etikettierungsprozesses geht dann über die frühere Position, welche die neu Eingetretene und ihre Familie in der Stadt Harrison (Name durch die Autorin verändert) innehatten: Übers Ganze gesehen ein relativ unerfreulicher Prozess (z. B. S. 53 ff.).

Die Überraschung der Autorin hängt möglicherweise auch damit zusammen, dass das Heim viel weniger an jüdischer Präsenz zeigte, als angenommen werden konnte, da das Franklin Nursing Home das Pflegeheim für die jüdische Gemeinde mit rund 16 000 Mitgliedern in der Stadt Harrison ist. Tatsächlich herrscht ein zwiespältiges Verhältnis zwischen dem jüdischen Träger und der Institution. Shield hält pointiert fest: «Es ist unklar, ob die jüdische Gemeinde ihre Betagten

---

20 J. F. Gubrium, a. a. O., S. 102 ff.

im Stich gelassen hat oder ob sich die jüdischen Bewohnerinnen nurmehr wenig
um die Religion kümmern. Es scheint Elemente gegenseitiger Nichtbeachtung
zu geben» (S. 201). Nur wenige Mitglieder der (jüdischen) Frauenvereinigung
kommen ins Heim. Generell macht die Involvierung von Elementen der grossen
jüdischen Gemeinde (z. B. mit eigenen Schulen, einer jüdischen Studentenver-
bindung usw.) den Eindruck des Zufälligen. Die kleine Gruppe jüdischer Mitarbeiterinnen in Heim (besonders in der Verwaltung und im Sozialdienst tätig)
gab ihrem Gefühl Ausdruck, dass sich die jüdische Gemeinde eigentlich auf die
Mitfinanzierung beschränke und eine persönliche Involvierung nicht wünsche
(S. 119). Der guten Ordnung halber ist noch darauf aufmerksam zu machen, dass
Mitarbeiterinnen des Heimes aus verschiedenen Gründen ein grösseres Engagement von freiwilligen Helferinnen missbilligten und auch erfolgreich verhin-
derten.

Wie schon erwähnt, fehlt ein Initiationsritual zum Heimeintritt. Damit mangelt es – aus der soziologischen Perspektive beurteilt – an einer gewichtigen Möglichkeit zur Reduktion der neuen Umweltkomplexität. Ein einigermassen verbindlicher Ritus würde zwar für die Mehrheit der Beteiligten innerhalb und
ausserhalb des Heimes gewisse Zwänge mit sich bringen – zugleich würde er aber
auch Entlastung und Sicherheit bieten.

Damit Leserinnen und Leser im deutschsprachigen Raum (wo man wahrscheinlich nur in sehr grossen Städten auf ein jüdisches Pflegeheim trifft) nicht in
Versuchung kommen, die von Shield dargestellten Überlegungen als exotisch ein-
zustufen, wird mit zwei weiteren soziologischen Stichworten angezeigt, dass die
Unsicherheit des Heimeintrittes auch in deutschsprachigen Ländern zunehmen
wird: Die Mobilität und die Säkularisierung werden auch in unseren Gegenden
zum Verschwinden der eventuell noch relativ intakten Initationsriten beim
Heimeintritt führen. Ein kleiner Teil der Pflegeheime in katholischen Gebieten
verfügt über eine Kapelle und bis in die jüngere Gegenwart auch über einen sich
teilzeitlich im Heim engagierenden Priester. Die Verbindungen in der Grossfami-
lie dürften zudem im Einzugsgebiet solcher Heime noch so stark gewesen sein,
dass auch dort ein Interesse für einen Initiationsritus bestand. Der Wandel der
Kondition ist aber mindestens so ausgeprägt, dass Shield wohl unsere nähere
Zukunft vorweggenommen hat.

In der Gegenwart (und wahrscheinlich auch in der näheren Zukunft) dürfte es
noch schwieriger sein, in die Nähe eines Initiationsrituals zu kommen: Aktuell
resultiert in Deutschschweizer Heimen mehr als die Hälfte der Eintritte aus
Spitälern. Über die grosse Mehrzahl dieser Eintritte dürfte in einer Zwangssitua-
tion für die Betroffenen entschieden worden sein. Obwohl sich manche dieser Spitalpatientinnen schon vor der aktuellen Krankheit resp. dem Unfall und
der damit nicht selten verbundenen Dekompensation Gedanken über einen
Heimeintritt gemacht haben dürften, kommt nun der Wechsel «plötzlich» und

in einer Situation, in der man sich kaum mit anderen ausreichend besprechen kann.

Zu Shield und ihrem zweiten Konzept zurück: Ein Grund, warum in den beobachteten Pflegeheimen nur wenig an Gemeinschaftlichkeit (Communitas, z. B. S. 205 ff., S. 214 ff.) entstehen konnte, liegt darin, dass die neue Rolle im Heim nicht einigermassen klar definiert ist. Ein Teil der neuen Bewohnerinnen bleibt zwischen den Rollen, die sie vor dem Heimeintritt zugeschrieben erhielten, und noch nicht neu definierten Rollen «hängen» – dies ist das ethnologische Konzept der Liminalität (S. 183 ff.). Unter diesen Umständen lässt man sich nur zurückhaltend auf andere ein. Statt unter den Bewohnerinnen nach Gemeinsamkeiten zu suchen, welche sie zusammenführen könnten, werden Differenzen betont (S. 207).

Ausser in der Physiotherapie, die hier wesentlich auch Beschäftigungstherapie ist, wo Aufgaben teilweise gemeinsam zu meistern sind, gibt es keine Herausforderungen, die des Engagements von mehr als einer Person bedürften. Man hat untereinander nichts zu teilen und nichts auszutauschen (also zu geben, um dann auch guten Gewissens empfangen zu können). Sogar dort, wo Reziprozität objektiv gegeben ist (Zahlung der Heimtaxe und Empfangen von Dienstleistungen), fehlt das Bewusstsein dazu. Die Entschädigung der Angestellten erfolgt über zwei Stufen: Die Sozialversicherung zahlt an das Heim; das Heim bezahlt die Angestellten, ohne dass bewusst würde, wer denn eigentlich Auftraggeber resp. Arbeitgeber ist.

Shield demonstriert eindrücklich, wie das Fehlen des Bewusstseins von Reziprozität zu einer Degradierung von Bewohnerinnen führt. In ihrer schon weitgehend passiven Rolle werden sie noch dadurch herabgemindert, dass sie in erster Linie oder fast ausschliesslich als Leistungsempfängerinnen betrachtet werden (S. 156 ff.). Wenn einzelne dann etwas mehr verlangen, erscheinen sie Angestellten wie «habgierige Kinder».

Shield bringt in ihrem Buch, das analytischer angelegt ist als «Fremde Welt Pflegeheim», noch eine grosse Fülle von einzelnen Beobachtungen, von denen aber nur folgende zusammengefasst werden: Wer noch keine (manifesteren) mentalen Defizite hat, versucht in der Regel, dementen Mitbewohnerinnen aus dem Weg zu gehen (man wünscht sich, diese wären in einer speziellen Abteilung untergebracht, S. 57). Bei Vergesslichkeit, bei momentaner geistiger Absenz oder auch nur bei einem Lapsus beeilt man sich darauf hinzuweisen, dass es noch nicht so schlimm sei wie bei «jenen» (d. h. den Dementen). Bei milder Demenz werden Beeinträchtigungen zu banalisieren getrachtet. Man versucht sich insbesondere möglichst unauffällig zu verhalten und zu kommunizieren. Unter Umständen zwingt man sich dazu, weniger zu reden, damit keine Fehler passieren, die einen in die Nähe der Krankenrolle bringen könnten (S. 165 f.).

Dem Franklin Nursing Home drohte ein Streik des gewerkschaftlich organisierten Personals. Bei der Darstellung dieser Episode notierte Shield das erwähnte einzige Fragezeichen in ihrem Text: «Angestellte oder Freunde?» (S. 74). Die Streikgefahr war real; erst 8 Stunden vor dem potenziellen Streikbeginn kam eine Einigung über die Erhöhung der Stundenlöhne zustande. Die Vorkehren für den Streik waren weit gediehen. Eine grössere Zahl der Bewohnerinnen wurde zum Transfer zu Verwandten, freiwilligen Helfern, in Spitäler und andere Heime vorbereitet. Dabei überraschte der hohe Anteil der Bewohnerinnen und Bewohner, die man bei dieser Gelegenheit als «transferfähig» einstufen konnte.

Die Aussicht, das Heim (wenn wahrscheinlich auch nur temporär) verlassen zu müssen, war für Bewohnerinnen besonders darum erschreckend, weil damit Routinen in Frage gestellt wurden. Bei dieser Gelegenheit manifestierte sich u. a., wieviel man als fixe Abläufe wahrnahm: Die Schuhe müssen so und nicht anders bereitgestellt werden, die Medikamente in dieser und keiner anderen Reihenfolge aufgereiht, das Mittagessen genau zu diesem Zeitpunkt serviert, die Möglichkeit, auf dem Bett auszuruhen, sollte ab 12.30 Uhr unbedingt gegeben sein usw. Einige Bewohnerinnen hatten in Mitarbeiterinnen, mit denen sie am meisten in Kontakt waren, die Vorstellung projiziert, man habe eine freundschaftliche Beziehung, auf jeden Fall aber etwas mehr als nur die Beziehung zwischen Leistungserbringer und Leistungsempfänger. Bei der ernstgemeinten Streikdrohung hatten sie zu erfahren, dass sich Angestellte primär und in diesem Fall sogar ausschliesslich als Lohnempfänger verstanden.

1.12 Qualitätssicherung über Bürokratisierung

Nancy Foner wurde im Abschnitt «Angehörige als Problem» mit Bezug auf einen ausgewählten Aspekt Platz eingeräumt. Tatsächlich hat sie in ihrem Buch[21] einen grösseren Kranz von Problemen in der Tätigkeit von Pflegehilfen beschrieben. Da die Schwierigkeiten dieser Berufsgruppe auf den vorangehenden Seiten schon öfters beschrieben wurden, kann auf eine ausführliche Darstellung verzichtet werden. Eine Dimension von Crescent Nursing Home soll jedoch noch präsentiert werden, da sie nahe bei einem zentralen Anliegen des vorliegenden Buches liegt: Die Qualitätssicherung ist bürokratisiert. Diese Bürokratisierung resultiert aus dem Zusammenführen der Ansprüche an Qualität und Wirtschaftlichkeit. Um den formalen Ansprüchen an die externe Qualitätssicherung genügen zu können, wurde eine sehr grosse Zahl schriftlicher Verhaltensanleitungen verfasst. Zudem hat das Heim – so wie praktisch alle Heime – auf eine konsequente Einhaltung

---

21 N. Foner, The Caregiving Dilemma, Berkeley und Los Angeles 1994.

der Budgetvorgaben zu achten. Da die personelle Dotierung dieses Heimes über dem Durchschnitt vergleichbarer Heime lag, war es nicht möglich, auch nur eine zusätzliche Mitarbeiterin einzustellen, um die sehr grosse Zahl schriftlicher Verhaltensanleitungen in der Praxis kunstgerecht umzusetzen (S. 53 ff.).

Foner macht zu Recht darauf aufmerksam, dass ein gewisses Regelwerk (eben Elemente einer Bürokratie) notwendig ist, um einen recht komplexen Betrieb wirtschaftlich zu führen und tendenziell allen Bewohnerinnen gleiche und faire Behandlung zu garantieren. Bürokraten, um es vereinfachend zu präsentieren, dürfen keine persönlichen Vorlieben durchsetzen; sie haben grundsätzlich alle mit Bezug auf ihre Ansprüche gleich zu behandeln. Aber wenn die an sich akzeptablen Regeln rigoros in die Begegnung zwischen Bewohnerinnen und Pflegehilfen getragen werden, dann resultiert ein zu hohes Ausmass an buchstabengetreuer Auslegung. Freiräume werden negiert, und Routine wird an die Stelle persönlicher Begegnungen gerückt (S. 57 f.).

Auf rund zehn Seiten (S. 59–68) wird das Handeln von zwei Pflegehilfen, Ms. G. James und Ms. A. Rivera, einander gegenübergestellt. Das Verhalten von Frau James erscheint dabei inakzeptabel – die Bewohnerinnen werden wie Unmündige behandelt: Sie werden gezwungen fertig zu essen, der Gang zur Toilette wird befohlen, zum Bettenmachen wird man aus dem Zimmer gewiesen usw. Und in der Regel werden Drohungen für allfälliges Nichtbefolgen laut angebracht.

Aber diese ganz und gar unerfreulichen Verhältnisse führen nicht etwa zu Massregelungen. Angehörige äussern im Gegenteil ihre Befriedigung: «Vielen Dank, dass Mutter jetzt isst»; «soviel hat er nie gegessen»; «es ist gut, dass die Tante jetzt Bewegung erhält». Bei Kolleginnen ist Frau James angesehen. Sie hat die Arbeit (und die Bewohnerinnen) im Griff und erledigt Aufgaben früher als andere. Auch Vorgesetzte loben sie: Gewichtsverluste resultieren bei «ihren» Bewohnerinnen nicht. Die Inkontinenzrate scheint niedriger zu sein als in anderen Gruppen. Alles ist geordnet und sauber. Die wenigen schriftlichen Arbeiten werden pünktlich erledigt. Diese Pflegehilfe hat also auch eine gewisse Vorbildfunktion für andere.

Frau Rivera konnte nicht auf das Wohlwollen der Vorgesetzten zählen. Sie war öfters in Verzug mit ihren Arbeiten, und nicht alle von ihr betreuten Bewohnerinnen präsentierten sich herausgeputzt. Ja, Frau Rivera handelte eigenmächtig, machte sogar eine Bestellung für Bewohnerinnen, welche nicht zu ihren Kompetenzen gehörte, und war bei den Arbeitskolleginnen nicht beliebt, weil sie u. a. die Tätigkeit im Heim nicht rigoros von ihrem Privatleben trennte und in Diskussionen für Bewohnerinnen eintrat.

Foner sah das Engagement von Frau Rivera und gab ihr das höchstmögliche Lob: «…the one I would pick if I were a resident there» (S. 62). Weil diese Pflegehilfe intensiv auf Wünsche der Betroffenen eingeht, kann sie nicht einen sturen Rhythmus einhalten; sie «poliert» ihre Bewohnerinnen nicht auf, wenn diese so etwas ablehnen (S. 64). Damit, dass Frau Rivera u. U. aus der Perspektive von Bewohnerinnen argumentiert, verletzt sie wichtige bürokratische Normen.

Die substanzielle Perversion der Qualitätssicherung durch bürokratische Regeln hatte einen bizarren Hintergrund, wie Foner in einem jüngeren Aufsatz anzeigte[22]: Vor der Tätigkeitkeitsaufnahme des aktuellen Heimleiters schnitt das Pflegeheim in der jährlichen Qualitätsbeurteilung nie befriedigend ab. Das beaufsichtigende Departement des Staates New York war in dem Sinne immer gegenwärtig, als das Heim kontinuierlich zu rapportieren hatte, wie weit es in der Behebung der Schwachstellen war. Um diesen belastenden Prozess zu durchbrechen, initiierte der neue Heimleiter eine systematisch angelegte Qualitätssicherung. Diese mag tatsächlich einen relativ hohen Grad an Schriftlichkeit erfordert haben, nicht zuletzt auch darum, weil RAI 1.0 eingeführt wurde. Ob dieses eingeleiteten Wechsels wurde allerdings ausser acht gelassen, dass nicht primär «buchstabengetreues Verhalten», sondern im Gegenteil mit besonderem Gewicht zentrale Werte zu vermitteln waren. Unerfreuliches resultierte – es dürfte nicht übertrieben sein, diese sich auf ein umfangreiches schriftliches Regelwerk stützende Qualitätssicherung als Amok gelaufen vorzustellen.[23]

1.13 Nicht alle Studien sind Gold wert

Timothy Diamond hat als einziger der in diesem Kapitel aufgeführten Autoren den Fähigkeitsausweis als Pflegehilfe erworben, um seine ethnologisch-soziologischen Studien durchzuführen. Die rund 70 Unterrichtsstunden wurden an Abenden durchgeführt; der Samstagmorgen war für die Einführung in die Praxis reserviert – das 1. Kapitel des Buches[24] handelt von diesem Kurs. Nach seiner Anstellung im Pflegeheim erhielt Diamond Urlaub als Forschungsassistent an der Universität in einem Vorort Chicagos.

Um die Beobachtungen für seine Studie zu gewinnen, arbeitete er je «zwischen drei und vier Monate» in insgesamt drei Pflegeheimen Chicagos. Der Autor schafft keine Klarheit darüber, wem er jeweils davon Mitteilung machte, dass sein Arbeiten als Pflegehilfe auch zur Felderkundung diente (z. B. S. 37 f.). Es scheint, dass nicht alle Vorgesetzten von seinem Vorhaben wussten. Während in allen anderen Publikationen erwähnt wird, dass es sich mindestens nach Überzeugung

---

22 N. Foner, The Hidden Injuries of Bureaucracy: Work in an American Nursing Home, in Human Organization, vol. 54, 1995, S. 229–237.

23 C. L. Wiener und J. S. Kayser-Jones, Defensive Work in Nursing Homes: Accountability Gone Amok, in Social Science & Medicine, vol. 28, 1989, S. 37–44.

24 T. Diamond, Making Gray Gold, Chicago und London 1992.

des Managements um gute Heime handelte, fehlt in dieser Studie ein solcher Hinweis.

Die Beobachtungen in den drei Heimen wurden ineinander verwoben, womit nur ausnahmsweise die Umrisse (Elemente von Strukturen, Prozessen, einzelne charakteristische Aspekte usw.) des jeweiligen Pflegeheimes erkennbar wurden. Obwohl im Buch behauptet wird (z. B. Vorwort, S. xv, S. 246), es liege eine ethnologische Studie vor, fehlt die «Dichte der Beschreibung» zu einem nennenswerten Teil. Um die geforderte detaillierte Beschreibung auszuweisen, bedient sich der Autor eines Kunstgriffes: Teil 2 des Buches (S. 75–167) präsentiert Elemente der teilnehmenden Beobachtung in der Form eines 24-Stunden-Tages.

Gravierender als die Kondensation des fazettenreichen Geschehens in drei Pflegeheimen ist, dass Diamond einzelnen Beobachtungen zentralen Stellenwert für seine Argumentation beimisst, welche so in deutschsprachigen Ländern nicht nachvollziehbar sein dürften: Die Verwaltung kürzte die personelle Dotierung pro Stockwerk. Statt vier Pflegehilfen wurden im Tagesdienst nur noch dreieinhalb eingeteilt. Unsinnig – d. h. für die Leserinnen und Leser nicht nachvollziehbar – wurde die Sparpolitik aber durch die Anordnung, dass jede Pflegehilfe eine Aufgabe als exklusive Arbeit zugeteilt erhielt: Eine war zuständig für das Aufnehmen und Ankleiden, eine für das Bettenmachen und das Duschen und die Dritte für den Gang in den Aufenthaltsraum und die Betreuung in diesem Raum. Die vierte Mitarbeiterin hatte als «Springer» für zwei Stockwerke tätig zu sein – wo Not an der Frau war, musste sie aushelfen (S. 173).

Für Diamond ist dies ein zentraler Hinweis (mit anderen zusammen), der Zeugnis legt für eine Art «Industrialisierung» der Leistungen für die Bewohnerinnen. Seine Argumentation zur Überlegung, dass «aus Grau Gold gemacht wird» (S. 169 ff.), lässt Bewohnerinnen zu einem Produkt, um nicht zu sagen, zu einer Art Ware werden, mit der Geld gemacht wird. Diese Argumentation ist sicher nicht auszuschliessen; unbefriedigend ist aber, dass nicht sorgfältiger beschrieben wurde.

Eindrücklich ist, wie dieser Autor den Ärger, die Frustration, die Betrübnis darüber schildert, dass alle eigenen finanziellen Mittel durch den Heimaufenthalt verzehrt wurden, dass man in dem Sinne vollständig von der Sozialversicherung abhängig sei. Mehrere Bewohnerinnen beklagten, dass die Ersparnisse ihres ganzen Arbeitslebens im ersten Jahr ihres Heimaufenthaltes aufgebraucht waren. Sie fühlten sich verarmt und damit der sozialen Unterschicht angehörend (S. 58 ff.). Das (Arbeits-)Leben war fast nur noch in dem Sinne gegenwärtig, als man für das Alter gespart hatte, und nun stand von diesen Mitteln nichts mehr zur Verfügung.

Interessant ist auch Diamonds Hinweis darauf, wie die Anstrengungen zur wirtschaftlichen Leistungserbringung in einem der drei Heime über ein sehr detailliertes Pflichtenheft für Pflegehilfen ad absurdum geführt wurden. Jede einzelne Aufgabe vom Wecken bis zum Ins-Bett-Bringen war im Zeitablauf aufgelistet, und zum Schluss stand die Sammelkategorie «*assist as needed*» (unterstütze, wo es nötig ist, resp. leiste Hilfe, wenn diese notwendig wird). Gerade diese Kategorie war jene, welche die einzelne Pflegehilfe zeitlich am meisten in Anspruch nahm.

In der sozialkritisch gehaltenen Studie finden sich mehrere Hinweise zum Weiterdenken in Qualitätsdimensionen. So zeigten etwa die Mitarbeiterinnen ihr Erbarmen mit einer Kollegin, welche in der Nachbarschaft lebte und deren einzige Aufgabe darin bestand, beim Servieren des Mittagessens zu helfen (S. 134 f.). Mit der Übernahme dieser Einzelaufgabe war sie zwangsläufig dazu verurteilt, Kritik der Bewohnerinnen einzustecken; sie war exzessiven Nörgeleien ausgesetzt und kam zeitlich immer wieder in Verzug. Weil sie den Bewohnerinnen nur bei dieser gut eine Stunde dauernden Arbeit begegnete, konnte sie die Bewohnerinnen nicht verstehen, war mit speziellen Bedürfnissen und krankheitsbedingten Sonderheiten nicht vertraut. Es kam dazu, dass diese Mitarbeiterin in der sehr kurzen Arbeitszeit auch nicht Gegenwehr leisten konnte: Wer 8 Stunden im Heim arbeitet, kann bei der «Erziehung» der Bewohnerinnen mitwirken – nicht aber, wer nur eine Stunde präsent ist.

Wenn Diamond nur beschreibt und nicht deutet, resultieren Anregungen zum Weiterdenken. Dies gilt zum Beispiel bei der Beschreibung der Gruppe der Bewohnerinnen, welche beim Stationszimmer auf die Ablösung durch den Spätdienst (ab 15.00 Uhr) wartet und mit banalen Antworten abgefertigt wird (S. 145). Dies gilt für die Beschreibung der Tricks, die beim Essen-Eingeben auf der Etage verwendet werden, um innerhalb jener Zeit mit dem Essen fertig zu werden, in der das Essen noch lauwarm ist. Erst recht eindrücklich beschrieben wird das «Vorspiegeln» von echtem Interesse an Anliegen der Bewohnerinnen, auch wenn es für die Mitarbeiterin gegen den Arbeitsschluss zugeht. Der Hinweis auf den in den USA endemischen Zwang zur Schriftlichkeit («was nicht im Kardex steht, hat nicht stattgefunden», S. 130 ff.) bleibt als Mahnung im Feld der Qualitätssicherung.

Bewohnerinnen und Mitarbeiterinnen leben und arbeiten mit unterschiedlichen Zeitrelationen: Jene besitzen «alle Zeit»; diese verfügen über knappe Zeit und haben eine ganze Anzahl fixer Termine (nicht zuletzt jenen des Arbeitsschlusses). Bewohnerinnen sitzen oder liegen in aller Regel – Mitarbeiterinnen stehen und eilen, reden auf die Bewohnerinnen hinab oder schon aus etwas Distanz.

Die Gefahr, dass Bewohnerinnen den Status eines Kindes zugeschrieben erhalten, bricht immer wieder durch: Wer am späteren Abend um Cookies bat, wurde wie von Sankt Nikolaus gefragt, ob sie/er denn während des ganzen Tages brav gewesen sei (S. 155). Wer laut ein Begehren (zum dritten oder vierten Mal) vorbrachte, musste zuerst üben, dies in ruhigem Ton vorzubringen. Weil ein Kleid nicht aus der Reinigung zurückkam, behauptet die Pflegehilfe, dass das zuvorderst im Schrank aufgehängte der Bewohnerin weitaus am besten passe usw.

1.14 Abschliessende Hinweise

Das erste Kapitel fällt im Vergleich zu den anderen sehr umfangreich aus. Um klarzumachen, dass trotzdem lange nicht das ganze Feld ethnologischer Studien über Heime behandelt wurde, wird mit einigen Hinweisen angezeigt, was nicht ausführlicher berücksichtigt werden wollte.

Savishinsky, Professor für Anthropologie, engagierte sich im Tier-Therapie-Programm (Companion Animal Program) in einem Pflegeheim mit 84 Betten in dörflicher Nähe zur Universitätsstadt Ithaca. Er war also direkt involviert, und zugleich sammelte er über Jahre hin Materialien für seine Studie.[25] Hier wird nur auf ein Element seines Buches eingegangen: Die zuerst als zentral betrachteten, von aussen ins Heim gebrachten Haustiere (praktisch ausschliesslich Hunde und Katzen) wurden zwar schnell zu Katalysatoren für die Begegnungen mit den Bewohnerinnen von Elmwood Grove. Aber entgegen den ursprünglichen Absichten des Programms versuchten die Betagten die freiwilligen Helfer, welche ihre Haustiere ins Heim brachten, zu vereinnahmen. Damit präsentierte sich für diese die Übernahme einer neuen Rolle (S. 56 ff.): Der Kontakt mit Menschen wurde für Bewohnerinnen zentral – die Tiere waren nur noch initiale Stimuli für Gespräche.

Da offensichtlich bei vielen Bewohnerinnen, die aus ländlichen Gebieten stammten, Tiere zum eigenen und/oder elterlichen Haushalt gehörten, scheint der Kontakt mit den besuchenden Tieren Auslöser für das Erzählen und darüber hinaus auch die Auseinandersetzung mit lebensgeschichtlichen Phasen gewesen zu sein. Von Interesse ist zum Beispiel, dass die auch in diesem Heim im wesentlichen verdrängte Auseinandersetzung mit Sterben und Tod gerade im Erinnern an den Verlust von Haustieren öfters zur Sprache kam (S. 65 f., S. 251).

Das Sich-Öffnen der Bewohnerinnen, das Anvertrauen von Persönlichem und die Diskussionen in kleinen Gruppen bewirkten eine stärkere Bindung, als sich ein Teil der freiwilligen Helferinnen und Helfer wünschte. Die sozialpsychologisch zu interpretierende Dynamik, dass manche Besucher als «Familienmitglieder» zu gewinnen getrachtet wurden, ist nachvollziehbar. Eine ganze Anzahl der freiwilligen Helfer war mit dieser zusätzlichen Beanspruchung, mit der Neudefinition ihrer Rolle aber nicht einverstanden und schied aus dem Programm aus. Die verbleibenden freiwilligen Helfer identifizierten sich dafür umfänglich und demon-

---

25 J. S. Savishinsky, The Ends of Time, New York und Westport, Conn. 1991.

strierten dies u. a. dadurch, dass sie sich ab diesem Zeitpunkt weigerten, weiterhin Namensschildchen zu tragen, wie dies von freiwilligen Helfern – nicht aber von besuchenden Angehörigen – verlangt wurde.

Die ethnologische Studie über Fernsehen im Heim[26] wird hauptsächlich aus zwei Gründen nicht dargestellt: Um die Studie zu verstehen, sollte man mit den Massenmedien in der USA – z. B. der Präsentation einzelner TV-Sender, dem Stellenwert einiger Sportveranstaltungen im Fernsehen, aber auch der «Revolverblatt-Mentalität» vieler Lokalzeitungen – recht gut vertraut sein. Zudem hat das Fernsehen für die jetzigen Heimbewohnerinnen in deutschsprachigen Ländern (noch) nicht den Stellenwert, der ihm in amerikanischen Heimen zukommt.

Wendy Hajjar ging mit teilnehmenden Beobachtungen und teilstrukturierten Befragungen der in der Literatur anzutreffenden Vorstellung nach, Fernsehen sei auch Ersatz für den Verlust sozialer Beziehungen. Ort für die Studie war ein 154 Betten zählendes Alters- und Pflegeheim in einer Universitätsstadt Indianas.

Die Autorin fand nur wenige Hinweise auf einen Substitutionseffekt des Fernsehens. Sie musste im Gegenteil zur Kenntnis nehmen, dass auch hohe Einschaltquoten mehrheitlich selektiv waren – man stellte also bewusst eine bestimmte Sendung ein. Am bedeutsamsten aber war, dass manche Sendungen in dem Sinne gemeinschaftsstiftend waren, als für Gruppen eine gemeinsame Basis zu Diskussionen, Kommentaren und Anknüpfung an Vergangenes geboten wird (S. 87). Ja, Fernsehen durfte bei manchen sogar als Mittel gegen den Rückzug und die Abnabelung von der «Welt draussen» interpretiert werden: Die Ausschnitte, die von der Aussenwelt präsentiert werden, halten das Interesse daran wach, reizen zur Zustimmung oder Ablehnung und bieten Anlass zu Diskussion (S. 137 f.).

Das Medium Fernsehen hatte zudem lange nicht ein Monopol. In diesem Heim wurde trotz des relativ hohen Fernsehkonsums viel gelesen. Insbesondere Zeitungen scheinen eine wichtige Ergänzung zum Fernsehen zu bieten – bei den Lokalzeitungen mit Informationen über die Stadt und die sie umgebenden Gemeinden, aus den überregionalen Zeitungen mit kommentierender politischer Berichterstattung. Der Heimleitung war zugute zu halten, dass eine sehr respektable Zahl von Zeitungen und Zeitschriften im Kiosk angeboten wurde.

Die Zahl spezieller Abteilungen für demente Bewohnerinnen hat in den USA in den letzten Jahren stark zugenommen. Zum Zeitpunkt des Erscheines dieses Buches wird jedes sechste oder gar jedes vierte Heim über eine sog. Special Care Unit verfügen (die substanzielle Schätzdifferenz ist darauf zurückzuführen, dass für statistische Erhebungen keine Einigung darüber besteht, welches die Merk-

---

26 W. J. Hajjar, Television in the Nursing Home, New York und London 1998.

male einer solchen speziellen Abteilung sind[27]). In Abschnitt 1.10 wurde ein einzelner Aspekt der Problematik zusammenfassend referiert. Dabei handelte es sich zweifellos um relativ einfach zu konzeptualisierende Informationen. Bedeutend schwieriger dürfte es sein, einen verstehenden Zugang zu Bewohnerinnen zu gewinnen, wenn Mutismus verbreitet ist, wenn es um die Aufnahme und eventuell Deutung von Sekundärsymptomen der Demenz (z. B. Perseveration, Aggressivität) und ganz allgemein der Chiffren in einer solchen Abteilung oder in einem spezialisierten Heim geht.[28]

Es überrascht also nicht, dass ethnologische Forschung, statt auf die Bewohnerinnen zu fokussieren, den vielfältigen Herausforderungen, welche sich dem betreuenden Personal stellen, und den Beziehungen zu Angehörigen, Freunden und Bekannten, die zu Besuch kommen, erhebliches Gewicht beimisst. Dazu kommt in den USA noch die zweifellos relevante Frage, ob der Umgang von farbigen Betreuenden mit farbigen Bewohnerinnen andere Konsequenzen zeitigt als die Betreuung von Weissen durch Nicht-Weisse.[29]

McAllister und Silverman machten sich die Aufgabe nicht leicht, als sie zwei Heime mit Bezug auf gemeinschaftsbildende Momente unter dementen Bewohnerinnen betrachteten.[30] Fairhaven ist ein (neu eröffnetes) Heim mit 59 Betten, welches ausschliesslich Personen mit milder und mässiger Demenz aufnimmt. Das zum Vergleich mitbeurteilte, nur gut halb so grosse Hilltop Nursing Home führt keine spezielle Abteilung für demente Bewohnerinnen. Die Standardabweichung zum Durchschnittswert beim Mini Mental Status zeigt darauf, dass in diesem traditionellen Heim auch schwer Demente leben.

Die Autorinnen scheinen überrascht vom Ausmass gelebter Gemeinschaft in Fairhaven: Es kommt zu Gruppenbildungen, klare Rollenübernahmen (z. B. Zu-

27 M. L. Maas et al., Alzheimer's special care units, in Nursing Clinic of North America, vol. 29, 1994, S. 173–194; P. D. Sloane et al., Evaluating Alzheimer's special care units: Reviewing the evidence and identifying potential sources of study bias, in The Gerontologist, vol. 35, 1995, S. 103–111; L. A. Grant und M. Ory, Alzheimer Special Care Units in the United States, in Research & Practice in Alzheimer's Disease (RPAD), vol. 4, 2000, S. 19–43.

28 z. B. V. F. Rempusheski, Quantitative Research and Alzheimer Disease, in Alzheimer Disease and Associated Disorders, vol. 13, Supplement 1, 1999, S. S45–S49.

29 z. B. J. N. Henderson, The Culture of Special Care Units: An Anthropological Perspective on Ethnographic Research in Nursing Home Settings, in Alzheimer Disease and Associated Disorders, vol. 8, Supplement 1, 1994, S. S410–S416.

30 C. L. McAllister und M. A. Silverman, Community Formation and Community Roles Among Persons with Alzheimer's Disease: A Comparative Study of Experiences in a Residential Alzheimer's Facility and a Traditional Nursing Home, in Qualitative Health Research, vol. 9, 1999, S. 65–86.

hörer, emotionell Unterstützende, Führende bei unterschiedlichen Aktivitäten usw.) sind deutlich erkennbar, «Adoptionen» kommen vor, Freundschaften entwickeln sich usw. Gemeinsame Aktivitäten finden viel häufiger statt als im Hilltop. Interessant war, wie das «soziale Spazieren» gepflegt wurde: Man spazierte in Gruppen innerhalb und ausserhalb des Heimes, wobei immer wieder angeregte Konversation aufkam. Die beiden Autorinnen behaupten, dass sich in Fairhaven ein «Wir-Gefühl» entwickelt habe (S. 82).

Im Hilltop konnte so etwas nicht in Erfahrung gebracht werden. Von Interesse war aber, dass einige der nicht dementen Bewohnerinnen intensiven Kontakt mit den hirnorganisch Geschädigten hatten. Die Autorinnen fragen sich, ob die Dementen im Hilltop-Heim eine Qualität von Kommunikation erfahren haben könnten, wie sie in Gruppen, die ausschliesslich mit Dementen zusammengesetzt sind, nicht zu erfahren wäre. Obwohl diese Frage von erheblicher Bedeutung in der Diskussion über die Notwendigkeit zur Schaffung spezieller Gruppen für demente Bewohnerinnen ist, konnten McAllister und Silverman dieser Frage nicht nachgehen. Im Zentrum ihres Interessens stand das Suchen nach Elementen der Gemeinschaftsbildung. Dass dazu bedeutend mehr im Heim resultierte, welches ausschliesslich demenziell Erkrankte aufnimmt, setzen die Autorinnen u. a. in Zusammenhang mit der Bezugspflege, der flachen Hierarchie bei den Betreuenden, der hohen Intensität der Aktivitäten, der wenig dominierenden Position der Pflegeleitung usw. Tatsächlich unterscheidet sich Fairhaven mit Bezug auf diese Aspekte markant vom Hilltop.

Aber weil die Autorinnen nicht intensiv zum Tatbestand der Neueröffnung von Fairhaven und der Phänomenologie milder Demenz argumentieren, bleibt Skepsis gegenüber der vergleichenden Beurteilung: Auf den Tatbestand, dass es sich bei Fairhaven um ein vor relativ kurzer Zeit eröffnetes Heim handelt, wird im Aufsatz nicht detailliert eingegangen. Könnte es nicht so sein, dass der quasi gleichzeitige Eintritt fast aller Bewohnerinnen Wesentliches zur Gruppenbildung beigetragen hat? Bei Heimen, die schon viele Jahre in Betrieb sind, hat eine Neueintretende bedeutend weniger Chancen, bei der Formierung einer Gruppe mitzuwirken. In der Regel müssen sich «Neulinge» (man tritt ein, wenn ein Zimmer frei geworden ist) um die Aufnahme in eine schon existierende Gruppe bemühen. Dass als dement diagnostizierte Eintretende etwas mehr Schwierigkeiten haben, in eine schon bestehende Gruppe aufgenommen zu werden, darf wohl vermutet werden.

Fairhaven nahm ausschliesslich Demente der Schweregrade mild und mässig auf. Könnte es sein, dass ein Nukleus von Bewohnerinnen mit milder Demenz prominent gemeinschaftsstiftend gewesen wäre? J. F. Gubrium, der nach seiner Forschung im Murray Manor intensiv in den sich tangierenden Feldern der Sozialpsychologie, Soziologie und Ethnologie im Zusammenhang mit dem Alter tätig wurde, hat schon vor 15 Jahren dargelegt, dass Demenz auch sozial definiert wird.[31] Könnte es sein, dass das Abfinden mit diesem Aspekt der Zuschreibung einen Teil der Bewohnerinnen mit «Wir-Gefühl» ausstattete?

Vergleichende ethnologische Forschung scheint besonders anspruchsvoll zu sein. Kayser-Jones versuchte vor 20 Jahren, ein Heim im Osten Schottlands (96 Betten) mit einem in Los Angeles (85 Betten) beschreibend zu vergleichen.[32] Nach dem Dafürhalten der Autoren missglückte der Versuch – dies ist der Grund, warum die Studie nicht ausführlicher vorgestellt wird.

In Schottland hat die Autorin ein ihrer Meinung nach qualitativ sehr gutes Heim (in alten Gemäuern) angetroffen. Obwohl es sich um ein ehemaliges Spital handelt, das zum Zeitpunkt der teilnehmenden Beobachtung noch jeden Zimmertypus, vom Ein- bis zum Sechsbettzimmer, aufwies, scheint alles lobenswert: Man hat einen wunderschönen Blick auf den umgebenden Garten, die Stadt und das Meer. Der Aufenthaltsraum enthält viel Holz, ist warm, gemütlich und «beautiful antique pieces of copper grace, the hearth and mantel of the fireplace, and lovely oil paintings hang on the wall» (S. 17). Das Essen ist hervorragend, viele Angebote zu Aktivitäten lassen keine Langeweile aufkommen usw. Die Autorin zitiert einen Vertreter des Küchenteams: «Wir sind eine grosse Familie, und wir arbeiten alle auf das gleiche Ziel hin - jedermann ist freundlich zu jedermann» (S. 18).

Das kalifornische Heim, 1966 erbaut, erscheint dagegen als Vorhof zur Hölle. Zwar hat es «nur» Zweibettzimmer; aber diese sind eng. Die überwiegende Mehrzahl der Bewohnerinnen ist mit dem Essen nicht zufrieden. Obwohl die Wände im Heim farbig gestrichen wurden, wirkt alles kalt. Die Hälfte der Bewohnerinnen langweilt sich immer (S. 29). Während in Scottsdale die Hausorgel im grossen Aufenthaltsraum etwas Feierliches zum Gottesdienst beiträgt (und die Bewohnerinnen am Sonntag in ihren besten Kleidern erscheinen), ist in Pacific Manor der Gottesdienst kein besonderer Höhepunkt am Sonntag («patients are not dressed properly for church», S. 30).

Es ist anzunehmen, dass es qualitativ gute Heime in Schottland gab und gibt, und dass im bedeutend bevölkerungsreicheren Kalifornien manche qualitativ unbefriedigenden Pflegeheime betrieben werden. Alles, was die Autorin beschreibt, ist zum Nennwert zu nehmen: Eindrücklich ist der Tatbestand, dass sich Pacific Manor in einer high crime area, d. h. in einem Gebiet mit hoher Kriminalität befindet. Ein Spaziergang vor dem Heim ist nicht zu empfehlen, und um 19.00 Uhr werden die Türen nicht nur geschlossen, sondern mit Ketten doppelt gesichert, «um die Bösen draussen und die Guten drinnen zu halten» (S. 19). Die

---

31 J. F. Gubrium, Oldtimers and Alzheimer's: The Descriptive Organization of Senility, Greenwich, Conn. und London 1986.

32 J. S. Kayser-Jones, Old, Alone and Neglected, Berkeley und Los Angeles 1981.

Autorin machte aber zwei Fehler, welche den Wert der Publikation drastisch reduzieren. Sie gewann zu wenig Nähe zu beiden Heimen, um sich in der je eigenen Komplexität zurechtzufinden. In dem Sinne vermochte sie dann die «Präsentation des Selbst im Heimleben»[33] nicht zu interpretieren. Vereinfachend argumentiert gilt möglicherweise, dass sie sich zu wenig Zeit genommen hat, um Deutungen und Bedeutungen verstehen zu können. Hier mag eine besondere Herausforderung liegen, wenn getrachtet wird, zwei Heime im Vergleich zu entschlüsseln. Vielleicht ist eine komparative Studie zur komplexen Institution Heim nur möglich, wenn sich die Forscherin resp. der Forscher auf einen Ausschnitt beschränkt (z. B. Gruppenbildung, Auseinandersetzung mit Bezug auf die Endstrecke des Lebens, über die Verbindungen zur Aussenwelt, den Umgang mit Langeweile, die Bedeutung des Essens usw.). Wenn mehr vergleichend zu deuten versucht wird, könnte der zeitliche Aufwand übergross werden.

Der zweite Fehler von J. S. Kayser-Jones fällt noch mehr ins Gewicht: In ihrer früheren Tätigkeit als Krankenschwester erlebte sie eine beachtliche Zahl von problemgeladenen Aspekten struktureller und prozessualer Dimensionen in der amerikanischen stationären Versorgung. Als Engagierte hatte sie dann an der Universität die Chance, über diese Konditionen Überblick zu gewinnen. Unsere Kritik zielt darauf, dass sich die Autorin nicht aus diesem Kontext lösen konnte: Die Maxime von «Nähe und Distanz» kam bei ihrer Studie nicht zum Tragen. Ethnologische Forschung hat aber viel zu tun mit sorgfältigstem, unvoreingenommenem Betrachten und mit intensiven Beobachtungen. Erst die Verbindung mit überlegter Deutung, dem wiederholten Herausarbeiten von Grundlegendem, macht sie zur Wissenschaft. Es wollte ein missglückter Versuch präsentiert werden, um anzuzeigen, dass nicht alles Publizierte taugt, den qualitätsorientierten Blick von Interessierten zu schärfen.

Ethnografische Studien über Altersheime fanden keine Berücksichtigung in diesem Kapitel. Damit wurde der unserer Meinung nach bedeutendste Ethnologe im gesamten Feld des Alters noch nicht erwähnt. Haim Hazan deutete das Zusammenleben in einem Altersheim des Gewerkschaftsbundes in Zentralisrael.[34] Er vermochte dabei auf seine früheren Beobachtungen in einer jüdischen Tagesstätte aufzubauen, in welcher besonders eindrücklich die Konstruktion einer alternativen Realität erscheint.[35] Hazan hat aber weit über das beschreibende Deuten des Lebens in Institutionen hinaus auch zum Leben im Alter und zum Altwerden selber ethnologisch gearbeitet.[36]

---

33 E. Goffman, Wir alle spielen Theater: die Selbstdarstellung im Alltag, 7. Aufl., München 1991.

34 H. Hazan, Managing Change in Old Age, Albany 1992.

35 ders., The Limbo People, London 1980.

36 ders., Old age: Constructions and Deconstructions, Cambridge und New York 1994.

Er trifft sich mit dem weiter vorne referierten J. F. Gubrium, der in mehreren Studien generellere Themen Betagter behandelte[37] und ein Lehrbuch über qualitative Methoden in der Altersforschung publizierte.[38] Für die aktuelle Diskussion in den deutschsprachigen Ländern, u. a. im Zusammenhang mit der Validation, sind besonders seine Analysen der Rekonstruktion der Lebensgeschichte interessant.[39] Es kann nicht überrraschen, dass Hazan und Gubrium die einzigen der bis anhin erwähnten nicht-deutschsprachigen ethnologischen Autoren sind, die für eine deutschsprachige Publikation übersetzt wurden.[40]

Nicht berücksichtigt wurden ethnologische Studien über Pensioniertensiedlungen, wie sie in Florida, New Mexico und Arizona, aber auch in Spanien und (früher) an der Riviera in Italien und Frankreich, zu finden sind. Eine der frühesten ethnologischen Studien beschreibt eine solche Gemeinschaft – der Titel zeigt auf Elemente des Inhaltes: «Fun City».[41] Erst recht kam eine zusammenfassende Vorstellung nicht in Frage, wenn in einer Studie das pflegerische Element vollständig fehlte.[42]

Und endlich wurden Publikationen ausgeschlossen, wenn die Präsentation nicht auf fachwissenschaftlichen Ebenen erfolgte.[43] Zweck des Kapitels war nicht, interessante oder etwas weniger interessante Beschreibungen von Aspekten des Lebens in Heimen auszulegen. Zweck war vielmehr, auf ein Wissenschaftsfeld mit Bezug zu Pflegeheimen aufmerksam zu machen, welches bei den Diskussionen zur Qualitätssicherung bis heute relativ konsequent ausgeschlossen wurde.

Ganz zum Schluss möchte ein Gedanke weitergegeben werden, der uns beschäftigte. Alle Autorinnen und Autoren mit Ausnahme von T. Diamond haben Institutionen beschrieben, in denen das Management davon überzeugt war, ein qualitativ gutes Heim zu führen – diese Ausgangsbasis beeinflusste den Entscheid,

---

37 J. F. Gubrium et al., Constructing the life course, New York 1994; ders. und J. A. Holstein, Hrsg., Aging and everday life, Malden, Mass. 2000.

38 J. F. Gubrium und A. Sankar, Hrsg., Qualitative Methods in Aging Research, Thousand Oaks und London 1994.

39 J. F. Gubrium, Speaking of life: Horizons of meaning for nursing home residents, Hawthorne 1993.

40 J. F. Gubrium, Gefühlsarbeit und emotionaler Diskurs beim Erleben der Alzheimer Krankheit; H. Hazan, Körperbild und sozialer Kontext. Über die Konstruktion somatischer Erfahrungen in Alteneinrichtungen, beide in G. Göckenjan und H. J. Kondratowitz, Alter und Alltag, Frankfurt a. M. 1988, S. 351–371 resp. S. 299–330.

41 J. Jacobs, Fun City, New York und Chicago 1974.

42 M. Teski, Living together: An Ethnography of a Retirement Hotel, Washington, D. C. 1981.

43 z. B. C. Laird, Limbo, Novato, Cal. 1979; S. Tisdale, Harvest Moon: Portrait of a Nursing Home, New York 1987.

ethnologischen Arbeiten am Anfang dieses Buches viel Platz einzuräumen. Trotzdem wurden immer wieder qualitätsmindernde Aspekte beschrieben. Es kamen Momente zur Sprache, welche zum Nachdenken zwingen, wenn man sich die je speziellen Situationen vorstellt; Tatbestände, welche jemanden mit Empathie für Betroffene und Beteiligte bei der Lektüre berühren.

Warum hat J. F. Gubrium dem Bewohner im Rollstuhl nicht die Münzen zum Telefonieren angeboten? Warum hat N. Foner Frau James nicht zurechtgewiesen? Warum hat R. R. Shield nicht eingegriffen, als bei den am Schluss des Abschnittes «Fehlende Rituale» erwähnten Vorbereitungen zu einem Streik allen – notabene fast ausschliesslich jüdischen Bewohnerinnen, davon einige noch mit persönlichen Erfahrungen des in den späten dreissiger Jahren aufkommenden Terrors in Deutschland – ein grosser Zettel umgehängt wurde, auf dem notiert war, welche Medikamente wann einzunehmen sind, worauf zu achten war (z. B. koscheres Essen), welche Präferenzen für das Aufstehen am Morgen existierten usw.?

Es ist selten, dass Forscher von gravierenden Problemen teilnehmender Beobachtung – vielleicht sogar vom Mitleiden in unbefriedigenden Konstellationen – Mitteilung machen.[44] Von Interventionen zugunsten einer Bewohnerin und/oder einer Mitarbeiterin war nie etwas zu lesen. Muss die Forschende mit einer dezidierten Stellungnahme, einer Intervention, zuwarten, bis das Manuskript vorliegt?

Eine Gruppe von Forscherinnen aus San Francisco studierte in zwei Pflegeheimen vom 1. Oktober 1993 bis 1. Oktober 1995 die Flüssigkeitseinnahme der Bewohnerinnen. Aus allen Bewohnerinnen wurden 40 repräsentative ausgewählt und mit Hilfe von «Anthropological Field Methods» – dies ist der Grund, warum die Forschung in diesem Kapitel erwähnt wird – das Essverhalten und die Flüssigkeitseinnahme in teilnehmender Beobachtung studiert.[45]

Die Methodik des Vorgehens ist ausführlich dargestellt (S. 1188) – ein Plus amerikanischer Forschung. Fast der Hälfte der Bewohnerinnen mussten Essen und Trinken eingegeben werden; rund 70 % waren in schwerem Ausmass hirnorganisch geschädigt. Gemessen an den drei gängigen Standards zur Flüssigkeitseinnahme erhielten mit Sicherheit 95 % zu wenig Flüssigkeit. Die Mehrheit zeigte auch Erkrankungen, die in engem Zusammenhang mit Dehydrierung stehen. Es gab überhaupt keinen Zweifel, dass die Bewohnerinnen viel zu wenig tranken; es wird davon Mitteilung gemacht, dass mehrere Beobachtete Durst litten.

---

44 z. B. E. Fairhurst, Doing Ethnography in a Geriatric Unit, in Sh. M. Peace, Hrsg., Researching Social Gerontology, London und Newbury Park 1990, S. 101–114, bes. S. 110–112.

45 J. Kayser-Jones et al., Factors Contributing to Dehydration in Nursing Homes: Inadequate Staffing and Lack of Professional Supervision, in Journal of the American Geriatrics Society, vol. 47, 1999, S. 1187–1194.

Im redaktionellen Kommentar, der von dieser Fachzeitschrift ausschliesslich an Personen mit grosser Erfahrung im jeweils behandelten Problemfeld vergeben wird, wundern sich Volicer et al.[46] über die Haltung der Studiengruppe: Wie könne man über zwei Jahre «zuschauen», wenn Menschen leiden, ja, unter Umständen direkt oder indirekt zu Tode kommen? Warum wurde nicht frühzeitig, d. h. nach Vorliegen einiger solider Befunde, interveniert? Welche Ungeheuerlichkeit gegenüber dementen Menschen, wenn ihnen das Trinken u. a. vorenthalten wurde, weil sie inkontinent waren! Wie alle Pflegeinstitutionen, welche von der amerikanischen Sozialversicherungsbehörde anerkannt sein wollen, hatten auch diese beiden Heime mit RAI 2.0 resp. dem MDS zu arbeiten. Damit im «Bereich H», Kontinenz, keine Probleme resultierten, erhielten einige Bewohnerinnen (zu) wenig zu trinken. Und damit dann andererseits keine Probleme bei der Dokumentation der Flüssigkeitsaufnahme resultierten, notierte man flüchtig oder unzutreffend.

Volicer et al. schreiben dann vielleicht etwas pointiert: «(...) that we cannot rely on the MDS ...» (S. 1270). Vieles hängt von der Haltung gegenüber der Arbeit, der Einstellung gegenüber hilfsbedürftigen Hochbetagten und dem Verständnis der je spezifischen Tätigkeit ab. Es könnte auch gesagt sein, dass alles vom ethisch verantworteten Verhalten abhängig ist. Die referierten Autorinnen haben zumeist Wichtiges mit ihren Studien geleistet – die Frage nach ethisch verantwortlichem Handeln darf und soll gestellt werden.

---

46 L. Volicer et al., Fluid Deprivation and Research Ethics, in Journal of the American Geriatrics Society, vol. 47, 1999, S. 1269–1270.

2. Die totale Institution

2.1 Das Modell

Jedes Buch, das im vorangehenden Kapitel zusammengefasst wurde, enthält Hinweise auf das soziologische Modell der totalen Institution. Der relativ kurze Essay von Erwin Goffman «Über die Merkmale totaler Institutionen»[1] ist aber weit über die ethnologische Beschreibung hinaus in jenem Bereich der Altersforschung präsent, der sich mit Pflegeheimen vertieft befasst.[2] Der Leser sollte sich nach der Lektüre dieses Buches überlegen, ob eine Auseinandersetzung über die qualitative Ausprägung eines Heimes ohne Berücksichtigung des Modells von Goffman überhaupt möglich resp. kunstgerecht ist.

Einzelne Autoren (z. B. Shield) setzen sich intensiver mit dem Modell auseinander, andere kommen u. a. wegen ihres spezifischen Untersuchungsgegenstandes mit relativ wenigen Hinweisen aus (z. B. Salis Gross). Praktisch alle beurteilten das von Goffman konstruierte Modell als tauglich für die Analyse des Lebens in einem Pflegeheim. Eine Ausnahme macht Diamond, dem aus seiner Perspektive eine ökonomische Argumentation mehr zu dienen scheint als eine soziologische. Koch-Straube, die eine ganze Anzahl von Verweisen auf Goffman setzte, präsentiert als Folgerung: «Trotz aller notwendigen Vorsicht das Konzept der Totalen Institution auf Pflegeheime für alte Menschen anzuwenden, trotz mancher Abweichungen, sind seine zentralen Aussagen zutreffend und bündeln die Erfahrungen, die eine intensive und zugewandte Auseinandersetzung mit dem Leben und Arbeiten im Pflegeheim hervorrufen.»[3]

---

1   E. Goffman, Asyle, Frankfurt a. M. 1972, insbesondere der Essay «Über die Merkmale totaler Institutionen», S. 12–123.
2   R. A. Kane und A. L. Caplan, Hrsg., Everyday Ethics. Resolving Dilemmas in Nursing Home Life, New York 1990; J. E. Birren et al., Hrsg., The Concept and Measurement of Quality of Life in the Frail Elderly, San Diego und New York 1991; L. M. Gamroth et al., Hrsg., Enhancing Autonomy in Long-Term Care, New York 1995.
3   U. Koch-Straube, a. a. O., S. 345 f.

Ausgangspunkt für die Deutung des Tatbestandes einer totalen Institution ist die Feststellung, dass die drei Lebensbereiche Arbeiten, Privatleben und Freizeitgestaltung am gleichen Ort und unter der gleichen Autorität über längere Zeit zusammenfallen. Die Beschreibung von Goffman (S. 17) wird gerafft wiedergegeben, da nach dem nächsten Untertitel Aspekte der sozialen Entwicklung seit der Mitte der fünfziger Jahre – der Zeitperiode, in welcher Goffman die Materialien für seine Publikation gewann – aufgeführt werden. Alle Angelegenheiten des Lebens finden in der gleichen Institution unter der gleichen normsetzenden Autorität statt. Mitglieder einer totalen Institution leben für längere Zeit in einer grösseren Gruppe, wobei allen Gruppenmitgliedern in etwa die gleiche Behandlung zukommt. Die Phasen des Tages sind so geplant, dass eine zu einem fixierten Zeitpunkt in die nächste übergeht – diese Phasen sind nicht selbstbestimmt, sondern folgen einem System formaler Regeln, denen eine Planung zugrundeliegt, die dazu dient, die deklarierten Ziele einer totalen Institution zu erreichen.

Goffman grenzt sich ab: Kleingewerbetreibende, welche zu Hause arbeiten, trennen hin und wieder auch die Lebensbereiche nicht. Allerdings sind diese Personen nicht kollektiv organisiert, und sie erledigen in aller Regel ihre täglichen Arbeiten nicht in unmittelbarer «Gesellschaft einer Gruppe von Schicksalsgefährten» (S. 18).

Zu den totalen Institutionen gehören Gefängnisse, bestimmte Phasen des Militärdienstes (z. B. in den damaligen Rekrutenschulen, im Grunddienst), auf dem Kriegsschiff, geschlossene Klöster, Kriegsgefangenenlager, psychiatrische Kliniken usw. Goffman unterscheidet fünf Typen von totalen Institutionen. Die in diesem Buch interessierende Institution erscheint beim ersten Typus: «Da sind einmal jene Anstalten, die zur Fürsorge für Menschen eingerichtet werden, die als unselbständig und harmlos gelten; hierzu gehören die Blinden- und Altersheime, die Waisenhäuser und die Armenasyle» (S. 16).

2.2 Wandel seit den fünfziger Jahren

Das Organisationsmodell von Goffman ist deskriptiv. Dies wird vom Autor gerade am Anfang klargemacht, wenn er als ersten Satz zu seinem Essay notiert: «Eine totale Institution lässt sich als Wohn- und Arbeitsstätte einer Vielzahl ähnlich gestellter Individuen definieren, die für längere Zeit von der übrigen Gesellschaft abgeschnitten sind und miteinander ein abgeschlossenes, formal reglementiertes Leben führen» (S. 11).

Wenn dann trotzdem die totale Institution als ein Modell erscheint, welches negative Konnotationen zeitigt, so ist dies in erster Linie wegen seiner Konsequenzen. Goffman schilderte – gestützt auf seine teilnehmenden Beobachtungen in psychiatrischen Kliniken (insbesondere zwei grosse Institutionen), Analysen potenziell totaler Institutionen (vorab über das Militär und die Gefängnisse), belletristische Zeugnisse, aber auch von Ordensregeln – in allererster Linie die negativen Folgen für die Betroffenen. Totale Institutionen erscheinen als «nicht normal», als massiv die individuelle Freiheit einschränkende, die Würde eines Individuums tangierende, Regeln statt individuellen Präferenzen folgende, Anpassung erzwingende Organisationen.

Die Ausprägungen der meisten totalen Institutionen haben sich in den gut 40 Jahren seit dem Verfassen von Goffmans Studie massiv verändert. Dieser Wandel wurde mindestens mit Bezug auf die psychiatrischen Kliniken durch die Analyse von Goffman selbst wesentlich mitbeeinflusst – selbstverständlich wäre für die Transformation der stationären Psychiatrie eine grössere Zahl von Einflussfaktoren aufzuführen (u. a. Psychopharmaka). Aber wenn nur eine einzige Publikation mit Einfluss auf den Prozess der Umgestaltung dieser Kliniken genannt werden müsste, dann wäre es die hier behandelte (sie hat im Übrigen eine Auflage von rund 200 000 Exemplaren erreicht, was für eine wissenschaftliche Analyse ausserordentlich hoch ist).

Trotz des massiven Wandels in der Mehrzahl der von Goffman erwähnten Institutionen ist das Konzept der totalen Institution für die Qualitätsbeurteilung, die Qualitätssicherung und die Qualitätsförderung von hoher Relevanz. Die Anstrengungen müssen darauf zielen, negative Konsequenzen für die Bewohnerinnen aus dem Tatbestand des Lebens in einer totalen Institution so klein wie möglich zu halten. Diese Institutionen – die totale Institutionen bleiben – müssen gezielt gegensteuern.

Der Tatbestand selbst, dass das gesamte Leben für eine grössere Gruppe ähnlich gestellter Individuen am gleichen Ort stattfindet und nach einheitlichen Regeln verläuft, vermag grundsätzlich auf zwei Ebenen in seinen negativen Auswirkungen eingeschränkt zu werden: durch eine radikale Öffnung der totalen Institution gegenüber der Umwelt und durch den immer wieder zu erbringenden Ausweis darüber, dass nur das absolute Minimum an generellen Regeln gilt, die das Leben der Bewohnerinnen im negativen Sinne beeinflussen könnten.

Das erste Kapitel dieses Buches wurde sehr ausführlich gestaltet, um die Leserinnen und Leser für die Lektüre jener Autoren zu sensibilisieren, die sich mehrere Monate oder über ein Jahr Zeit genommen haben, um Aspekte des Lebens im Heim zu beobachten. Ohne Sensibilisierung für Gefahren der totalen Institution ist Gegenwehr ausgeschlossen. Die Gefahr, dass das Kader eines Heimes («die Bürokratie einer totalen Institution» nach Goffman) die Folgewirkungen einer totalen Institution nicht sieht, ist auch darum gross, weil dieses Kader in einer totalen Institution arbeitet.

2.3 Knappe Orientierungshilfen

Damit die Leserinnen und Leser zur gerade festgelegten Diagnose noch etwas Orientierungshilfe zu Goffmans Modell gewinnen, werden aus einer Vielzahl von Manifestationen der totalen Institution Aspekte angeblendet – in diesem Zusammenhang erwähnen wir auch einige wenige Erfahrungen aus den Qualitätsbeurteilungen von BRAINS und nehmen bei dieser Gelegenheit Wertungen vor. Anschliessend wird mit Hilfe von Koch-Straube noch einmal eine Gesamtaufnahme des Modells der totalen Institution gewagt.

Der Eintritt in eine totale Institution, die Aufnahme, gleichgültig, ob sie freiwillig (z. B. Kloster) oder unfreiwillig (Gefängnis) erfolgt, hat dramatische Aspekte. Zwar werden heutzutage in der Regel weder beim Eintritt in die Rekrutenschule (Grunddienst) noch bei Antritt des Gefängnisaufenthaltes die Haare gekürzt, noch muss für die hier interessierenden Institutionen eine neue Bekleidung «gefasst» werden usw. Aber beim Eintritt wird noch heute in der Regel «sich (…) Mühe gegeben, um dem Neuling einen klaren Begriff von seiner Zwangslage zu geben» (Goffman, S. 28).

Wenn die Resultate beim sog. Gegenstand «Heimeintritt» aus der Qualitätsbeurteilung der über 150 analysierten Heime betrachtet werden, so darf nicht überraschen, dass mit Bezug auf die Qualität annähernd eine Normalverteilung resultiert: Relativ wenige weisen massiv unbefriedigende qualitative Ausprägungen auf, und wenige präsentieren vorbildliches Handeln, Prozesse und Strukturen. Bürokratische Regeln werden öfters als nicht schon bei den Bestimmungen manifest, was aus der bisherigen Wohnung mitgebracht werden darf. Selbstverständlich kann nicht alles aus einer Dreizimmerwohnung in ein Zweierzimmer mitgenommen werden. Aber auch wenn man sich vom Heim aus öfters für einen weniger problembeladenen Eintritt ins Heim zu engagieren trachtet, antizipiert man nicht selten eine früher oder später eintretende höhere Pflegebedürftigkeit und gibt wahrscheinlich nur teilweise bewusst weiter, dass in diesem Falle dann auf mehr zu verzichten ist. BRAINS hat bis jetzt z. B. nur ganz selten Heime beurteilt, in welche das eigene Bett und die dazugehörende Bettwäsche mitgebracht werden kann.

Mechanismen zur «Resozialisierung» zum Leben in der totalen Institution wirken in der Regel subtil. Dies teilweise auch darum, weil man sich im Pflegeheim vorgenommen hat, den Wechsel leichter zu machen: Eines der beurteilten Pflegeheime übergab künftigen Bewohnerinnen einen kurzen Fragebogen mit dem Ziel, noch vor dem Eintritt über wichtige Informationen zur «Biographie» zu verfügen. Am Schluss stand die Frage: «Welches ist Ihr grösster Wunsch mit Bezug auf das Leben im Heim?» Was gut gemeint ist, läuft darauf hinaus, dass die künftige Bewohnerin ihre Wünsche auf einen einzigen zu reduzieren hat. Warum holt man nicht viele Wünsche ein, versucht damit das Anspruchsniveau noch möglichst hoch zu halten und schliesst z. B. Zielvereinbarungen ab, welche nach einem Monat und dann wieder nach zwei Monaten besprochen werden?

Im Kapitel 10 wird unter einem eigenen Zwischentitel auf die Dramatik in der Eintrittsphase («das fehlende entlastende Ritual», wie Ethnologen argumentieren würden) aufmerksam gemacht. An dieser Stelle ist nur noch zu erwähnen, dass auch in der jüngsten Vergangenheit negative Konsequenzen der totalen Institution beim Eintritt keineswegs gebannt worden sind. Der Anteil der Eintritte von Bewohnerinnen, die im Akutspital mit der Notwendigkeit zum Heimeintritt konfrontiert werden, um dann von dort aus direkt ins Heim einzutreten, oder die über eine weitere Institution (z. B. ein Heim, das ein freies Bett hat) oder nach einer kurzen Zwischenphase von zu Hause aus eintreten, wird zunehmend grösser: Man präsentiert Personen in einer Phase des Regredierens (diese gehört zur Rolle des Kranken) einen (scheinbar) unabänderlichen Entscheid. Dass die Vertreter eines Heimes dabei erst in zweiter Linie (auf Anstoss von Angehörigen oder nach Aufforderungen durch ein Akutspital) aktiv werden, macht die Problemlage für die Betroffenen nicht leichter.

Im Gegensatz zu den noch vor relativ kurzer Zeit häufigeren Eintritten in ein Altersheim erfolgen die allermeisten Eintritte in ein Pflegeheim aus einer Zwangslage heraus. Damit diese nicht unabänderlich ist, müsste mehr als aktuell wieder die Chance zum Austritt geboten und Bewohnerinnen müssten auch substanziell dabei unterstützt werden. Wenn die totale Institution in diesem Sinne «die Türen» noch weiter offen hätte, so würden negative Folgewirkungen dieser Organisation etwas kleiner.

In den ersten Monaten des Aufenthaltes hat sich die neu Zugezogene an Usanzen zu gewöhnen. Wenig problematisch dürfte das Einhalten von fixen oder quasi fixen Zeitpunkten (z. B. für das Mittagessen) sein. Problematischer sind dann versteckte Ansätze, welche der Tendenz nach auf eine «Demütigung» zielen, so z. B. bei den Fragen «Haben Sie sich schon gewaschen?», «Haben Sie die Medikamente eingenommen?» usw.

Die neue Bewohnerin wird relativ schnell merken, dass es auch darum geht, einen guten Eindruck im Heim zu machen. Dabei handelt man meistens nach der Leitidee der Unauffälligkeit. Es geht also zuerst darum, Mitbewohnerinnen zu beobachten, um sich dann nach dem Durchschnitt zu richten. In der Regel ist von Anfang klar, dass eine Frau am Morgen nicht eine Schürze anzieht, und ein Mann nicht in die Hosen des Trainingsanzuges steigt. Der Rhythmus des Besuches bei der Coiffeuse ist vielleicht anzupassen, sicher dann, wenn man auf Hilfe bei der Anmeldung und zum Besuch des Salons angewiesen ist usw.

Der Anpassungsdruck durch die Mitbewohnerinnen wirkt sich auch auf das Verhältnis zu den Leistungserbringern aus: Wer «zuviel» von der Zeit des Personals in Anspruch zu nehmen trachtet, ist eine potenzielle Gefahr für die gemeinsam verfügbaren Ressourcen. Wenn jemand meint, überdurchschnittlich viel

Arbeitszeit der Pflegenden für sich belegen zu dürfen, so kann dies als zu Lasten der anderen Bewohnerinnen auf diesem Stock gehend interpretiert werden.

Vor dem Eintritt ins Heim wusste die neue Bewohnerin schon, dass das pflegende Personal unter Stress arbeitet. Während Bewohnerinnen grundsätzlich über fast unbeschränkt viel Zeit verfügen, ist das Zeitbudget des Personals limitiert. Die teilweise objektivierbare und teilweise behauptete «permanente Zeitnot» jenes Teils des Personals, welcher am meisten Kontakt mit den Bewohnerinnen hat, senkt das Anspruchsniveau der Bewohnerinnen. Koch-Straube notiert, dass Bewohnerinnen aus Angst vor der Übertretung von Usanzen und Normen und ihrer potenziell negativen Folgen oder aber aus Hoffnung auf vermehrte Zuwendung bei vielen Gelegenheiten ihren Vorstellungen und Wünschen keine Nachachtung verschaffen. Dieses Nachgeben bedeutet eine Zurücknahme des Anspruchsniveaus. Wenn dies noch einigermassen bewusst geschieht, so erfolgt es aus der Vorwegnahme von Vorstellungen der Betreuenden, der Angehörigen und der Mitbewohnerinnen.

Lustbader analysierte die Situation von Personen, die wegen körperlicher Behinderungen kontinuierlich auf Hilfe angewiesen waren. Sie berücksichtigte dabei auch Bewohnerinnen von Pflegeheimen. Der Mehrheit dieser Personen war sich ab einem bestimmten Zeitpunkt umfänglich bewusst, dass sie von Gefälligkeiten und von Güte[4] abhängig waren. Dieses Angewiesensein auf Gefälligkeiten und Güte beeinflusste den Rahmen anzubringender Wünsche und selbstverständlich auch der Kritik. Während jüngere Behinderte noch in nennenswertem Ausmass gewillt waren, einem Teil ihrer Präferenzen eine gewisse Nachachtung zu verschaffen, lieferten sich Betagte weitgehend den Vorstellungen der Hilfeleistenden aus. Physisch behinderte Betagte gingen dabei in ihren Erwartungen, was man für sie tun könne und wolle, nennenswert weniger weit, als die Hilfeleistenden nach ihren Aussagen zu leisten bereit gewesen wären.

Die von Goffman bei totalen Institutionen konstatierten Elemente der Demütigung sind in den von BRAINS beurteilten Heimen in der Deutschschweiz extrem selten zu beobachten. Es kommt zwar vor, dass einzelne Mitglieder des Personals gegenüber Aussenstehenden, wie z. B. Angehörigen anderer Bewohnerinnen oder Besuchern, eine bestimmte Bewohnerin herabmindern. Aber explizite und zudem noch beabsichtigte Demütigung dürfte nur in sehr seltenen Ausnahmefällen zu eruieren sein – und dabei kann man mit einiger Wahrscheinlichkeit darauf zählen, dass Kolleginnen und Kollegen bei allfällig deviantem Verhalten entweder direkt einschreiten oder Korrekturen vornehmen.

Sehr viel verbreiteter als die heute in Heimen kaum mehr tolerierte Demütigung ist der indirekte Druck auf das Anspruchsniveau: Ein Heim schliesst um

---

4 W. Lustbader, Counting on Kindness, New York und Toronto 1991.

20.00 Uhr die Türen. Wenn Bewohnerinnen später ins Heim kommen – was grundsätzlich niemandem verwehrt wird –, muss geläutet werden, damit die Nachtschwester kommt, um die Türe zu öffnen. Dabei kann es durchaus passieren, dass fünf, zehn Minuten oder ausnahmsweise noch etwas länger gewartet werden muss. Öfters als nicht bekommen Bewohnerinnen während dieser Wartezeit «ein schlechtes Gewissen», weil sie sich vorstellen, dass die Nachtschwester von ihrer Arbeit weggerufen wurde – und je länger die Wartezeit dauert, desto manifester wird, dass man die Schwester bei laufenden Aufgaben stört.

Da sich die Mehrheit der Bewohnerinnen auch als «Gefahrengemeinschaft» versteht («dies könnte mir selbst passieren»), potenziert sich das Schuldgefühl zum Wegrufen der Nachtschwester von notwendigen Hilfeleistungen für Mitbewohnerinnen. Die Konsequenz ist offensichtlich: Wenn man mehrmals einige Zeit auf das Öffnen der Türe warten musste, wird man danach trachten, sich vor 20.00 Uhr im Heim einzufinden.

Aspekte der Zurücknahme des Anspruchsniveaus in Heimen sind endemisch: Bewohnerinnen setzen sich dafür ein, dass Ausflüge nur noch zwei, drei Stunden (und nicht mehr einen verlängerten Nachmittag) dauern, damit das Personal nicht zuviel von seiner kostbaren Zeit einsetzen muss. Sobald man auf Hilfe angewiesen ist, verzichtet man auf die früher geschätzte tägliche Dusche am Morgen. Obwohl die Bewohnerin etwas darunter leidet, dass sie nicht wie vor Wochen üblich an ihren Kühlschrank gehen kann, verzichtet sie darauf, den Spätdienst um 20.00 Uhr noch für ein belegtes Brot zu bemühen, wer in den letzten zehn Jahren nie gefrühstückt hat (z. B. nur eine Tasse Kaffee getrunken hat), wird sich unter den Bedingungen im Heim auf ein Frühstück umstellen usw.

Aus mehreren Gründen wollen sich Bewohnerinnen nicht in Kritik üben: Zum einen besteht keine Garantie für eine Solidarität unter Bewohnerinnen, und damit ist die Gefahr gegeben, dass die Kritik weitergeleitet wird. Zudem hat man fast von Anfang an erspürt, dass es nicht ratsam ist, unangenehm aufzufallen, und dass Kritik von den betroffenen Mitarbeiterinnen eher negativ aufgenommen wird. Im weiteren will man für sich selbst «den Frieden» – das heisst, dadurch, dass man die Ansprüche zurücknimmt, gerät man weniger in Gefahr, über die Nichterfüllung von Vorstellungen und Wünschen enttäuscht zu werden: Die Aktivierungstherapie wird von einem Bewohner als wenig sinnvoll erachtet. Und trotzdem nimmt er kontinuierlich daran teil – zum einen, damit er nicht als Kritiker auffällt, und zum andern, um die Zeit in einer Gruppe durchzubringen.

Man lernt paradoxe Situationen auszuhalten: Zwar weiss die Bewohnerin, dass das schon oft gehörte «Ich komme dann noch vorbei» kein bindendes Versprechen ist, sondern dessen Einlösung von manchen Einflussfaktoren abhängt. Trotzdem wird die Mitarbeiterin nur selten an das Versprechen erinnert.

Das Anspruchsniveau hat dann wohl das Minimum erreicht, wenn um Entscheide durch das Personal gebeten wird: «Darf ich heute auf die Sitzbank im

Garten?», wobei mit der Bitte verbunden ist, dass das Personal die Bewohnerin im Rollstuhl in den Garten fährt. «Darf ich heute länger im Bett bleiben?» «Darf ich an der Hochzeit meines Urenkels teilnehmen?»

Die totale Institution Heim zeigt selbstverständlich sehr viel weniger unerfreuliche Konsequenzen als zum Beispiel die totale Institution Gefängnis. Strafen für Nichteinhalten von Regeln sind im Gefängnis üblich, im Heim dagegen praktisch inexistent. Das Gefängnis kann erst nach einiger Zeit für Kontakte mit der Aussenwelt vorübergehend verlassen werden; beim Heim dürfte es gerade so sein, dass man während der ersten Monate nach dem Heimeintritt die Institution öfters verlässt. Während im Gefängnis grundsätzlich mit der (kriminellen) Vergangenheit abzuschliessen ist (das Gefängnis strebt ja eine Resozialisierung an), ist die jüngere Vergangenheit ausserhalb des Heimes für Heimbewohnerinnen durchaus noch relevant und wird auch von Mitarbeiterinnen mehr oder weniger gewürdigt. Andererseits kann ein Gefängnis in der Regel nach einer bestimmten Zeitperiode wieder verlassen werden.

2.4 Eine Herausforderung

Am Schluss des einführenden Kapitels zu «Everyday Ethics» konstatiert Rosalie Kane, der man auf Grund ihrer umfangreichen empirischen Arbeiten über Pflegeheime mit Sicherheit nicht nachsagen kann, sie hänge an plakativen Aussagen: «Das Leben im Pflegeheim ist durch die drei R charakterisiert: Routine, Regulation und Restricted Opportunities.»[5] Routine, Bestimmungen und eingeschränkte Möglichkeiten sind eine zwangsläufige Konsequenz der totalen Institution.

Wir sind der Überzeugung, dass die Pflegeheime in den deutschsprachigen Ländern in der Regel weniger prägnante Aspekte der totalen Institution demonstrieren, als in den USA. Dies ist auf mehrere Gründe zurückzuführen, von denen nur einer erwähnt werden will. In den USA sind die hier interessierenden Institutionen meistens ausschliesslich Pflegeheime und nicht eine Verbindung von Alters- und Pflegeheimteilen. Da Aufenthalte im Altersheim umfänglich selber finanziert werden müssen, hat sich in der Regel eine von Pflegeheimen losgelöste eigene Institution (sog. Assisted Living) herausgebildet. Die Versorgung betagter Langzeitkranker ist dann bedeutend stärker medikalisiert als in vielen Pflegeheimen der deutschsprachigen Länder.

Trotzdem und vielleicht gerade deshalb konnte das qualitativ gut ausgebildete pflegerische Personal, welches in den amerikanischen Pflegeheimen allerdings in deutlich geringerem Ausmass vertreten ist als in der Schweiz, kaum eigene eini-

---

5   R. A. Kane in R. A.Kane und A. L. Caplan, Hrsg., a. a. O., S. 19.

germassen umfänglich tragende Strategien zur Betreuung der Bewohnerinnen entwickeln. In manchen der von BRAINS beurteilten Heimen gelang es dagegen den Leitungen und dem Pflegekader, den Betreuungs- und Wohncharakter gegenüber dem pflegerisch-medizinischen Element in den letzten Jahren prägnant zu stärken. Die immer noch notwendigen pflegerisch-medizinischen Dimensionen wirken gleichsam durch das Wohn- und Betreuungskonzept «gefiltert». Unter diesen Umständen kommt die Patientenrolle, welche die Autonomie massiv tangiert, bedeutend weniger zum Tragen, als dies in den USA qualitätsmindernd der Fall ist. Die Patientenrolle bedeutet immer (wenigstens während einer bestimmten Phase) ein passives Verhalten[6] und ist in einer totalen Institution prominenter vertreten.

Trotz mancher Positiva von Pflegeheimen in den drei hier interessierenden Ländern behält Goffmans Modell der totalen Institution einen erheblichen Stellenwert zur Deutung des Lebens der «Insassen». Koch-Straube diagnostizierte eine «gemässigte totale Institution». Dabei gelang es dieser Autorin besser als Goffman in seinem hier relevanten Aufsatz, die problemgeladene Position des Personals anzuleuchten, wie die folgende pointierte Überlegung zeigt, welche stellvertretend für manche Reflexionen stehen muss (die Autorin zitiert dabei auch Tilmann Moser): «Das Bemühen der MitarbeiterInnen, die alten Menschen gut zu versorgen und ihrer Individualität Rechnung zu tragen, stösst an institutionsbedingte und gesellschaftliche Grenzen. Sie fühlen sich als Opfer und Täter der vorfindbaren und perpetuierten Verhältnisse. Es bleibt neben der sozio-analytischen Durchdringung der Situation im Pflegeheim der Verdacht bestehen, dass das Pflegeheim – psychoanalytisch verstanden – die gesellschaftliche ‹Inszenierung der Rache der Jungen an den Alten›, die unbewusste Reaktion auf deren Verletzungen, Versäumnisse und Verfehlungen darstellt».[7]

Gleichgültig, in welchem Ausmass man die negativen Aspekte der totalen Institution Pflegeheim in deutschsprachigen Ländern einschätzt (empirische Forschung fehlt, darum geht es um Schätzurteile), so viel müsste klar geworden sein: Über Qualität zu reden und zu schreiben, Qualitätsbeurteilung und Qualitätsförderung zu inszenieren, ohne das Modell der totalen Institution zu diskutieren, zu testen und bei den Anstrengungen für Besseres einzuschliessen, ist problematisch und droht mit an Sicherheit grenzender Wahrscheinlichkeit an der Realität vorbeizuzielen.

---

6 z.B. K.J. Petrie und J.A. Weinmann, Hrsg., Perceptions of health and illness: current research and applications, Amsterdam 1997; verschiedene Hinweise in M.L. Glasser, Physician-patient relationships: an annotated bibliography, New York 1991.

7 U. Koch-Straube, a.a.O., S. 346.

3. Bewohnerinnen und Bewohner von Pflegeheimen sterben früher

3.1 Die Ausgangslage

Wer mit der Behauptung konfrontiert wird, pflegebedürftige Hochbetagte würden in Pflegeheimen früher sterben, als wenn sie in der bisherigen sozialen Umgebung gepflegt würden, der findet zuerst einen offensichtlichen Grund dafür: In die Pflegeabteilung, ins Pflegeheim werden Hochbetagte verlegt, weil sie zumeist aufwendigerer Pflege bedürfen als sie – auch mit Hilfe spitalexterner Dienste – im ambulanten Bereich erhalten können.[1] Diese aufwendigere Pflege, so wird argumentiert, sei ein Indikator für eine relative Kürze der sogenannten Restlebensdauer. Der Schluss liegt dann nahe: Wer ins Pflegeheim eintritt, hat einen schlechteren gesundheitlichen Status als jene, welche zwar auch pflegebedürftig sind, aber eben noch zu Hause gepflegt werden können. Deshalb dürfe es dann nicht überraschen, wenn der Tod früher eintrete.

In den deutschsprachigen Ländern existiert noch keine einzige Publikation, welche auf einem einigermassen verallgemeinerbaren Niveau erklären würde, welches die aussagekräftigsten Variablen zum Prognostizieren eines Pflegeheimeintrittes sind. Trotzdem gibt es in jedem der drei Länder einen Erfahrungsschatz mit Bezug auf die Beweggründe für den Pflegeheimeintritt. Er dürfte in etwa der in Fachzeitschriften enthaltenen Argumentation per Ende der achtziger Jahre ent-

---

1 z. B. G. Carcagno und P. Kemper, An Overview of the Channeling Demonstration and Its Evaluation, in Health Services Research, vol. 23, 1988, S. 1–22; R. A. Kane, The Noblest Experiment of Them All: Learning From the National Channeling Evaluation, in Health Services Research, vol. 23, 1988, S. 189–198; F. L. Greene et al., Reducing Nursing Home Use through Community Long-Term Care: An Optimization Analysis Using Data from the National Channeling Demonstration. Final Report (Revised) for the Office of the Assistant Secretary for Planning and Evaluation, Department of Health and Human Services, Washington D. C. 1991.

sprechen[2]: Zunehmende Einschränkungen bei den Aktivitäten des täglichen Lebens und ein schwaches soziales Netz erklärten rund 60 % der Eintritte in Pflegeheime.

Die jüngere Forschung ist mehr an komplexe Modelle gewöhnt. Aus der Notwendigkeit zu erklären, warum bei Gruppen mit ähnlichen funktionellen Einschränkungen und mit ähnlichem Ausmass der Unterstützung durch das soziale Netz ganz unterschiedliche Heimeintrittsquoten resultieren, musste eine umfangreichere Zahl von Variablen in die Regressionsgleichungen eingeführt werden. Es steht fest, dass nur zwei Variablen (gesundheitlicher Status resp. funktionelle Einschränkungen und Ausmass der Unterstützung bei den Aktivitäten des täglichen Lebens) keinesfalls genügen, um Heimeintritte zuverlässig zu prognostizieren.[3] Was aus der Perspektive von Heimverantwortlichen als konsequente Abfolge erscheinen mag («Stärker ausgeprägte körperliche und/oder mentale Einschränkungen, höherer Pflegeaufwand, Überforderung der tragenden sozialen Umgebung, Heimeintritt»), präsentiert sich in der Realität nicht als lineare Entwicklung.

Wenn eine ausreichend grosse Population älterer Menschen in eine Analyse einbezogen wird, so findet man mehrere Gruppen mit gleichen soziodemografischen Merkmalen, vergleichbaren «Erkrankungen», (d. h. pathologischen Veränderungen und Einschränkungen bei den Aktivitäten des täglichen Lebens), ähnlichen sozialen Beziehungsmustern, ähnlichen Zugangsmöglichkeiten zu Pflegeheimen usw. Von diesen relativ homogenen Gruppen wird über die Zeit tatsächlich ein Teil Leistungen von Pflegeheimen beansprucht – ein anderer Teil aber nicht.

Zwar wird ein Pflegeheimeintritt nicht nur über den Zufall gesteuert (in der Fachsprache heisst dies, dass dieser Vorgang nicht probabilistisch ist). Aber zufällige Momente scheinen eine weit grössere Rolle zu spielen als man aktuell annimmt. Dieser Tatbestand ist für die im nächsten Abschnitt zu referierende Studie von hoher Bedeutung. Wenn eine überwiegende Mehrheit von «kranken» Hochbetagten in Heimen gepflegt würde, wäre es nicht sinnvoll zu erforschen, ob

---

2 z. B. W. G. Weissert und C. M. Cready, Toward a Model for Improved Targeting of Aged at Risk of Institutionalization, in Health Services Research, vol. 24, 1989, S. 485–510; V. L. Greene und J. I. Ondrich, Risk Factors for Nursing Home Admissions and Exits: A discrete-time hazard function approach, in Journal of Gerontology, vol. 45, 1990, S. S250–S258; C. M. Murtaugh et al., The Risk of Nursing Home Use in Later Life, in Medical Care, vol. 28, 1990, S. 952–962; A. M. Jette et al., High-risk Profiles for Nursing Home Admission, in The Gerontologist, vol. 32, 1992, S. 634–640.

3 E. A. Miller und W. G. Weissert, Predicting Elderly People's Risk for Nursing Home Placement, Hospitalization, Functional Impairment, and Mortality: A Synthesis, in Medical Care Research and Review, vol. 57, 2000, S. 259–297.

jene, welche in ein Pflegeheim eintreten, früher sterben als Hochbetagte, die nicht in ein solches Heim überwiesen wurden: Sie hätten in der Regel früher zu sterben, weil dies der Verlauf ihrer «Erkrankungen» quasi zwangsläufig mit sich bringt. Da aber zu jedem Erhebungszeitpunkt eine grössere, eine ähnlich grosse oder mindestens eine respektable Gruppe von Hochbetagten mit den gleichen Einschränkungen ihrer Funktionsfähigkeiten ausserhalb von Heimen betreut wird, ist das Fragen nach einem früheren Tod in Pflegeheimen nicht bloss sinnvoll, sondern zwingend.

3.2 Früherer Tod von Bewohnerinnen in Pflegeheimen

Eine Auswahl von 7527 Amerikanerinnen und Amerikanern (im Folgenden Studienpopulation genannt), die 1984 70 Jahre und älter waren, ist in den Fachzeitschriften immer wieder anzutreffen[4], auch in der jüngeren Vergangenheit.[5] Sie sind Teil des 1984 durchgeführten Mikrozensus zum Gesundheitsstatus (National Health Interview Survey). Dabei wurde eine repräsentative Auswahl aus der älteren Bevölkerung der USA mit zusätzlichen Fragebatterien (sog. Supplement on Aging) für umfassende wissenschaftliche Analysen zugänglich gemacht.

Um Daten über den Zeitablauf zu gewinnen, wurde die Studienpopulation resp. im Todesfall oder bei Unfähigkeit, dem Interview zu folgen, die Vertreter dieser Betagten im Zwei-Jahres-Rhythmus (1986, 1988 und 1990) wieder befragt. Da in den USA eine obligatorische Altersversicherung existiert, welche die meisten Kosten für die akutmedizinische Versorgung, Rehabilitation und in der Regel für die ersten 30 Tage eines Pflegeheimaufenthaltes übernimmt – und diese staatliche Versicherung über legendär viele, valide und reliable Daten verfügt –, wurden diese Datenreihen den Betagten zugeordnet.

Pro Person wurden 49 Variablen für die mathematisch-statistischen Analysen verwendet. Es spricht für die Qualität der Datenerhebung und des sogenannten

---

4   z. B. F. D. Wolinsky und R. J. Johnson, The Use of Health Services by Older Adults, in Journal of Gerontology, vol. 46, 1991, S. S345–S357; J. E. Dunn et al., Do falls predict institutionalization in older persons?, in Journal of Aging and Health, vol. 5, 1993, S. 194–207; F. D. Wolinsky et al., Hospital Utilization Profiles among Older Adults over Time, in Journal of Gerontology, vol. 50, 1995, S. S88–S100.

5   z. B. R. T. Anderson et al., The Timing of Change: Patterns in transitions in functional status among elderly persons, in Journal of Gerontology, vol. 53, 1998, S. S17–S27; Y. Lee, The predictive value of self assessed general, physical, and mental health on functional decline and mortality in older adults, in Journal of Epidemiology and Community Health, vol. 54, 2000, S. 123–129.

Nachfassens, dass nur 136 Personen wegen unvollständiger Daten aus der Studienpopulation ausgeschlossen werden mussten. Ein Teil der Variablen bestand aus aggregierten Masszahlen, Skalenwerten und Indikatoren, die sich alle auf frühere Tests von Forschern in diesem Feld stützen konnten (z. B. für das Messen der Einstellungsäusserungen zum eigenen Gesundheitsstatus). In diesem Sinne hat man sich den Rahmen der Informationsgewinnung bedeutend breiter vorzustellen als dies die Erwähnung von 49 exogenen (und intervenierenden) Variablen anzeigt.

Mit Hilfe multipler logistischer Regressionen, auf der Basis von prädisponierenden und bedarfsbestimmten Variablen, berechneten die Autoren Konsequenzen eines Heimeintrittes. Rund ein Achtel der Studienpopulation war bis 1991 in ein Pflegeheim eingetreten. Total starben über die ganze Beobachtungszeit 2870 Betagte, 703 davon in Pflegeheimen.

Menschen im hohen Alter (älter als 84 Jahre) sterben innerhalb einer Beobachtungsperiode von z. B. vier Jahren nach allen Erfahrungen häufiger als jüngere, etwa die Mitglieder einer Alterskohorte von 75 Jahren. Von gleichaltrigen Betagten (z. B. Jahrgang 1917) sterben jene mit ausgeprägter Hypertonie, einer Herzkrankheit und Übergewicht – die Kombination ist nicht zufällig – häufiger in einer Beobachtungsperiode als Betagte, die zwar nicht «kerngesund» sind, aber deren Morbidität weniger gravierend ist. Diese Aussagen leuchten unmittelbar ein. Solche offensichtlichen kausalen Beziehungen sowie die Fülle der sog. unechten Effekte und generell die zu testenden Querbezüge waren der erfahrenen Forschungsgruppe bekannt. Zu testen galt es also primär, ob es trotz gleicher Merkmale (hohes Alter, gesundheitliche Probleme, schwache Unterstützung durch die primäre Umgebung usw.) solche Menschen gab, die «überproportional» häufig die Angebote von Pflegeheimen in Anspruch nahmen. Die Autoren konnten dies im Rahmen ihres Konzeptes nachweisen.

Aufgrund der Zwischenresultate[6] der mathematisch-statistischen Analyse musste interessieren, ob die eruierte hohe Sterberate im Pflegeheim durch die soziodemographischen und prädisponierenden Variablen umfänglich genug erklärt wird oder ob noch zusätzlicher Erklärungsbedarf besteht. Wenn die Autoren auf Grund ihrer Studienpopulation demonstrieren können, dass ausserhalb von Pflegeheimen die «gleichen» (gleich mit Bezug auf die erhobenen Variablen) Betagten länger leben als in Heimen, kann der Heimaufenthalt als unabhängige Variable (d. h. Einflussfaktor) gelten.

Jede Deutung der statistischen Beziehung muss rational nachvollziehbar sein: Um einer Vermutung nachgehen zu können und sie rational einer Prüfung zu

---

6 F. D. Wolinsky et al., The Risk of Nursing Home Placement and Subsequent Death Among Older Adults, in Journal of Gerontology, vol. 47, 1992, S. S173–S182.

unterziehen, sind Hypothesen notwendig. Eine solche Hypothese stützt sich auf die sich selbst erfüllende Prophezeiung. Die auf der Ebene der Self Fullfiling Prophecy angebotene Argumentation schliesst, dass jene, welche zum Sterben bereit sind, den Tod in der näheren Zukunft ahnen oder eventuell sogar herbeiwünschen, überdurchschnittlich häufig in ein Pflegeheim eintreten.

Diese Hypothese wurde von den Autoren formuliert, getestet und konnte nicht bestätigt werden: Keine einzige mit dem gesundheitlichen Status verbundene Variable zeigte eine statistische Beziehung mit früherem Tod. Den Autoren blieb auf Grund der Resultate der mathematisch-statistischen Analysen nichts anderes übrig als festzuhalten, dass dem Pflegeheimeintritt ein unabhängiger Effekt zukam: Die Daten führten zu dem Schluss, dass die Mortalität der gesamten Studienpopulation über 21 Variablen vorhergesagt werden kann. Eine dieser Variablen ist der Eintritt in ein Pflegeheim.[7]

Dieses einzelne Merkmal (d. h. diese Variable) demonstrierte unabhängig von allen anderen Effekten, dass die Sterbehäufigkeit in Pflegeheimen im Vergleich zu Betagten, welche grundsätzlich die gleichen statistisch erfassten Merkmale aufwiesen, aber eben nicht in ein Pflegeheim überwiesen worden waren, während der Beobachtungszeit von der ersten Befragung im Jahre 1984 bis zum 31. Dezember 1991 um 96 % höher war.

Für die weitere Argumentation erhöhen wir den Wert um vier auf 100 %, damit ein gängiger Wert bleibt: In der Beobachtungszeit von rund siebeneinhalb Jahren resultierte damit, dass die Sterbewahrscheinlichkeit für jene Betagten, die in ein Pflegeheim überwiesen wurden, doppelt so hoch ist.[8]

Das Resultat sollte nicht auf eine generalisierte Aussage reduziert werden. Es darf beispielsweise nicht behauptet werden, Pflegeheimbewohnerinnen würden doppelt so schnell sterben wie eine statistisch vergleichbar gemachte Population von Betagten, welche nicht in Pflegeheimen lebt. Die richtige Wiedergabe des Resultates muss vielmehr lauten: Während einer Beobachtungzeit von n Monaten resultierte für Bewohnerinnen, welche am Anfang dieser Beobachtungszeit noch ausserhalb von Pflegeheimen lebten, eine doppelt so hohe Sterbewahrscheinlichkeit, wie für eine statistisch vergleichbar gemachte Population von Betagten, welche nicht in ein Pflegeheim überwiesen wurden. Aber auch mit solchen Einschränkungen erschreckt das Ergebnis und ist auf jeden Fall eine massive Herausforderung an die Qualitätssicherung.

---

7 ders. et al., Does Being Placed in a Nursing Home Make You Sicker and More Likely to Die?, in S. L. Willis et al., Hrsg., Societal Mechanisms for Maintaining Competence in Old Age, New York 1997, S. 94–141.

8 ders. et al., Does Being Placed in a Nursing Home Make You Sicker and More Likely to Die?, a. a. O., S. 118.

Mit Bezug auf die Methodik der Analyse liegt auch heute noch keine Kritik vor, welche am Resultat selbst zweifeln liesse. Siegler machte während der Tagung, an der die sensationellen Resultate vorgestellt wurden, auf zwei mögliche Schwächen bei der Auswahl der rund 50 Variablen aufmerksam. Wohl zu Recht erwähnte sie die Redundanz aus der Berücksichtigung von «koronaren Erkrankungen», «Bluthochdruck», «Angina» und «Diabetes». Statt alle diese Erkrankungen zu berücksichtigen, hätte man mit Vorteil das Vorherrschen von «Depressionen» erhoben, da diesen ein signifikanter Prognosewert für den Heimübertritt zukommt.[9]

Warum ein solcher Unterschied in der Sterbewahrscheinlichkeit besteht, kann nicht kausal begründet werden. Darum präsentierten die Autoren ihre Folgerungen nur als Vermutung: Pflegeheime bewirken möglicherweise einen früheren Tod, weil sie als totale Institutionen die Autonomie der Betroffenen massiv einschränken und dies mit allen Konsequenzen. Im zweitletzten Satz ihres Aufsehen erregenden Aufsatzes verweisen die Autoren konsequenterweise auf Goffmans Essay über die totalen Institutionen.

Die Studie von F. D. Wolinsky et al. lässt sich kaum wiederholen. Mit 7527 repräsentativ ausgewählten Amerikanerinnen und Amerikanern wurde 1984 im Rahmen des Mikrozensus eine sehr breite Basis für die Forschung gelegt. Die 1984 durchgeführte zusätzliche Befragung der über 70-jährigen, die Repetition von Befragungen in den Jahren 1986, 1988 und 1990 und das Zusammenführen mit den Daten der staatlichen Sozialversicherung Medicare haben zusammen mit den Forschungsbeiträgen über 20 Millionen Dollar gekostet. Zudem waren Forschungsabteilungen von drei bundesstaatlichen Institutionen zur Erarbeitung des Erhebungskonzeptes, für das Management der Erhebung selbst und für die kurzfristig zu bewältigende Datenaufbereitung engagiert.

Dennoch dürfen die Resultate der auf den Ebenen der empirischen Sozialforschung und des Forschungsmanagements Respekt verlangenden Analyse nur innerhalb der spezifischen Randbedingungen verallgemeinert werden. So wurde z. B. nicht eine repräsentative Zahl von Pflegeheimbewohnerinnen mit einer repräsentativen Zahl von Nicht-Pflegeheimbewohnerinnen verglichen. Die Studienpopulation repräsentierte 1984 vielmehr die 70-jährigen und älteren Amerikanerinnen und Amerikaner, welche sich damals nicht in Pflegeheimen befanden.

Es mag sein, dass schwerer Erkrankte, welche sich zum Zeitpunkt der Erhebung in Spitälern aufhielten, 1984 in der Befragung unterrepäsentiert waren, wie dies auch für den Anteil von Dementen vermutet werden darf. Die Stichprobe war auf die nicht-institutionalisierte Bevölkerung im Alter von 70 und mehr Jahren ange-

---

9 I. C. Siegler, Commentary: The Role of Physical Health in Understanding Societal Mechanisms for Maintaining Competence in Old Age, in S. L. Willis et al., Societal Mechanisms for Maintaining Competence in Old Age, a. a. O., S. 132 f.

legt und eben nicht auf alle Amerikanerinnen und Amerikaner in diesem Alter. Auch unter Würdigung einiger methodischer Diskussionspunkte und der Grenzen, welche sich das Forschungsprojekt selber setzte, schliessen wir uns L. G. Branch an, der zu dieser Analyse feststellte: «This result is startling to me (…)» und «I commend them for the thoroughness of their analytic model; very few colleagues if any could analyze the secondary data better than they have.» [10]

3.3 Demente sterben in Pflegeheimen früher

Die Forschungsgruppe von Carol S. Aneshensel arbeitete mit einer ganz anderen Studienpopulation. Die 555 von ihr im Jahre 1988 erstmals Befragten waren die primären Betreuungspersonen von Dementen, und zwar ausschliesslich Ehepartner, Töchter oder Söhne. Das Durchschnittsalter der Betreuenden betrug 61,9 Jahre (die Standardabweichung von 13,1 zeigt darauf, dass sowohl Personen mittleren Alters, Töchter und Söhne, wie Personen höheren Alters, Ehepartner, sich engagierten). Die Betreuten selbst waren ältere Männer und Frauen, bei denen eine diagnostizierte dementielle Erkrankung vorlag. Ihr Durchschnittsalter betrug 1988 75,4 Jahre (Standardabweichung 8,7).

Die Aufnahme in die Studienpopulation erfolgte über die Alzheimer's Disease and Related Disorders Association für die Agglomerationen San Francisco und Los Angeles. Wer sich ab Anfang 1988 zur Beratung bei einer dieser beiden Stellen meldete und einen als dement diagnostizierten Angehörigen (Ehepartner, Vater oder Mutter) ausserhalb eines Pflegeheimes betreute, wurde eingeladen, an der Studie teilzunehmen. In Los Angeles umfasste die Gruppe 255 Teilnehmer, in San Francisco 300.

Die Auskunftspersonen wurden von 1988 bis 1993 im Jahresrhythmus befragt. An dieser Stelle interessiert das primäre Forschungsinteresse der Autoren nicht, soll aber nicht unerwähnt bleiben. Sie zielten insbesondere auf das Rollenverhalten der Angehörigen und auf das Coping mit dem Stressor, einen nahestehenden dementen Menschen zu betreuen und zu pflegen.[11] Die Rolle der «liebenden und fürsorglichen Tochter» (resp. der Ehefrau oder des Sohnes) stand im Zentrum einer Analyse.[12] In diesem Zusammenhang musste dann aber das so perzipierte

---

10 L. G. Branch, Commentary: Nursing Home Placement and Subsequent Morbidity and Mortality, in S. L. Willis et al., Societal Mechanisms for Maintaining Competence in Old Age, a. a. O., S. 138 und S. 140.

11 C. S. Aneshensel et al., Stress, Role Captivity, and the Cessation of Caregiving, in Journal of Health and Social Behavior, vol. 34, 1993, S. 54–70.

12 dies. et al., Profiles in Caregiving: The unexpected career, San Diego 1995.

Versagen in dieser Rolle, die «Flucht» aus der zugeschriebenen Rolle oder der rationale Entscheid zum Überweisen in ein Pflegeheim Aufmerksamkeit erhalten.

Während der Beobachtungszeit von insgesamt gut sechs Jahren wurden 49 % der Patienten (272) in ein Pflegeheim eingewiesen. 57 % (155) von ihnen verstarben bis zum Abschluss der Studie. Von den in der angestammten Umgebung weiter betreuten Dementen starben in der gleichen Zeitperiode 48 % (136 von 283). Für die scheinbar relativ kleine Differenz von 9 % (was aber einer um rund 20 % erhöhten Mortalität entspricht) meint man vielleicht «gute» Begründungen anführen zu können: höheres Alter der Verstorbenen in Pflegeheimen, erhöhte Morbidität resp. Komorbidität, stärkere Vertretung der schweren Demenz usw.

Obwohl die Studienpopulation von Aneshensel 14 mal kleiner war als jene von Wolinsky, liessen sich auch bei dieser Studie über Demente die notwendigen mathematisch-statistischen Transformationen vornehmen, um Gleiches Gleichem gegenüberzustellen. Dies konnte nicht in ähnlich hohem Detaillierungsgrad wie bei Wolinsky gelingen, weil Aneshensel nicht jene imposante Fragebatterie einsetzen konnte. Aber die jetzt interessierende Studie war in ihrer Anlage noch immer komplexer als jede uns bekannte Analyse zum Heimeintritt dementiell Erkrankter in deutschsprachigen Ländern.[13]

Alle in der Analyse verwendeten Informationen stammen von Mitgliedern der Studienpopulation (also pflegenden Angehörigen), nie von den Patienten selbst. Dies ist unproblematisch, wenn es sich um soziodemographische Charakteristika handelt (Alter, Erziehung, Zivilstand, Familieneinkommen usw.). Geht es dagegen um den gesundheitlichen Status (physisch und mental) der Patienten, so hat man sich im klaren zu sein, dass Wertungen vorgenommen wurden, welche sich mit objektiven Sachverhalten nicht umfänglich decken müssen. Dies gilt in kleinerem Ausmass wohl auch bei der stellvertretend vorgenommenen Beurteilung der instrumentellen Aktivitäten des täglichen Lebens (IADL-Dependencies).

Mit grundsätzlich den gleichen mathematisch-statistischen Verfahren wie bei Wolinsky wurde dann die Wahrscheinlichkeit des Todesfalls im Heim den tatsächlichen Todesfällen gegenübergestellt. Demente starben in Heimen während des Analysezeitraumes – wie in der Population von Wolinsky – mit einer doppelt so hohen Wahrscheinlichkeit (alle anderen Variablen in «gleicher» Ausprägung ausser der Variable «Heimeintritt») wie Demente, welche nicht in Heime eingewiesen wurden.

Die Forschungsgruppe von Aneshensel präsentierte in einem der Interviews ab dem zweiten Jahr der Datengewinnung eine Anzahl von Fragen zum Entscheid über die Heimeinweisung, sofern ein Patient in ein Heim eingetreten war. Die

---

13 dies. et al., The Transition From Home to Nursing Home Mortality Among People With Dementia, in Journal of Gerontology, vol. 55, 2000, S. S152–S162.

sehr sorgfältig konzipierten Items sollten darüber Auskunft geben, ob ein Patient in erster Linie auf Grund seines Gesundheitszustandes (und der damit für die Betreuenden resultierenden Konsequenzen) in ein Heim eingewiesen wurde oder aus Gründen, welche nicht primär mit dem Zustand des Patienten in Verbindung zu bringen sind. Hier kam offensichtlich eine Stärke der Sozialpsychologin Aneshensel (Wolinsky ist Medizinsoziologe) zum Tragen. Weil sie an der Stressbewältigung in der Rolle der wichtigsten Betreuenden interessiert war, hat sie auch hier methodisch überzeugend gearbeitet; die Trennung zwischen den zwei aggregierten Variablen scheint weitestgehend gelungen.

Es ist aber offensichtlich, dass sich in einem Interview Konvergenzen ergeben aus der perzipierten Situation des «Versagens» in der Rolle der primären Betreuerin und in Bezug auf die Einschätzung des mentalen und physischen Zustandes von Betreuten. Vorerst ist allerdings noch festzuhalten, dass der Zuschreibung von schlechtem Gesundheitszustand (mental und physisch) generell ein hoher Prognosewert für den Tod während des Beobachtungszeitraumes zukam.

Die Resultate über das Schicksal der Dementen, welche in ein Heim eingewiesen wurden, liegen auf der gleichen Ebene wie bei Wolinsky: Wenn für die Einweisung eines dementen Patienten in ein Pflegeheim hauptsächlich gesundheitliche Gründe geltend gemacht wurden, dann war die Sterbewahrscheinlichkeit dieses hirnorganisch geschädigten Betagten während der Beobachtungszeit annähernd um das Dreifache höher (2,73), als wenn er mit den gleichen zugeschriebenen gesundheitlichen Merkmalen in seiner bisherigen Umgebung weiter betreut worden wäre.

Wenn die interviewten Betreuenden nicht hauptsächlich gesundheitliche Gründe für eine Heimeinweisung des Dementen geltend machten (also z. B. eine Aggregation aus eigener Erschöpfung, eigenen gesundheitlichen Problemen – insbesondere bei betagten Ehepartnern –, Probleme in der eigenen Kernfamilie, vor allem bei betreuenden Töchtern usw.), dann «sank» bei der als notwendig betrachteten Heimeinweisung die Wahrscheinlichkeit des Todes im Heim gegenüber einem Sterben in der angestammten Umgebung auf 1,80. Dieses Resultat zeigt zum einen auf die Tauglichkeit der Konzeptualisierung der Analyse, zum anderen repetiert es möglicherweise auf noch drastischere Art und Weise die Ergebnisse von Wolinsky: Auch wenn der Betreute nicht «sterbenskrank» in ein Pflegeheim eingewiesen wird, ist die Sterbewahrscheinlichkeit eines dementen Betagten in der entsprechenden Beobachtungszeit um das 1,8-fache höher, als wenn er in der bisherigen Umgebung weiter gepflegt und betreut worden wäre.

Die Analyse von Aneshensel et al. brachte noch eine weitere Hiobsbotschaft: Gleichgültig ob der Pflegeheimeintritt primär aus gesundheitlichen oder aus sozialen Gründen (im weiteren Sinne) erfolgte, sterben 26 % der überwiesenen dementen Patienten während der ersten sechs Monate des Heimaufenthaltes.[14]

Ist man mit der amerikanischen Literatur vertraut, so überrascht immer wieder die Zurückhaltung, mit der auch brisante Forschungsergebnisse kommentiert werden – öfters als nicht liegt die Antiklimax dann darin, dass «further research is needed» zu lesen ist. Keine der beiden hier erwähnten Forschungsgruppen hat sich auf diese Weise zur «Futterkrippe der Forschungsförderung» angemeldet. Wolinsky verwies im zweitletzten Satz seiner Überlegungen auf die totale Institution. Aneshensel, welche sich in diesem Literaturfeld weniger auszukennen scheint, deutet die hohe Mortalität nach dem Pflegeeintritt u. a. damit, dass die neue Umgebung das Verstehen der Dementen übersteigen könnte, dass das Verstehen der neuen Umgebung für eine Gruppe dieser Menschen unmöglich, die Autonomie zu massiv eingeschränkt wird.

Niemand weiss, welcher Grund resp. welche Gründe tatsächlich vorliegen. Was ist es denn, das die Engagierten zu Mitleidenden machen muss? Die Autoren wollen nicht deuten, tönen höchstens an, dass Radikales nötig sein könnte, um aus der «Fremden Welt Pflegeheim» etwas ganz anderes zu machen. Gängig gewordene Etiketten wie «Qualitätsmanagement», «TQM» oder «CQI» – die notabene alle in den USA vor mehr als zehn Jahren kreiert und jetzt in unseren Sprachgebrauch übernommen wurden – sind nicht einmal ein Schmerzmittel gegen quälende Fragen.

---

14 dies. et al., The Transition From Home to Nursing Home Mortality Among People With Dementia, a. a. O., S. S158 f.

4. Normalisierung als Herausforderung und Strategie

4.1 Einführung

Die drei Ansätze, mit denen in den vorangehenden Kapiteln eine Annäherung an das Thema Pflegeheim gesucht wurde, führen zu ähnlichen Folgerungen. Über die ethnologische Beschreibung des Alltags im Heim stossen wir auf eine «Fremde Welt», in der das Leben der Bewohnerinnen geprägt ist von Regeln und Ritualen, die sie nicht selber bestimmen können – oder aber von fehlenden Ritualen (z. B. beim Eintritt in ein Heim), was eine Anpassung erschwert. In seiner Analyse erkennt Goffman im Heim typische Merkmale von Anstalten, die Zwang auf ihre Insassen ausüben, und verdichtet sie – disziplinübergreifend – zum Modell der totalen Institution. Wolinsky und Aneshensel haben dann anzeigen müssen, dass die Verlegung in ein Pflegeheim einen frühen Tod zeitigt: Die Lebensdauer von statistisch vergleichbar gemachten Gruppen Hochbetagter ausserhalb von Heimen ist länger als jene von Personen in Heimen. Warum dem so ist, kann wissenschaftlich nicht erklärt werden. Wenn aber kenntnisreiche Forscher auf die totale Institution und das Einschränken der Autonomie verweisen, so ist Auseinandersetzung darüber angebracht.

Die verständliche Reaktion, dass das Heim heute anders ist, als es in diesen Studien erscheint, enthält einerseits das implizite Eingeständnis, dass es früher teilweise so gewesen sein könnte, und andererseits die Aussage, dass ein Wandel stattgefunden hat. Im folgenden wird dieser Wandel als Resultat einer Gegenbewegung beschrieben, die in den späten sechziger Jahren zu einem Umdenken und zu einem neuen Paradigma, d.h. zu einer neuen Konstellation von Werten, Modellen, Meinungen, Methoden, Vorgehensweisen und prägenden Beispielen, führte, welches die qualitative Entwicklung des Heimwesens und damit auch der Pflegeheime veränderte und noch heute für Theorie und Praxis tragend ist. Das neue Paradigma, der Ausdruck wurde in Anlehnung an T. S. Kuhn[1] gewählt, das

---

1 T. S. Kuhn, Die Struktur wissenschaftlicher Revolutionen, Frankfurt a. M. 1967.

den Namen «Normalisierung» trägt, ist – so wird weiter argumentiert werden – zur Basis für eine ganze Reihe weiterer Ansätze geworden, die als emanzipatorisch charakterisiert werden können und deren theoretische Entwicklung und praktische Umsetzung noch nicht abgeschlossen ist. Es ist aber unabdingbar, dass bei der Qualitätsbeurteilung dieser Entwicklung Rechnung getragen wird.

4.2 Vom Modell der Zurückweisung zum Modell der Selbsterneuerung

H. R. Moody[2] entwickelte eine Klassifizierung sozialer Unterstützungssysteme nach Werthaltungen. Er unterscheidet vier Modelle, die als Entwicklungsstufen gesehen werden, aber auch nebeneinander vorkommen können. Sie lassen sich durch die Begriffe Zurückweisung, Sozialhilfe, Partizipation und Selbsterneuerung charakterisieren. Das Zurückweisungsmodell («Rejection Model») hat seinen Ursprung in den westlichen Industriegesellschaften des 19. Jahrhunderts: Gebrechliche, betreuungsbedürftige und alte Menschen wurden als nicht-produktiv betrachtet und deshalb an den Rand der Gesellschaft gedrängt. Im Zurückweisungsmodell gilt das folgende Paradigma: Pflege und Betreuung unproduktiver Menschen ist Privatsache der Familie. Da sich aber die Familienverbünde bedingt durch Abwanderung und Verarmung breiter Schichten teilweise auflösten, mussten Waisen-, Arbeits-, Rettungs- und Altershäuser als Familienersatz errichtet werden. Der Staat, mehr Wohlverhaltens- als Wohlfahrtsstaat, begann sich zwar um diese Menschen zu kümmern, griff aber zugleich in ihr Leben ein, bestimmte ihren Existenzbedarf und den Bedarf an Pflege und Hilfe in quantitativer und qualitativer Hinsicht: «Der strenge Vater steht der Familie vor, die fleissige Mutter hält sie zusammen, und die Kinder gehorchen unterwürfig den Anweisungen der Eltern, wie diese Gott gehorsam sind und seinen irdischen Stellvertretern, den geistlichen und weltlichen Autoritäten. Zu denen sehr bald auch die Fabrikherren zählen.»[3]

Solche Institutionen, oft in fast symbolhaft zentrumsferner geografischer Lage und geleitet von einem «Waisenvater» mit einer «Heimmutter», bestanden noch bis in die erste Hälfte des 20. Jahrhunderts. Zentral für das zugrunde liegende Paradigma ist das Heim als totale Institution: «Die heile Familie als Lebensraum,

---

2 H. R. Moody, Philosophical presuppositions of education for old age, in Educational Gerontology, vol. 1, 1976, S. 1–16.

3 J. Neumann, 40 Jahre Normalisierungsprinzip – von der Variabilität eines Begriffs, in Geistige Behinderung, vol. 38, 1999, S. 6.

der fraglose Gehorsam als Verhaltensnorm, und die fleissige Arbeit als notwendige Grundlage und sittliche Haltung. (...) Die solcher Art konstruierte Familie war das Leitbild auch für die Lebenswelt behinderter Menschen. Weil und so lange diese ihren Unterhalt nicht selbst bestreiten konnten, waren sie ‹Kinder› – unabhängig von ihrem Alter – und unmündig wie diese.»[4] Die aus dieser Ideologie resultierende Kargheit in der Lebensführung sorgte dafür, dass niemand freiwillig in einem Heim leben wollte, ausser aus purer Not. Heimbewohnerinnen und -bewohner stammten deshalb vorwiegend aus den ärmsten Schichten der Bevölkerung.

Die Ablösung des Zurückweisungsmodells nach dem Zweiten Weltkrieg durch das Sozialhilfemodell («Social Service Model») kann als wichtiger Schritt auf dem Weg zum Paradigmawechsel gesehen werden. Auch im Sozialhilfemodell werden alte Menschen, die als hilfe-, pflege- und betreuungsbedürftig, d. h. über ihre Defizite definiert werden, von der Gemeinschaft separiert, in Heime «versorgt». Allerdings, und dies ist als Fortschritt anzuerkennen, sorgen diese nun auch wirklich für ihre Bewohnerinnen und Bewohner, in der Regel paternalistisch, professionell und bürokratisch – letzteres durchaus positiv gedeutet als alle gleichbehandelnd. Mehrere Elemente der totalen Institution sind jedoch im Sozialhilfemodell noch anzutreffen, insbesondere das, was man seit Marcuse als «repressive Toleranz»[5] kennt: Sie ist für Menschen, die sich als Objekte eines Systems erleben, das ihre Autonomie einschränkt, ähnlich schwer zu ertragen, wie autoritäre Unterdrückung.

Der Paradigmawechsel vollzieht sich erst mit dem Partizipationsmodell, welches das Bild der alten Menschen als passiv, unproduktiv und hilflos zurückweist und sie als eigenständige Subjekte ernst nehmen will. Dieses Modell betont nicht mehr die Defizite, sondern die Potenziale, die Hilfe zur Selbsthilfe mit dem Ziel der Partizipation der Bewohnerinnen in allen sie betreffenden Belangen. Sozialhilfe- und Partizipationsmodell koexistieren bei uns heute als dominante Grundmodelle.

Das Selbsterneuerungsmodell («Self-actualization Model») entspricht nach Moody einem utopischen Ideal für die Richtung, in die sich die Gesellschaft entwickeln sollte. Es zielt nochmals auf ein neues Paradigma, nämlich auf eine gesamtheitliche Sicht des Lebens und definiert für jede Lebensphase einzigartige und gleich wichtige Rollen sowie Bedürfnisse. Das Alter wird dabei als die freudvolle Phase gesehen, in der sich das Leben vervollständigt.

---

4   J. Neumann, a. a. O., S. 6.
5   H. Marcuse, Der eindimensionale Mensch, Neuwied 1968.

4.3 Die Entwicklung des Normalisierungsprinzips

Das Aufbrechen der traditionellen Heimrealität und die Überwindung des Zurückweisungsmodells sind untrennbar mit dem Namen «Normalisierung» verbunden. In den fünfziger Jahren wollte sich Niels Erik Bank-Mikkelsen, Leiter des dänischen Dienstes für Menschen mit geistiger Behinderung, nicht mehr damit begnügen, die Zustände in den Kinderheimen als erschreckend und unmenschlich anzuprangern. Diese entsprachen noch weitgehend dem Muster der Aufbewahrungsanstalten und hatten als solche fast alle Ausprägungen totaler Institutionen. Nicht zuletzt aus dem Entsetzen über die NS-Gesetze zur Verhütung erbkranken Nachwuchses und die verordneten Tötungen behinderter Menschen wuchs die Einsicht, dass deren Lebensbedingungen radikal verbessert werden müssen. Bank-Mikkelsens Verdienst und das seiner schwedischen Kollegen Karl Grunewald und Bengt Nirje ist es, gezeigt zu haben, dass die Heimideologie, das Paradigma der heilen Familie, hinter der gesellschaftlichen und ökonomischen Entwicklung zurückgeblieben war und somit nicht mehr der «Normalität» entsprach.

Der Begriff Normalität findet sich erstmals 1959 im deshalb berühmt gewordenen und von Bank-Mikkelsen formulierten Vorwort zum dänischen Gesetz über Institutionen für Menschen mit einer geistigen Behinderung: «Geistig zurückgebliebene Menschen sollen eine Existenz führen können, die so nahe dem Normalen ist wie möglich.»[6] Im Jahre 1968 hat Bengt Nirje, Psychologe und Ombudsmann der schwedischen Vereinigung der Eltern von Kindern mit einer geistigen Behinderung, diese Ideen systematisch zusammengefasst und als Normalisierungsprinzip formuliert[7]: «Das Normalisierungsprinzip besagt, dass richtig handelt, wer allen Menschen mit intellektuellen oder anderen Schäden oder Fähigkeitsstörungen jene Muster und Bedingungen des täglichen Lebens verfügbar macht, die den regulären Umständen und Lebensweisen in der betreffenden Gemeinschaft und Kultur so nahe wie möglich kommen oder effektiv gleich wie diese sind.»[8] Damit war der Begriff der Normalisierung in die Fachliteratur eingeführt. Gleichzeitig war das Prinzip in seiner Einfachheit und Überzeugungskraft

---

6 Übersetzung nach: B. Nirje, How I came to formulate the Normalization principle, in R. J. Flynn und R. A. Lemay, Hrsg., A Quarter Century of Normalization and Social Role Valorization: Evolution and Impact, Ottawa 1999, S. 24.

7 B. Nirje, The Normalization principle and its human management implications, in: R. B. Kugel und W. Wolfensberger, Hrsg., Changing patterns in residential services for the mentally retarded, President's Committee on Mental Retardation, Washington D. C. 1969, S. 179–195.

8 Übersetzung nach: B. Nirje, How I came to formulate the Normalization principle, in R. J. Flynn und R. A. Lemay, a. a. O., S. 17.

als eine Art kategorischer Imperativ auch auf der gesellschaftlich-politischen Ebene akzeptabel und konnte dank seiner griffigen Formulierung als Motor für eine tiefgreifende Änderung der Zustände in den Heimen wirksam werden.

Nirje konkretisierte seine Forderung nach Angleichung des Lebens von Behinderten an die Normalität des Lebens in der Gesellschaft in einem Katalog von acht selbstverständlichen Rechten, die allen Menschen zustehen sollen:

1. ein normaler Tagesrhythmus,

2. ein normaler Wochenrhythmus,

3. ein normaler Jahresrhythmus,

4. die Erfahrung eines normalen Lebenslaufes,

5. normaler Respekt für das Individuum und das Recht auf Selbstbestimmung,

6. die normalen Sexualitätsmuster der betreffenden Kultur,

7. die normalen ökonomischen und rechtlichen Standards und

8. ein normales Umfeld in der Gemeinde.

Die Einfachheit und Überzeugungskraft des Prinzips haben seine Ausbreitung auf den ganzen Bereich der sozialen Institutionen, insbesondere auch auf Alters- und Pflegeheime, beschleunigt und es zur Grundlage für weiterreichende Konzepte gemacht.

Wolf Wolfensberger, der Nirje zu dem Text angeregt hatte, in dem Normalisierung erstmals als Prinzip formuliert wurde, und der es später um weitere Dimensionen bereicherte, nennt elf Elemente, welche zwar nicht im einzelnen, aber zusammen die Neuheit des Prinzips ausmachten. Am wichtigsten war wohl, eine einzelne Idee, ein einziges Prinzip als normative Bedingung generell für «deviante» Menschen anzuwenden und diese mit dem gesellschaftlichen Ideal des Schutzes der Schwachen (*«vulnerable persons»*) zu verbinden.

Die Breite seines Anwendungsbereichs bewirkte, dass das Normalisierungsprinzip immer wieder unterschiedlich definiert wurde. Die Begriffefamilie «normal, Normalität, Normalisierung» hat zudem zu Missverständnissen geführt. Obwohl diese meist auf unbewussten oder bewussten Falschinterpretationen beruhten, hatten sie doch das Verdienst, das Verhältnis des Lebensraumes Heim zu seinem Umfeld zu thematisieren. Der angesichts der Geschichte des Begriffs sowohl falscheste als auch am weitesten verbreitete Vorwurf war, dass das Normalisierungsprinzip fordere, die Menschen mit Behinderung sollten «normiert» werden. Wie Bank-Mikkelsen, Nirje und Wolfensberger demgegenüber immer betonten, sollten Menschen mit einer Behinderung durch Normalisierung mehr Autonomie erlangen, aus ihrer sozialen Isolation herauskommen und in ihrer

Menschenwürde als Individuen umfassend wahrgenommen werden. Um nicht erneut in einen Totalitarismus zu verfallen, sollten bewusst keine absoluten Massstäbe gesetzt werden. Das Normalisierungsprinzip war vielmehr gedacht als Korrektiv gegen dehumanisierende und isolierende Zustände in Heimen, d. h. als Strategie zur Überwindung der totalen Institution. Damit werden zwei weitere zentrale Dimensionen des neuen Paradigmas deutlich: Erstens ist die Normalität des gesellschaftlichen Umfeldes die Referenzgrösse für jedes Heim – alles andere führt in die soziale Isolation. Zweitens hat sich die Normalität in einem Heim genauso dynamisch zu entwickeln wie im gesellschaftlichen Umfeld; Inkongruenzen der Entwicklung wirken sich als Zwang auf die Bewohnerinnen und Bewohner im Sinne der totalen Institution aus.

Obwohl, wie Wolfensberger beklagen wird, das Normalisierungsprinzip noch lange nicht in seinem ganzen Potenzial wissenschaftlich ausgelotet wurde[9], wurde es als Paradigma zur Ausgangsbasis für eine Reihe weiterer Konzepte und Modelle. Auf einige davon wird im Folgenden kurz eingegangen, weil sie für die Sicherung und Förderung der Qualität in Pflegeheimen wesentliche neue Elemente gebracht haben.

4.4 Das sozialökologische Konzept von Moos

Rudolf H. Moos befasste sich mit dem Umfeld von Menschen, die in Institutionen leben. Die Aussage, derzufolge das Umfeld auf das Individuum einen Einfluss hat resp. Umfeld und Individuum sich gegenseitig beeinflussen, kann heute niemanden überraschen. Tatsächlich ist dies schon lange – und nicht nur implizit – bekannt. Moos hat jedoch die verschiedenen Argumentationsstränge zu einem sozialökologischen Konzept[10] verknüpft und daraus für die Heime praxisrelevante Schlüsse gezogen.[11] Im Rückblick zitiert Moos u. a. den französischen Arzt Philippe Pinel, der 1792 die Hand- und Fussketten der Insassen von zwei Pariser Irrenhäusern entfernen liess, und Charles Dickens, der 1842 begeistert über das in einem von Quäkern geleiteten Spital in Boston verwirklichte soziale Umfeld von Zuneigung und Freundlichkeit berichtete. Die Tatsache, dass die meisten Patienten sich nach Entfernung ihrer Fesseln beruhigten und sich weniger gewalttätig verhielten, deuteten beide als normale Reaktion von Menschen, die, wenn sie

---

9 W. Wolfensberger, The Future, in R. J. Flynn und R. A. Lemay, a. a. O., S. 490.

10 R. H. Moos, Evaluating Treatment Environments – A social ecological approach, New York 1983.

11 R. H. Moos und S. Lemke, Group Residences For Older Adults – Physical Features, Policies, and Social Climate, New York 1994.

gefesselt sind, mit Angst, Ärger, Wut und dem Versuch reagieren, den Fesseln zu entfliehen. Pinel stellte Prinzipien der «moralischen Behandlung» auf, die durch tolerante Haltung, beispielgebendes Verhalten sowie humanen und liebevollen Umgang mit den Patienten ein soziales Umfeld schaffen sollten, das er als Voraussetzung für die Heilung betrachtete.

Trotz dieser alten Erkenntnis der gegenseitigen Beeinflussung von Umfeld und Individuum wurde lange Zeit kaum herauszufinden versucht, welches die effektiven Wirkungszusammenhänge sind, die bei den Patientinnen bzw. Heimbewohnerinnen positive Effekte auslösen. Moos kritisiert, dass sich die Untersuchungen vor allem auf die Person konzentrieren. Dies führe dazu, dass nur Persönlichkeitsmerkmale als kausal für das Verhalten angesehen werden, und dass angenommen wird, dieses Verhalten würde – auch in verschiedenen Umfeldern – konstant bleiben. Beispielsweise werde angenommen, dass sich ein als dominant beschriebenes Individuum immer relativ dominant zeigen wird, unabhängig davon, ob es sich in der Familie, in einer Gruppe oder im Heim befindet. Moos stützte seine Kritik darauf, dass Hartshorne und May bereits 1928 auf Grund einer Reihe von Untersuchungen an Delinquenten nachgewiesen hatten, dass Gleichförmigkeit des (in der betreffenden Fallstudie – betrügerischen) Verhaltens in unterschiedlichen Umfeldern auf Ähnlichkeiten dieser Umfelder und nicht auf Persönlichkeitsmerkmale zurückzuführen war.[12]

Moos vermutete auf Grund einer Analyse der Literatur, dass die bisherige Vernachlässigung der Heimmilieus als Untersuchungsgegenstand zu falschen und für die Heimbewohnerinnen zu abwertenden Schlüssen geführt haben könnte. Er entwickelte darauf sein sozialökologisches Konzept als multidisziplinären Ansatz zur Erklärung der Einflüsse des physischen und sozialen Umfeldes auf das menschliche Verhalten. Dabei stützte er sich insbesondere auf die folgenden drei Annahmen:

1. Menschliches Verhalten kann losgelöst vom Umfeld, in dem es sich äussert, nicht verstanden werden. Umgekehrt bedeutet dies u. a., dass einigermassen zuverlässige Voraussagen über das Verhalten nicht allein aus Informationen über eine Person abgeleitet werden können, sondern dass dafür Informationen über deren Umfeld unerlässlich sind.

2. Physisches und soziales Umfeld müssen gemeinsam untersucht werden, weil keines der beiden ohne das andere verstanden werden kann. Beispielsweise beeinflussen sich Architektur und Betreuungsstruktur gegenseitig und damit gemeinsam das Verhalten der Heimbewohnerinnen und des Personals.

---

12 R. H. Moos, a. a. O., 1983, S. 13.

3. Sozialökologie ist eindeutig anwendungsorientiert, indem sie wissenschaftliche Erkenntnisse und praktische Techniken einsetzt, um die Qualität des Umfeldes der Menschen zu verbessern. In diesem Sinn ist sie auch klar wertorientiert und damit potenziell Gegenstand politischer Aushandlung, insbesondere in Bezug auf Mitteleinsatz und Kostenträgerschaft.[13]

Ausgehend von der Psychiatrie hat Moos in einem «Social Ecology Laboratory» versucht, die verschiedenen Ansätze zu integrieren und auf andere Einrichtungstypen wie Strafanstalten, Trainingscamps für Soldaten, Schulklassen und unterschiedliche Formen des kollektiven Wohnens alter Menschen anzuwenden. Auf dieser Basis sollte ein Modell entwickelt werden, mit dem die Umfeldeinflüsse durch geeignete Massnahmen so gesteuert werden können, dass das Wohlbefinden der Bewohnerinnen optimiert wird.[14] Die zentrale Erkenntnis der in diesem Rahmen durchgeführten Programm-Evaluationen ist die Bestätigung der Bedeutung des unmittelbaren psychosozialen Umfeldes für den Behandlungserfolg. Daraus leitet sich die Notwendigkeit ab, die relevanten Umfelder systematisch zu beschreiben, zu messen und zu vergleichen. Zu diesem Zweck entwickelte Moos ein komplexes Instrumentarium für die Analyse von Alterseinrichtungen, das Multiphasic Environmental Assessment Procedure (MEAP), das in den USA in mehreren hundert Einrichtungen eingesetzt wurde. MEAP besteht aus fünf einzelnen Instrumenten zur Erhebung von Informationen über Merkmale der Bewohnerinnen und des menschlichen Umfeldes (RESIF), über Institutionspolitik, Konzepte und Programme (POLIF), über die Einschätzung des sozialen Klimas in der Institution durch Bewohnerinnen und Personal (SCES) und über die architektonischen und räumlichen Ausprägungen der Institution (PAF). Ausserdem werden die Strukturen und Prozesse sowie das Zusammenwirken von Bewohnerinnen und Personal durch externe Beobachter beurteilt (RS).

Die allgemeinen Erkenntnisse, die mit diesem Verfahren gewonnen wurden, scheinen auf den ersten Blick trivial, weil ihr Neuheitswert gering ist und sie in Vielem die Erfahrungen der Praktiker bestätigen. Einem solchen Trivialitätsvorwurf muss jedoch in doppelter Hinsicht widersprochen werden: Zum einen wäre es in Bezug auf die Qualifikation der Praktiker höchst beunruhigend, wenn sich herausstellen sollte, dass ihre Sicht stark von den mit systematischen Verfahren gewonnenen und durch die grosse Zahl von Auswertungen objektivierten Erkenntnissen abweichen würde. Zum andern gelingt nur mit so komplex angelegten Verfahren der Schritt vom individuellen oder gruppenspezifischen «Meinen» (z. B. des Pflegepersonals) zu einigermassen gesichertem professionellem

---

13 R. H. Moos, a. a. O., 1983, S. 24.
14 R. H. Moos, a. a. O., 1994, S. 20.

«Wissen» und damit zu einer gemeinsamen Basis der Weiterentwicklung. Einige dieser Erkenntnisse zu den Faktoren Zusammensetzung der Bewohnerschaft, Quantität und Qualität des Personals, Architektur und Infrastruktur, Konzept und Rechte der Bewohnerinnen sowie deren Einfluss auf das soziale Klima im Heim sind im Folgenden zusammengefasst [15]:

- Weibliche und sozial privilegierte Bewohner verbessern das soziale Klima. Demgegenüber wird es durch abnehmende funktionale Fähigkeiten der Bewohnerinnen nicht wesentlich beeinflusst, wenn diese durch adäquate Pflege und Betreuung aufgefangen werden.

- Der Personalbestand verändert das soziale Klima der untersuchten Einrichtungen nur wenig. Mehr Personal wirkt sich weder positiv noch negativ auf den Zusammenhalt oder eine bessere Organisation aus. Im Gegensatz dazu scheinen das Ausbildungsniveau und die Erfahrung des Personals ein harmonisches, autonomieorientiertes und gut organisiertes Umfeld zu fördern.

- Bauliche Annehmlichkeiten und Erholungsräume fördern das soziale Klima im Sinne von Zusammenhalt, Selbständigkeit und Einflussnahme der Bewohnerinnen auf das Gemeinschaftsleben. Die Vermeidung von architektonischen Hindernissen und die Installation von Sicherheitsvorrichtungen (z.B. von Notrufsystemen) erhöhen die Unabhängigkeit der Bewohnerinnen, erweitern ihren Aktionsradius und fördern die Interaktion. Räumliche Grosszügigkeit sowohl in von den Bewohnerinnen genutzten Bereichen wie in den Einrichtungen für das Personal verstärkt den Zusammenhalt, reduziert die Konflikte und führt zu besserer Organisation und höherer Einflussnahme der Bewohnerinnen auf das Heimleben.

- Klare, Bewohnerinnen und Mitarbeiterinnen bekannte Konzepte unterstützen und erhöhen die Autonomie der Bewohnerinnen. In Institutionen mit stärkeren Einflussmöglichkeiten der Bewohnerinnen, z.B. mit Hilfe eines Bewohnerinnenrats, sind der Zusammenhalt und das soziale Klima allgemein besser. Selbst das Personal bestätigt, dass dadurch die Effizienz und Effektivität der Organisation nicht eingeschränkt wird.

Im Rahmen eines 1989 durchgeführten interdisziplinären Seminars «Heimat für das Alter» der Institute für öffentliche Bauten und für Sozialforschung der Universität Stuttgart wurde das MEAP übersetzt und in sechs Pflegeheimen bzw. Pflegeabteilungen unterschiedlicher Struktur und Grösse erprobt. [16] Da dem Ver-

---

15 R. H. Moos, a. a. O., 1994, S. 133–140.
16 S. Heeg und G. Berger, Qualitätsbeurteilung von Alten- und Pflegeheimen, in Altenheim, vol. 31, 1992, S. 254–266.

fahren auch von den beteiligten Heimleitungen ein beträchtlicher Informationsgewinn bei vergleichsweise geringem Aufwand bescheinigt wurde, haben es die Autoren als Grundlage für ein an deutsche Verhältnisse angepasstes modulares Instrument zur Qualitätsmessung von Altenpflegeeinrichtungen benützt. Daraus ist schliesslich das Instrument zur Qualitätsdiagnose Siesta entstanden.

4.5 Social Role Valorization – Aufwertung der Sozialen Rolle

Wolfensberger selbst hat in der ersten Hälfte der achtziger Jahre einen wesentlichen Beitrag zur Weiterentwicklung des Normalisierungsprinzips geleistet, indem er den neuen Begriff «Social Role Valorization»[17] einführte. Zwar könnte für dessen Übersetzung der Begriff der Würde (*value* im Sinne von gesellschaftlichem Wert, Würde) gebraucht werden; er wird jedoch wörtlich mit «Aufwertung der Sozialen Rolle» oder «Rollen-Valorisierung» übersetzt. In seiner aktuellen Definition beschreibt das Konzept der Aufwertung der Sozialen Rolle «die Anwendung der wissenschaftlichen Erkenntnisse über die Verteidigung oder Erhöhung des in der Gesellschaft wahrgenommenen Werts menschlicher Rollen».[18] Allerdings ist damit das begriffliche Problem nur an der Oberfläche gelöst: Valorisierung und Aufwertung bedingen einen Standpunkt, aus dessen Perspektive betrachtet das, der oder die Andere unten ist, weniger Wert hat und daher valorisiert, d. h. aufgewertet werden muss. Dennoch etablierte sich der Begriff, weil Wolfensberger mit der Aufwertung der Sozialen Rolle ein empirisches sozialwissenschaftliches Konzept entwickelt hat, das auf einer multidisziplinären Grundlage beruht und Grundsätze für Strategien zur Formung sozialer Dienste ebenso wie praktische Handlungsanleitungen bietet.[19]

Das Konzept hat verschiedene Paten. Als einen der wichtigsten nennt Wolfensberger Goffman, allerdings nicht wegen der in Kapitel 2 ausführlich beschriebenen Vorstellung von Heimen als totale Institutionen, sondern auf Grund seines 1963 publizierten Buchs «Stigma»[20], in dem u. a. beschrieben wird, wie Personen, die mit «stigmatisierten» Menschen beruflich, familiär oder freundschaftlich ver-

---

17 W. Wolfensberger, Social role valorization: A proposed new term for the principle of normalization, in Mental-Retardation, vol. 21, 1983, S. 234–239.
18 S. Thomas and W. Wolfensberger, An overview of Social Role Valorization, in R. J. Flynn und R. A. Lemay, a. a. O., S. 159.
19 z. B. D. G. Race, Social role valorization and the English experience, London 1999.
20 E. Goffman, Stigma: Notes on the management of spoiled identity, Englewood Cliffs 1963.

bunden sind, von ihrem Umfeld selbst stigmatisiert werden können und riskieren, ebenfalls sozial abgewertet zu werden. Die damit eingeleitete Abwärtsspirale in eine Aufwärtsbewegung umzuwandeln, ist nach Wolfensberger deshalb so wichtig, weil er eine hochbewertete soziale Rolle als Schlüssel des Individuums für den Zugang zu den «guten Dingen des Lebens» sieht.[21] Den gesellschaftlichen Konsens darüber, was diese «guten Dinge» sind, hält er für hoch und nennt als Beispiele ein eigenes Zuhause, eine Familie, Arbeitsmöglichkeiten und einen anständigen Lebensstandard, Eigenständigkeit, Freundschaften, Würde, Respekt, Akzeptanz, Heimatgefühl, Erziehung, Entwicklung und Übung eigener Fähigkeiten sowie Mitbestimmung.

Das Konzept der Aufwertung der Sozialen Rolle ist eher deskriptiv als präskriptiv und beruht auf der Grundthese, dass eine Person, die sozial anerkannte Rollen einnimmt, mit grosser Wahrscheinlichkeit die «guten Dinge» erhält, die in dieser Gesellschaft verfügbar sind, oder wenigstens die Gelegenheit, diese zu beschaffen. Fehlt demgegenüber die soziale Anerkennung, so riskiert die betreffende Person oder Gruppe in westlichen Gesellschaften, dass ihr der Zugang zu den «guten Dingen» verwehrt wird; mehr noch, sie kann sogar der Gefahr des «Totmachens» ausgesetzt sein.[22] (Unter «Totmachen» versteht Wolfensberger «alle Handlungen und Handlungsmuster, die direkt oder indirekt den Tod eines Menschen oder einer Gruppe bedingen oder vorantreiben. [...] In den entwickelten westlichen Gesellschaften ist das systematische Töten entwerteter Menschen so gut maskiert, dass die meisten Menschen es überhaupt nicht merken, oder so verharmlost, dass die Menschen ihre Abscheu davor verloren haben».[23]) Die Aufwertung ihrer Sozialen Rolle ist deshalb vor allem für zwei Kategorien von Personen wichtig: für jene, die bereits gesellschaftlich abgewertet sind, und für jene, deren Risiko gross ist, in diese Kategorie zu fallen.

Langfristig fordert Wolfensberger, alles zu tun, um den Trend zu überwinden, Menschen zu entwerten und mit negativen und Todesbildern zu verknüpfen. Das Konzept der Aufwertung Sozialer Rollen bietet zwei Hauptstrategien an, um den wahrgenommenen Wert einer Person zu erhöhen: Die Verbesserung des Images der betroffenen Menschen in den Augen der anderen und die Verbesserung ihrer Kompetenzen im weitesten Sinn. Image-Verbesserung und Kompetenz-Verbesserung bilden eine Rückkoppelungsschleife, die positiv oder negativ verlaufen kann. Eine Person mit geringen oder abnehmenden Kompetenzen riskiert, dass ihr

---

21 S. Thomas and W. Wolfensberger, An overview of Social Role Valorization, in R. J. Flynn und R. A. Lemay, a. a. O., S. 134.
22 W. Wolfensberger, Der neue Genozid an den Benachteiligten, Alten und Behinderten, Gütersloh 1991.
23 W. Wolfensberger, 1991, a. a. O., S. 10–11.

Image abgewertet wird; eine Person, deren Image schlecht ist, kann von anderen so behandelt werden, dass ihre Kompetenzen beschränkt oder gar reduziert werden. Aber beide Prozesse laufen auch in umgekehrter Richtung ab: Personen mit positivem sozialem Image erhalten die Gelegenheit, Erfahrungen zu machen und geraten in Lebenssituationen, in denen sie ihre Kompetenzen erhöhen können – und eine Person, die über besondere Kompetenzen verfügt, hat mit einiger Wahrscheinlichkeit auch ein positives Image. Die beiden Hauptstrategien können auf verschiedenen Ebenen der sozialen Organisation zum Einsatz kommen: individuell, im primären sozialen System, also vor allem in der Familie, auf der Zwischenebene, z. B. der Nachbarschaft, der Gemeinde und in der Gesellschaft allgemein, einschliesslich des gesamten Dienstleistungssystems.

Wichtig war und ist die Debatte um die Normalisierung und um das Konzept der Aufwertung der Sozialen Rolle auch, weil sie dazu führt, dass die «Normalität» als solche hinterfragt wird: Normal ist, was gesellschaftlich üblich ist. Aber ist das gesellschaftlich Übliche auch wirklich gut? Wolfensberger hat auf diese Frage mit seiner Schrift zum neuen Genozid eine dramatisch negative Antwort gegeben. Selbst wenn man seine Ansicht im Einzelnen nicht teilt, beeindruckt sie in ihrer Konsequenz, mit der er sich weigert, eine wertmässige Unterscheidung zwischen Menschen zuzulassen. Es zeigt sich, dass mit menschlicher Würde nicht nur ein hohes ethisches Prinzip gemeint ist. Wenn der Begriff nicht zur Leerformel verkommen soll, dann geht es um sehr konkrete politische Inhalte. Die Debatte über die Normalität kann und muss auch in Bezug auf die gesellschaftliche Normalität geführt werden.

Im Jahre 1991 bezeichnete ein Panel von 178 Experten Wolfensbergers 1972 publiziertes Buch «The Principle of Normalization in Human Services» in einer Auswahl von über 11 000 Artikeln und Büchern seit 1966 als das Werk mit dem grössten Einfluss auf die Praxis im Bereich der geistigen Behinderung.[24] Sein Artikel von 1983, in dem er vorschlug, Normalisierung durch Aufwertung der Sozialen Rolle zu ersetzen, brachte es auf Rang 17. Aktuell finden sich weit über 800 Websites unter dem Stichwort «Social Role Valorization» im Internet. Sehr viele soziale Institutionen haben mit den von Wolfensberger und Glenn entwickelten Instrumenten zur Programmanalyse von sozialen Dienstleistungssystemen PASS oder PASSING[25] gearbeitet.[26] Es kann kein Zweifel am grossen Einfluss von Nor-

24 H. W. Heller et al., Classic articles: A reflection into the field of mental retadation, in Education and Training in Mental Retardation, vol. 24, 1991, S. 202–206.

25 W. Wolfensberger, L. Glenn, Program Analysis of Service Systems: Implementation of Normalization Goals, Toronto 1975.

26 z. B. D. Pilling und G. Watson, Hrsg., Evaluating Quality in Services for Disabled and Older People, London und Bristol 1995; G. Midgley, Evaluating Services for People with Disabillities, in Evaluation, vol. 2, 1996, S. 67–84.

malisierung und Aufwertung der Sozialen Rolle für die Entwicklung sozialer Dienstleistungen und der sie bestimmenden Politik der vergangenen 30 Jahren bestehen. In erster Linie trifft dies für alle Arten von Behinderung zu, daraus abgeleitet aber ebenso für physisch, geistig oder psychisch beeinträchtigte alte Menschen, die auf Pflege und Betreuung angewiesen sind, sowie auf die Organisationen und Institutionen, die Dienstleistungen für sie anbieten.

4.6 Vorzeichen eines neuen Paradigmas?

Normalisierung und Aufwertung der Sozialen Rolle sind nicht nur praxisrelevant geworden, sie haben auch theoretische Ableitungen und die Weiterentwicklung auf der Konzeptebene gefördert. Ein Konzept, das ohne Normalisierung und Aufwertung der Sozialen Rolle kaum denkbar wäre, ist unter dem Begriff «Coping»[27] in den achtziger Jahren formuliert worden. Als Coping wird die Entwicklung individueller Strategien zur Bewältigung belastender Lebensereignisse oder -umstände bezeichnet. Margret und Paul Baltes haben vor diesem Hintergrund ein «Modell des erfolgreichen Alterns»[28] entwickelt. Darin wird einerseits anerkannt, dass die allgemeinen Leistungs- und Entwicklungsreserven im Alter objektiv sowohl im körperlichen wie im geistigen Bereich abnehmen. Andererseits wird beschrieben, dass dank bestimmter Strategien – Selektion, Kompensation und Optimierung – die mit dem Altern zusammenhängenden Hochs und Tiefs erfolgreich gemeistert werden können.

Auf die einzelne Heimbewohnerin übertragen, verlangt das Modell einen hoch individualisierten Betreuungsansatz der Institution, wenn die Bewohnerinnen nicht gleichzeitig über- und unterfordert werden sollen. Gerade das ist aber oft nicht der Fall, wie ebenfalls M. Baltes anhand von insgesamt 14 Untersuchungen zur Abhängigkeit von alten Menschen zeigt: Auf Grund des in den Institutionen vorherrschenden defizitären Bildes vom alten Menschen als zunehmend in vielen Bereichen inkompetenter Persönlichkeit sind zwei Verhaltensweisen typisch, die Baltes als die zwei Muster der Abhängigkeitsförderung («Dependency-support Script») und des Ignorierens des Unabhängigkeitswillens («Independence-ignore Script») charakterisiert.[29] Systematische Beobachtungen ergaben, dass Heimbe-

---

27 z. B. R. St. Lazarus und S. Folkmann, Stress, Appraisal and Coping, New York 1984.
28 P. B. Baltes und M. M. Baltes, Optimierung durch Selektion und Kompensation. Ein psychologisches Modell erfolgreichen Alterns, in Zeitschrift für Pädagogik, vol. 35, 1989, S. 85–105; ausserdem: P. B. Baltes und M. M. Baltes, Erfolgreiches Altern: Mehr Jahre und mehr Leben, in M. M. Baltes et al., Hrsg., Erfolgreiches Altern, Bern 1989, S. 5–10.
29 M. M. Baltes, The Many Faces of Dependency in Old Age, New York 1996, S. 107.

wohnerinnen, insbesondere wenn sie sich bemühen, ihre Selbstpflege selber durchzuführen, vom Heimpersonal kaum ermuntert oder unterstützt werden, sondern dass dieses ihre Anstrengungen ignoriert. Hilfe erhält man hingegen problemlos, wenn man sich im Heim hilflos gibt («Learned Helplessness»). Das führt soweit, dass Hilflosigkeit und Abhängigkeit den Bewohnerinnen als die geeignetsten Verhaltensmuster erscheinen, um im Heim Zuwendung und soziale Kontakte zu erlangen.

Institutionen und Verhaltensweisen, die erlernte Hilflosigkeit produzieren, die Unterwerfung unter ein System, die Tatsache, dass Menschen als «Behinderte» definiert und damit deklassiert werden, so lautet die wohl profundeste Kritik am Normalisierungsprinzip und an der Aufwertung der Sozialen Rolle[30], seien in einer kapitalistischen Gesellschaft systemimmanent. Auch wenn die Verhaltensmuster durch geeignete Weiterbildung des Heimpersonals verändert werden können, bedeute Normalisierung für behinderte Menschen höchstens, dass ihnen die Mittel zugestanden würden, um sich einer ungerechten Gesellschaft anzupassen. Ein Prinzip, das die Angleichung an eine von den Kapitalinteressen diktierte Normalität anstrebe, fördere nicht nur die Autonomie der Menschen mit einer Behinderung nicht, sondern erlaube darüber hinaus die Kontrolle und Disziplinierung aller Menschen. Das Paradigma der Normalisierung ist aus dieser Sicht in die Krise geraten und muss durch ein neues ersetzt werden. Dieses kann mit dem Begriff «Selbstbestimmung» umrissen werden: Menschen mit einer Behinderung sollen selbst bestimmen, wie sie ihr Leben leben und dadurch auf eine Gesellschaft hinwirken, in der alle Menschen gleichwertig und gleichberechtigt sind.

Nach Wolfensberger geht diese materialistische Kritik ins Leere, indem sie eine pseudoideale Welt voraussetzt, in der zwischen Menschen keine Unterschiede mehr bestehen. Eine solche Welt werde es aber nie geben, und erst recht entspreche sie nicht dem heutigen und in Zukunft absehbaren Stand. Statt vergeblich auf die Materialisierung der Illusion zu warten, sei es klüger, durch die Umsetzung des Normalisierungsprinzips und die Aufwertung der Sozialen Rolle, die eine Stärkung der individuellen Autonomie beinhalten und ein wichtiger Motor für die De-Institutionalisierung geworden seien, den Zugang zu den guten Dingen des Lebens in der real existierenden Welt zu sichern.

---

30 M. J. Oliver, Capitalism, disability, and ideology: A materialist critique of the Normalization principle, in R. J. Flynn und R. A. Lemay, a. a. O., S. 163–173.

4.7 ICIDH-2

Wie theoretische Modelle mit empirischer Absicherung für die Praxis relevant werden können, zeigt sich an der neuen Version der «Internationalen Klassifikation der Schäden, Aktivitäten und Partizipation» (ICIDH-2). Die Klassifikation ist 1980 erstmals unter dem Titel «Schadensbilder, Fähigkeitsstörungen und Beeinträchtigungen» (ICIDH) veröffentlicht worden.[31] Seither wurden durch die weltweite Benutzung dieses Texts wichtige Erfahrungen gesammelt, und es wurde die Notwendigkeit einer Revision der Klassifikation im Lichte eines erweiterten Bedarfs an Gesundheitsversorgung offensichtlich. Die zweite Fassung, die seit 1997 im Entwurf vorliegt und 2001 verabschiedet werden soll, spiegelt die Veränderungen wieder, die auf internationaler Ebene von Benutzern, Experten und Einrichtungen, die mit der WHO zusammenarbeiten, vorgeschlagen wurden – ihre Spuren sind ohne weiteres bis zum Paradigma der Normalisierung zurückzuverfolgen.

Das Hauptziel der ICIDH-2 Klassifikation ist[32], eine einheitliche und standardisierte Sprache als Bezugsrahmen für die «Folgen von Gesundheitsproblemen» zur Verfügung zu stellen, in Ergänzung zur Internationalen Klassifikation der Gesundheitsstörungen.[33] Die demographische Entwicklung und die medizinischen Fortschritte bewirkten in der zweiten Hälfte des 20. Jahrhunderts eine Verlagerung des Schwerpunkts von der Behandlung akuter Krankheiten hin zur Versorgung chronischer Krankheiten. Diese Erkenntnis führte die WHO dazu, das traditionelle «medizinische Modell» durch das «soziale Modell» zu ergänzen und teilweise sogar abzulösen. Im medizinischen Modell wird eine Behinderung als Folge einer Krankheit, eines Unfalls oder anderer gesundheitlicher Störungen betrachtet, die individuell durch medizinische Spezialisten behandelt werden. Im sozialen Modell steht die Integration in die Gesellschaft im Zentrum, an der Menschen durch gesundheitliche Schäden, ebenso aber auch durch Umfeldbedingungen ge- oder behindert werden. «Daher verlangt die Behandlung der Behinderung soziales Handeln, und es unterliegt der kollektiven Verantwortung der Gesellschaft, für die notwendigen Veränderungen des Umfelds zu sorgen, um eine uneingeschränkte Partizipation von behinderten Personen an allen Bereichen des gesellschaftlichen Lebens zu ermöglichen. Das Problem ist insofern ein einstel-

---

31 World Health Organization (WHO), International Classification of Impairments, Disabilities and Handicaps (ICIDH), Geneva 1980.

32 M. F. Schuntermann, WHO, Internationale Klassifikation der Schäden, Aktivitäten und Partizipation, Genf und Frankfurt 1998.

33 WHO, International Statistical Classification of Diseases and Related Health Problems (ICD), Geneva 1994.

lungsbezogenes oder ideologisches, welches einen sozialen Wandel fordert, während es auf der politischen Ebene ein Problem der Menschenrechte ist. Daher ist das gesamte Thema im Hinblick auf die jeweils verfolgten Ziele hochpolitisch.»[34]

ICIDH-2 strebt eine Synthese der beiden Modelle in ein «biopsychosoziales» Konzept an. Dieses geht von der Gleichwertigkeit und Gleichberechtigung aller Menschen aus und gliedert deren umfassend verstandene Integrität in vier Dimensionen:

1. Körperliche, geistige und seelische Integrität und ihre Störungen (ein Schaden ist ein Verlust oder eine Störung einer anatomischen Struktur oder einer physiologischen oder psychologischen Funktion).

2. Aktivitäts- und leistungsbezogene Integrität und ihre Störungen (eine Aktivität einer Person ist gestört, wenn die Person zum Untersuchungszeitpunkt nicht in der Lage ist oder Schwierigkeiten hat, die Aktivität durchzuführen).

3. Partizipation, soziale Integrität und ihre Störungen (die Partizipation einer Person an einem Lebensbereich ist gestört, wenn die Teilhabe der Person an dem Lebensbereich ausgeschlossen oder nach Art und/oder Umfang vermindert ist).

4. Integritätsrelevante Kontextfaktoren (sie umfassen alle Aspekte der Gesellschaft und der physischen Umwelt, welche die Partizipation eines Menschen an einem Lebensbereich fördern bzw. behindern).

ICIDH-2 ist damit aber nicht nur eine Synthese des «medizinischen» und des «sozialen» Modells, sondern aller skizzierten Ansätze: Ausgangspunkte für das soziale Modell sind ohne Zweifel das Normalisierungsprinzip und das Konzept der Aufwertung der Sozialen Rollen; ausserdem folgt ICIDH-2 mit den Kontextfaktoren dem sozialökologischen Ansatz von Moos.

4.8 Folgerungen

Pflegeheime sind Orte, an denen alte Menschen sich in der Regel dauerhaft aufhalten und gepflegt werden. Pflegeheime, die das Normalisierungsprinzip umsetzen wollen, können sich nicht auf die Dienstleistung Pflege beschränken. Die Dauerhaftigkeit des Aufenthalts macht das Pflegeheim zum Lebensort der Bewohnerinnen, der konsequenterweise als solcher konzipiert sein muss. Drei Elemente gehören dazu:

---

34 M. F. Schuntermann, a. a. O., 1998, S. 11.

1. Die Grundeinstellung von Trägerschaft, Leitung und Mitarbeiterinnen, Bewohnerinnen nicht über ihre Defizite, d. h. ihre Gebrechlichkeit und Pflegebedürftigkeit, zu definieren, sondern über ihr Menschsein, an das bis zum Tod Menschenwürde und unveräusserliche Rechte geknüpft sind.

2. Ein Programm (Strukturen und Prozesse), das geeignet ist, die eigenen Kräfte, Fähigkeiten und Möglichkeiten der Bewohnerinnen so zu erhalten, zu fördern, nötigenfalls zu kompensieren, dass sie ein menschenwürdiges Leben führen können.

3. Ein struktureller Rahmen von der Architektur über den Stellenplan und die Qualifikation der Mitarbeitenden bis zu den Sachmitteln, der es erlaubt, das Programm zu erfüllen.

Diese drei Elemente können in der Praxis den Führungsebenen normativ, strategisch und operativ zugeordnet werden: Die Grundeinstellung auf der normativen Ebene entspricht der Theorie als Richtschnur, an der sich die Praxis orientieren kann und muss. Das bedeutet aber in umgekehrter Richtung, dass die normative Ebene selber an den Normen und vor allem an ihren eigenen Entscheiden in Bezug auf die Gestaltung der Rahmenbedingungen zu messen ist. Wolfensberger hat «Modellkohärenz»[35] als eine wichtige Ableitung aus dem Normalisierungsprinzip bezeichnet. Sie umfasst zwei Forderungen: Dass soziale Massnahmen oder Dienstleistungen relevant sein sollen, d. h. die wirklichen und wichtigen Bedürfnisse der Menschen betreffen, für die sie gedacht sind. Zudem müssen die dafür bereitgestellten Mittel ausreichen, damit die Massnahmen wirksam werden.

Wie in diesem Kapitel geschildert, ist das Normalisierungsprinzip eine treibende Kraft bei der Überwindung des Modells der Zurückweisung behinderter und pflegebedürftiger alter Menschen durch die Gesellschaft. Damit verbunden war das Aufbrechen der Strukturen, die Heime zu totalen Institutionen machen. Die Durchsetzung des Normalisierungsprinzips hat damit den Charakter eines Paradigmawechsels. Erst auf der Basis des neuen Paradigmas konnten sich die Aufwertung der Sozialen Rollen und auch der sozialökologische Ansatz von Moos sowie andere Modelle (Coping, Empowerment usw.) entwickeln, auf welche hier nicht eingegangen werden wollte. Die daraus abgeleiteten Forderungen nach einem Leben, das demjenigen des Umfeldes entspricht, nach Stärkung der Autonomie als Ausdruck der unteilbaren Menschenwürde und nach sozialer Integration haben sich als SOLL-Vorgaben etabliert, hinter die nicht mehr zurückgegangen werden kann.

---

35 S. Thomas und W. Wolfensberger, An Overview of Social Role Valorization, in R. J. Flynn und R. A. Lemay, a. a. O., S. 153.

Wolfensbergers Normalisierungsprinzip hat sehr Wesentliches zum Inhalt des Q-Plans beigetragen[36] (siehe Kap. 7). Beim Einsatz von Q-Star ist es nun befriedigend zu erfahren, dass manche beurteilten Heime Zentrales verstanden und seit der Beurteilung mit dem Q-Plan Anstrengungen unternommen haben, um auch Ansätze für einen Paradigmawechsel zu implementieren.

---

36 A. Gebert, Hinweise auf das Instrumentarium der Qualitätsbeurteilung von Heimen, in Schweizer Heimwesen, vol. 59, 1988, S. 349–353.

5. Qualitätsbeurteilung in den amerikanischen Pflegeheimen

5.1 Die Entwicklung der Nursing Home Industry

Als 1935 im Rahmen von Präsident Roosevelts New Deal die Bundesregierung das erste moderne Sozialversicherungswerk (Social Security Act) vorlegte, war darin die Bestimmung enthalten, dass keine Mittel an Betagte in Armenhäusern ausgerichtet werden – dies ausschliesslich darum, weil die Armenhäuser einen miserablen Ruf hatten. Sofern sie nicht in solchen Institutionen lebten, verfügten von da an bedürftige Betagte über ein Minimum an finanziellen Mitteln und wurden für private Anbieter von Unterkunft und Betreuung interessant: Einzelpersonen resp. Familien sahen eine Chance, für betagte und hilfsbedürftige Personen tätig zu werden und dadurch in wirtschaftlich sehr ungünstiger Zeit etwas verdienen zu können.[1]

Oft wurde von einer Familie mehr als ein Platz angeboten, so dass sich über die Jahre ein «Kleingewerbe» mit einem Angebot von annähernd 200 000 Plätzen (1950) entwickelte. Anlässlich der ersten statistischen Erfassung von Pflegeheimen im Jahr 1954 waren 86 % in privatem Besitz, 10 % wurden von Non-Profit-Organisationen (zumeist Glaubensgemeinschaften) geführt und nur 4 % von öffentlichen Trägern (Städten, Bezirken und der Veterans Administration).

Eine neue Entwicklung setzte mit dem Gesetz über die Unterstützung von Spitälern (Hill-Burton Act) ein: Den Spitälern und ab 1957 auch anderen Trägern, sofern sie Non-Profit-Organisationen waren, wurde der Zugang zu Mitteln für

---

1 S. Sherwood, Hrsg., Long-Term Care: A Handbook for Researchers, Planners, and Providers, New York 1975; B. Dunlop, The Growth of Nursing Home Care, Lexington, Mass., 1979; Institute of Medicine, Improving the Quality of Care in Nursing Homes, Washington, D. C. 1986, bes. S. 238–253; M. Holstein und Th. R. Cole, The Evolution of Long-Term Care in America, in R. H. Binstock et al., Hrsg., The Future of Long-Term Care, Baltimore und London 1996, S. 17–47; J. S. Kayser-Jones, Old, Alone, and Neglected, a. a. O., S. 106 ff.

den Bau von Pflegeheimen stark erleichtert. Dies hatte insbesondere zwei Auswirkungen: Zum einen rückten erstmals pflegerische Aufgaben ins Zentrum; zum andern wurden die von Spitälern getragenen Heime ärztlich dominiert und damit medikalisiert. Um die Aufenthaltsdauern in den Akutspitälern relativ kurz zu halten (in jener Zeitperiode wurde ein Mangel an Akutbetten in Spitälern angenommen), wurden die subakute Pflege und die Rehabilitation öfters im angegliederten Pflegeheim resp. in der Pflegeabteilung durchgeführt. Noch heute zeigt die Gesamtstatistik über alle Pflegeheime der USA, dass rund ein Zehntel der Bewohnerinnen nach einem temporären Aufenthalt wieder austritt.[2] Entsprechend war und ist die Position der Ärzte (resp. des ärztlichen Direktors) in aller Regel bedeutsamer als in Heimen der deutschsprachigen Länder.

Ab 1957 standen auch für das «Kleingewerbe» Investitionsleistungen des Bundes zur Verfügung – bezeichnenderweise hatte die Small Business Administration zinsgünstige Darlehen zu gewähren. Und ab 1960 – der Bau von zusätzlichen Pflegeheimen resp. Pflegeheimplätzen wurde immer dringender – garantierte der Bund bis zu 90 % der von einem Pflegeheim nachgesuchten Hypotheken. Der Bund finanzierte also nie direkt den Bau von Pflegeheimen oder Pflegeabteilungen an Spitälern (mit der zahlenmässig nicht ins Gewicht fallenden Ausnahme der Heime für Kriegsveteranen). Dies ist ein Unterschied zur Politik in den deutschsprachigen Ländern, wo über die öffentliche Hand (Kanton, Land, Bezirk, Landkreis, Gemeinde oder Gemeindezusammenschlüsse) der weitaus grösste Teil der Investitionen direkt subventioniert wurde und zum Teil noch wird, so dass die Pflegeheime in aller Regel nur mit geringen Zins- und Amortisationsbelastungen rechnen müssen.

Die amerikanische Finanzierungspraxis, periodische Verschärfungen bau- und gesundheitspolizeilicher Auflagen sowie die zunehmenden Anforderungen an die Verwaltung führten immer öfter dazu, dass Kleinheime das nötige Kapital für die gesetzlich geforderten Anpassungen nicht mehr aufbrachten oder nicht mehr rentabel betrieben werden konnten.[3] Als Folge davon kam es einerseits zu Zusammenschlüssen von Kleinheimen zu grösseren Unternehmen, andererseits wurde die durchschnittliche Platzzahl bei Heimneubauten deutlich erhöht.

Ein weiterer wichtiger Schritt in der Entwicklung der «Nursing Home Industry» war die neue Sozialversicherungsgesetzgebung von 1965 (Medicare und Medicaid), in der u. a. Beiträge an die Finanzierung der Betriebskosten zulässig wurden.

---

2 Agency for Health Care Policy and Research, Characteristics of Nursing Home Residents – 1996, Rockville, MD, 1996; Ch. A. Harrington, Nursing Facility Quality, Staffing, and Economic Issues, in G. S. Wunderlich et al., Nursing Staff in Hospitals and Nursing Homes, Washington, D. C. 1996, S. 453–502.
3 M. Holstein und Th. R. Cole, The Evolution of Long-Term Care in America, in R. H. Binstock et al., Hrsg., a. a. O., S. 41 f.

Für das Wachstum des privaten Sektors besonders wichtig war, dass die Tages-taxen Kapitalkosten einschliessen durften. Damit wurde es für Investoren interes-sant, Kapital für die Erweiterung und den Neubau von Pflegeheimen zur Verfü-gung zu stellen resp. am Kapitalmarkt aufzunehmen.

Mit Ausnahme der Anforderungen an die Qualität haben sich danach die bun-desstaatlichen Vorgaben für Pflegeheime bis ins Jahr 1998 nicht mehr verändert. Die Entwicklung verlief allerdings nicht linear: Die staatliche Sozialversicherung setzte zweimal ihre Tagessätze für die Entschädigung tiefer an; sie bewirkte damit jedoch nur, dass das Bettenangebot recht schnell zurückging und wieder höhere Beiträge gefordert wurden.

Der 1. Juli 1998 war der Starttermin für die anfangs 2001 abgeschlossene bun-desweite Einführung des Systems der fallbezogenen Entschädigung an Pflege-heime. Die Sozialversicherung zahlt nun nur noch den Betrag, der für die jeweilige Kategorie vorgesehen ist. Man spricht deshalb etwas irreführend von einem pro-spektiven Entschädigungssystem.[4]

In den deutschsprachigen Ländern ertönt seit einigen Jahren der Ruf nach Markt und Wettbewerb im Gesundheitswesen.[5] Die wichtigste Voraussetzung dafür scheint in den USA gegeben: Gemäss der letzten umfassenden Statistik bieten die gewinnorientierten Unternehmen zwei Drittel aller Betten in der stationären Langzeitpflege an. Wie erwähnt, müssen auch die von Non-Profit-Organisationen getragenen Heime mindestens Abschreibungen vornehmen. Die immensen Kapi-talien, welche von gewinnorientierten Unternehmen und von Non-Profit-Organi-sationen zur Verfügung gestellt werden, engen den Handlungsspielraum der Poli-tik stark ein. Private Investoren und Non-Profit-Organisationen wehren sich gegen versorgungsplanerische Vorschriften. In Auseinandersetzungen vermag die Nur-sing Home Industry oft mehr oder weniger glaubhaft geltend zu machen, dass Einschränkungen der unternehmerischen Freiheit zu Heimschliessungen führen müssten.[6] Dies kann weder Bund noch Gliedstaaten gleichgültig sein, da es trotz regional relativ tiefer Auslastung (selten 96 %, u. a. weil in manchen Heimen sub-akute Patienten schnell aufgenommen werden sollen) zu sehr erheblichen Eng-pässen kommen könnte.[7]

---

4 z. B. J. J. Baker, Prospective Payment for Long-Term Care. An Annual Guide, Gaithers-burg 1998; P. L. Grimaldi, New Skilled Nursing Facility Payment Scheme Boosts Medi-care Risk, in Journal of Health Care Financing, vol. 25, Heft 3, 1999, S. 1–9.

5 z. B. Zeitschrift für Sozialreform, vol. 46, Hefte 4 und 5, 2000.

6 Ch. Harrington, The Nursing Home Industry: A Structural Analysis, in dies. und C. L. Estes, Hrsg., Health Policy and Nursing, Boston und London 1994, S. 192–204.

7 z. B. Ch. Harrington et al., The Effect of Certificate of Need and Moratoria Policy on Change in Nursing Home Beds in the United States, in Medical Care, vol. 35, 1997, S. 574–588.

5.2 Der Einfluss der Gliedstaaten

Das föderalistische System der USA hat auch in der stationären Langzeitpflege zu teilweise erheblichen Unterschieden zwischen den Gliedstaaten geführt.[8] Die Anzahl der Pflegebetten pro 1000 Einwohner im Alter von 65 Jahren und darüber schwankt um das rund Fünffache (zwischen 107 in Iowa und 22 in Nevada). Die landwirtschaftlich geprägten North Central Staaten (z.B. die beiden Dakotas) weisen traditionell ein markant überdurchschnittliches Bettenangebot aus, während im Westen nur gut die Hälfte des Durchschnitts erreicht wird. Auch der Einsatz von diplomiertem Pflegepersonal ist alles andere als einheitlich – die Unterschiede zwischen den einzelnen Gliedstaaten sind grösser als jene zwischen gewinnorientierten und nicht gewinnorientierten Heimen.[9]

Man wird auch dem amerikanischen System der stationären Langzeitleistungen für Betagte nur gerecht, wenn der ambulante Bereich mitbetrachtet wird. Allerdings präsentiert sich auch dieser so unterschiedlich, dass die Beschreibung der 50 Systeme auf Zahlenwerte reduziert werden muss. Daraus ergibt sich, dass einzelne Gliedstaaten sowohl im stationären wie im ambulanten Bereich weit über dem amerikanischen Durchschnitt stehen[10] (z.B. New York, Wisconsin). Die Ausgaben anderer Staaten liegen sowohl für Spitex wie für Heime im Durchschnitt (Maryland, Illinois). Wieder andere Staaten geben in beiden Leistungsbereichen proportional weit weniger aus (Arizona, Nevada), und schliesslich gibt es Staaten, welche tiefe Ausgaben bei den Spitex-Diensten ausweisen und hohe bei den Heimen (Rhode Island) oder gerade umgekehrt (Oregon).[11]

Sucht man nach Gründen für diese Unterschiede, so stösst man in fast jedem Staat auf Besonderheiten. Beispielsweise wird im zuletzt erwähnten Oregon das Angebot der Pflegefamilien (sog. Foster Care) mit Erfolg gefördert[12]: Rund 5000

7 z.B. Ch. Harrington et al., The Effect of Certificate of Need and Moratoria Policy on Change in Nursing Home Beds in the United States, in Medical Care, vol. 35, 1997, S. 574–588.

8 J. Feder et al., Long-Term Care In The United States: An Overview, in Health Affairs, vol. 19, Heft 3, 2000, S. 40–56.

9 Health Care Financing Administration, Appropriateness of Minimum Nurse Staffing Ratios in Nursing Homes. Report to the Congress. vol. II, Baltimore 2000.

10 R. L. Kane et al., Variation in State Spending for Long-Term Care: Factors Associated with More Balanced Systems, in Journal of Health Politics, Policy and Law, vol. 23, 1998, S. 363–390.

11 Health Care Financing Administration, Nursing Home Care in the United States. 1997 Chart Book, Baltimore Juli 1997.

12 R. A. Kane et al., Adult foster care for the elderly in Oregon: A mainstream alternative to nursing homes?, in American Journal of Public Health, vol. 81, 1991, S. 1113–1120.

Betagte wählten in den neunziger Jahre dieses Angebot. Zusammen mit gut ausgebauten Spitex-Diensten und Kleinspitälern mit Pflegeabteilungen in ländlichen Gebieten hat dies dazu geführt, dass in Oregon aktuell nur die Hälfte der im Durchschnitt in den USA angebotenen Pflegebetten betrieben wird.

Angesichts der massiven Unterschiede in der ambulanten und stationären Langzeitpflege[13] ist vor Verallgemeinerungen über die Vereinigten Staaten zu warnen. Das Konzept zur Qualitätsbeurteilung ist eine der wenigen Ausnahmen: Die Bundesregierung erlässt über die Sozialversicherungsbehörde (Health Care Financing Administration, HCFA) ein umfassendes Regelwerk, das die einzelnen Gliedstaaten als Minimalstandard übernehmen müssen, wobei sie jedoch zusätzliche qualitative Anforderungen an die Pflegeheime stellen können.

5.3 Der Einfluss des Bundes

Bis weit nach dem Zweiten Weltkrieg unterstanden die Pflegeheime ausschliesslich der Aufsicht der jeweiligen Gliedstaaten. Wie beschrieben, variierten deren Bestimmungen massiv. Es ist nicht übertrieben zu schreiben, dass in einzelnen Gliedstaaten Bewohnerinnen um ihr Leben fürchten mussten: Zwischen anfangs 1951 und anfangs 1959 wurden insgesamt 24 Brände mit Todesfolgen (total 271 Tote) in der Öffentlichkeit bekannt.[14]

Die Bundesinstanzen erliessen 1963 rudimentäre gesetzliche Vorschriften für den Bau und Betrieb von Pflegeheimen, die jedoch erst auf den 1. Januar 1969 in Kraft gesetzt wurden. In der Zwischenzeit befand eine Spezialkommission des US-Senates, dass in einer grösseren Zahl von Heimen menschenunwürdige Zustände herrschten. Weil aber über den Markt immer noch viel zu wenig Betten angeboten wurden, kam es für einen Gliedstaat nur ausnahmsweise und in den gravierendsten Fällen in Frage, ein Heim zu schliessen.[15] Senator Moss verfolgte hartnäckig das Anliegen, die Verhältnisse zu verbessern. Eine neue Unterkommission des Senates publizierte 3000 Seiten mit zumeist vernichtenden Berichten.[16] Für die weitere Entwicklung war es wichtig, dass die unerfreulichen Zustände auch in ein-

---

13 American Association of Retired Persons AARP, Reforming the Health Care System: State Profiles 1998, Washington, D. C. 1998.

14 F. Moss und V. Halamandaris, Too Old, Too Sick, Too Bad: Nursing Homes in America, Germantown, MD 1977, S. 48 f.

15 Institute of Medicine, Improving the Quality of Care in Nursing Homes, a. a. O., S. 240 f.

16 Health Care Financing Administration, Study of Effectiveness of the Survey and Certification System. Report to the Congress. vol. III, Baltimore 2000, S. 388.

zelnen Gliedstaaten politisch debattiert wurden – besonders Aufsehen erregend waren die Auseinandersetzungen in den Staaten New York und Ohio.[17]

Die massive öffentliche Empörung führte 1982 zum Auftrag des Kongresses an die Regierung, eine unabhängige Studie durchzuführen und Verbesserungsvorschläge zum bis anhin praktisch wirkungslosen Mandat des Bundes in der Beaufsichtigung der Pflegeheime sowie zur Qualitätsverbesserung auszuarbeiten. Daraus resultierten 1986 der Bericht des Institute of Medicine und, was wichtiger war, ein Jahr später ein Gesetz, das in der Literatur[18] als «Wasserscheide» in der jüngeren Entwicklung betrachtet wird.

5.4 OBRA-'87

Aus diesem Gesetz (tatsächlich handelt es sich um einen Teil des Omnibus Budget Reconsiliation Act – eine Vielzahl von gesetzlichen Bestimmungen über völlig unterschiedliche Gegenstände wird am Ende einer Legislaturperiode des Kongresses zu einem einzigen Gesetz zusammengefügt und verabschiedet) interessieren drei Elemente:

- Bestimmungen zur Erfassung des psychischen und physischen Status beim Heimeintritt,

- Vorschriften gegen den Missbrauch von Psychopharmaka und

- verbindliche bundesstaatliche Vorgaben zur Durchführung der Qualitätsbeurteilung.

Die heute auch in den deutschsprachigen Ländern bekannten Instrumente Resident Assessment Instrument (RAI) und Minimum Data Set (MDS) haben hier ihre gesetzliche Basis. Diese Instrumente haben eine doppelte Bedeutung: Zum einen sind sie Ausdruck eines Philosophiewechsels, indem sie den individuellen

---

17 New York State Moreland Act Commission, Regulating Nursing Home Care: The Paper Tigers, Albany 1975; Ohio General Assembly Nursing Home Commission, A Program in Crisis: An Interim Report, Columbus, OH 1977.

18 Aus einer grossen Zahl von Publikationen zu diesem Gesetz: K. D. Yordy, The Quality of Nursing Home Care: The Institute of Medicine's Blueprint for its Improvement, in E. F. X. Hughes, Hrsg., Perspectives on Quality in American Health Care; Washington, D. C. 1988, S. 219–227; W. Ammentorp et al., Quality assurance for long-term care providers, Newbury Park und London 1991, S. 15 ff.; R. D. Elon, Medical Practice in Nursing Facilities: Assessing the Impact of OBRA, in P. R. Katz et al., Hrsg., Quality Care in Geriatric Settings, New York 1995, S. 18–36; M. R. Kranz, The Nursing Home Choice, Boston 1998, S. 73–86.

Bedarf anhand des Status der Patientin klären, während er sonst auf Grund des Angebots im Heim oder der geleisteten Pflege bestimmt wurde und noch wird. Zum andern schufen diese Instrumente bundesweit eine einheitliche Begrifflichkeit und eine der Voraussetzungen zur Finanzierung der Leistungen.[19]

Die gesetzlichen Vorgaben von 1987 können durchaus als Schelte an die Ärzteschaft, die Apotheker, die Pflegekader und das Management der Heime interpretiert werden.[20] Die Verbreitung psychoaktiver Medikamente scheint vorher endemisch gewesen zu sein.[21] Ärzte verschrieben Medikamente ohne ausreichendes Wissen über ihre Konsequenzen; Apotheker machten Gefälligkeitsbesuche im Heim und wollten dabei weder Ärzte noch Heim kritisieren; im Heim selbst wurde ein Teil der Medikamente zur Arbeitserleichterung eingesetzt. Dieser – inzwischen überwundene – Missstand ist wohl nur einigermassen zu verstehen, wenn man sich bewusst ist, dass die Bevölkerung in den USA generell wesentlich mehr Medikamente (rezeptpflichtige und rezeptfreie) einnimmt, als dies in Europa üblich ist.

Die bundesstaatlichen Vorgaben für die Qualitätsbeurteilung in den USA setzen einen Schwerpunkt bei den Psychopharmaka. Sie enthalten Bestimmungen über die Zeitdauer, während der einzelne Medikamente verabreicht werden dürfen, über die Dosierungen und ab welcher Menge eine spezielle Bewilligung notwendig wird. Damit werden hohe Schranken für das ärztliche Handeln gesetzt. In den Anleitungen für die Heimbeurteilerinnen nimmt der Bereich zur Überprüfung der Medikamente über 20 Seiten in Anspruch. An diesem Beispiel zeigt sich auch die Vernetzung der verschiedenen Dimensionen des Lebens im Heim: Weil der Gesetzgeber den Einsatz von Psychopharmaka reduzieren wollte, mussten z. B. auch Bestimmungen über die Bedingungen erlassen werden, unter welchen Bewohnerinnen fixiert werden dürfen.[22]

Mehrere Bestimmungen über die Medikamentenabgabe, insbesondere jene über die Psychopharmaka waren sehr umstritten. Weil solche SOLL-Vorgaben

19 z.B. R. L. Kane, Assuring Quality in Nursing Home Care, in Journal of the American Geriatrics Society, vol. 46, 1998, S. 232–237.

20 Health Care Financing Administration, Study of Effectiveness of the Survey and Certification System, a.a.O., S. 403–451.

21 z.B. J. Avorn et al., Use of Psychoactive Medication and the Quality of Care in Rest Homes, in New England Journal of Medicine, vol. 320, 1989, S. 227–232; W. A. Ray et al., A study of antipsychotic drug use in nursing homes, in American Journal of Public Health, vol. 70, 1990, S. 485–491.

22 E. L. Siegler et al., Effects of a Restraint Reduction Intervention and OBRA '87 Regulations on Psychoactive Drug Use in Nursing Homes, in Journal of the American Geriatrics Society, vol. 45, 1997, S. 791–796; N. G. Castle, Deficiency Citations for Physical Restraint Use in Nursing Homes, in Journal of Gerontology, vol. 55, 2000, S. S33–S40.

bzw. Normen in den USA einklagbar sind, hatte die Sozialversicherungsbehörde Interesse daran, die Auswirkungen des Gesetzes zu überprüfen. Die Studienresultate zeigen zwar praktisch durchwegs die Notwendigkeit weiterer Verbesserungen, aber auch dass die Veränderungen die erwünschte Richtung haben, das heisst, dass weniger Medikamente und insbesondere weniger Medikamente bestimmter Gruppen verschrieben und eingenommen werden.[23]

5.5 Die Verpflichtung zur Qualitätsbeurteilung: Aufbau und Vorgehen

Auf Grund des erwähnten Bundesgesetzes müssen sich die rund 95 % der Heime, die Sozialversicherungsbeiträge erhalten, d. h. etwa 16 000 Heime, einer Beurteilung unterziehen. Der Umfang der zu begutachtenden Aspekte ist eindrücklich: Die Beurteilerinnen erfassen in jedem Heim 185 Beurteilungsgegenstände (sog. TAGs) – wenn ein Gliedstaat noch zusätzliche Elemente berücksichtigt haben möchte (was mehrheitlich der Fall ist), wird die Liste noch länger.

Schon an dieser Stelle kann festgehalten werden, dass das Beurteilungsinstrument die umfassendste Präsentation von qualitativen Anforderungen, Bedingungen resp. Elementen von Pflegeheimen überhaupt bietet. Dass diese grosse Anstrengung, möglichst alle Aspekte eines Pflegeheims und des Lebens im Heim mit Bezug auf Qualität und Qualitätssicherung erfassen zu wollen, auch zu Problemen führt, wird noch behandelt werden.

Die Sozialversicherungsbehörde (Health Care Financing Administration, HCFA) ist mit der Durchführung der Heimbeurteilung beauftragt. Sie delegiert

---

23 z. B. M. Beers et al., Explicit Criteria for Determining Inappropriate Medication Use in Nursing Home Residents, in Archives of Internal Medicine, vol. 151, 1991, S. 1825–1832; T. P. Semla et al., Effect of the Omnibus Reconciliation Act 1987 on Antipsychotic Prescribing in Nursing Home Residents, in Journal of the American Geriatrics Society, vol. 42, 1994, S. 648–652; GAO, Prescription Drugs and the Elderly. Many Still Receive Potentially Harmful Drugs Despite Recent Improvements, GAO/HEHS-95–152, Washington D. C. 1995; S. Borson und K. Doane, The impact of OBRA-87 on psychotropic drug prescribing in Skilled nursing facilities, in Psychiatric Services, vol. 48, 1997, S. 1289–1296; M. D. Llorente et al., Use of Antipsychotic Drugs in Nursing Homes: Current Compliance with OBRA Regulations, in Journal of the American Geriatrics Society, vol. 46, 1998, S. 198-201; M. Snowden und P. Roy-Byrne, Mental illness and nursing home reform: OBRA-87 ten years later, in Psychiatric Services, vol. 49, 1998, S. 229–233; N. G. Castle, Changes in resident and facility risk factors for psychotropic drug use in nursing homes since the Nursing Home Reform Act, in Journal of Applied Gerontology, vol. 18, 1999, S. 77–98.

den Survey dann aber an die Gliedstaaten. Bei der HCFA verbleiben folgende Aufgaben:

- die jährliche Berichterstattung an den Kongress,

- Bearbeitung des Erhebungsinstrumentes,

- Vergabe und Begleitung von Forschungsprojekten im weiteren Bereich der Pflegeheime,

- Aufarbeitung der Heimbeurteilungen und kontinuierliche Auswertungen sowie

- die Kontrolle der Befolgung von Weisungen und

- ein Teil des Trainings der Beurteilerinnen.

Ein Ausschnitt dieser Aufgaben wird dann wieder an die Regionalbüros der HCFA delegiert. Diese überwachen die Durchführung des Surveys u. a. so, dass jährlich in jedem Gliedstaat nicht weniger als 5 % der Heime von Vertreterinnen der Regionalbüros zusätzlich zum gliedstaatlichen Survey beurteilt werden. Auch wenn dadurch wichtige Informationen über die Reliabilität (d. h. die Stabilität eines Ergebnisses bei wiederholten Messungen) des Surveys resultieren, sollte die Belastung eines Heimes, welches u. U. innerhalb von zehn Monaten zwei Heimbeurteilungen erlebt, nicht unterschätzt werden. Die Regionalbüros sind zudem die ersten Ansprechpartner für Reklamationen mit Bezug auf die Durchführung einer Heimbeurteilung. Sie stellen zudem die Juristen, wenn in einem Gliedstaat ein Element des Surveys oder der ausgesprochenen Sanktionen vor Gericht eingeklagt wird.

Die Beurteilerinnen sind Beamtinnen eines Gliedstaates. In der Regel arbeiten sie im gliedstaatlichen Sozial- und Gesundheitsministerium. Die beamtenrechtlichen Regeln gelten für sie in gleichem Ausmass wie für die anderen Beamten des Gliedstaates; allerdings entschädigt die Sozialversicherungsbehörde den Gliedstaat für alle Aufwendungen (inklusive der Gehälter aller für den Survey angestellten Beamtinnen).

Bei kleinsten Heimen erfolgt die Beurteilung durch eine einzelne Krankenschwester (während einiger Stunden wird sie von einer Ernährungsspezialistin begleitet). Dies gilt allerdings nur, sofern aus der vorangehenden Beurteilung, den Daten aus dem Resident Assessment Instrument (RAI), den vom gliedstaatlichen Ombudsmann vorliegenden Informationen und dem zentralisierten Dossier über eingegangene Beschwerden keinerlei Anlässe zur Beunruhigung vorliegen und kein Besitzerwechsel stattgefunden hat.

Bei einem Pflegeheim mit rund 50 Betten sind in der Regel zwei Krankenschwestern während der gesamten Beurteilungsdauer von zweieinhalb bis drei Tagen hauptsächlich tagsüber anwesend. Zusätzlich werden je für kürzere Zeit eine Ernährungsspezialistin, eine Apothekerin, eine Sozialarbeiterin und eine Aktivierungstherapeutin zur Beurteilung eingesetzt. Wenn ein Heim eine Abteilung für Rehabilitation führt, kommt ein Spezialist für Rehabilitation zum Einsatz, und wenn immer nötig, kann eine Ärztin der Beurteilungsbehörde ins Heim aufgeboten werden. Sie ist die einzige, die Bewohnerinnen untersuchen kann (deren Einverständnis vorausgesetzt).

Eine Beurteilung findet zwischen neun und 15 Monaten nach der letzten Beurteilung statt. Das Datum der neuen Beurteilung darf nicht angekündigt werden. Eine Heimleitung weiss damit neun Monate nach Abschluss der letzten Beurteilung nur, dass innerhalb des nächsten halben Jahres ein neues Beurteilungsteam im Heim erscheinen wird. In der Regel beginnt das Team mit seiner Arbeit an einem Wochentag im Laufe des Vormittags. Allerdings müssen 15 % aller Beurteilungen ausserhalb der werktäglichen Bürozeiten starten, beispielsweise um 6.00 Uhr an einem Freitag, am Samstagnachmittag um 14.20 Uhr oder am Sonntagabend um 19.37 Uhr. Eine eigene Verordnung bestimmt, welche Unterlagen dem Beurteilungsteam innerhalb einer Stunde vorgelegt werden müssen – damit wird in einem ersten Test auch die Organisation der Stellvertretungen überprüft.

Die Befragung von Einzelpersonen ist die Regel; die Ausnahmen bilden Gruppengespräche mit den Verantwortlichen für das Qualitätsmanagement (d. h. Heimleiterin, Pflegedienstleiterin und Heimarzt) und mit Bewohnerinnen. Diese beiden Gruppenbefragungen werden von der Teamleiterin geführt. Sie ist auch allein verantwortlich für die Bewertung der festgestellten Abweichungen von den Normen – dabei ist es, dies sei nur kurz angetönt, nicht legitim, das Urteil einer Einzelperson mit dem Urteil aus Gruppendiskussionen gleichzusetzen.[24]

Die 185 Gegenstände, die beurteilt werden, sind in 17 Kapitel (z. B. Rechte der Bewohnerinnen, physische Umgebung, Lebensqualität, Pflegedienst, Medikamente usw.) gegliedert. Mängel werden im Bericht an das Heim mit der TAG-Nummer und einem kurzen Kommentar aufgeführt. Ausserdem werden die Mängel gewichtet. Die Gewichtung richtet sich einerseits nach den Auswirkungen eines Beurteilungsgegenstandes auf das Wohlergehen der Bewohnerinnen und ist vierstufig (von minimaler Wirkung bis zur unmittelbaren Gefährdung), andererseits nach der Zahl der gefährdeten Bewohnerinnen (dreistufig, von Einzelnen über Gruppen zu vielen/allen Bewohnerinnen).

Als Illustration für die Einstufung wird das Verhalten von Ms. G. James, wie es Foner beschrieben hat (siehe Kap. 1), hier in eine der zwölf Kategorien gebracht.

---

24 z. B. M. Sherif, Group conflict and co-operation, London 1967; H.-D. Schneider, Kleingruppenforschung, Stuttgart 1985; B. Schäfers, Einführung in die Gruppensoziologie, Heidelberg und Wiesbaden 1994; T. P. Hofer et al., Discussion between reviewers does not improve reliability of Peer Review of Hospital Quality, in Medical Care, vol. 38, 2000, S. 152–161.

Diese Pflegehilfe behandelte Bewohnerinnen wie Unmündige: Sie wurden gezwungen, fertig zu essen, der Gang zur Toilette war befohlen, zum Bettenmachen wurden sie aus dem Zimmer gewiesen usw. Eine unmittelbare Gefährdung liegt nicht vor (also nicht oberste Stufe), aber auf jeden Fall eine hohe Einschränkung des Wohlergehens, also Stufe 3. Mit Bezug auf die zweite Achse werden nicht alle, aber doch eine nennenswert grosse Gruppe der Bewohnerinnen – alle von Ms. James betreuten – betroffen. Damit resultiert hier die mittlere Stufe 2.

Alle Mängel werden in diesen beiden Dimensionen festgehalten und im Internet veröffentlicht. Ob ein Heim Sanktionen zu erwarten hat, hängt vom Gesamtgewicht der festgestellten Mängel ab.

5.6 Beobachtungsgegenstände

Da in den Heimen fast ausschliesslich Pflegepatientinnen leben, liegt ein Schwerpunkt des Survey bei der Pflege. Der generelle Anspruch an die Pflege ist hoch; die Messlatte liegt auf der Höhe der professionellen Standards. Die Wegleitung verlangt konsequenterweise die Berücksichtigung der neuesten Lehrbücher und Publikationen in Fachzeitschriften sowie von sog. Leitlinien, insbesondere auch jenen der Agency for Healthcare Research and Quality (AHRQ). Es überrascht deshalb nicht, dass in den Bibliotheken amerikanischer Pflegeheime der Bestand an Büchern und Zeitschriften über die Pflege denjenigen in deutschsprachigen Heimen um ein Vielfaches übertrifft.

Neben den weiteren quasi selbstverständlichen Untersuchungsgegenständen (Qualität des Essens, Sauberkeit, altersgerechte Einrichtungen usw.) gilt das Augenmerk dem Risk Management im weiteren Sinne. Dazu gehören die Überprüfung der Medikamentenverordnungen, die skrupulöse Analyse der Rechtfertigung für Fixationen oder das rigorose Durchgehen der Pflegedokumentation auf kritische Zwischenfälle (Stürze, Dekubiti, Katheterisierung, Suizide usw.).

Hier sollen nur noch wenige andere Beobachtungsgegenstände aufgeführt werden, um die Breite der Qualitätsbeurteilung zu illustrieren:

- Vorkehren zur Zahnhygiene und der Zugang zu zahnärztlicher Behandlung,

- Angebote an Aktivitäten innerhalb und ausserhalb des Heimes,

- Unterstützung von Kontakten mit Angehörigen,

- Überprüfung der Möglichkeiten zur Einflussnahme auf die Raumtemperatur,

- Sauberkeit in den Räumen (dagegen z. B. die Gestaltung eines schönen Gartens nicht),

- Durchsetzung von Wünschen zum Baden,

- Haarpflege (in den Richtlinien wird darauf aufmerksam gemacht, dass Waschen und Legen nie verrechnet werden dürfen, wohl aber andere Leistungen),

- Unterstützung bei der Ausübung von politischen Rechten im weiteren Sinne,

- Vorkehren für ungestörte Nachtruhe usw.

Es versteht sich von selbst, dass auch das Qualitätsmanagement Gegenstand der Beurteilung ist. Die Sicherheitsbestimmungen werden in jedem Fall überprüft, auch in jenen Fällen, in denen die feuerpolizeiliche Kontrolle durch die Gemeinde erfolgt.

Einige Qualitätsmerkmale bieten Probleme, weil es sich um Prinzipien handelt, die in der Praxis interpretiert werden müssen, wozu aber häufig geeignete Vorgaben fehlen. Was bedeutet es beispielsweise konkret, dass – was für viele Pflegeheime gilt – Essenspräferenzen ethnischer Gruppen zu berücksichtigen sind? Auch das Prinzip, die regelmässige Ausübung religiöser Praktiken zu ermöglichen, dürfte bei der Vielzahl der anzutreffenden Zugehörigkeiten zu Konfessionen nur schwer zu beurteilen sein.

5.7 Einbezug der Bewohnerinnen

Das Beurteilungsteam muss eine Mindestzahl von Befragungen mit Bewohnerinnen durchführen – in einem Heim mit 57 bis 75 Betten sind es neun Bewohnerinnen. Unter den Befragten sollen insbesondere auch jene, welche sich am wenigsten lange im Heim aufhalten, sowie bettlägerige Bewohnerinnen vertreten sein. Für diese Befragung wird über die gesamten USA hin der gleiche, teilstrukturierte Fragebogen (der in englischer und spanischer Sprache vorliegt) verwendet. Gefragt wird nach Urteilen über das eigene Zimmer, über alle anderen benützten Räumlichkeiten und die Ausgestaltung des Heimes, über Rückzugsmöglichkeiten, die Wahrung der Privatsphäre, den Umgang des Personals mit den Bewohnerinnen, angebotene Aktivitäten, Pflege, medizinische Betreuung, das Essen und den Rahmen, in dem eigene Entscheide gefällt werden können. Die Beurteilerin resp. Befragerin, welche im voraus alle Kardex-Unterlagen über die Bewohnerin konsultiert hat, muss mindestens eine halbe Stunde für jedes Gespräch reservieren.

Zudem findet eine Gruppendiskussion mit Bewohnerinnen statt. Dabei werden praktisch die gleichen Themenbereiche angesprochen wie in den Interviews mit Einzelpersonen. Zu dieser Gruppendiskussion werden primär Bewohnerinnen eingeladen, mit denen nicht schon ein persönliches Gespräch geführt wurde. Priorität haben Mitglieder des Bewohnerinnenrates, sofern es einen solchen gibt. Können Bewohnerinnen nicht befragt werden (insbesondere bei mässiger und schwerer Demenz), müssen die Beurteilerinnen versuchen, Angehörige für Auskünfte zu gewinnen. Die Beurteilerinnen sind zudem verpflichtet, den Umgang des Personals mit Bewohnerinnen, deren Urteil nicht eingeholt werden kann, zu beobachten. Dazu bieten sich die Morgentoilette, die Begleitung zum und vom Essen, das Essen selbst, Aktivierungstherapien usw. an. Bevor die Beurteilerinnen nach Abschluss der Beurteilung das Heim verlassen, wird am Eingang ein grösseres Plakat aufgehängt, auf dem allen Interessierten mitgeteilt wird, dass der Survey durchgeführt wurde, und auf dem die Aufforderung zu finden ist, dass Personen, welche etwas mitzuteilen haben, dies innerhalb von 20 Tagen über die angegebene gebührenfreie Telefonnummer nachholen können.

Angesichts des beschriebenen Aufgabenumfangs zeigen sich die Vorteile der Grösse der Organisation: Den Beurteilerinnen stehen etwa 40 Unterrichtsfilme zur Illustration ihrer Aufgaben sowie ein Angebot an periodischen, in der Regel regionalen Seminaren zur Verfügung. Wenn bis vor rund zehn Jahren immer wieder Kritik an den Beurteilerinnen vorgebracht wurde, so kann heute im Allgemeinen nicht mehr an ihrer guten Ausbildung gezweifelt werden.

5.8 Weiterentwicklung

Das Instrumentarium der Qualitätsbeurteilung selbst wird laufend weiterentwickelt. Neu aufgenommen wurden bei der jüngsten Revision beispielsweise die Pflicht zur detaillierten Rechtfertigung notfallmässiger Spitaleinweisungen. Eine wichtige Rolle in diesem Prozess spielt das General Accounting Office (GAO: der amerikanische Bundesrechnungshof). Diese Institution, die im Auftrag des Kongresses arbeitet, verfügt unbestritten über Sachverstand im Feld der Evaluation. Sie hat von 1990 bis 1999 rund 20 Studien zu Qualitätsproblemen in Pflegeheimen, zur Anwendung der bundesstaatlich gesetzten Qualitätsnormen sowie zu den Konsequenzen aus der Beurteilung publiziert.[25] Auch das Amt des Inspector General, der Untersuchungsinstanz des Gesundheitsministeriums, legt periodisch öffentlich zugängliche Analysen[26] vor, in welchen einzelne Aspekte der Qualitätsbeurteilung vertieft diskutiert werden. Ein Unterkomitee von Repräsentantenhaus und Senat beschäftigt sich mit diesen Fragen, und über verschiedenste

---

25 GAO, California nursing homes: Care Problems Persist Despite Federal and State Oversight, GAO/HEHS-98-202, Washington, D.C. 1998; dies., Nursing Homes. Additional Steps Needed to Strengthen Enforcement of Federal Quality Standards, GAO/HEHS-99-46, Washington, D.C. 1999; dies., Nursing Homes: Stronger Complaint and Enforcement Practices Needed to Better Assure Adequate Care, T/HEHS-99–89, Washington D.C. 1999.

26 z.B. Office of the Inspector General, DHHS, Nursing home Survey and certification: Deficiency trends, Washington, D.C. 1999.

Kanäle wird versucht, den Diskurs über nicht mehr, immer noch oder erst neuerdings Wichtiges zu führen. Welche Elemente bei einer Revision des Erhebungsinstrumentes weggelassen, anders formuliert oder neu aufgenommen werden, ist Gegenstand einer quasi permanenten Auseinandersetzung unter den Beteiligten im weiteren Bereich der stationären Langzeitpflege. Viele kommen zu Wort, bis sich der Veränderungsprozess in den Revisionen niederschlägt, die praktisch jedes zweite Jahr beschlossen werden.[27]

5.9 Bürokratisierung

Der Bürokratiebegriff im Sinne von Max Weber[28] bietet den besten Zugang zum Verständnis der Qualitätsbeurteilung in den USA: Klare, von «oben» gesetzte Qualitätsnormen werden durch Beamte, die für die Überprüfung intensiv geschult wurden, mit sachlicher Unpersönlichkeit befolgt. Ohne Bürokratie wäre die Beurteilung der Heime auf Grund der markanten Unterschiede von einem Gliedstaat zum andern gar nicht zu meistern. Nur bürokratische Rigidität garantiert, dass alle Pflegeheime auf dem gesamten Gebiet der USA in etwa gleich behandelt werden. Gleichbehandlung ist zwingend, weil jede Heimbeurteilung ein hoheitlicher Akt ist, gegen den in letzter Instanz vor Gericht geklagt werden kann.

Das bürokratische Handeln führt einerseits zu einer Papierflut, schafft andererseits aber auch Ordnung und Übersicht. Weil in den USA Akten der Behörden generell in weit grösserem Ausmass als in den deutschsprachigen Ländern von Interessierten konsultiert werden können (auch Expertenberichte für die Verwaltung können bei dieser angefordert werden), ist der gesamte Prozess grundsätzlich transparent.

---

27 z. B. W. D. Spector und M. L. Drugovich, Reforming Nursing Home Quality Regulation, in Medical Care, vol. 27, 1989, S. 789–801; R. L. Kane und L. A. Blewett, Quality Assurance for a Program of Comprehensive Care for Older Persons, in Health Care Financing Review, vol. 14, Heft 4, 1993, S. 89–110; C. E. Schwartz et al., Can a Survey Influence Quality of Care in Nursing Homes?, in Journal of Aging and Health, vol. 6, 1994, S. 549–572; J. F. Schnelle et al., Developing Rehabilitative Behavioral Interventions for Long-Term Care, in Journal of the American Geriatrics Society, vol. 46, 1998, S. 771–777; Ch. Harrington et al., Stakeholder's Opinions Regarding Important Measures of Nursing Home Quality for Consumers, in American Journal of Medical Quality, vol. 14, 1999, S. 124–132.

28 z. B. P. M. Blau und M. W. Meyer, Bureaucracy in modern society, 2. Aufl., New York 1971; Ch. C. Heckscher und A. Donnellon, The Post-bureaucratic organization, Thousand Oaks 1994.

Als Nachteil ist zu werten, dass einer Bürokratie das reflexive Moment weitgehend fehlt. Sie wird nicht tätig, um sich selbst auch nur teilweise in Frage zu stellen: Die Aufgaben sind vom Gesetzgeber festgelegt; es ist nicht Aufgabe der Bürokratie, nach Besserem zu suchen. Die Forschung, welche zu einem nicht geringen Teil von der HCFA selber finanziert wird, findet praktisch nie zu radikalen Fragestellungen. Sie tendiert vielmehr dazu, der Bürokratie – auf durchaus wissenschaftlicher Basis – anzuzeigen, dass man in etwa auf dem richtigen Weg ist.[29]

5.10 Forschung

Die vorangehenden Ausführungen zeigen, dass die Diskussion über Qualität, Qualitätsbeurteilung und Qualitätsentwicklung komplexer ausfallen muss, als dies in der aktuellen Diskussion in den deutschsprachigen Ländern die Regel ist. Die Argumente dazu liefert die Forschung, deren imponierender Umfang in den USA aber auch immer wieder darauf hin weist, dass die Komplexität trotz im Allgemeinen hoher wissenschaftlicher Qualität es unmöglich macht, den Gegenstand eindeutig zu bestimmen. Dies kann anhand von zwei Teilbereichen illustriert werden, die in diesem Kapitel angesprochen wurden.

Ein gewichtiger Forschungszweig in der Akutmedizin befasst sich mit den Unterschieden der medizinischen Versorgung zwischen Regionen.[30] Er ist bisher aber für die Pflegeheime kaum handlungsleitend geworden, weil die Forschung widersprüchliche Resultate liefert[31]: Beispielsweise demonstrieren methodisch

---

29 N. G. Castle et al., Risk Factors for Physical Restraint Use in Nursing Homes: Pre- and Post-Implementation of the Nursing Home Reform Act, in The Gerontologist, vol. 37, 1997, S. 737–747; S. F. Simmons und J. F. Schnelle, Strategies to measure nursing home residents' satisfaction and preferences related to incontinence and mobility care: implications for evaluating intervention effects, in The Gerontologist, vol. 39, 1999, S. 345–355; L. Palmer et al., Reducing inappropriate restraint use in Colorado's long-term care facilities, in Joint Commission Journal on Quality Improvement, vol. 25, 1999, S. 78-94; Ch. Harrington et al., Nursing Facilities, Staffing, Residents, and Facility Deficiencies, 1992 Through 1998, University of California, San Francisco Januar 2000.

30 z. B. R. B. Keller, Enhancing Quality Through Small Area Analysis: The Main Experience, in E. F. X. Hughes, Hrsg., Perspectives On Quality In American Health Care, Washington D. C. 1988, S. 163–174; T. F. Anderson und G. Mooney, Hrsg., The Challenges of Medical Practice Variations, Houndmills und London 1990; Medical Care, vol. 31, Supplement, Mai 1993.

31 z. B. D. J. Foley et al., The Risk of Nursing Home Admission in Three Communities, in Journal of Aging and Health, vol. 4, 1999, S. 155–173.

sorgfältig angelegte Analysen, dass gut dotierte ambulante Angebote zu einer Reduktion des stationären Langzeitangebotes führten[32] – in anderen Untersuchungen wird nachgewiesen, dass ein substanzieller Ausbau ambulanter Leistungen keinen signifikanten Abbau von Heimeintritten bewirkt.[33]

Eine anderes Thema, das wiederholt zum Forschungsgegenstand gemacht wurde, betrifft die Frage, ob gewinnorientierte Heime bessere oder schlechtere Qualität bieten als andere Heime. Hawes und Phillips[34] folgerten in der Mitte der achtziger Jahre etwas vorschnell, dass nicht gewinnorientierte Heime im Durchschnitt eine bessere Pflege und Lebensqualität ausweisen als gewinnorientierte. Vorschnell war die Behauptung insbesondere darum, weil die verfügbaren Studien keine generalisierenden Folgerungen erlaubten. Dies hat sich bis heute nicht geändert. Es existieren Studien, welche zeigen, dass die Besitzverhältnisse keine signifikanten Auswirkungen auf die Qualität haben[35], während andere demonstrieren, dass der For-Profit-Status eher qualitative Defizite mit sich bringt.[36]

Aus diesen Hinweisen lässt sich keineswegs folgern, dass die einzelnen Forschungsresultate irrelevant oder gar falsch wären. Sie bedeuten aber, dass es ausgeschlossen ist, die Resultate so zu aggregieren, dass ein Gesamturteil auf empirisch abgestützter Ebene formuliert werden könnte. Hoffnungen auf bessere Vergleichbarkeit der Daten dank des in den ganzen USA obligatorischen Einsatzes des Residents Assessment Instrument (RAI) resp. des Minimum Data Sets (MDS)

32 J. M. Wiener und R. J. Hanley, Caring for the Disabled Elderly, in St. M. Shortell und U. E. Reinhardt, Hrsg., Improving Health Policy and Management, Ann Arbor, 1992, S. 75–110.

33 W. G. Weissert et al., Home and Community Care: Three Decades of Findings, in M. D. Peterson und D. L. White, Hrsg., Health Care of the Elderly, Newbury Park und London 1989, S. 39–126; W. G. Weissert, One More Battle Lost to Friendly Fire – or if You Spend too Much It's Hard to Save Money, in Medical Care, vol. 31, Supplement, September 1993, S. S119–S121; ders. und S. C. Hedrick, Lessons Learned from Research on Effects of Community-Based Long-Term Care, in Journal of the American Geriatrics Society, vol. 42, 1994, S. 348–353.

34 C. Hawes und Ch. D. Phillips, The Changing Structure of the Nursing Home Industry and the Impact of Ownership on Quality, Cost, and Access, in B. H. Gray, Hrsg., For-Profit Enterprise in Health Care, Washington, D. C. 1986, S. 492–541.

35 z. B. N. G. Castle, The Effects of For-Profit and Not-for-Profit Facility Status on the Quality of Care for Nursing Home Residents with Mental Illnesses, in Research on Aging, vol. 20, 1998, S. 246–263; F. Porell et al., A Longitudinal Analysis of Nursing Home Outcome, in Health Services Research, vol. 33, 1998, S. 835–865.

36 z. B. J. S. Zinn et al., Variations in the Outcomes of Care Provided in Pennsylvania Nursing Homes, in Medical Care, vol. 31, 1993, S. 475–487; W. E. Aaronson et al., Do For-profit and Not-for-profit Nursing Homes behave differently?, in The Gerontologist, vol. 34, 1994, S. 775–786.

haben sich bis heute nicht im versprochenen Ausmass erfüllt. Das Vergleichbarmachen (Risk Adjustment) von unterschiedlichen funktionellen Einschränkungen und gesundheitlichen Problemen der Heimbewohnerinnen ist noch immer eine zu gewichtige Herausforderung.

5.11 Die politische Dimension

Defizite hatten die Qualitätssicherung zum politischen Thema gemacht. Wenn aus den Ausführungen in diesem Kapitel geschlossen würde, die Qualität der Pflegeheime in den USA sei nach wie vor schlecht, so wäre dieser Eindruck falsch. R. L. und R. A. Kane und R. C. Ladd beginnen das Kapitel «Qualität und Rechenschaftslegung» mit der Feststellung: «Die Vereinigten Staaten haben grössere Anstrengungen für Qualitätsstandards in der Langzeitpflege unternommen und mehr zur Realisierung von Qualität eingesetzt als jedes andere Land.»[37] Diese Feststellung trifft zweifellos zu, und die Erfolge können sich sehen lassen: Die Entwicklung der Mängel, die in den Qualitätsbeurteilungen festgestellt werden, kann über OSCAR (On-Line-Survey, Certification, And Reporting System) abgerufen und mit einer Vielzahl von Merkmalen (z. B. Grösse des Heimes, Personaldotierung, Besitzverhältnisse usw.) verglichen werden. Daraus ergibt sich, dass die Zahl der eruierten qualitativen Schwächen seit Anfang der neunziger Jahre kontinuierlich kleiner wurde.[38] Im Jahre 1999 wurden nur bei einem Promille aller beurteilten Heime sehr gravierende Schwächen festgestellt.

Die entscheidenden Unterschiede des amerikanischen Systems im Vergleich zu den sich abzeichnenden Konditionen zur Qualitätssicherung in den schweizerischen Heimen bestehen in der weitestgehenden Politisierung in den USA (während in der Schweiz bis jetzt eine unpolitische Behandlung der Qualität angestrebt wurde) und in einer ganz anderen Grundposition in den USA. Dort existiert ein sehr substanzielles Misstrauen gegenüber qualitativen Anstrengungen in den Heimen. In der Schweiz scheint dagegen die Überzeugung vorzuherrschen, dass sich – von wenigen Heimen abgesehen – die meisten in der Qualitätsförderung engagieren und dies erst noch ab einem schon hohen qualitativen Niveau (dazu in Kap. 14).

Robert L. Kane, der Autor, der in den vergangenen 20 Jahren am meisten über Qualität, Qualitätsbeurteilung und Qualitätssicherung in Pflegeheimen publi-

---

37 R. A. Kane et al., The Heart of Long-Term Care, New York und Oxford 1998, S. 189.
38 Ch. Harrington und H. Carrillo, The Regulation and Enforcement of Federal Nursing Home Standards, 1991–1997, in Medical Care Research and Review, vol. 56, 1999, S. 471–494.

zierte, nennt zwei Gründe dafür, dass sich der Verdacht hartnäckig hält, die Heime seien mehrheitlich schlecht[39]: Der Start des bundesstaatlichen Engagements sei mit einer Phase zusammengefallen, in der Bewohnerinnen tatsächlich häufig ausgenützt wurden. Zudem habe es den Pflegeheimen an Professionalität gefehlt – dies im Gegensatz zu «medicine, nursing, social work, and hospitals». Trotz der nachweisbaren Verbesserungen scheint das Misstrauen auf Grund früherer Skandale teilweise immer noch handlungsleitend zu sein. Die Qualitätsbeurteilung und die Beurteilung der Qualitätssicherung sollen als obrigkeitlicher Akt verstanden werden. Man scheut sich nicht, von behördlicher Inspektion zu sprechen, und nur eine politische Minderheit möchte den Ansatz des Survey durch andere Konzepte ablösen (siehe Kap. 6).

Nach wie vor imponiert die Politisierung der Qualitätsbeurteilung: Die zentralen, aus der Menschenwürde abgeleiteten Anliegen können nur im politischen Diskurs konkretisiert werden. Es muss aber klar geworden sein, dass die konsequente Politisierung auch negative Folgen zeitigt. Die beurteilten Heime sind in keiner Beziehung Partner. Sie können sich zwar über ihre Dachorganisation im politischen Prozess äussern, werden angehört und zur Kenntnis genommen. Aber sie sind nur eine Stimme unter anderen.

Die Krankenpflege scheint sich nicht in die politische Arena zu wagen. Im Gegensatz zum Pflegepersonal in der Akutpflege und insbesondere auch jenem in den sog. Funktionsdiensten (z. B. Anästhesie, Intensivpflege) ist die Langzeitpflege in gesundheitspolitischen Gremien sehr schwach vertreten. Im Vergleich zu den vom Schweizer Berufsverband der Krankenschwestern und Krankenpfleger publizierten «Qualitätsnormen für die Pflege und Begleitung von alten Menschen» (Bern, 1994) präsentieren sich die Leitlinien der American Nurses Association als formalistisch, inhaltlich schwach und technokratisch.[40] Der Vorwurf wird erhoben, dass die technokratische Ausprägung mit dem flächendeckenden Einsatz von RAI zusammenhängt.[41] Es spricht aber vieles dafür, dass die politische Dominanz das Engagement für überzeugende krankenpflegerische Normsetzung im Langzeitbereich wenn nicht verhindert, so mindestens behindert hat. Der Rückzug der Krankenpflege hat die fatale Konsequenz, dass das Fachgebiet selbst im Rahmen der Debatten über die Qualitätssicherung für die gesundheitliche Versorgung Betagter an den Rand gedrängt zu werden droht: In der für die neunziger Jahre wichtigen Publikation des Institute of Medicine über eine Strategie zur Qualitäts-

39 R. L. Kane, Assuring Quality in Nursing Home Care, a. a. O., S. 233 f.
40 American Nurses Association, SCOPE and STANDARDS of Gerontological Clinical Nursing Practice, Washington D. C. 1995.
41 H. R. Weiss, A Call for Change, in Balance, vol. 2, September 1998, S. 6.

sicherung[42] nahm die stationäre Langzeitpflege einen vernachlässigbaren Raum ein.

Schliesslich liegt ein Problem darin, dass in der politisch geführten Auseinandersetzung die Methodik der Erhebung zu wenig interessiert: Jedes zweite Jahr werden so zusätzliche Elemente eingeführt, ohne dass die dadurch notwendig werdenden methodischen Änderungen ebenfalls mitbedacht werden.

Zwar ist unbestritten, dass Inhalten primäre Bedeutung zukommt; aber die Methodik verlangt bei Änderungen immer wieder sorgfältiges Überdenken. Überspitzt kann das Anliegen vielleicht so präsentiert werden: Der Inhalt einer Frage kann noch so interessant sein, wenn die Frage nicht richtig gestellt wurde, dann hat die Antwort wenig Wert. Bei der Qualitätsbeurteilung und der Beurteilung der Qualitätssicherung wäre zusätzlich der Interventionscharakter zu berücksichtigen, das heisst, es dürfte für das weitere heiminterne Arbeiten nicht gleichgültig sein, wie das Akkreditierungsgeschehen von Mitarbeiterinnen und Mitarbeitern erfahren wird. Wenn diesen Momenten von der HCFA relativ wenig Beachtung geschenkt wird, dann kommt einmal mehr der Inspektionscharakter zum Vorschein.[43]

5.12 www.medicare.gov/nhcompare/home.asp

Seit 1999 können über die Internetadresse www.medicare.gov/nhcompare/home.asp die festgestellten qualitativen Mängel jedes Pflegeheimes in den USA abgerufen werden, das von der Sozialversicherung (Medicare und/oder Medicaid) Beiträge an die Tagestaxen erhält.

Zur Grundinformation gehören Aussagen zur Bandbreite der über alle Heime festgestellten Qualitätsdefizite (z. B. von 0 bis 15) sowie die Durchschnittszahl der angetroffenen Mängel im betreffenden Staat (z. B. sechs) und in den USA insgesamt (fünf im Jahr 2000). Die Zahl der in einem bestimmten Heim als mangel-

---

42 K. N. Lohr, Hrsg., Medicare. A Strategy for Quality Assurance, vol. I und vol. II, Washington D. C. 1990.

43 Wir möchten Mitarbeiterinnen und Mitarbeitern der HCFA, Baltimore und drei Exponentinnen in Gliedstaaten für die Möglichkeiten zum Dialog seit 1987 danken. Die Unterstützung reichte weit über das übliche hinaus: Transporte ab Washington, D. C., wurden organisiert, wir konnten mehrere Male Q-Plan und Q-Star Gruppen von kenntnisreichen Beamten vorstellen, immer wieder von Erklärungen über neue Elemente im Survey profitieren und – was für uns besonders bedeutsam war – Q-Plan und Q-Star bei zwei Heimbeurteilungen in dem Sinne validieren, als nach den teilnehmenden Beobachtungen unsere Resultate im Detail mit jenen der Surveys verglichen werden konnten.

haft bewerteten Bereiche steht am Anfang der Informationen über jedes einzelne Heim, unmittelbar nach der Adresse und dem Datum der letzten Beurteilung. Die vom Beurteilungsteam im Heim festgestellten qualitativen Mängel werden – wie weiter vorne erklärt – nach dem Schweregrad eines Mangels und nach der Anzahl Bewohnerinnen gewichtet, die durch ein Qualitätsdefizit betroffen sind.

Ein Kommentar zu dieser Art der Berichterstattung muss zuerst berücksichtigen, an welche Adressaten sich die Informationen richten und was ihr Ziel ist. Die potenziellen Heimbewohnerinnen selber dürften aktuell erst in wenigen Fällen selber in der Lage sein, sich im Internet zu informieren. Dies gilt schon eher für ihre Angehörigen, sofern sie einer jüngeren Generation angehören; sicher aber für Sozialdienste, Spitex-Mitarbeiterinnen und andere Stellen, die alte Menschen vor einem Heimeintritt beraten. Zweck der Informationen für diese Gruppe ist es, Transparenz zu schaffen und sie damit bei der Auswahl eines Heimes zu unterstützen. Die zweite Adressatengruppe besteht aus denselben Personen, aber zu einem späteren Zeitpunkt, nämlich während des Heimaufenthaltes einer Person. Die Beurteilungen können als Basis von Diskussionen mit der Trägerschaft, der Heimleitung und Mitarbeiterinnen dienen. Schliesslich kann ein Heim dank der Informationen über die eigenen Schwächen und jene der Konkurrenz ein Bild über seine Position im Markt gewinnen.

Die Präsentation der Berichterstattung wirft weitere Fragen auf: Zwar ist klar, dass in allen Bereichen, welche im Internet nicht erwähnt sind, keine Mängel festgestellt wurden. Unklar ist aber, wie die Konzentration auf eine Mängelliste die Einstellung potenzieller Heimbewohnerinnen und ihrer Angehörigen beeinflusst. Die Bewertung trägt die Probleme jeder Verkürzung in sich: Was fängt man an mit folgender Information, wenn ein Heimeintritt akut ist: «Während der letzten Beurteilung wurde festgehalten, dass das Heim folgende Anforderung nicht erfüllt: Genügend Pflegepersonal, um jede Bewohnerin in einer Art und Weise zu pflegen, welche ihr Wohlbefinden maximiert.» Der Mangel wird in der Gewichtung beim Niveau 2 eingestuft; dies bedeutet, dass minimale Auswirkungen resultieren, die aber nicht nur einzelne, sondern eine Gruppe von Bewohnerinnen betreffen. Solche Angaben sind jedenfalls für potenzielle Heimbewohnerinnen schwierig zu interpretieren.

Abgesehen davon, dass die Heimleitung wohl sämtliche Argumente zusammengestellt hat, um bei Anfragen die Mängel zu relativieren, ist es praktisch ausgeschlossen festzustellen, inwiefern der im Beispiel genannte Mangel für eine Anfragende selber negative Konsequenzen hätte. Es fehlen ihr auch Informationen über den Stand des Heimes bei der vorangehenden Beurteilung, welche es erlauben würden zu erkennen, ob es sich um ein Heim handelt, in dem man sich um Verbesserungen bemüht, oder ob neue Mängel bei der Beurteilung entdeckt wurden, ob das Heim also tendenziell von Beurteilung zu Beurteilung mehr oder weniger Mängel aufweist.

Wie die Publikation der Bewertung heimintern wahrgenommen wird (als Bedrohung oder als Stimulus, sich im folgenden Jahr besser als andere zu präsentieren), ist ebenfalls unklar. Es ist zu vermuten, dass sich Einflüsse aus ganz verschiedenen Richtungen auswirken. Exklusive Heime müssen sich auch ohne diese Publikation praktisch permanent um ihre Qualität bemühen, wenn sie in der Kategorie der Besten verbleiben wollen. Unterhalb dieser Kategorie ist die Gefahr nicht von der Hand zu weisen, dass dieses System nach den Regeln der Schwerkraft die Tendenz zur Nivellierung nach unten fördert: Wenn andere Heime mehr Mängel aufweisen, dann könnte man, z. B. um zu sparen, in Kauf nehmen, dass ein oder zwei Mängel von den Beurteilerinnen beanstandet werden, solange man trotzdem noch zu den guten Institutionen gehört.

Das Anliegen, Aussagen über die Qualität (Rating) einer breiten Öffentlichkeit zugänglich zu machen, hat in den USA Tradition: Über alle amerikanischen Universitäten und Colleges wird jedes Jahr eine Rangliste (Ranking) erstellt, die Qualitätsbeurteilungen bis zur einzelnen Abteilung wiedergibt, und damit einen Einfluss auf die Nachfrage nach Studienplätzen und auf die Spenden hat. Auch im Sport sind weit in die Vergangenheit zurückreichende Ranglisten vertraut: Die jährlichen Zahlen der «Home Runs» der Baseballspieler sind bis ins 19. Jahrhundert dokumentiert. Beide Beispiele sollten nicht nur als Kritik an der zuweilen naiv scheinenden Zahlengläubigkeit verstanden werden. Diese hängt mit der Entwicklung und mit der Suche nach Orientierung in der amerikanischen Gesellschaft zusammen, die viel mobiler ist, sich viel schneller wandelt und weniger durch Traditionen und stabile Deutungsmuster bestimmt ist als Westeuropa.

Der erste Versuch mit Ranglisten im Gesundheitswesen missglückte gründlich: Die Health Care Financing Administration (HCFA) publizierte im Auftrag des Kongresses für jedes einzelne Akutspital die Todesfälle in den Jahren 1984 und 1986.[44] Nach diesen zwei Anläufen mussten die Politiker einsehen, dass das Alter als Korrekturvariable keinesfalls genügt, um aus der Mortalität einen einigermassen tauglichen Indikator für ein Spital zu generieren. Nur ein Jahr später wurde vom Office of Technology Assessment ein umfangreiches Buch mit dem ambitiösen Titel «The Quality of Medical Care. Information for Consumers» veröffentlicht.[45] Das Werk konnte seinen Anspruch, Konsumenten zu informieren, nicht einlösen: 722 wissenschaftliche Beiträge waren verarbeitet worden – die dadurch

---

44 U. S. Department of Health and Human Services. Health Care Financing Administration, Medicare Hospital Mortality Information 1984, Washington D. C. 1986; U. S. Department of Health and Human Services. Health Care Financing Administration, Medicare Hospital Mortality Information 1986, Washington D. C. 1987.

45 Congress of the United States. Office of Technology Assessment, The Quality of Medical Care: Information for Consumers, OTA-H-386, Washington D. C. 1988.

erreichte Komplexität war aber für eine Reduktion zu hoch. Die Publikation erlebte dennoch eine zweite Auflage; allerdings nicht, weil sie so intensiv durch die Öffentlichkeit nachgefragt worden wäre, sondern weil sie sich als Fundus für den Unterricht an den Universitäten erwies.

Der amerikanische Kongress hat das Institute of Medicine beauftragt, bis 2003 eine Zusammenstellung aller tauglichen Indikatoren im Gesundheitswesen zu erarbeiten. Damit hat der Gesetzgeber einmal mehr klar gemacht, dass er sich verspricht, durch die Publikation von Daten «die Qualität» des Gesundheitswesens auf ein höheres Niveau zu bringen. Die Veröffentlichung der Heimbeurteilungen im Internet ist daher nicht als Episode zu betrachten. An der Jahrestagung der Association for Health Services Research (27. Juni 2000 in Los Angeles) hat die Vertreterin des Kalifornischen Gesundheits- und Sozialministeriums die Vorarbeiten für die Präsentation aller rund 200 Resultate des Surveys (inklusive jener Gegenstände, welche der Staat Kalifornien den Beurteilerinnen zusätzlich zum Survey von der HCFA übertragen hat) im Internet vorgestellt. Andere Gliedstaaten werden folgen. Einige werden die Präsentation in Kalifornien kopieren, und andere werden versuchen, noch «aussagekräftigere» Daten zu publizieren.

Sehr problematisch wird dieses Vorgehen spätestens dann, wenn zentrale Elemente der Beurteilung der Qualität und der Qualitätssicherung im Hinblick auf ihre Internet-Tauglichkeit konzipiert werden. Versuche zur Zusammenfassung komplexer Informationen (z. B. zur Lebensqualität) zu Indikatoren, die dann als Ausdruck der sog. Resultatqualität präsentiert werden, illustrieren diese Gefahr: Die Zahl der Bewohnerinnen der Heime ist in aller Regel zu klein, um pro Heim aussagekräftige Indikatoren zu generieren.

Es ist trotzdem zu erwarten, dass die Veröffentlichung der Schwächen von Heimen auch in den deutschsprachigen Ländern Schule machen wird. Seit mehreren Jahren bereits wird das Ranking von Spitälern durch US News & World Report[46] auf noch banalerer Basis durch Zeitschriften in den drei deutschsprachigen Ländern kopiert (Beobachter, Focus, Profil). Bald wird man wohl auch ähnliche «Informationen» zu den Heimen weitergeben, wenn diese sich nicht früh genug einsetzen, dass für solche Publikationen die Qualitätsbeurteilung auf wissenschaftlicher Basis zum Massstab gemacht wird.

---

46 z. B. C. E. Teasley III, Where's the best medicine? The hospital rating game, in Evaluation Review, vol. 20, 1996, S. 568–579.

6. Weitere Konzepte zur Qualitätsbeurteilung und zur Evaluation der Qualitätssicherung

6.1 Einführung

Im vorangehenden Kapitel wurde mit dem Survey der HCFA das weltweit weitaus am häufigsten eingesetzte Instrument zur Qualitätsbeurteilung und zur Beurteilung der Qualitätssicherung in Pflegeheimen (seit 1988 fast 200 000 Heimbeurteilungen) vorgestellt. Zudem musste der heimpolitische Kontext in den USA skizziert werden, da nach unserem Dafürhalten sonst das Gewicht des Politischen kaum nachvollzogen werden kann.

Bei den im vorliegenden Kapitel zu behandelnden Qualitätsbeurteilungssystemen wird die Akkreditierung dominieren. Dies scheint der Sache nach gegeben – in der Qualitätsbeurteilung des stationären Gesundheitswesens dominiert die Akkreditierung unangefochten. Wir haben aber ein zusätzliches Interesse daran, mehr als nur den Survey der HCFA zu präsentieren: Für Q-Plan und Q-Star muss aus den Auseinandersetzungen mit anderen Systemen kontinuierlich gelernt werden. Q-Plan und Q-Star sind auf gemeinsames Lernen mit beurteilten Heimen angelegt. Dabei besteht die latente Gefahr, dass Beurteilte und Beurteiler sich gegenseitig darin bestärken können, auch eher Nebensächliches zu bearbeiten. Stetiger Kontakt mit anderen Systemen sollte mithelfen, diese Gefahr zu bannen.

Auch in diesem Kapitel wird versucht, einige wenige Bezüge zur breiteren Landschaft qualitätspolitischer Entwicklungen zu skizzieren. Ob die Vermutung zutrifft, dass das Gesamtniveau einer länderspezifischen Bearbeitung der Qualitätssicherung im Sozial- und Gesundheitswesen auch das Niveau der Qualitätsbeurteilung und der Beurteilung der Qualitätssicherung von Pflegeheimen bestimmt, muss allerdings offen bleiben. Die Situation in Kanada würde die Vermutung eindeutig bestätigen – ebenso klar wird aber die gleiche Vermutung in England widerlegt.

6.2 USA

Bruce C. Vladeck – der eines der kritischsten Bücher zur Misere in Pflegeheimen während der sechziger und siebziger Jahre publizierte[1] und dann, auch wegen seiner dezidierten Haltung, Chef der Sozialversicherungsbehörde Health Care Financing Administration (HCFA) wurde – sieht zwei hauptsächliche Gründe für die bundesstaatliche Dominanz in der Qualitätsbeurteilung: Gerade weil Pflegeheime eine relativ grosse Freiheit bei der Ausgestaltung ihres Angebotes hätten (dafür würden die Differenzen zwischen den Gliedstaaten Zeugnis legen), müsse ein einheitliches System zur Qualitätssicherung für alle gelten: Die Freiheit auf der einen Seite verlange die Verpflichtung auf der anderen Seite. Zudem verlange die amerikanische Verfassung, besonders der 5. Zusatz, von der Regierung, sich für die Rechte der Bürgerinnen und Bürger einzusetzen.[2] Diese spezifisch für die Qualitätssicherung in den USA vertretene Verfassungsinterpretation findet sich bei mehreren Autoren.[3]

Für Vladeck stand aber fest, dass der Staat einige Verpflichtungen zur Überprüfung der Qualität an Institutionen delegieren kann. In erster Linie gehören dazu die Qualitätsbeurteilung von Akutspitälern und Rehabilitationszentren, aber auch die Überprüfung der medizinischen Ausbildung. Die Legitimation zur Delegation liegt für Vladeck und andere Autoren darin, dass in Spitälern und in der medizinischen Ausbildung die Normsetzung durch eine Profession erfolgt. Den Heimen spricht der Autor dagegen die Legitimation zur Selbstkontrolle ab, weil die professionelle Autorität fehlt.

Für Spitäler (aber z. B. nicht für Rehabilitationszentren) besitzt die private Joint Commission on Accreditation of Healthcare Organizations (im Folgenden mit dem in den USA üblichen Kürzel Joint Commission bezeichnet) annähernd ein Monopol. Die HCFA verlangt seit 1973, dass Spitäler, welche Patienten auf Kosten der beiden staatlichen Versicherungsprogramme Medicare und Medicaid behandeln (und dies trifft auf rund 98 % der Spitäler zu), mit Bezug auf ihre Qualität und ihre Vorkehren zur Qualitätssicherung periodisch staatlich überprüft werden müssen. Der staatlichen Beurteilung, welche wie bei den Heimen durch die Gliedstaaten durchgeführt wird, ist die Beurteilung durch die Joint Commission gleichgestellt. Mehr als 83 % der Spitäler ziehen eine Beurteilung durch diese private

1   B. C. Vladeck, Unloving Care: The Nursing Home Tragedy, New York 1980.
2   ders., Quality Assurance through External Controls, in N. O. Graham, Hrsg., Quality Assurance in Hospitals, 2. Aufl., Rockville, MD 1990, S. 31–43.
3   z. B. R. A. Kane und A. L. Caplan, Hrsg., Everyday Ethics. Resolving Dilemmas in Nursing Home Life, New York 1990; J. E. Birren et al., Hrsg., The Concept and Measurement of Quality of Life in the Frail Elderly, San Diego und New York 1991.

Instanz vor.[4] Die relativ wenigen gliedstaatlichen Audits finden fast ausschliesslich in kleinen und kleinsten Spitälern auf dem Land statt – diese kleinen Organisationen glauben, den Aufwand nicht betreiben zu können, der für eine Akkreditierung durch die Joint Commission nötig ist (dieser Entscheid fällt um so leichter, als die Beurteilung durch die gliedstaatliche Instanz kostenlos ist).[5]

Weil Spitäler eine Wahlmöglichkeit bei der Qualitätsbeurteilung haben und wohl auch, weil der Zwang zur Beurteilung durch die HCFA mit dem Makel behaftet ist, dass es den Pflegeheimen an Professionalität mangelt, setzt sich die Nursing Home Industry seit mehr als 20 Jahren für die Wahlmöglichkeit ein. Unter der Reagan-Administration, welche die Privatisierung staatlicher Leistungen im Programm hatte, gelangte der Antrag, für Pflegeheime gleiche Verhältnisse wie für Spitäler zu schaffen, bis in den Kongress. Dort erfuhr er dann aber eine massive Ablehnung. Erst 1995 wurde ein ähnlicher Vorstoss wieder vom Gesetzgeber debattiert. Dieses Mal gelang es der Lobby für die Joint Commission, eine vertiefte Beurteilung zu erwirken: Der Kongress mandatierte die Verwaltung für einen ausführlichen Vergleich zwischen der Akkreditierung durch die Joint Commission und der Zertifizierung durch die HCFA.

Im Rahmen dieses breit angelegten Vergleiches wurden u. a. auch Heimleiter nach ihren Vorstellungen befragt. Es überrascht nicht, dass 83 % für Wahlmöglichkeiten votierten, wobei der Bericht zu Recht anführt, dass der Wunsch nach einer Wahlmöglichkeit nicht schon bedeute, dass bei einer möglichen Wahl dann für die Akkreditierung durch die Joint Commission optiert würde.[6]

Weil die Joint Commission per Mitte 1997 annähernd 2000 Pflegeheime akkreditiert hatte (diese Heime wünschten auf freiwilliger Basis eine Qualitätsbeurteilung, sei es, um aus der Beurteilung der Joint Commission für ihre Qualitätsförderung lernen zu können, sei es, um einen zusätzlichen Ausweis zu besitzen), war ein Vergleich von Heimen möglich, welche 1996 beide Beurteilungen erfahren hatten. Der kostspielige Vergleich wurde aber in dem Sinne zur Farce, als die Akkreditierung durch die Joint Commission an den Vorgaben der HCFA für den Survey zu messen war. Dies ist nachvollziehbar, wenn man sich die im vorangehenden Kapitel erwähnte Politisierung des Survey-Inhaltes wieder vergegenwärtigt: Im amerikanischen Kongress (resp. in einem seiner Sub-Committees) kann

---

4 J. B. Couch, The Joint Commission on Accreditation of Healthcare Organizations, in N. Goldfield und D. B. Nash, Hrsg., Providing Quality Care, Philadelphia 1989, S. 201–224.

5 HCIA und Joint Commission on Accreditation of Healthcare Organizations, Comparing Quality and Financial Performance of Accredited Hospitals, Baltimore 1993.

6 Health Care Financing Administration, Report to Congress, Study of Private Accreditation (Deeming) of Nursing Homes, a. a. O., vol. III, S. 457.

jede Vorgabe zur Qualitätsbeurteilung und zur Beurteilung der Qualitätssicherung als verpflichtend erklärt werden. Obwohl die Durchführung der Heimbeurteilungen durch die Joint Commission kostengünstiger gewesen wäre, wurde dann eine Wahl zwischen beiden Konzepten abgelehnt. Von den sechs hauptsächlichen Gründen zur Ablehnung brachte das beauftragte Beratungsunternehmen vier in direkten Zusammenhang mit den Vorgaben des Kongresses, welche die Joint Commission nicht erfüllen konnte, wenn sie nicht einfach den Survey der HCFA kopieren wollte.[7]

Hinweise zur Akkreditierung von Pflegeheimen durch die Joint Commission sind hier schon wegen der erwähnten grossen Zahl von Heimbeurteilungen angezeigt. Die Joint Commission besitzt einen Erfahrungsschatz, den diese personell sehr gut dotierte Organisation bei ihren acht unterschiedlichen Akkreditierungsschwerpunkten (neben Spitälern auch HMOs, Hauspflegeorganisationen, psychiatrische Kliniken usw.) auch nutzt. Von allen Akkreditierungsinstanzen war die Joint Commission die erste, welche eine elektronische Erfassung von Stärken und Schwächen einer Institution und die vergleichende Auswertung in einem Computer durchführte. Ihre Trainigsseminare gelten als vorbildlich, und als einzige Organisation stellt sie in jedem Akkreditierungsbereich eine grössere Zahl von Publikationen zur Verfügung, welche Pflegeheimen, Spitälern, psychiatrischen Kliniken usw. eine vertiefte Bearbeitung von Herausforderungen ermöglichen.[8]

6.2.1 Qualitätsförderungszyklus

Bei den Standards der Joint Commission imponiert in erster Linie die sehr konsequente Ausrichtung auf den Qualitätsförderungszyklus. Die gesamte Beurteilung ist grundsätzlich auf fünf Schritte angelegt, die auch einprägsam grafisch dargestellt werden können: Plan, Design, Measure, Assess, Improve. Bezogen auf das Handeln in einem Pflegeheim in der Qualitätssicherung und Qualitätsförderung bedeutet dies in der Regel:

---

7 HealthWatch, vol. 3, Heft 3, Winter 1999, S. 4 ff.
8 Beispielsweise die folgenden Veröffentlichungen der Joint Commission, alle Oakbrook Terrace: Using Outcomes to Improve Performance in Long Term Care and Subacute Care Settings (1997); Performance Improvement in Long Term Care, Subacute Programs, and Dementia Special Care Units (1998); How to Address Common Compliance Issues in Long Term Care, Subacute Programs, and Dementia Special Care Units (1999); Restraint: Minimizing Use, Improving Outcomes in Long Term Care (2000); Assessing Compliance with the New Pain Management Standards (2000).

1. Um zielgerichtet handeln zu können, ist eine Planung (je nachdem: ein Konzept, ein Leitbild, eine Handlungsanleitung, ein Plan usw.) notwendig. Dies kann herausfordernd sein, wenn man sich vergegenwärtigt, dass gängige Usanzen («der Plan sieht ein Baden alle zwölf Tage vor») so neu formuliert werden müssen, dass nicht nur den Interessen von Bewohnerinnen Rechnung getragen wird.

2. Die Umsetzung (Design) ist auf der Ebene der Qualitätssicherung anspruchsvoller als ein technisches oder technokratisches Verständnis der Beziehungen in einem Pflegeheim erkennen lässt. Immer sind Mitarbeitende zu gewinnen, oft Bewohnerinnen, und nicht selten Angehörige der Bewohnerinnen. Versuche zur Umsetzung müssen auch die Chance beinhalten, wieder zur Planung zurückkehren zu können und andere Vorstellungen festzulegen.

3. Nach unseren Erfahrungen in inzwischen rund 170 Heimen ist das Messen der Resultate einer Umsetzung (Measure) die schwierigste Aufgabe im Zyklus zur Qualitätssicherung. Dabei handelt es sich oft darum, zuerst zu einem Bewusstsein über ein potenzielles Problem zu gelangen. Wenn beim Gegenstand «Kontakte nach aussen» gefragt wird, wie viele Bewohnerinnen in den Monaten Dezember und Januar von Angehörigen und Bekannten nach Hause eingeladen werden, dann muss man sich im Heim zuerst einmal Gedanken darüber machen, auf welche Art und Weise die Zahl der Einladungen erhoben werden kann. Der Massstab selbst ist nicht immer offensichtlich, zum Beispiel wenn es darum geht, die Zahl von «Stürzen» während einer bestimmten Zeitperiode zu eruieren (man muss zuerst «Stürze» ausreichend präzise definieren). Auch die Messperioden müssen bei jeder Beobachtung mitreflektiert werden: Der Wunsch, ins nahegelegene Restaurant gerollt zu werden, ist wahrscheinlich während des Sommers eher vorhanden als im Winter usw.

4. Die gewonnenen Daten sind zu interpretieren (Assess).

5. Die Interpretation dient dazu, Konsequenzen zu ziehen (Improve), d. h. Veränderungen zu implementieren und für gültig zu erklären, bis sich die Notwendigkeit abzeichnet, neue planerische Massnahmen für ein Element des Heimlebens zu treffen.

Der grösste Erkenntnisgewinn für die Konzeptualisierung von Q-Plan und Q-Star lag bei der Gliederung der Beurteilung der Joint Commission in fünf Schritte. Für das Lernen in der Qualitätssicherung ist es nach unserer Überzeugung von erstrangiger Bedeutung, dass Mitarbeiterinnen und Mitarbeiter während der Beurteilung selbst erfahren, an was Qualität gemessen wird. Die Handlungsorientierung, dass grundsätzlich alle Strukturen und Prozesse den skizzierten Schritten zur Qualitätssicherung und Qualitätsförderung zu genügen haben, erscheint möglicherweise als mechanistisch und bestätigt vielleicht Befürchtungen, im Feld der Qualitätssicherung und Qualitätsförderung sei den Mandatierten mit dem Befolgen von «Kochrezepten» am besten gedient. Dem ist in der Realität allerdings nur im kleineren Ausmass so, wie anhand folgender Beispiele gezeigt wird.

Bei der Beurteilung der im Pflegeheim anzubietenden Aktivitäten sind nach dem Handbuch der Joint Commission 19 Qualitätsausprägungen zu würdigen[9]: Dazu gehören u. a.:

- ob die Aktivitäten den unterschiedlichen Fähigkeiten der Bewohnerinnen entsprechen,

- ob Aktivitäten in Gruppen und für Einzelpersonen angeboten werden,

- ob die vorhandenen Räumlichkeiten, Apparate, Installationen und Materialien ausreichen,

- ob auch intellektuell Stimulierendes angeboten wird usw.

Ein Pflegeheim hat nun über den gesamten Beurteilungsbereich «Activities» zu demonstrieren, dass es die fünf Schritte zur Qualitätssicherung und Qualitätsförderung durchgeführt hat. Es kann also fast nie darum gehen, dass eine einzelne Qualitätsausprägung mit Bezug auf die Durchführung der Schritte beurteilt wird – zum Qualitätsförderungszyklus werden keine Detailvorgaben gemacht; damit möchte man die Gefahr bannen, dass in Heimen mechanistisch vorgegangen wird.

6.2.2 Gewichtung der zu beurteilenden Tatbestände

Die Standards der Joint Commission bieten den Vorteil, dass die zu überprüfenden Tatbestände nach ihrem Gewicht für die Gesamtbeurteilung abgestuft werden. Zwar müssen alle Vorgaben der Joint Commission beurteilt werden; aber die Gewichte für das Gesamturteil über einen Gegenstand (z. B. Aktivitäten, Medikamente, Infektionskontrolle) divergieren markant. Zur Erfüllung der zentralen Vorgaben ist es für ein Heim unerlässlich, demonstrieren zu können, dass bei den zahlenmässig wenigen zentralen Anforderungen die Stufen des Qualitätsförderungszyklus bearbeitet wurden. Beim Gegenstand «Medikamentenabgabe» (Pharmaceutical Services) wird dies nur für zwei Standards verlangt: Alle Massnahmen müssen die Bedürfnisse der Bewohnerinnen im Zentrum haben, und die Profes-

---

9 The Joint Commission, 1995 Making Accreditation Decisions for Long Term Care Organizations, Oakbrook Terrace 1995, S. 76 f.

sionalität des Umganges mit Medikamenten ist auf der Basis der jeweils gültigen Richtlinien für die jeweilige Berufsgruppe (Ärzte, Apotheker, Pflegepersonal) auszuweisen. Der Qualitätsförderungszyklus kommt dann aber nicht bei einzelnen Detailvorgaben zum Zug: Der Apotheker hat die Medikamente mindestens einmal monatlich mit Bezug auf die Vorgaben der Joint Commission zu überprüfen; Selbstmedikation ist ausschliesslich zugelassen, wenn ein interdisziplinäres Team den Betreuenden schriftlich seine Zustimmung dazu gegeben hat; der Prozess der Entsorgung von Medikamenten muss schriftlich festgehalten sein usw.

Das gesamte System der Akkreditierung durch die Joint Commission ist umfänglich transparent. Es kann den Elementen nach jeder Mitarbeiterin gut erklärt und einsichtig gemacht werden, und es existieren wie auch beim Survey der HCFA Publikationen, in denen Komplexes vereinfacht wird.[10] Zudem gehört es zu den Stärken der Joint Commission, dass eine grosse Zahl von Fortbildungsveranstaltungen angeboten wird, damit man sich mit Aspekten des gesamten Regelwerkes (Standards) und ihrer Beurteilung vertraut machen kann.

Die Gegenstände, welche die Joint Commission mit Bezug auf qualitative Ausprägungen, die Ausgestaltung der Qualitätssicherung, Elemente des Qualitätsmanagements und Anstrengungen zur Qualitätsförderung überprüft, decken grundsätzlich das gleiche Feld ab wie der Survey der HCFA. Es kann bei der Dominanz der politischen Vorgaben nicht überraschen, dass öfters auch von der Joint Commission TAGs aufgeführt werden, z. B. TAGs 520 und 521 für das Qualitätsmanagementsystem.[11] Aber während beim Survey der Ablauf der Beurteilungsgegenstände in der Erhebung keine Methodik gegenüber dem Heim erkennen lässt – die Abfolge ist so, dass die Beurteilerinnen ökonomisch beurteilen können –, ist die Erhebung der Joint Commission für alle Involvierten nachvollziehbar. Dies ist wertvoll; es zeigt aber auch die markanteste Schwäche bei diesem Typus der Akkreditierung: Die Gefahr, dass das Hinterfragen unterbleibt, scheint kaum zu bannen zu sein. Wenn sich fast alles auf den skizzierten Qualitätsförderungszyklus reduzieren lässt, scheint es für ein Heim nicht mehr nötig, einzelne kritische Elemente in ihren Prozessen grundsätzlich zu hinterfragen. Dies kann am Beispiel des Heimeintrittes demonstriert werden: Wenn die Vorgaben der Joint Commission mit Bezug auf den Heimeintritt (28 einzelne Bedingungen, rechnet man jene Vorgaben mit ein, welche innerhalb von 24 Stunden nach dem Eintritt einer neuen Bewohnerin eingelöst sein müssen) umfänglich erfüllt scheinen, dann will man in einem Pflegeheim – das in der Regel auf Überweisungen

---

10 z. B. D. Galias, Quality Assessment and Assurance for Long Term Care Nursing Facilities, 2. Aufl., Des Moines 1996.

11 Joint Commission on Accreditation of Healthcare Organizations, 1996 Comprehensive Accreditation Manual for Long Term Care, Oakbrook Terrace 1995, S. 350.

angewiesen ist – nicht noch das Überweisungsverhalten der umliegenden Spitäler problematisieren.

Der «1996 Comprehensive Accreditation Manual for Long Term Care» enthielt knapp 30 Aufsätze, welche auf wissenschaftlicher Basis oder in einem konzeptuellen Rahmen methodische Elemente der Qualitätssicherung und der Qualitätsförderung präsentierten.[12] Was als Hilfeleistung für Pflegeheime erscheinen mag, entpuppt sich als Hinweis darauf, dass es dort an Professionalität mangelt, wie Vladeck schon vor mehr als zehn Jahren feststellte. In einer Profession gehört es konstitutiv zum Identitätsausweis, dass relevante Publikationen selber bestimmt werden, und dass «Aussenstehende» nie darauf aufmerksam zu machen haben, was zur Binnenregulierung der Profession (und darin inbegriffen die Qualitätssicherung) gehört.

Für Q-Plan und Q-Star wurde die eindrückliche Systematik des Qualitätsförderungszyklus der Joint Commission zum Vorbild. Zudem imponiert die Gewichtung innerhalb der Standards. Eine Übersetzung des Instrumentes der Joint Commission und anschliessend eine Übernahme in den deutschsprachigen Ländern steht nach unserem Dafürhalten nicht zur Diskussion. Die riesige Zahl von zu beurteilenden Tatbeständen würde unsere Pflegeheime massiv verunsichern.

6.3 Kanada

Dem Kuratorium Deutsche Altershilfe und den beiden Autoren Alfred Hoffmann und Thomas Klie ist es zu verdanken, dass die Standards des Canadian Council on Health Services Accreditation (CCHSA) für die Langzeitpflege[13] in einer ausgezeichneten Übersetzung vorliegen und für die deutschsprachigen Länder in bestmöglicher Ausgabe publiziert wurden, nämlich so, dass das Ringbuch der Kanadier fast integral abgebildet wurde.[14] Wenn unter den deutschsprachigen Publikationen der vergangenen zwei Jahre nur eine einzige auszuwählen wäre, die als Ergänzung zum vorliegenden Buch zu empfehlen ist, so würden wir diese Publikation nennen. Mit den beiden Autoren teilen wir die Überzeugung, dass

---

12 z. B. D. T. Gold et al., Special Care Units: A Topology of Care Settings for Memory-impaired older Adults, in The Gerontologist, vol. 31, 1991, S. 467–475; J. F. Schnelle, Maintaining Continence in Nursing Home Resident through the Application Industrial Quality Control, in The Gerontologist, vol. 33, 1993, S. 114–121.

13 Canadian Council on Health Services Accreditation (CCHSA), Standards for Long Term/Continuing Care Organizations. A Client-centred Approach. 1996, Ottawa 1995.

14 A. Hoffmann und Th. Klie, Qualitätsmanagement in Einrichtungen der Langzeitpflege. Ein klientenorientierter Ansatz aus Kanada, Kuratorium Deutsche Altershilfe, Köln 1999.

Konzepte von besonderem Interesse sein müssen, «die nationale Verständigungs-
prozesse zum Gegenstand ihres Qualitätssicherungskonzeptes gemacht haben»
(S. 12).

Die Anstrengungen zu nationalen Verständigungsprozessen sind im Gesundheitswesen am prominentesten über die Akkreditierungssysteme für Spitäler auszumachen – bis heute haben 18 Akkreditierungsinstanzen, welche in ALPHA
(Agenda for Leadership in Programs for Healthcare Accreditation) zusammenge-
schlossen sind, ein System von Standards und ein Konzept zu ihrer Überprüfung
entwickelt, das gemeinsame Normen verbindlich macht. Der Canadian Council
ist einer der wichtigsten Träger von ALPHA, und es ist kein Zufall, dass die
Geschäftsleiterin, Elma Heidemann, im Zeitraum von 2000 bis 2001 sowohl Prä-
sidentin der International Society for Quality in Health Care als auch von ALPHA
ist.

Im Sinne einer Ergänzung der Ausführungen von Hoffmann und Klie ist
darauf aufmerksam zu machen, dass auch innerhalb des Canadian Council der
Akkreditierung von Spitälern hauptsächliches Gewicht zukommt (so enthielt
etwa die Verbandszeitschrift The Accreditation Standard/La Norme de l'agrément
zwischen 1997 und 2000 zehn mal weniger Beiträge zu Pflegeheimen als zur
Akkreditierung von Spitälern), obwohl es in Kanada (selbstverständlich) mehr
Pflegeheime als Spitäler gibt. Es zeigt sich aber, dass sich kleine Pflegeheime (d. h.
50 Betten und weniger) und Pflegeabteilungen von Spitälern (welche praktisch
immer weniger als 50 Betten zählen) nur selten dem Prozess der Akkreditierung
unterziehen; diese kleineren Leistungserbringer machen aber gut die Hälfte aller
Anbieter in der Langzeitpflege aus.[15]

Hoffmann und Klie präsentieren das Spezifische am kanadischen Konzept
überzeugend (S. 16 f.): «In Kanada verstehen sich Einrichtungen der Langzeitpflege als Teil eines Versorgungs- und Lebensraumnetzwerkes.» Zudem wird konsequent danach getrachtet, Bewohnerinnen und ihre Familien so oft wie nur möglich in das Geschehen einzubeziehen. «Im Gegensatz zum ‹Angehörigenbegriff›
impliziert der Familienbegriff immer den Bezug zur Primärgruppe, d. h. auf ein
Netzwerk entwickelter, sinnstiftender Beziehungen des Menschen/Bewohners.»[16]
Damit liegt auch ein eindrückliches Beispiel dafür vor, dass ein Akkreditierungssystem Werte der jeweiligen Gesellschaft mitberücksichtigen soll. Dies ist bei der
Akkreditierung von Akutspitälern etwas weniger bedeutsam als bei Heimen. Dort
kommen zuerst medizinische und pflegerische Normen zum Tragen, während bei
der Betreuung und Pflege in einem Heim, den «Beziehungen nach aussen» und

---

15 A. Crichton und D. Hsu, Canada's Health Care System: Its Functioning and Organisa-
    tion, Ottawa 1990, S. 133.
16 A. Hoffmann und Th. Klie, a. a. O., S. 17.

den sozialen und psychischen Dimensionen – zusätzlich zu der pflegerischen – konstitutive Bedeutung für das Wohlergehen der Bewohnerinnen zukommt.

In diesem Zusammenhang ist auch der Hinweis der beiden kenntnisreichen Autoren zu den Freiwilligen zu bestätigen: «Die sozial-kulturelle Einbindung von Einrichtungen der Langzeitpflege in das gemeindliche Umfeld findet seine Widerspiegelung auch im erstaunlich hohen Engagement von Freiwilligen in Kanada. Das Engagement der Freiwilligen zielt nicht vorrangig auf die Entlastung der hauptberuflich Tätigen, sondern ist vielmehr Ausdruck der gemeindlichen Einbindung von Bewohnern in Langzeitpflegeeinrichtungen. Das Engagement der Freiwilligen symbolisiert den Bewohnern einerseits, dass sie dazugehören, und verhindert auf der anderen Seite eine gefährliche Abschaffung von Institutionen und Entfremdung professioneller Gesundheitsarbeit von den Interessen und Erwartungen der Bürger. Die Freiwilligen sind somit ein wesentliches Korrektiv für professionelle Arbeit und Institutionen.»[17] Es ist eindrücklich zu erfahren, dass ein Pflegeheim mit 70 Betten auf gut 100 Freiwillige zählen kann, und diese sich nicht etwa als «Passivmitglied eines Vereins» verstehen, sondern sich während mehrerer Stunden pro Woche engagieren. In den Spitälern ist dieses Moment ebenso ausgeprägt: Als «Indikator» für die Bedeutung könnte etwa genommen werden, dass Spitäler (ab etwa 80 Akutbetten) in der Regel eine «Direktorin für die Freiwilligen» einsetzen, welche über ein eigenes Büro mit Sekretariatshilfe verfügt.

6.3.1 Nationaler Verständigungsprozess

Der von Hoffmann und Klie hervorgehobene «nationale Verständigungsprozess» mit Bezug auf die Akkreditierung von Pflegeheimen, Spitälern, Hauspflegeorganisationen usw. ist aus manchen Gründen bemerkenswert. Das Gesundheitswesen und Teile des Sozialwesens sind in Kanada stärker föderalistisch organisiert als in den drei deutschsprachigen Ländern. Die Hoheit der Provinzen ist heute noch ausgeprägter als jene der Kantone vor der Einführung des Krankenversicherungsgesetzes (KVG).[18] Zwar setzt der Zentralstaat seit 1984 Normen in der Krankenversicherung; aber jede Provinz betreibt eine autonome, hauptsächlich durch

---

17 dies., S. 17 f.
18 P. S. Wagner, Quality Management Challenges in Canadian Health Care, in J. A. Schmele, Hrsg., Quality Management in Nursing and Health Care, Albany 1996, S. 245–277; C. D. Naylor, Health Care In Canada: Incrementalism Under Fiscal Duress, in Health Affairs, vol. 18, Heft 3, 1999, S. 9–26.

Steuererträge finanzierte Versicherung.[19] Die Mehrzahl der Pflegeheime, was aber nicht mit der Mehrzahl der Pflegebetten gleichzusetzen ist, wird gewinnorientiert betrieben, und trotzdem existieren in den meisten Provinzen staatliche Planungen für die stationäre Langzeitpflege. Die Vorgaben des Zentralstaates zur Qualitätssicherung im Gesundheitswesen sind praktisch inexistent. Wenn finanzielle Mittel verfügbar gemacht werden können, werden im Feld der Qualitätssicherung Projekte der angewandten Forschung finanziert.[20] Die Gesundheitswesenforschung (Health Services Research) konzentriert sich in Kanada aber fast ausschliesslich auf Spitäler.[21]

Auch in Kanada wurden Zustände in Pflegeheimen skandalisiert[22], aber sie zeitigten, u. a. wegen der föderalen Struktur, keine Interventionen des Zentralstaates. In den Provinzen erfolgt in der Regel eine jährliche Lizenzierung der Pflegeheime vornehmlich nach gesundheitspolizeilichen Normen. Keine Provinz mandatiert die Pflegeheime in einer Art und Weise, welche bei einem Unterlassen der Erbringung von «Ausweisen» über die Qualitätssicherung zu Sanktionen führen würde. Vor diesem knapp skizzierten Hintergrund ist es faszinierend wahrzunehmen, wie sich die Leistungserbringer um den Canadian Council on Health Services Accreditation/Conseil canadien d'agrément des services de santé gruppieren, um auf freiwilliger Basis Rechenschaft abzulegen über qualitative Aspekte ihrer Institutionen, über Elemente der Qualitätssicherung und über Anstrengungen zur Qualitätsförderung.

Neben der Ärztegesellschaft Kanadas (Canadian Medical Association), die sich besonders der Erarbeitung von Leitlinien für medizinisches Handeln verpflichtet

19 GAO, Canadian Health Insurance. Lessons for the United States, GAO/HRD-91–90, Washington D.C., 1991; M. Schneider et al., Gesundheitssysteme im internationalen Vergleich. Ausgabe 1992, Augsburg 1993, S. 295 ff.; P. Jacobs et al., Financing long-term care in Canada, in Health Care Management, vol. 3, 1997, S. 101–105; P. Armstrong und H. Armstrong, Universal Health Care: what the United States can learn from the Canadian experience, New York 1998.

20 z. B. Moving Forward on Quality Health Services: Systems Alignment. The Report, Ottawa February 9 & 10, 1995.

21 z. B. L. L. Roos et al., Variations in Outcomes Research, in T. F. Andersen und G. Mooney, Hrsg., The challenges of medical practice variations, Houndmills und London 1990, S. 36–58; N. P. Roos, Hospitalization style of physicians in Manitoba: the disturbing lack of logic in medical practice, in Health Services Research, vol. 27, 1992, S. 361–384; F. Beland et al., Patterns of visits to hospital-based emergency rooms, in Social Science & Medicine, vol. 47, 1998, S. 165–179; C. DeCoster et al., Assessing the Extent to Which Hospitals are Used for Acute Care Purposes, in Medical Care, vol. 37 (Supplement), 1999, S. JS151–JS166.

22 D. J. Baum, Warehouses for Death, Don Mills 1977.

hat[23] und mit ihrer zweimal pro Monat erscheinenden Publikation Canadian Medical Association Journal/Journal de l'Association médicale canadienne wahrscheinlich weltweit die grösste Zahl von Beiträgen zu Qualität und Qualitätssicherung in einer Verbandszeitschrift anbietet, existiert keine Interessengruppe, welche Qualitätssicherung und Qualitätsförderung im Gesundheitswesen im Zentrum hat.[24]

Alle Leistungserbringer gruppieren sich mit Bezug auf die Qualitätspolitik um den Canadian Council (dazu gehört auch der kanadische Ärzteverband, der mit den Arbeiten an Leitlinien dann noch Zusätzliches leistet). Damit resultiert ein prägnantes Beispiel für das Funktionieren der Binnenregulierung. Diese Geschlossenheit um den Conseil canadien (die Mehrzahl der Publikationen erscheint in französischer und englischer Sprache), welche ohne staatlichen Druck und ohne Partizipation der Versicherer existiert, dürfte auf manche Konditionen zurückzuführen sein. Sicher spielt die Emanzipation vom Nachbar USA eine Rolle: Da praktisch alle Fachpublikationen in der Medizin, der Krankenpflege, der Verwaltung und der Gesundheitswesenforschung massiv von den Amerikanern dominiert werden, und da andererseits das kanadische Gesundheits- und Sozialsystem eine substanziell andere Basis aufweist, war wohl auch Anlass gegeben, im Feld von Qualität und Rechenschaftslegung eine eigene Identität zu suchen.

Auch die sehr bescheidene personelle Dotierung der Zentrale des CCHSA könnte eine Rolle spielen: Die Mitglieder werden nicht verwaltet, vielmehr stehen sie im Zentrum, weil eine grössere Zahl von Exponenten mithelfen muss, damit das System der Akkreditierung funktioniert. Zwar tragen grössere und grosse Spitäler am meisten zum Funktionieren des CCHSA bei. Aber in der geschäftsführenden Kommission – und dies dürfte wahrscheinlich auch wieder einmalig sein – haben grundsätzlich alle Beteiligten das gleiche Stimmrecht; es gibt also hier z. B. keine Konkurrenz zwischen Lehrkrankenhäusern und ambulanter Krankenpflege.

Zudem muss sicher auch die lange Zeit der Konsolidierung erwähnt werden, wenn es darum geht, den Erfolg vom CCHSA als Plattform für Anstrengungen im Feld der Qualität zu deuten. Seit gut 30 Jahren wird recht behutsam an der Weiterentwicklung von Standards in sieben Aufgabenfeldern gearbeitet. Wahrscheinlich, weil die kanadische Organisation in ausgeprägtem Ausmass vom Engagement ihrer Mitglieder abhängig ist, hat sie in den vergangenen 20 Jahren

---

23 z. B. Canadian Medical Association, Guidelines for Canadian Clinical Practice Guidelines, Ottawa 1994; Canadian Medical Association, A Compendium of Quality of Care Developments in Canada. 1994, Ottawa 1994.

24 Die Träger der Zeitschrift Canadian Journal of Quality Assurance fallen dabei nicht ins Gewicht.

ausgesprochen pragmatisch gewirkt. So ging man zum Beispiel in Kanada sehr viel zurückhaltender mit dem Einschluss von Indikatoren vor als bei der Joint Commission.[25]

6.3.2 Starke Position der Spitäler

Die hauptsächliche Schwäche bei den Standards für das «Qualitätsmanagement in Einrichtungen der Langzeitpflege» liegt in der Verbindung zur Akkreditierung von Spitälern. Wie schon erwähnt, dominieren Spitäler den Canadian Council. Ihnen fällt es leichter als Pflegeheimen (aber auch leichter als der ambulanten Krankenpflege), sachkundige Mitarbeiterinnen und Mitarbeiter in die Gremien zu delegieren. Der zusätzliche Aufwand, den Vertreterinnen von Spitälern leisten, macht sich im Gesamtaufwand eines grösseren Spitals bescheiden aus.

Der Einfluss des Konzeptes für die Akkreditierung von Akutspitälern auf das Instrument zur Beurteilung in der stationären Langzeitpflege ist auch für jemanden offensichtlich, der mit dem Inhalt der Akkreditierung von Spitälern wenig vertraut ist. Beide Ringordner tragen den Untertitel «A Client-oriented Approach». Der Aufbau der beiden Systeme ist der Struktur nach grundsätzlich gleich. Das kommt schon bei der Darlegung der Prinzipien, auf welchen der Akkreditierungsprozess basiert, zum Ausdruck: «(...) zielen auf die Förderung eines integrierten Teamansatzes in der Pflege von Bewohnern, in der Erbringung von Dienstleistungen und in der Verbesserung der Qualität. Das Akkreditierungsprogramm legt den Schwerpunkt auf: Die Bewohner und ihre Angehörigen, die verschiedene Stadien der Pflege und weiterer Dienstleistungen durchlaufen, Rollen, Verantwortlichkeiten und Kompetenzen der Mitarbeiter und Stärkung der Mitarbeiter als Pflege- und Dienstleistende im Sinne von Teammitgliedern; Infrastruktur der unterstützenden Dienstleistungen und Integration in das Gemeinwesen/die Kommune und Verbesserungen der Qualität der angebotenen Pflege- und Dienstleistungen.»[26]

Auch die «Organisation der Verfahrensanforderungen» präsentiert sich grundsätzlich gleich für Pflegeheime und Akutspitäler[27], obwohl an die Stelle des wichtigen Kapitels «Pflege- und Dienstleistungen für Bewohner und Angehörige» bei

---

25 CCHSA, A Guide to the Development and Use of Performance Indicators, Ottawa 1996.

26 A. Hoffmann und Th. Klie, a. a. O., S. 25; CCHSA, Standards for Acute Care Organizations. A Client-centred Approach. 1995, Ottawa 1994, S. 11.

27 A. Hoffmann und Th. Klie, a. a. O., S. 29; CCHSA, Standards for Acute Care Organizations, a. a. O., S. 15.

der Akkreditierung von Spitälern neun Patientengruppen gemäss der Strukturorganisation eines Spitals rücken (z. B. chirurgische Patienten, internmedizinische Patienten, Patienten auf der Intensivpflegestation usw.). Beim Gegenstand der «Einbindung in das Gemeinwesen» und bei Standardelementen zu «Management» sind gleiche oder annähernd gleiche Formulierungen zu finden.

Solche Parallelen sind nicht zum vorneherein problematisch, um so mehr als nie die Vorstellung zum Tragen kam, dass bei Spitälern und Pflegeheimen annähernd Gleiches in Erfahrung zu bringen sei. Problematisch ist dagegen, dass die Akkreditierung von Heimen jener von Spitälern «in etwa» nachgebildet ist. Anders formuliert: Im Canadian Council wurde bis jetzt nie intensiv darüber argumentiert, ob nicht für Heime ein genuin anderer konzeptueller Rahmen notwendig sei.[28] Auch wenn dann selbstverständlich über manche Dimensionen andere Inhalte analysiert werden (so kommt z. B. für Pflegeheime die Orientierung an sog. Leitlinien und erst recht an der Evidence-based Medicine nur ausnahmsweise in Frage), bleibt der Tatbestand bis in die Gegenwart virulent, dass der Sachverstand mit Bezug auf die Inhalte und die Methodik der Akkreditierung in der «Gemeinschaft der Pflegeheime» zu wenig präsent ist, um sich von den Spitälern zu emanzipieren.

Wir setzen zum Abschluss dieser Beurteilung bewusst eine Wertung zum Canadian Council – zu dieser Wertung glauben wir uns durch das kollegiale Verhalten von Exponenten des CCHSA legitimiert: Dreimal konnten wir vor Ort vom Sachverstand profitieren, und dreimal weilte je eine Vertreterin in der Deutschschweiz. Der konzeptuelle Rahmen will integral akzeptiert werden. Bei der inhaltlichen Ausgestaltung, welche eine positiv zu wertende Beziehung zu Normen der kanadischen Gesellschaft präsentiert, bewahrt aber der zu wenig enge Bezug zur Gesundheitswesenforschung, zur Forschung in der Geriatrie und in der Gerontologie davor, von Perfektem zu schreiben.

6.3.3 Selbsteinschätzung

Das kanadische System für die Akkreditierung von Einrichtungen der Langzeitpflege weist, wie jenes für Spitäler, das Merkmal der Selbsteinschätzung auf, welches bei keinem anderen der in ALPHA vertretenen Akkreditierungssysteme für Pflegeheime anzutreffen ist (dagegen findet sich beim französischen Akkreditierungsansatz die Selbsteinschätzung bei der Beurteilung von Spitälern). Ein Pflegeheim hat Selbsteinschätzungsteams zu bilden. Der Canadian Council macht recht

---

28 Mündliche Information von E. Heidemann, Executive Director, Canadian Council on Health Services Accreditation, vom 19. April 1999.

spezifische Vorgaben für diese Teams, allerdings wird in der Praxis in der Zusammensetzung der Gruppen beachtlicher Freiraum gewährt. Hoffmann und Klie haben in der Publikation des Kuratoriums Deutsche Altershilfe[29] (bes. S. 29 ff.) die Zusammensetzung und die Funktion dieser Teams gut beschrieben (besser als der Standardordner von CCHSA!). Die Teams zeigen mit Hilfe von vier Antwortkategorien an, in welchem Ausmass die Anforderungen (z. B.: «9. Es werden Verfahren angewandt, die sicherstellen, dass die Pflege- und Dienstleistungsplanung so umgesetzt wird, dass die angestrebten Ziele erreicht werden können.») ihren Vorstellungen nach in ihrem Aufgabenbereich erfüllt sind. Zwar besteht der Akkreditierungsvorgang aus bedeutend mehr als aus «Begutachtungen der Selbsteinschätzungen». Aber den Teamurteilen kommt ein sehr hoher Stellenwert zu. Sie verpflichten die externen Beurteiler zur Auseinandersetzung mit den Teams in einem Pflegeheim. Diese kreuzen nicht nur die entsprechenden Kategorien in den Akkreditierungsunterlagen an, sondern notieren auf den Standardblättern auch knapp, welche Ausweise sie mit ihren Entscheiden vorlegen können. (Dies wird bei der Publikation des Kuratoriums Deutsche Altershilfe zu wenig klar, weil die vertikalen Linien unter den Einstufungen zu Unrecht über die ganze Seite gezogen wurden.)

Die Verpflichtung zu Urteilen durch Teams, die in der Regel interdisziplinär zusammengesetzt sind, scheint eine der überzeugendsten Konditionen, um die Arbeiten zur Qualitätssicherung und Qualitätsförderung innerbetrieblich auf eine breite Basis zu stellen und Verbindungen über den eigenen Fachbereich hinaus zu schaffen. In einem von uns in Kanada besuchten Pflegeheim waren gut drei Viertel aller Mitarbeiterinnen in Arbeitsgruppen engagiert. Die Selbsteinschätzung durch Teams findet sich auch in Q-Star (siehe Kap. 10). Allerdings lag unserem Entscheid eine andere Ausgangsbasis als in Kanada zu Grunde: Qualitätssicherung und Qualitätsförderung müssen langfristig angelegte Prozesse sein. Ab einem bestimmten Zeitpunkt – nicht von Anfang an, sondern nachdem ein Heim eine mittelfristige Strategie zur Qualitätssicherung und Qualitätsförderung erfolgversprechend implementiert hat – ist das Akkreditierungsgeschehen als Evaluation zu konzeptualisieren. Dies wird im Kapitel 10 erklärt. Diese Evaluation als wissenschaftliche Methode baut auf die Utilization-Focused Evaluation, wie sie insbesondere M. Q. Patton seit rund 25 Jahren vertritt. Dabei ist konstitutiv, dass die Benützer der Evaluationsergebnisse möglichst intensiv in die Durchführung der Evaluation eingeschlossen werden.

---

29 A. Hoffmann und Th. Klie, Qualitätsmanagement in Einrichtungen der Langzeitpflege. Ein klientorientierter Ansatz aus Kanada, Kuratorium Deutsche Altershilfe, Köln 1999.

6.4 Grossbritannien

Von allen europäischen Gesundheitssystemen hat das britische in den neunziger Jahren die markantesten strukturellen Veränderungen erfahren. In diesen Wandel wurde auch die Qualitätsinitiative der Regierung mit dem Weissbuch «Working for Patients» gesetzt. In Paragraph 5.3 ist festgehalten: Innerhalb der nächsten zwei Jahre wünscht die Regierung, dass sich alle Ärzte für das Medical Audit engagieren, eine systematisch kritische Analyse des medizinischen Handels unter Einschluss des Vorgehens bei der Anamnese, Diagnose und Behandlung, dem Einsatz von Ressourcen und der Resultate für die Patienten. Rund vier Jahre nach Erscheinen dieser Publikation wurde der Begriff Medical Audit um Clinical Audit erweitert.[30] Mit dem Clinical Audit wurde dabei bewusst die interdisziplinäre Zusammenarbeit in Spitälern anvisiert (das Medical Audit war und blieb dagegen eine ärztliche Verpflichtung).

Zur Deutung des Phänomens der raschen, flächendeckenden Verbreitung der Qualitätsförderung, insbesondere in Spitälern, müssen neben dem politischen Willen wohl noch weitere Faktoren in Betracht gezogen werden: Medizinische Fachgesellschaften engagierten sich konstruktiv für die Implementation von Audits und die Verbreitung/Vertiefung des Wissens im Zusammenhang mit der Qualitätsbeurteilung und der Formulierung von Leitlinien[31]; recht früh konnte eine grössere Gruppe von Ärzten für die Aufarbeitung im Feld von Evidence-based Medicine gewonnen werden, und relativ früh waren zwei private Institutionen in der Akkreditierung von Spitälern tätig, das King's Fund Organizational Audit Programme (ab 1998 in der speziellen Einheit Health Quality Service, HQS) und das Hospital Accreditation Programme (HAP).[32] Wichtig war zweifellos auch das frühe Engagement des Chefredaktors des British Medical Journal (BMJ) für die Qualitätsbeurteilung und Qualitätssicherung[33] und seine Mithilfe, dass das

---

30 Department of Health, Clinical Audit: Meeting and Improving Standards in Health Care, London Juli 1993.

31 z.B. A. Hopkins, Hrsg., Appropriate investigation and treatment in clinical practice, London 1989; Royal College of Physicians of London, The management of stroke, London 1989; Standing Committee on Postgraduate Medical Education, Medical audit, the educational implications, London 1990; A. Hopkins und D. Costain, Hrsg., Measuring the outcomes of medical care, London 1990; A. Hopkins, Hrsg., Measuring the quality of medical care, London 1990; Royal College of Anaesthesists, Audit in anaesthesia and the quality of practice committee, London 1991.

32 C. D. Shaw, Quality Assurance in the United Kingdom, in Quality Assurance in Health Care, vol. 5, 1993, S. 107–118.

33 R. Smith, The ethics of ignorance, in Journal of Medical Ethics, vol. 18, 1992, S. 117–118, 134; ders., The unending pursuit, in Quality in Health Care, vol. 1, Supplement 1, 1992, S. 45–47.

BMJ von 1992 an mit der vierteljährlichen Publikation von Quality in Health Care die anspruchsvollste Fachzeitschrift in Europa publizierte. Dagegen hat JAQH, die dreimal pro Jahr erscheinende Zeitschrift der Association for Quality in Healthcare, bis heute nicht das Niveau eines wissenschaftlich anerkannten Periodikums erreicht – sie muss offensichtlich den unterschiedlichen Interessen in dieser mitgliederstarken Vereinigung (1998 gut 4000 Mitglieder) einigen Tribut zahlen.

Obwohl innerhalb einer Dekade ein hohes Niveau der Anstrengungen im Feld der Qualitätsförderung und Qualitätssicherung erreicht wurde[34], wird, auch beurteilt nach den Publikationen in den beiden Fachzeitschriften Journal of Advanced Nursing und Age and Ageing, der Sektor Pflegeheime kaum berührt.

6.4.1 National Required Standards for Residential and Nursing Homes for Older People

Die national verbindlichen Normen für Alters- und Pflegeheime werden erst im Jahr 2001 definitiv stehen und voraussichtlich im Frühjahr 2002 in Kraft gesetzt. Aber jetzt schon lassen sich wesentliche Elemente deutlich erkennen – es ist ausgeschlossen, dass die Basis im Jahr 2001 noch grundlegend umgestaltet wird. Das dann für Grossbritannien verbindliche System baut auf Mindestnormen auf und zielt damit fast zwangsläufig auf Inspektionen.

Am Beispiel des britischen Konzeptes – welches in seinem Entwicklungsstand etwa jenem der Joint Commission von 1982 bis 1984 entspricht – können Schwächen bei der Fokussierung auf Mindestnormen dargestellt werden. So verlangt eine der rund 400 Normen resp. Subnormen, dass jede Mitarbeiterin eines Pflegeheimes Anspruch auf mindestens drei Tage Fortbildung pro Jahr hat. Das Einhalten der Norm kann in den Personalakten problemlos überprüft werden. Allerdings ist damit noch nichts oder nur sehr wenig über den Beitrag der Fortbildung zur Qualitätsförderung gesagt. Eine andere Norm verlangt, jede Pflegeplanung sei mindestens einmal monatlich zu überprüfen und wenn nötig anzupassen (S. 34). Die Überprüfung muss vom Pflegekader mit Unterschrift bestätigt werden. Es wird zudem verlangt, dass sich das Führen der relevanten Pflegedokumentation nach Leitlinien (z. B. des Royal College of Nursing) orientiert. Die Gefahr bei der Vorgabe von Normen besteht auch darin, dass Gewichtiges auf Selbstverständliches reduziert werden muss. Verlangt wird zum Beispiel als Norm, dass alle Mitarbeiterinnen vor einem Öffnen der Türe (Zimmer, Badezimmer, Toilette) klopfen und dann auf ein Zeichen des Einverständnisses warten.

---

34 z. B. St. Görres, Qualitätssicherung in Pflege und Medizin, Bern und Göttingen 1999, S. 99 ff.

Ohne zu bestreiten, dass Relevantes für das Leben im Pflegeheim vorliegt, kann auf die Maxime der Normalisierung verwiesen werden (siehe Kap. 4), welche radikaler ist.

Die Norm, dass pro Tag drei Essen («Full Meals», davon mindestens ein gekochtes) serviert werden müssen, wobei untertags Frühstück, Mittagessen und Nachtessen nie mehr als sechs Stunden auseinanderliegen und zwischen Nachtessen und Frühstück nicht mehr als 14 Stunden verstreichen dürfen, entspricht in den Grundzügen den Vorgaben der amerikanischen Bundesregierung von 1936 (!) und ist weit entfernt von der Praxis, in der zum Beispiel ein Frühstücksbuffet zwischen 7:30 und 9:30, ein Mittagessen mit individuellem Beginn zwischen 12:00 und 13:00 und ein Nachtessen von 17:45 bis 19:00 angeboten werden.

Das britische Normensystem enthält nicht nur Selbstverständliches – die zwei gewichtigsten Auflagen betreffen die Zahl der Einzelzimmer und die personelle Dotierung mit pflegerischem Personal. Zusätzlich zur Pflegedienstleitung muss es zu mindestens einem Drittel aus diplomierten Krankenschwestern (Registered Nurses) und einem weiteren Drittel aus Mitarbeiterinnen mit einem Fähigkeitsausweis in Pflege/Betagtenbetreuung bestehen (S. 71). Es ist dann zwangsläufig, dass solche Bestimmungen auf Dienste umgelegt werden (in der Morgenschicht eine Mitarbeiterin pro fünf Bewohnerinnen, in der Nachmittags-/Abendschicht 1:7 und in der Nachtschicht 1:10) – damit hat Grossbritannien eine tiefere Vorgabe, als von der HCFA in den USA verlangt wird.[35] Da die Umsetzung der Vorgaben mit Bezug auf die pflegerischen Mitarbeiterinnen offensichtlich noch einige Zeit benötigt, wird dieses Element der National Required Standards voraussichtlich erst per 2005 mandatiert.

Im folgenden fallen heimpolitische Vorgabe und Norm zur Qualitätsförderung zusammen: Ein Heim hat grundsätzlich Einbettzimmer anzubieten. Nur gerade 10 % aller Zimmer dürfen Zweibettzimmer sein. Bewohnerinnen solcher Zimmer haben immer das Recht, den Transfer in ein Einbettzimmer zu verlangen, wenn eines frei wird (S. 56). Die Bestimmung ist nicht zuletzt auch darum bemerkenswert, weil rund ein Drittel aller Pflegeheimbetten von Privaten angeboten wird.

6.4.2 Versanden eines Akkreditierungskonzeptes

Auch wenn die Konsultation der National Required Standards manche interessante Information bringt, die nicht im Detail referiert werden (z. B. sehr hoher Stellenwert des «Leitbildes» eines Pflegeheimes, welches dann auch als Massstab

---

35 Ch. Harrington et al., Experts Recommend Minimum Nurse Staffing Standards for Nursing Facilities in the United States, in The Gerontologist, vol. 40, 2000, S. 5–16.

für die Beurteilung eines Ausschnittes aus der Realität genommen wird; die Bestimmung, dass monatlich einmal die Pflegeplanung von der Bewohnerin oder eventuell einer Angehörigen, gelesen und gegengezeichnet werden muss; die Bedingung, dass die initiale Pflegeplanung in der Regel von Fachleuten ausserhalb des Heimes zu erstellen ist usw.), bleibt die Überzeugung, dass keine erfolgversprechenden Handlungsanleitungen für Arbeiten im Feld der Qualitätsbeurteilung, Qualitätssicherung und Qualitätsförderung vorliegen. Damit ist zu deuten, warum man in Grossbritannien mit Bezug auf Pflegeheime (noch) kein Konzept findet, welches bei dem von uns postulierten «überlegten Engagement» unbedingt zu konsultieren wäre – und dies notabene vor dem Hintergrund, dass Grossbritannien im stationären und ambulanten Akutbereich heute zur Gruppe der Schrittmacher mit Bezug auf Qualitätsbeurteilung und Qualitätssicherung zählt.

Folgende Gründe werden zur Deutung herangezogen: Als es noch eine grössere Zahl von Planungseinheiten im Gesundheitswesen gab, wurden in einer ganzen Reihe dieser Gesundheitsregionen erste eigene Ansätze zur Qualitätsbeurteilung und Qualitätsförderung in Pflegeheimen eingeführt. Das in den deutschsprachigen Ländern bekannteste System ist «Homes are for living in». Andere Systeme sind ENQUIRE, «A Better Home Life», «Create a Home from Home», «Quality Assurance Audit (Nursing Homes)», CARE. Es ist vorstellbar, dass die sich von 1990 bis heute in einem sehr massiven Wandel befindenden Finanzierungs- und Planungsregionen der Qualitätsbeurteilung von Pflegeheimen auch darum auf ihrer sehr stark beladenen Agenda tiefe Priorität einräumten, weil ja «etwas» zur Verfügung stand.

Der King's Fund begann 1995 mit den Arbeiten an einem Akkreditierungskonzept für Pflegeheime. Der Standardsatz der speziellen Einheit wurde innerhalb des King's Fund (seit anfangs 2000 vollständig unabhängig) in eine definitive Ausgabe gebracht und in zehn Pflegeheimen getestet. Die etwas dilatorische Behandlung des Projektes brachte es dann zum Scheitern: Weil die Regierung anfangs 1999 ihre eigenen Standards ankündigte, zeigten die Pflegeheime nun kein Interesse mehr an der Akkreditierung.[36]

Das Standardwerk des Health Quality Service ist erhältlich, und nach unserem Dafürhalten lohnt sich eine Konsultation, auch wenn aktuell keine Akkreditierungen von Pflegeheimen durchgeführt werden. Das Regelwerk zählt 16 Hauptstandards und mehrere Hundert Substandards. Im Vergleich zu den Standards der Joint Commission werden weniger Einzelelemente behandelt, aber in etwa gleich viele wie in Kanada. Dabei sind dann aber deutliche Unterschiede erkennbar. Es überrascht nicht, dass die Beziehungen zur Umwelt (Angehörige und umgebende Gemeinde) in den Standards weniger prominent als in Kanada ver-

---

36 Brief von H. Crisp, Programme Director, Health Quality Service, vom 5. Januar 2000.

treten sind. Für die Pflegeplanung und das Führen der notwendigen medizinischen und pflegerischen Dokumentationen resp. für das planvolle Vorgehen in der Krankenpflege und in der medizinischen Betreuung werden dagegen mehr Normen gesetzt als in Kanada. Die Positionierung der Rechte von Bewohnerinnen (S. 29 ff.) ist eindrücklich – sie ist dem Verständnis in der Deutschschweiz klar voraus und durch das kontinuierliche Insistieren der Regierung auf diesem Qualitätsaspekt nachvollziehbar.[37] Die umfangreichen Substandards zu «Hotel Services», welche auch das Essen einschliessen (S. 91 ff.) scheinen eine Konzession an die Vorstellung gewesen zu sein, man könne neben den Pflegeheimen (Nursing Homes) auch Alters- und Pflegeheime (Residential Homes) für die Akkreditierung gewinnen.

Das primäre Mandat der Regierung verlangt Audits, hauptsächlich in den Spitälern, aber auch bei den niedergelassenen Leistungserbringern in der Akutmedizin. Die Beurteilung von Qualität, Qualitätssicherung und Qualitätsförderung im Konzept der Akkreditierung ist damit in Grossbritannien in einem anderen Sinne freiwillig als in Kanada: Die Bemühungen um eine erfolgreiche Beurteilung im Rahmen eines Akkreditierungsverfahrens müssen zusätzlich zu jenen im Feld des Clinical Audits und des Medical Audits erbracht werden. Diese Leistungen wurden tatsächlich erbracht (bis Ende 2000 haben sich annähernd 400 Spitäler der Akkreditierung unterzogen). Ein noch weitergehendes Engagement – wie in Kanada zugunsten der Pflegeheime – war wohl nicht mehr möglich. Schliesslich ist ins Gewicht gefallen, dass das Umsetzen von Clinical Audits in Pflegeheimen auf Schwierigkeiten gestossen ist.[38] Der hauptsächlichste Grund dafür liegt beim Mangel an genügend, ausreichend qualifiziertem Personal in einem Heim, um die anstehenden Aufgaben aus dem Audit zu bewältigen.

6.5 Deutschland

Wie bei anderen Darstellungen über länderspezifische Entwicklungen stehen zuerst Hinweise zur Qualitätsbeurteilung und Qualitätssicherung in der akutmedizinischen Versorgung, auch wenn jetzt schon festgehalten werden kann, dass aus diesem Bereich kein Stimulus für die Diskussion über die Qualitätsbeurteilung in

---

37 z. B. Department of Health, The Patient's Charter, 1993; South Essex Health, Be Healthwise! The Patient's Charter, 1993; North East Thames Regional Health Authority, Patient's charter checklist, März 1993; North Essex Health Authority, Patient's Charter Achievements in North Essex, Juli 1994.

38 z. B. G. C. Sutton et al., Clinical audit in nursing homes has proved ineffective, in British Medical Journal, vol. 316, 1998, S. 1905.

Pflegeheimen resultierte. In Deutschland startete man in dem hier interessierenden Feld früher als in der Schweiz: Das Bundesministerium für Arbeit und Sozialordnung erteilte im Mai 1980 dem Deutschen Krankenhausinstitut den Auftrag, die vorhandenen Ansätze zur Messung, Beeinflussung und Kontrolle der Effektivität und Qualität im Gesundheitswesen aus dem In- und Ausland zusammenzustellen und zu beurteilen. Die über 400 Seiten umfassende Darstellung bot die nach unserem Wissen rigoroseste Aufarbeitung von Konzepten und Vorgehensweisen im Feld der Qualitätsbeurteilung und Qualitätssicherung.[39] Soweit wir dies überhaupt beurteilen können, hatte aber diese Arbeit keine Auswirkungen auf laufende und zu konzeptualisierende Arbeiten. Das gleiche Ministerium unterstützte über das Deutsche Krankenhausinstitut Mitte der achtziger Jahre eine breiter angelegte Arbeit zur Qualitätssicherung in der Pflege – es resultierte eine Studie[40], welche auch in der Schweiz Beachtung fand, aber im deutschsprachigen Raum keine eruierbaren Folgen zeitigte. Siegfried Eichhorn präsentierte dann die bis weit in die neunziger Jahre umfassendste Übersicht über Qualität, Qualitätsbeurteilung und Qualitätssicherung im Krankenhaus.[41] Damit war eine konsolidierte Darstellung vorhanden, welche für den deutschsprachigen Raum in etwa den Wissenstand per Mitte der achtziger Jahre gut wiedergab.

In Deutschland dominierte die ärztliche Perspektive ganz klar: Die Münchner Perinatal-Studie (1975 bis 1977) war Vorläufer für die Bayrische Perinatal-Erhebung[42], welche ihrerseits die Hessischen und die Rheinischen Bemühungen stimulierte.[43] Es folgten Projekte zur Qualitätssicherung in der stationären chirurgischen Versorgung[44] und der operativen Gynäkologie.[45] Die ärztliche Perspektive dominierte bis vor gut zehn Jahren, obwohl einige wenige Projekte einen breite-

---

39 Deutsches Krankenhausinstitut Düsseldorf, Effektivitätsmessung und Qualitätsbeurteilung im Gesundheitswesen. Der Bundesminister für Arbeit und Sozialordnung, Hrsg., Forschungsbericht, 51 Gesundheitsforschung, Bonn 1981.

40 G. Baugut et al., Qualitätssicherung pflegerischer Arbeit im Krankenhaus, Beilage zur Deutschen Krankenpflege-Zeitschrift, vol. 39, Heft 1, 1986.

41 S. Eichhorn, Krankenhausbetriebslehre, Band III, Köln und Stuttgart 1987.

42 H.-K. Selbmann, Qualitätssicherung in der Geburtshilfe, Robert Bosch Stiftung, Materialien und Berichte 25, Stuttgart 1989.

43 z.B. F. Beske et al., Qualitätssicherung im Krankenhaus in der Bundesrepublik Deutschland, Publikation des Institutes für Gesundheits-System-Forschung, Kiel August 1988.

44 S. Eichhorn et al., Qualitätssicherung in der stationären chirurgischen Versorgung, Robert Bosch Stiftung, Materialien und Berichte 24, Stuttgart 1989.

45 S. Eichhorn et al., Qualitätssicherung in der operativen Gynäkologie, Robert Bosch Stiftung, Materialien und Berichte 31, Stuttgart 1989.

ren Ansatz wagten. Das bekannteste, «Vertrauen durch Qualität»,[46] stützte sich auf Münchner Krankenhäuser. Die angezeigte Dominanz der ärztlichen Perspektive darf nicht etwa negativ gedeutet werden. Sie hat wahrscheinlich auch eine Reihe von Forschungsprojekten stimuliert, die der Resultatdimension Aufmerksamkeit schenkten und klinisch von erstrangiger Bedeutung waren.[47]

Das vom Bundesministerium für Gesundheit etablierte und gesteuerte «Modellprogramm Qualitätssicherung» wurde 1994 einer Würdigung unterzogen.[48] In der Presse wurde darüber kritischer geurteilt als bei den Betroffenen. In der Frankfurter Allgemeinen Zeitung (30. November 1994) findet sich als Titel: «Kaum Qualitätssicherung in der Medizin. Ein vernichtendes Gutachten – mangelhafte Konzepte und keine Erfolgskontrolle – Kliniken schwer zu vergleichen.» Der Auftragnehmer präsentierte über den grössten Teil seiner Analyse hin praktisch alle Projekte, welche vor Erscheinen bearbeitet wurden, und kam dann in einem knappen zweiten Teil abrupt zu einem «Vorschlag für eine umfassende Qualitätssicherungsstrategie in deutschen Krankenhäusern» (S. II 18 f.). Er plädierte für:

a) Die Entwicklung eines begrenzten Qualitätsindikatorenansatzes zur Beschreibung und Transparentmachung der Qualität im Sinne von § 137 SGB V (dieser Artikel verlangte u. a., dass «vergleichende Prüfungen unter den Krankenhäusern möglich werden»);

b) Qualitätsmanagement in jedem Krankenhaus und jeder Rehabilitationsstätte;

c) Akkreditierung von Krankenhäusern;

d) Verfahren zur Entwicklung und Überprüfung von Leitlinien für die Krankenhausversorgung.

Im vorliegenden Buch interessiert die Verbreitung von Konzepten zur Akkreditierung. Es scheint, dass in Deutschland nur selten eine Beziehung hergestellt wurde – an den Tagungen der Robert Bosch Stiftung, welcher mit Bezug auf

---

46 K. Piwernetz et al., «Vertrauen durch Qualität»: Das Münchner Modell der Qualitätssicherung im Krankenhaus, in Das Krankenhaus, vol. 11, 1991, S. 558.

47 z. B. P. Hermanek et al., Langzeitergebnisse der chirurgischen Therapie des Coloncarcinoms, in Der Chirurg, vol. 65, 1994, S. 287–297; K. Böttcher et al., Risiko der chirurgischen Therapie des Magenkarzinoms in Deutschland, in Der Chirurg, vol. 65, 1994, S. 298–306.

48 Massnahmen der Medizinischen Qualitätssicherung in der Bundesrepublik Deutschland – Bestandsaufnahme. Projekt im Auftrag des Bundesministeriums für Gesundheit. Band 38, Schriftenreihe des Bundesministeriums für Gesundheit, Baden-Baden 1994.

Qualitätsbeurteilung und Qualitätssicherung in Deutschland erhebliche Bedeutung zukam, wurde darauf verwiesen. Aber eine Übernahme für den Akutbereich ist nicht explizit in Aussicht genommen worden. Man wollte offensichtlich Eigenes schaffen, und darum hat man z. B. das Konzept «Kooperation für Transparenz und Qualität»[49] nie explizit mit ALPHA in Verbindung gebracht, sondern propagiert es – obwohl es mehrere Elemente des Akkreditierungsansatzes ausweist – als eigene Konstruktion. Dass neben den internationalen Entwicklungen Eigenes geschaffen werden soll, dürfte die Entwicklung für manche in der Schweiz sympathisch machen. Parallelen zur Schweiz bestehen auch darin, dass keine mittelfristigen Perspektiven auszumachen sind, und ein konsolidierter Überblick über die Entwicklungen in Deutschland in der internationalen Fachliteratur vergeblich gesucht wird.

Mit Bezug auf die Pflegeheime ist kein Stimulus aus der nun schon länger dauernden Auseinandersetzung über Qualitätsbeurteilung und Qualitätssicherung zu erkennen. Im Gegenteil: Mit der vom Deutschen Kuratorium für Altershilfe geförderten Übersetzung des Akkreditierungsansatzes in Kanada haben Pflegeheime einen prominenteren Bezug zur internationalen Entwicklung als der Akutbereich.

6.5.1 Bezug zu den Pflegeheimen

«Auch wenn gesicherte Zahlen über die Qualitätssicherungsbemühungen nicht vorliegen, lässt sich ein deutliches Missverhältnis zwischen der Breite der Diskussion und der Zahl der Publikationen über Qualitätssicherung und der Umsetzung von Qualitätssicherungsbemühungen konstatieren.»[50] Diese Feststellung machten Hoffmann und Klie in der Einleitung zu ihrer Übersetzung des Konzepts des Canadian Councils. Der dominante Eindruck, den man bei dem Versuch gewinnt, sich einen Überblick über die Situation in Deutschland zu verschaffen, ist tatsächlich der von viel Aktivität, noch mehr Akteuren und einer Verunsicherung über die richtigen Strategien, Konzepte und Instrumente zur Qualitätssicherung.

Der Staat selbst hat auf gesetzlichem Weg verschiedene Qualitätssicherungsinstanzen geschaffen, im Pflegebereich etwa die Heimaufsicht, die Pflege- und Krankenkassen mit dem Medizinischen Dienst der Krankenversicherung (MDK) und

---

49 F. W. Kolkmann, KTQ (Kooperation für Transparenz und Qualität). Ein massgeschneidertes Modell für das Gesundheitswesen in Deutschland, in 5. Internationales Symposium Qualität im Gesundheitswesen, Qualität bewegt. Tagungsband, Wien 2001, S. 19–22.
50 A. Hoffmann und T. Klie, a. a. O., S. 11.

den Verbraucherschutz als gewissermassen parastaatliche Institutionen. Grosse Wohlfahrtsverbände wollen die Verantwortung für die Sicherung und Weiterentwicklung der Pflege- und Versorgungsqualität nicht mehr allein diesen externen Instanzen überlassen und haben eigene Qualitätssicherungsmodelle aufgebaut. Die berufsständischen Organisationen der Ärzte, des Pflegepersonals und der Sozialarbeiterinnen haben Konzepte entwickelt, die ihre je eigene Position festigen sollen und deshalb zu gewissen Fragen untereinander im Widerspruch stehen. Und früh haben sich auch die Gemeinden eingeschaltet, beispielsweise in Baden-Württemberg mit dem Projekt «Regionale Qualitätssicherung in der Pflege».[51]

6.5.2 Die gesetzlichen Grundlagen

Das Pflegeversicherungsgesetz von 1996 als eigenständiger Zweig der Sozialversicherung (und der privaten Pflichtversicherung) und das Bundes-Heimgesetz[52] setzen die Leitschienen für die stationäre Pflege und damit auch für die Qualitätssicherung, zu deren besserem Verständnis die beiden Gesetze hier kurz zusammengefasst werden. Die für alle Einwohnerinnen und Einwohner obligatorische Pflegeversicherung bietet einen Versicherungsschutz bei Pflegebedürftigkeit. Wer bei den gewöhnlichen und regelmässig wiederkehrenden Verrichtungen des täglichen Lebens dauerhaft, voraussichtlich für mindestens sechs Monate, in erheblichem oder höherem Masse auf Hilfe bei der Körperpflege, der Ernährung, der Mobilität und der hauswirtschaftlichen Versorgung angewiesen ist, gilt als pflegebedürftig. Die Leistungen richten sich nach der Pflegestufe und danach, ob jemand ambulant oder stationär gepflegt werden muss. Dabei gelten zwei Grundsätze:

1. «Prävention (Vorsorge) und Rehabilitation (alle Massnahmen, die helfen, Pflegebedürftigkeit zu überwinden, zu mindern sowie eine Verschlimmerung zu verhindern) vor Pflege» und

2. «ambulante Pflege vor stationärer Pflege».

Für die Leistungsgewährung werden die pflegebedürftigen Personen drei Pflegestufen zugeordnet. Wenn eine stationäre Pflege erforderlich ist, zahlt die Pflegeversicherung monatlich für die Aufwendungen der Grundpflege, der sozialen Betreuung und der medizinischen Behandlungspflege für Pflegebedürftige.

---

51 Sozialministerium Baden-Württemberg, Hrsg., Regionale Qualitätssicherung in der Pflege, Abschlussbericht zum Modellversuch in Heilbronn, Stuttgart 1996.
52 Gesetz über Altenheime, Altenwohnheime und Pflegeheime für Volljährige (Heimgesetz) von 1974.

Der gesetzliche Auftrag der Pflegekassen, eine bedarfsgerechte und gleichmässige, dem allgemein anerkannten Stand medizinisch-pflegerischer Erkenntnisse entsprechende pflegerische Versorgung der Versicherten zu gewährleisten, erfordert eine ständige Sicherung der Qualität. Massstab dafür sind u. a. die im Gesetz genannten Grundsätze: Die Leistungen der Pflegeversicherung sollen helfen, ein möglichst selbständiges und selbstbestimmtes Leben zu führen; sie sind darauf auszurichten, die körperlichen, geistigen und seelischen Kräfte des Pflegebedürftigen wiederzugewinnen und zu erhalten (aktivierende Pflege); sie sollen ein Leben in Würde ermöglichen sowie die Pflegebereitschaft von Angehörigen, Nachbarn, Ehrenamtlichen und Selbsthilfegruppen erhalten und fördern; sie sind mit anderen Leistungen (ärztliche Behandlung, Behandlungspflege, rehabilitative Massnahmen) zu koordinieren.

§ 80 SGB XI enthält die zentralen Vorgaben zur Qualitätssicherung der Pflegeleistungen: Unter der Bezeichnung «Selbstverwaltung» werden die Spitzenverbände der Pflegekassen, der Bundesarbeitsgemeinschaft der überörtlichen Träger der Sozialhilfe, der Bundesvereinigung der Kommunalen Spitzenverbände und der Vereinigungen der Träger von Pflegeeinrichtungen auf Bundesebene verpflichtet, auf Bundesebene Grundsätze für die Qualität und die Qualitätssicherung der ambulanten und stationären Pflege sowie für das Verfahren zur Durchführung der Qualitätssicherung zu vereinbaren (Abs. 1). Die zugelassenen Pflegeeinrichtungen (Pflegedienste und Pflegeheime) werden verpflichtet, sich an Massnahmen der Qualitätssicherung zu beteiligen. Dazu gehört, dem Medizinischen Dienst der Krankenversicherung (MDK) die Überprüfung der Qualität ihrer Leistungen (einschliesslich der Prozess- und Ergebnisqualität) durch Einzelprüfungen, Stichproben oder vergleichende Prüfungen zu ermöglichen (Abs. 2). Die Landesverbände der Pflegekassen erhalten die Möglichkeit, unter Beachtung des Grundsatzes der Verhältnismässigkeit, durch geeignete Massnahmen auf eine Abstellung der festgestellten Mängel hinzuwirken. Als letztes Mittel ist die Kündigung des Versorgungsvertrages vorgesehen (Abs. 3).

Das zweite für die Qualität in Heimen relevante Gesetz ist älter und wurde 1974 als «Gesetz über Altenheime, Altenwohnheime und Pflegeheime für Volljährige (Heimgesetz)» verabschiedet. Sein Zweck ist es, «die Interessen und Bedürfnisse der Heimbewohner vor Beeinträchtigungen zu schützen, insbesondere die Selbständigkeit und Selbstverantwortung der Bewohner im Heim zu wahren», sowie «die Beratung in Heimangelegenheiten zu fördern» (§ 2). Um diesen Zweck zu erfüllen, enthält es Regelungen über die Anforderungen an die Qualität der Betreuung und des Wohnens in Heimen, Vorgaben zu den Verträgen zwischen den Trägern von Heimen und den Bewohnerinnen, Grundsätze für die Mitwirkung von Bewohnerinnen in Heimangelegenheiten sowie Bestimmungen über Sanktionen bei Verstössen. Ausserdem erhält die Heimaufsicht im Heimgesetz eine gesetzliche Grundlage. Für sie gilt der Grundsatz: «Beratung vor Überwachung».

6.5.3 Zum Stand der Umsetzung der gesetzlichen Qualitätsanforderungen

Die in § 80 SGB XI den Spitzenverbänden erteilten Aufträge sind formal erfüllt: Seit 1996 gibt es für die ambulante, teilstationäre, vollstationäre und auch für die Kurzzeitpflege die im Gesetz geforderten «Gemeinsamen Grundsätze und Massstäbe zur Qualität und Qualitätssicherung». Diese Grundsätze haben nach Aussage vieler Kritiker[53] die Pflegedienste und Pflegeheime bisher weder erreicht, noch haben sie dort die Leistungserbringung nachhaltig beeinflussen können. Das hängt damit zusammen, dass diese freiwilligen Vereinbarungen der zahlreichen Spitzenverbände von Kostenträgern und Leistungserbringern zu einer Einigung auf dem kleinsten gemeinsamen Nenner führten, der für die Heimpraxis zu wenig konkret ist. Zudem fehlt eine allgemein akzeptierte Definition der Pflegequalität, welche die Voraussetzung für die Entwicklung allgemeingültiger Massstäbe wäre.

Interessant ist eine Analogie zu den USA, indem auch in Deutschland der Heimsektor im Gesetz als Gewerbe qualifiziert wurde. Da dieses aber keine echten, sondern von ihm abhängige «Kunden» hat (siehe Kap. 2), bezeichnet Klie das Heimgesetz entsprechend als «sozialstaatlich ausformuliertes und motiviertes Gewerbesonderrecht, das Ernst machen soll mit verfassungsrechtlichen Vorgaben wie der Würde, der Selbständigkeit und Selbstbestimmung in allen Einrichtungen, da all diese Wertvorgaben potentiell in der Lage sind zu gefährden. Die Heimaufsicht bzw. die zuständigen Behörden nach dem Heimgesetz sind die Instanzen, die vom Staat mit einer Art ‹Letztverantwortung› für die Humanität in den Heimen ausgestattet wurden, sie lassen sich auch als ‹Agenturen für Menschenrechte› in Heimen beschreiben. Abhängigkeitsverhältnisse zu minimieren und zu kontrollieren, dies ist Ausfluss des verfassungsrechtlich verankerten Sozialstaatsprinzips und gehört zu den vornehmen Zielen des Sozialstaats, die in der Rangordnung der Sozialstaatsgebote ganz oben stehen.»[54]

---

53 z. B. K. Jung, Zwischenbilanz, in Forschungsinstitut der Friedrich Ebert-Stiftung, Hrsg., Qualitätssicherung in der Pflege, Gesprächskreis Arbeit und Soziales, Nr. 92, Bonn 1999, S. 63–87.
54 Th. Klie, Qualitätskontrolle. Die zukünftige Rolle der Heimaufsichtsbehörden, in Fraunhofer-Institut Arbeitswirtschaft und Organisation, Hrsg., Qualitätskonzepte in der Praxis der Altenpflege, a. a. O., S. 56.

6.5.4 Ausblick: Reformbedarf und Gesetzesrevisionen

Handlungsbedarf wurde auf drei Ebenen geortet:

1. Sofortmassnahmen, um den in Einzelfällen festgestellten Mängeln offensiv entgegenzutreten;

2. kurz- und mittelfristige Massnahmen auf der Grundlage des geltenden Rechts, insbesondere die Konkretisierung der «Gemeinsamen Grundsätze und Massstäbe» in Form von überprüfbaren Vorgaben für die Pflegeeinrichtungen;

3. Revisionen der beiden Gesetze, u. a. um die an der Aufsicht beteiligten Stellen, nämlich die Pflegekassen einschliesslich des Medizinischen Dienstes, die Sozialhilfeträger und die Heimaufsicht zu koordinieren.

Eine kritische Bewertung zur Wirkung der Pflegeversicherung im Bereich Qualität dürfte nach wie vor gültig sein, denn im Vorspann zu dem am 1. November 2000 von der Bundesregierung dem Bundestag zur Beratung überreichten Entwurf für ein Gesetz zur Qualitätssicherung und zur Stärkung des Verbraucherschutzes in der Pflege (Pflege-Qualitätssicherungsgesetz – PQsG) liest man: «Wachsame Medien haben mit bemerkenswertem Augenmass vor allem in Pflegeheimen Missstände aufgezeigt, die unerträglich sind und daher, wo immer sie auftreten, aus der Sicht aller Beteiligten mit Nachdruck beseitigt werden müssen.»[55] Mit dem parallel zum Entwurf eines Pflege-Qualitätssicherungsgesetzes vorgelegten Änderungsentwurf für das Heimgesetz[56] sollen die Rechtsstellung und der Schutz der Bewohnerinnen von Altenwohn-, Alten- und Pflegeheimen sowie Heimen für behinderte Menschen deutlich verbessert werden, damit ein an den Grundsätzen der Menschenwürde ausgerichtetes Leben im Heim gesichert ist.

Vier Hauptziele sollen mit den Gesetzesrevisionen erreicht werden:

1. Die Stärkung der Eigenverantwortung der Pflegeselbstverwaltung,

2. die Sicherung und Weiterentwicklung der Pflegequalität,

3. eine bessere Kooperation von Heimaufsicht und Pflegeselbstverwaltung und

4. eine Stärkung der Verbraucherrechte.

---

55 Bundesregierung der Bundesrepublik Deutschland, Vorblatt zum Entwurf eines Gesetzes zur Qualitätssicherung und zur Stärkung des Verbraucherschutzes in der Pflege (Pflege-Qualitätssicherungsgesetz – PQsG), Berlin 1.11.2000, S. 1.

56 Bundesregierung der Bundesrepublik Deutschland, Entwurf eines Dritten Gesetzes zur Änderung des Heimgesetzes, Berlin 1.11.2000.

Die Leistungsqualität der Einrichtungen soll «von innen heraus» gestärkt werden durch:

- Die Verpflichtung zum Qualitätsmanagement,

- die Pflicht zur Vorlage von Leistungs- und Qualitätsnachweisen,

- Einbindung unabhängiger Sachverständiger,

- die Einführung von Beratungs- und Prüfvorschriften durch Rechtsverordnung sowie schliesslich

- die Konkretisierung und Absicherung der Prüfrechte des Medizinischen Dienstes der Krankenkassen (MDK).

Die Verzahnung zwischen Pflege-Qualitätssicherungsgesetz und Heimgesetz wird angestrebt, beispielsweise durch die Pflicht zur Abstimmung der Massnahmen und zur gegenseitigen Information der Aufsichtsinstitutionen.

Konkret stehen folgende Revisionsvorschläge im Vordergrund:

- Die Selbstverwaltung ist verpflichtet, Grundsätze für ein umfassendes Qualitätsmanagement zu erlassen (§ 80 Abs. 1 SGB XI-E).

- Die Qualitätsprüfungen werden im Gesetz verankert (§ 114), und die Bundesregierung wird ermächtigt, Beratungs- und Prüfvorschriften zur Qualitätssicherung in der Pflege zu erlassen (§ 118).

- Die Pflegeeinrichtungen werden verpflichtet, die Qualität ihrer Leistungen regelmässig durch Prüftestate unabhängiger, anerkannter Sachverständiger nachzuweisen und deren Kosten zu übernehmen (§ 112/§ 113/§ 79). Bei Verletzungen der qualitativen Leistungsverpflichtungen werden Pflegeeinrichtungen rückzahlungspflichtig und haften auch gegenüber den Bewohnerinnen (§ 115).

Obwohl noch frisch, haben die Gesetzesentwürfe doch schon Kritiker auf den Plan gebracht, welche die Vorlagen als Überreaktion auf einzelne Missstände und als Versuch bezeichnen, die Selbstverwaltungsinstanzen der Heimträgerschaften und die Heime selbst einer engen staatlichen Kontrolle zu unterstellen. Dies hängt vor allem mit den Bestimmungen über die Qualitätsprüfung zusammen: Gemäss § 114 sollen die Prüfer des MDK künftig die Heime tagsüber jederzeit, angemeldet oder unangemeldet, betreten dürfen. Sie können auch nächtliche Kontrollen durchführen, wenn das Ziel der Überprüfung tagsüber nicht erreicht werden kann. Dabei haben sie sogar Zutritt zu den Wohnräumen von Bewohnerinnen, sofern deren Zustimmung vorliegt oder eine dringende Gefahr für die öffentliche Sicherheit und Ordnung gegeben ist. Der Jurist Ronald Richter zweifelt an der

Verfassungsmässigkeit dieser Bestimmungen, da die Eingriffsermächtigung «weiter (geht) als die Ermächtigung zur Durchsuchung in der Strafprozessordnung. (...) Es geht um die Frage, ob die Wohnräume des Bewohners zur Prüfung und Besichtigungen (...) betreten werden dürfen, wenn dieser ein Betreten ablehnt.» [57]

Klie geht grundsätzlicher mit dem Gesetzesentwurf ins Gericht, obwohl er seine Impulsfunktion durchaus anerkennt: «Das Gesetz misstraut den Pflegeeinrichtungen, der Heimaufsicht, eigentlich allen, nur nicht den Pflegekassen und dem MDK. (...) Es kann nicht angehen, dass Pflegekassen und MDK zu den Garanten der Pflegequalität in den Einrichtungen werden. (...) Was bitter benötigt wird, ist ein unabhängiger Fachdiskurs über Massstäbe und zum Teil auch Standards in der Pflege als Referenzdiskurs für Einrichtungsträger und Kostenträger.» [58] Einen solchen Diskurs pflegt die «Bundeskonferenz für Qualitätssicherung im Gesundheits- und Pflegewesen e. V.», die sich aus unabhängigen Expertinnen und Experten zusammensetzt. In ihrem «Berliner Memorandum» [59] empfiehlt sie den Aufbau einer neuen Institution. «Sie sollte darauf ausgerichtet sein, auf nationaler und regionaler Ebene die Integration der unterschiedlichen Qualitätsanforderungen von den Pflegestandards bis zu den Erwartungen der Brandnachschau, von der Lebensmittelüberwachung bis zu den Verbraucherschutzperspektiven, zu leisten und weiterzuentwickeln; einen nationalen Konsens über zentrale Standards in der Versorgung pflegeabhängiger Menschen und ihrer Familien herzustellen, und die Qualitätsfähigkeit der Einrichtungen und Dienste befördern und überprüfen helfen.» Weder die Heimaufsichtsbehörden noch der MDK sind darauf ausgerichtet, eine solche nationale Aufgabe der integrativen Qualitätssicherung wahrzunehmen. So wird dringend empfohlen, einen Akkreditierungsrat zu gründen, dem Aufgaben der Konsensentwicklung in Standardfragen, der Herstellung von Transparenz und Vergleichbarkeit verschiedener Qualitätssicherungsinstrumente, der standardisierten Durchführung von Akkreditierungen und der Schulung obliegen sollen.

In den Hinweisen auf länderspezifische Entwicklungen wird jeweils auch das hauptsächlich verwendete Instrument kurz vorgestellt. Dies ist im Falle von Deutschland nicht möglich, weil eine Vielzahl von Instrumenten eingesetzt wird. Deshalb sind vier knappe Darstellungen über Instrumente im Anhang plaziert.

---

57 R. Richter, Das PQsG und seine Folgen, in Altenheim, vol. 40, Heft 1, 2001, S. 12–16.

58 Th. Klie, Qualität in gemeinsamer Verantwortung? Das Pflege-Qualitätssicherungsgesetz zwischen reaktiver und gestaltender Pflegepolitik, in Altenheim, vol. 40, Heft 1, 2001, S. 20. S. 17–21.

59 Berliner Memorandum der Bundeskonferenz für Qualitätssicherung im Gesundheits- und Pflegewesen, Berlin, 14.1.2000.

6.6 Ein kurzer Blick auf andere Länder

Die folgenden Hinweise fallen darum knapp aus, weil aus diesen Ländern kein Input für Q-Plan und Q-Star resultierte resp. bis jetzt nicht resultieren konnte. Für die Verhältnisse in Deutschland wurde darum eine Ausnahme gemacht, weil es nach unseren Vorstellungen für Heime in der Deutschschweiz, aber auch in Österreich, nur von Vorteil sein kann, wenn die Entwicklung beim deutschsprachigen Nachbarn verfolgt wird – in einem kleineren Ausmass wollte auch eine gewisse Kompensation zu der schwergewichtigen Darstellung über den angloamerikanischen Raum gesetzt werden.

6.6.1 Niederlande

In den Niederlanden ist Qualität im Gesundheitswesen schon seit rund 20 Jahren ein Thema.[60] Die nationale Vereinigung der Fachärzte besitzt konsolidierte Systeme für die Beurteilung der Qualität und der Qualitätssicherung aller den 28 Spezialistenvereinigungen angeschlossenen Ärzte. Im System von VISITATIE findet im dreijährigen Turnus eine Peer-Review bei diesen fast ausschliesslich in Spitälern tätigen Medizinern statt.[61] Auch die Allgemeinpraktiker, welche im niederländischen System eine ähnliche Position einnehmen wie die General Practitioner im britischen[62], engagieren sich stark, insbesondere bei der Erarbeitung von Leitlinien. Wie aber die externe Qualitätsbeurteilung bei den Allgemeinpraktikern durchgeführt werden soll, ist aktuell noch offen.

Der Aufbau eines Akkreditierungssystems für Akutspitäler zog sich über rund zehn Jahre hin. Seit Ende 1998 wird die Akkreditierung vom Nederlands Instituut voor Accreditatie van Ziekenhuizen (NIAZ), Leiden, geleitet. Der Standardsatz baut auf 35 Leistungseinheiten in einem Spital auf und zielt dabei auch auf kleine, personell schwach dotierte Dienste (z. B. Aufwachraum, Ergotherapie, Sozialdienst für das eigene Spital usw.).[63] Dies bringt den gewichtigen Vorteil mit sich, dass kleine Spitäler lange nicht alle Standards zu bearbeiten haben.

---

60 H.-J. Jaster, Hrsg., Qualitätssicherung im Gesundheitswesen, Stuttgart und New York 1997, S. 281 ff.; St. Görres, a. a. O., S. 91 f.

61 N. Klazinga, Re-engineering trust: the adoption and adaption of four models for external quality assurance of health care services in western European health care systems, in International Journal for Quality in Health Care, vol. 12, 2000, S. 183–189.

62 z. B. M. Schneider et al., a. a. O., S. 329 ff.

63 P. van den Hombergh et al., Practice visits as a tool in quality improvement: acceptance and feasibility, in Quality in Health Care, vol. 8, 1999, S. 167–171; E. M. S. J. van Gennip und P. A. E. Sillevis Smitt Sr., The Netherlands Institute for Accreditation of Hospitals, in International Journal for Quality in Health Care, vol. 12, 2000, S. 259–262.

Die niederländischen Standards stützen sich sowohl auf jene der Joint Commission wie auf jene des Canadian Councils und bringen als eigene Leistung strukturelle Besonderheiten des niederländischen Spitalsystems ein. Weder von Kanadiern noch von Amerikanern wurde aber das übernommen, was wir selber für Q-Plan und Q-Star aus den beiden Standardwerken übernahmen. Dagegen kam ISO-9000 bei den Anforderungen an das Qualitätsmanagement im Spital zum Zug.

Gruppen von Pflegeheimen waren mit ihren Anstrengungen schneller am Ziel als die Spitäler. Schon 1995 lag ein Modell zur Qualitätssicherung vor, welches sich teilweise auf ISO-Elemente stützte. Dabei wurden aber nicht einfach ISO-Normen angepasst. ISOides kommt primär damit zum Tragen, dass in den Niederlanden nicht die Beurteilung der Qualität im Zentrum steht, sondern die Überprüfung der Qualitätssicherung.[64] Untypisch ist dann aber, dass die externe Beurteilung dieser Qualitätssicherung durch den Dachverband, die Woonzorg Federatie, mit kenntnisreichen Vertretern ihrer Mitglieder geleistet wird.[65]

In den Niederlanden sieht sich die Regierung zwar verantwortlich für die Qualität der Leistungserbringung («In the Netherlands, the government is ultimaterly responsible for the quality of the care provided»[66]), aber es wurden immer nur Rahmenbestimmungen erlassen – für keinen einzigen Leistungserbringer resultierten Vorgaben zum Vorgehen.

6.6.2 Frankreich

Verglichen mit den Niederlanden liegen die Verhältnisse in Frankreich ganz anders. Hier wurde mit Regierungsbeschluss vom 24. April 1996 bestimmt: «Afin d'assurer l'amélioration continue de la qualité et de la sécurité du soins, tous les établissements de santé publics et privés doivent faire l'objet d'une procédure externe d'évaluation dénommée accréditation (...)»[67] (Art. L.710-5).

Die Trägerorganisation Agence Nationale d'Accréditation et d'Évaluation en Santé (ANAÉS) wurde innerhalb weniger Monate aktiv und konnte anfangs 2000 schon die ersten Spitalakkreditierungen durchführen. Dieses Tempo ist nur vor-

---

64 Nederlandse Vereniging voor Verpleeghuiszorg, Kwaliteitsbulletin verpleeghuissector, Utrecht Mai 1999, bes. Beilage 2.

65 Nederland. Ministerium für Gesundheit, Gemeinwohl und Sport, Fact Sheet 01-D-1996, S. 2.

66 Ministry of Health, Welfare and Sport, Documentation, Nr. 2, February 1997, S. 2.

67 «Zur Gewährleistung der fortlaufenden Verbesserung von Qualität und Sicherheit der Pflege müssen alle Einrichtungen des öffentlichen Gesundheitswesens Gegenstand eines als Akkreditierung bezeichneten, externen Evaluationsverfahrens sein (...)»

stellbar, weil die Direktiven der Regierung den Weg zur Realisierung eindeutig vorgaben, weil auf ein schon bestehendes Institut (ANDÉM) aufgebaut werden konnte, und weil mit Bezug auf die Akkreditierung die sechs damals schon etablierten Systeme in die Konzeptualisierung des französischen eingeschlossen wurden. Aber ANAÉS besitzt mit dem Evaluations-Teil dieser Agence ein Element (Mission), das sie von allen anderen hier interessierenden Institutionen abhebt: Im Bereich der Evaluation werden Leitlinien erarbeitet, das Technologie-Assessment ist hier angesiedelt, es werden die Bausteine zur Evidence-based Medicine zusammengetragen, und die Evaluation medizinischer und pflegerischer Praxis in Frankreich runden das Aufgabenfeld ab.

Die institutionalisierte Verbindung zwischen Evaluation und Akkreditierung bietet nach unseren Vorstellungen eine ideale Basis für fundiertes Vorgehen in der Qualitätsbeurteilung und der Beurteilung der Qualitätssicherung. Im Falle von Frankreich ist zu hoffen, dass Pionierarbeit geleistet wird. Dies betrifft dann auch die Pflegeheime (mit den Arbeiten an der Akkreditierung von Pflegeheimen wird im Jahr 2002 gestartet), weil der Regierungsbeschluss ein Arbeiten mit dem System der Akkreditierung für alle Leistungserbringer verlangt.

7. Herleitung von SOLL-Vorgaben

7.1 Einführung

In diesem Kapitel geht es darum, den Massstab zu eruieren, an dem die Qualität eines Pflegeheimes zu messen ist. Zuerst wird die einfache Problemlage am Beispiel eines Kunden gegenüber einem Produktionsbetrieb dargestellt, um dann zu skizzieren, warum Bewohnerinnen eines Pflegeheimes nicht in der Lage sind, als Kunden den Massstab (SOLL-Vorgaben) zu entwickeln.

Gegenüber der Wunschvorstellung, die Gerontologie möge SOLL-Vorgaben formulieren, steht hier die Behauptung, dies könne nur im Ausnahmefall geleistet werden, nämlich dann, wenn direkt auf diese Aufgabe fokussiert wird. Es ist nicht primäre Aufgabe der Wissenschaften, Praxisanleitungen zu erarbeiten. Zur Beweisführung wird zuerst auf den ökologischen Ansatz von Lawton verwiesen. Anschliessend kommt die möglicherweise zentrale SOLL-Vorgabe zur Beurteilung der Qualität eines Pflegeheimes zur Sprache: Autonomie gewährleisten. Wegen der Komplexität dieser Herausforderung sind die Hinweise ausführlich gehalten: In der Heimwelt muss das Bewusstsein Platz greifen, dass die Komplexität nicht beim Start der Einlösung von Verpflichtungen zur Qualitätssicherung mit einer bequemen Wahl unter «vielen» Angeboten geleistet werden kann. Nur in der langfristigen Auseinandersetzung mit Herausforderungen der Gerontologie – in einem Lernprozess – wird es gelingen, Zentrales auch ins Zentrum zu rücken.

Die ersten drei Kapitel dieses Buches boten Kritik an früheren und vielleicht immer noch teilweise gegenwärtigen Strukturen und Prozessen der «Fremden Welt Pflegeheim». Obwohl die Hinweise der Ethnologinnen, die Deutung Goffmans und die empirischen Studien von Wolinsky und Aneshensel gegenwärtig zu sein haben, bieten sich keine Chancen, daraus direkt SOLL-Vorgaben abzuleiten.

Mit Bezug auf die SOLL-Vorgaben in Q-Plan und Q-Star wurde dann die in Kapitel 4 erwähnte Gegenbewegung durch Wolfensberger und etwas später durch Moos von Bedeutung. Beide Forscher haben Instrumente zur Qualitätsbeurteilung von Heimen erarbeitet. Anschliessend ist kurz darzulegen, was unter pragmatischem Vorgehen beim Gewinnen von SOLL-Vorgaben verstanden wird, um dann Kritik an zwei untauglichen Vorgehensweisen zu formulieren. Gegenüber einer österreichischen Dissertation muss die Diagnose «blühende Phantasie» notiert werden, um nachher in breiterem Rahmen die Ideologie herauszuarbeiten, welche für die Gewinnung von SOLL-Vorgaben sog. Anspruchsgruppen einsetzen will. Am Schluss möchte der Beweis angetreten werden, weshalb für die Legitimation von SOLL-Vorgaben aktuell dem Staat primäre Bedeutung zukommt.

7.2 Kunde und Produktionsbetrieb

Über das Vorhandensein oder den Mangel von Qualität kann nur geurteilt werden, wenn dafür ein Massstab vorliegt. Die in deutschsprachigen Publikationen häufig anzutreffende Definition von Qualität nach DIN EN ISO 8402 zeigt auf diesen Massstab: «Die Gesamtheit von Eigenschaften und Merkmalen eines Produktes oder einer Dienstleistung, die sich auf deren Eignung zur Erfüllung festgelegter und vorausgesetzter Erfordernisse beziehen». An «festgelegten und vorausgesetzter Erfordernissen» wird gemessen, in welchem Umfang ein Produkt oder eine Dienstleistung Qualität ausweist. Wenn ein Bauherr die Fenster für ein im Bau befindliches Haus in Auftrag gibt, so setzt er vielleicht zehn «Erfordernisse» fest (Länge, Breite, Glastypus, Dicke des Glases, Holz, Verleimungsprinzip usw.). Erzielten Auftraggeber und Auftragnehmer Einigung über die «Erfordernisse» und den Preis, und werden die Fenster dann fristgerecht geliefert, kann der Bauherr die Qualität der Lieferung anhand seiner Vorgaben beurteilen. Dabei hatte der Bauherr nicht alle seine Vorstellungen als «Erfordernisse» im Auftrag festgehalten. Handwerkliches Können wurde vorausgesetzt. Es verstand sich damit von selbst, dass keine Kratzer auf dem Glas sein sollten, dass der Lack keine Luftblasen bildet usw.

Im Falle der Pflegeheime tritt nur ausnahmsweise ein Auftraggeber wie der erwähnte Bauherr auf, und die «Erfordernisse», welche in diesem seltenen Fall präsentiert werden können, betreffen dann einen bescheidenen Ausschnitt aus dem künftigen Lebensbereich (z. B. die Verfügbarkeit eines Einzelzimmers). Weil ein irgendwie zum Bauherr ähnlicher Auftraggeber für das Leben in Pflegeheimen fehlt (es geht also nicht um den Bau eines Heimes), ist danach zu suchen, wer «Erfordernisse» – welche wir als SOLL-Vorgaben bezeichnen – formulieren kann. Dabei wird pragmatisch vorgegangen und in diesem und im nächsten Kapitel nicht auch zu begründen gesucht, mit welcher Legitimation Strukturen, Prozesse und Resultate in Heimen an diesen SOLL-Vorgaben gemessen werden dürfen. Zudem werden methodische Fragen der Messung und erst recht messtheoretische Herausforderungen weitgehend vernachlässigt, obwohl sich formidable Probleme ergeben können: Länge, Breite und Tiefe der vorher erwähnten Fenster auf einen Millimeter genau festzulegen ist eines, die SOLL-Vorgabe «Selbstbestimmung» so zu operationalisieren, dass infrastrukturelle Vorgaben und das Handeln im Pflegeheim daran gemessen werden können, ist etwas ganz anderes.

Es wurde festgestellt, dass der Bauherr die von ihm angemeldeten «Erfordernisse» im Falle der Fabrikation von Fenstern nicht in jedem Detail spezifiziert; der Bauherr setzt beim Auftragnehmer handwerkliches Können voraus. Etwas Ähnliches (aber nicht Gleiches) ist im Pflegeheim mit Bezug auf krankenpflegerisches und ärztliches Handeln zu beobachten. Diese beiden wichtigen Ausschnitte aus den Leistungen eines Pflegeheimes werden im Kapitel 8 behandelt.

7.3 Zur Unmöglichkeit der Formulierung von SOLL-Vorgaben durch Bewohnerinnen

Die skizzierte Vorstellung, Kunden hätten SOLL-Vorgaben für Produkte und Dienstleistungen zu formulieren, damit Qualität beurteilt werden könne, taugt für Bewohnerinnen von Pflegeheimen aus mehreren Gründen nicht. In Kapitel 11 werden einige dieser Gründe behandelt, und die Problematik der Gleichsetzung von Kundin und Bewohnerin wird kurz aufgegriffen. Beim jetzt interessierenden Suchen nach SOLL-Vorgaben durch Bewohnerinnen schliessen Cohn und Sugar aus ihrer sorgfältig konzeptualisierten empirischen Studie (welche aber «nur» 33 Bewohnerinnen von Pflegeheimen einschloss), dass mit Bezug auf Lebensqualität kaum Ansprüche an das Heim geäussert wurden.[1] Die Ansprüche wurden vielmehr an sich selbst gestellt. Im Kern resultierte nichts anderes, als was Mitarbeiterinnen im Heim immer wieder hören: «Man muss zufrieden sein»; «es muss gehen» – also Aufforderungen an sich selbst und kaum je an die Institution Pflegeheim.

In Übereinstimmung mit anderen Autoren präsentieren Cohn und Sugar eine facettenreiche Deutung des Resultates. Danach liegt zum einen bei diesen Hochbetagten ein Effekt vor, welcher nicht in direkten Zusammenhang mit dem Pflegeheim gesetzt werden sollte. Diese Menschen mögen und können nicht mehr wie noch vor wenigen Jahren – also hat man sich der aktuellen Situation anzupassen und mit den aktuellen Möglichkeiten zufrieden zu sein, weil es vom physischen und psychischen Status her kaum anderes gibt (so nach den Vorstellungen dieser Bewohnerinnen). Zum anderen werden Lernprozesse im Heim relevant: Manche Bewohnerinnen müssen nach dem Eintritt (der Überweisung) ins Pflegeheim

---

1 J. Cohn und J. A. Sugar, Determinants of Quality of Life in Institutions: Perceptions of Frail Older Residents, Staff, and Families, in J. E. Birren et al., Hrsg., The Concept and Measurement of Quality of Life in the Frail Elderly, San Diego und New York 1991, S. 28–49.

zuerst die Lebensumstände definieren. Diese Definition entsteht aus komplexen Interaktionen mit Angehörigen, Mitarbeiterinnen des Heimes und einigen Mitbewohnerinnen. Der Prozess dieser Definition (u. a. zu der gewichtigen Frage «Warum bin ich hier?») ist schwieriger und dauert länger als Aussenstehende annehmen.[2]

Zudem hat man sich mit der Fremddefinition der neuen Position Bewohnerin/ Patientin durch «Autoritätspersonen» auseinanderzusetzen. Wenn einem dann vom Pflegepersonal zu viele Defizite zugeschrieben werden (Bewohnerinnen als «less than whole persons» gesehen werden), dann wächst die Gefahr, dass tendenziell über sie verfügt wird[3], was wohl fast zwangsläufig dazu führt, dass diese Bewohnerinnen weitgehend auf Ansprüche (SOLL-Vorgaben) an ein Pflegeheim verzichten. Zudem wäre auch auf die Erfahrungen einzugehen, was Bewohnerinnen aus Reaktionen auf geäusserte Wünsche im Heim machen. In Kapitel 1 wurde mehr als einmal auf Aspekte dieses Lernprozesses verwiesen, wobei auch das Verhalten von Mitbewohnerinnen auf das Äussern von Wünschen im individuellen Lernprozess verarbeitet werden muss.

Wenn an dieser Stelle ohne zusätzliche Argumentationen festgehalten wird, Bewohnerinnen von Pflegeheimen seien nicht in der Lage, in substanziellem Ausmass bei der Formulierung von SOLL-Vorgaben mitzuwirken, so werden drei Hinweise notwendig:

1. Die vorangehenden Überlegungen dürfen nicht so gedeutet werden, als käme Wünschen und Forderungen über ein einzelnes Anliegen hinaus (z. B. «Ich hätte gerne ein Glas Wein zum Nachtessen») keine Bedeutung für das Heim zu. Ganz im Gegenteil: Mitarbeiterinnen haben konsequent darauf zu achten, ob Wünsche in einer gewissen Häufung (mit einem Cluster) zu hören sind. In diesem Fall kann durchaus eine Art von SOLL-Vorgabe für ein einzelnes Heim resultieren. Aber in diesem Abschnitt handelt es sich einzig darum festzuhalten, dass Bewohnerinnen eines Pflegeheimes in aller Regel nicht dafür gewonnen werden können, in einem konzeptuellen Rahmen SOLL-Vorgaben zur Messung der Qualität in Pflegeheimen zu entwickeln. Bei dieser Feststellung wird vorausgesetzt, dass methodisch korrekt vorgegangen würde (zu Schwierigkeiten siehe Kap. 11).

---

2   z. B. W. Saup, Übersiedlung ins Altenheim, Weinheim und Basel 1984; R. L. Rubinstein, Resident Satisfaction, Quality of Life, and «Lived Experience» as Domains to Be Assessed in Long-Term Care, in J. Cohen-Mansfield et al., Hrsg., Satisfaction Surveys in Long-Term Care, New York 2000, S. 13–28.
3   S. Dixon, Autonomy and Dependency in Residential Care, London 1991.

2. Ebenfalls darf nicht gefolgert werden, dass keine Anstrengungen zu unternehmen seien, um mehr Wissen über die Gewinnung von Elementen oder auch nur Teilelementen zu SOLL-Vorgaben durch Bewohnerinnen in Erfahrung zu bringen. Wetle et al.[4] fanden aus 198 abgeschlossenen Interviews in neun Heimen, dass mehr als die Hälfte aller Auskunfterteilenden keinen oder nur einen sehr geringen Einbezug bei medizinisch-pflegerischen Entscheiden erfuhren. Trotzdem beurteilten fast drei Viertel dieser Bewohnerinnen, dass sie dieses (geringe oder nicht existierende) Ausmass als richtig erachteten. Die Autorinnen schliessen in einem weiteren Kontext ihrer Argumentation, dass zur Deutung dieses Resultates eine Vielzahl von Faktoren herangezogen werden müsse. Ausser der Gebrechlichkeit (Physical Frailty) der Auskunftspersonen könnten aber praktisch alle anderen Ursachen (auf die hier nicht eingegangen wird), welche zur weitgehenden Aufgabe der Wahrnehmung von Einfluss führen, durch die Institution verändert werden.[5]

   Das Plädoyer für Anstrengungen, um Wissen über das Gewinnen von SOLL-Vorgaben zu generieren, beschränkt sich nicht auf Bewohnerinnen (insbesondere sog. kompetente Bewohnerinnen[6]). Allerdings ist zu verlangen, dass die Positionen der Auskunftspersonen reflektiert werden, sonst besteht im besten Fall kein Unterschied zur unverbindlichen Umfragerei à la Sonntagszeitung.[7] Im schlechtesten Fall resultieren Fehlinformationen, wenn beispielsweise die mitgliederstarke Forschungsgruppe um M. J. Rantz eine grosse Gruppe von Angehörigen mit einer kleinen Zahl von Bewohnerinnen in Focus-Gruppen zur Gewinnung von SOLL-Vorgaben vermischte, ohne der spezifischen Dynamik und den unterschiedlichen Positionen Rechnung zu tragen.[8]

3. Zudem hat man sich immer wieder zu vergegenwärtigen, dass die bis jetzt angeführten Konditionen, welche dazu führen, dass Bewohnerinnen in aller Regel nicht für die Formulierung von SOLL-Vorgaben zu gewinnen sind, nicht als invariant zu gelten haben. M. M. Baltes zeigt in einer differenziert angelegten

---

4 T. Wetle et al., Nursing Home Resident Participation in Medical Decisions: Perceptions and Preferences. In: The Gerontologist, vol. 28, 1988, S. 32–38

5 dies, S. 36 ff.

6 A.-C. Mattiason und L. Andersson, Quality of nursing home care assessed by competent nursing home patients, in Journal of Advanced Nursing, vol. 26, 1997, S. 1117–1124.

7 z. B. T. M. Steffen und P. C. Nystrom, Organizational Determinants of Service Quality in Nursing Homes, in Hospital & Health Services Administration, vol. 42, 1997, S. 179–191.

8 M. J. Rantz et al., Nursing Home Care Quality: A Multidimensional Theoretical Model Interpreting The Views of Consumers and Providers, in Journal of Nursing Care Quality, vol. 14, Heft 1, 1999, S. 16–37.

Interventionsstudie, dass über Lernen und Training von Mitarbeiterinnen Interaktionsmuster so verändert werden können, dass das Abhängigkeitsverhalten von Bewohnerinnen reduziert wird.[9] Obwohl die Modifikation eines gewichtigen Aspektes der Interaktion wahrscheinlich nur eine notwendige, aber keine hinreichende Bedingung für eine allfällige Motivation zum Formulieren von einzelnen SOLL-Vorgaben ist, darf dieser Schritt nicht unterschätzt werden.

Es ist der Anlage von Interventionsstudien eigen, dass in ähnlichem Feld widersprüchliche Resultate publiziert werden. Saup und Schröppel kamen bei ihrer auch überzeugenden Versuchsanlage zu dem Schluss, dass «die Auswirkungen von Wahl-, Entscheidungs-, Einfluss-, Kontroll- und Mitwirkungsmöglichkeiten auf die psycho-physische Befindlichkeit von rüstigen hochbetagten Altenheimbewohnern – insgesamt gesehen – positive, im Aussmass aber eher moderate Effekte erkennen liessen. Die Auswirkungen der kontroll-erhöhenden Intervention waren nicht so deutlich, wie auf Grund der Forschungsliteratur (…) hätte erwartet werden dürfen».[10]

7.4 Ableitung aus Grundrechten

Einige SOLL-Vorgaben können zweifellos aus dem gesellschaftlichen Grundkonsens abgeleitet werden. Dieser stützt sich teilweise auf zentrale staatliche Normen, in den USA zum Beispiel auf die Declaration of Independence («Pursuit of Happiness») und den 5. Verfassungszusatz. In «Heime zum Leben»[11] wird überzeugend demonstriert, wie SOLL-Vorgaben aus einer Operationalisierung der Grundrechte in Deutschland Wirkung «für den Alltag der stationären Altershilfe» entfalten könnten – die Publikation selbst legt Zeugnis für solche Wirkung in England ab. Der gesellschaftliche Grundkonsens kann sich aber auch in einem Ausschnitt in zentralen Orientierungslinien eines Verbandes finden, wie z. B. bei den «Grundlagen für verantwortliches Handeln in Alters- und Pflegeheimen».[12]

---

9 M. M. Baltes, The Many Faces of Dependency in Old Age, Cambridge 1996, bes. S. 130–144.
10 W. Saup und H. Schröppel, Wenn Altenheimbewohner selbst bestimmen können, Augsburg 1993, S. 153.
11 R. Harris et al., Heime zum Leben, Hannover 1995.
12 Heimverband Schweiz, Grundlagen für verantwortliches Handeln in Alters- und Pflegeheimen, Zürich o. J. (1997).

Aus diesen Dokumenten resultieren dann z. B. die SOLL-Vorgaben «Freie Entfaltung der Persönlichkeit», «Recht auf Leben» und «körperliche Unversehrtheit», «Freiheit der Person», «Glaubens-, Gewissens- und Meinungsfreiheit», aber auch (diese sind in «Heime zum Leben» abgeleitet) Rechtssicherheit mit Bezug auf die Pflegepraxis, Wahlfreiheit, Würde mit Bezug auf manche Bereiche des Heimlebens und Selbstverwirklichung. Bei den erwähnten zentralen Orientierungslinien des Heimverbandes Schweiz resultieren SOLL-Vorgaben (welche als Rechte formuliert sind) mit Bezug auf Würde und Achtung, Selbstbestimmung, Information, Gleichbehandlung, Sicherheit, Recht auf qualifizierte Dienstleistungen, Recht auf Wachstum der Persönlichkeit und Recht auf Ansehen des Menschen in Heimen.

An dieser Stelle geht es nicht darum, auch die Umsetzung (Operationalisierung) solcher SOLL-Vorgaben in empirisch überprüfbare Normen zu kommentieren.[13] Der gesellschaftliche Grundkonsens hilft bei dieser Transformation, das heisst, dass sich eine grosse Zahl von Menschen vorstellen kann, was zu überprüfen ist, um im Alltag eines Pflegeheimes zu eruieren, ob man die SOLL-Vorgaben einhält. Dass sich allerdings bei dieser Operationalisierung Probleme stellen, wird noch zu verschiedenen Malen erwähnt werden.

Abschliessend ist darauf aufmerksam zu machen, dass der gesellschaftliche Grundkonsens zusammen mit extensiver Auslegung zentraler Werte in mindestens zwei Dimensionen nicht ausreicht, um die Anforderungen an die Qualität, das SOLL, zu formulieren. Zum einen kann bei Elementen der Leistungserbringung eines Heimes Fachwissen geltend gemacht werden, gegenüber dem die Artikulation aus dem behaupteten gesellschaftlichen Grundkonsens wahrscheinlich nur teilweise wirksam zu werden vermag. Zum anderen besteht mindestens Unsicherheit darüber, ob die zentralen Werte in Verbindung mit dem gesellschaftlichen Grundkonsens und in der Auseinandersetzung mit jenen Entscheiden, Usanzen und Praktiken eines Heimes, für die Fachwissen geltend gemacht wird, genügen, um einen umfassenden Satz von SOLL-Vorgaben zu formulieren. Um diese Unsicherheit zu beheben, ist nach weiteren Quellen zu suchen, aus denen SOLL-Vorgaben zur Beurteilung der Qualität von Heimen abgeleitet werden könnten.

---

13 z. B. Th. Klie, Bürgerrechtskatalog für Pflegeheime, in Altenheim, vol. 35, 1996, S. 888–894.

7.5 Hilfe der Wissenschaften?

Wir behaupten, dass gerontologische Forschung nur dann zur Gewinnung von SOLL-Vorgaben beiträgt, wenn sie direkt auf diese Herausforderung fokussiert. Man stellt sich vielleicht vor, dass grundsätzlich alle Resultate der multidisziplinären Forschung über das Altern zur Deutung von Leben und Sterben in einem Pflegeheim relevant seien. Dies trifft zu, wenn die eminente Herausforderung der notwendigen Reduktion der Komplexität für die im weiteren Bereich «Pflegeheime» Tätigen nicht berührt wird. Aber die Gerontologie muss im Wissenschaftsbereich anderen Gesetzmässigkeiten folgen als die Praxis. Pointiert formuliert: Für die gerontologische Forschung ist es bedeutsamer, den Wissensbestand im Fachgebiet weiterzuentwickeln, als auf «brennende» Fragen aus der Praxis zu antworten. Auch wenn aus theoriebasierten Arbeiten relativ selten direkt umsetzbare Handlungsanleitungen für die Praxis resultieren, wäre ihre Vernachlässigung bei Qualitätsbeurteilungen bedenklich. Diese Behauptung soll anhand der beiden SOLL-Vorgaben «Sicherheit vermitteln» und «Autonomie gewährleisten», die für die Qualitätsbeurteilung von Pflegeheimen zweifellos bedeutsam sind, mit drei möglichst knapp gehaltenen Hinweisen gestützt werden.

M. P. Lawton analysiert als Psychologe seit gut 30 Jahren die Konsequenzen der Umwelt auf betagte Menschen. Einer seiner Forschungsgegenstände ist das Pflegeheim. Für diesen Autor ist Umwelt sowohl die physische Umgebung in einem Heim als auch die soziale Umgebung, welche die Angebote in einem Heim einschliesst.[14] Seine Folgerungen bleiben auf hohem Abstraktionsniveau: Es gelte in der gesamten Gestaltung der Umweltbeziehungen eine Ausgewogenheit der Stimuli zu erreichen, sowohl Vorkehren für die gesuchte Sicherheit zu bieten, als auch einen physischen, psychischen und sozialen Rahmen zu gestalten, der Autonomie weitgehend zu garantieren helfe.[15] «Rezepte» für eine direkte Umsetzung sind nach Lawton ausgeschlossen, da in jedem Heim je nach Ausgangsbedingungen (dazu gehört u. a. auch die Zusammensetzung der Bewohnerinnen) unterschiedliche Vorkehren getroffen werden müssen.

---

14 z. B. M. P. Lawton, Evaluation research in fluid systems, in U.S. Department of Health, Education and Welfare, Evaluative Research on Social Programs for the Elderly, (OHD) 77–20120, Washington D. C. 1977, S. 5–15; M. P. Lawton et al., Aging and the Environment: Theoretical Approaches, New York 1982; M. P. Lawton, Environment and Aging, 2. Aufl., Albany 1986; M. P. Lawton und T. A. Salthouse, Hrsg., Essential Papers on the Psychology of Aging, New York 1998.

15 P. A. Parmelee und M. P. Lawton, The design of special environments for the aged, in J. E. Birren und K. W. Schaie, Hrsg., Handbook of the Psychology of Aging, 3. Aufl., New York 1990, S. 465–488.

Der Verzicht auf die Formulierung von Handlungsanleitungen ist theorie-immanent. Lawton zeigte aber, dass seine theoretischen Überlegungen am ein-zelnen Heim umgesetzt werden können: Der Autor engagierte sich bei der ökolo-gischen Gestaltung des Weiss-Instituts für Demente (Philadelphia), einer der Pionierinstitutionen als Vorläufer von Special Care Units (siehe Kap. 8).[16] Obwohl also Lawtons umweltpsychologische Studien nicht direkt zur Ableitung von SOLL-Vorgaben dienen können, sollte einleuchten, dass sie bei Heimbeurteilun-gen – z. B. zur Deutung der Vorkehren einer Institution zur Erfüllung der Ver-pflichtung «Sicherheit vermitteln» – gegenwärtig sein müssen. Die Fremdbeurtei-lung von Pflegeheimen nach dem Akkreditierungsmodell unterscheidet sich von der materiellen Selbstbeurteilung (wie z. B. bei ISO, EFQM) dadurch, dass Perso-nen mit Kenntnissen, u. a. in der Gerontologie, über die Zielerreichung mit Bezug auf SOLL-Vorgaben urteilen. Also haben auch Erkenntnisse von Lawton im Akkreditierungsgeschehen gegenwärtig zu sein, obwohl sie nicht als Handlungs-anleitungen formuliert werden können.

An dieser Stelle werden Aspekte des mit der Akkreditierung intendierten gemeinsamen Lernens sichtbar: Beurteiler vermitteln im Akkreditierungsprozess und mit dem Bericht (der in der Regel über 50 Seiten umfasst) Informationen über das gerontologische Wissen im Zusammenhang mit einzelnen SOLL-Vorga-ben. Im Vergleich zum Survey der HCFA kommt beim Akkreditierungsprozess, so wie er mit Q-Plan und Q-Star angelegt ist, der Inspektionscharakter nur in bescheidenem Ausmass zum Tragen. Dem gemeinsamen Lernen kommt dagegen auf verschiedenen Ebenen Bedeutung zu: Im Durchschnitt der Pflegeheime sind die Kenntnisse um vorläufig gesichertes Wissen der gerontologischen Forschung bescheiden. Der Akkreditierungsprozess dient dazu, Wissen praxisnahe (d. h. mit Bezug auf eine SOLL-Vorgabe) zu vermitteln. Dabei wäre die Vorstellung von in der Theorie umfassend bewanderten Beurteilern falsch. Beurteiler haben zwar einen Wissensvorsprung gegenüber der Mehrheit des Auskünfte erteilenden Kaders in Heimen. Aber sie können bei Beurteilungen dazulernen. Sie vermögen erst recht bei der Fortführung des Dialoges, d. h. bei der dritten und vierten Akkreditierung, immer mehr vom Wissen der Partner in der Praxis dazulernen.

---

16 M. P. Lawton et al., A Balanced Stimulation and Retreat Program for a Special Care Dementia Unit, in D. Holmes et al., Hrsg., Special Dementia Care: Research, Policy, and Practice Issues, Alzheimer Diesease and Associated Disorders, vol. 8, Supplement 1, 1994, S. S133–S138; K. Van Haitsma et al., Does Segregation Help or Hinder?: Examining the Role of Homogenity in Behavioral and Emotional Aspects of Quality of Life for Persons with Cognitive Impairment in the Nursing Home, in D. Holmes et al., Hrsg., Special Care Units, Research & Practice in Alzheimer's Disease (RPAD), vol. 4, Paris und New York 2000, S. 163–177.

Es muss dabei gegenwärtig sein, dass bei der Umsetzung von SOLL-Vorgaben in der Praxis ein nennenswerter Handlungsspielraum existiert. Dies gilt nicht nur im Zusammenhang mit Lawton, sondern auch mit den zu referierenden Autoren im Zusammenhang mit der SOLL-Vorgabe zur Gewährleistung der Autonomie.

Eine weitere Ebene des gemeinsamen Lernens liegt dann in der Komplexität der gerontologischen Forschung mit Bezug auf Pflegeheime und im bisherigen Unvermögen von Akkreditierungsinstanzen, diese Komplexität zu reduzieren. In Kapitel 6 wurde darauf aufmerksam gemacht, dass es dem Canadian Council noch zu wenig gelingt, gerontologisches Wissen in die Standards einzubauen, und der Joint Commission wurde vorgehalten, dass sie auf gerontologische Literatur aufmerksam macht, ohne diese konsequent in ihren Standards zu verarbeiten. Nach unseren Vorstellungen sollte es über eine längere Zeitperiode (sicher mindestens zehn Jahre) im Diskurs mit Betroffenen und Beteiligten gelingen, Ausführungen zu SOLL-Vorgaben so zu formulieren, dass die Berücksichtigung gerontologischen Wissens in ansehnlichem Ausmass garantiert wird.

Mit Bezug auf die SOLL-Vorgabe «Autonomie gewährleisten» wird noch überzeugender dargelegt werden können, welche Komplexität beim Versuch der Operationalisierung resultiert. Ähnlich wie bei der SOLL-Vorgabe «Sicherheit garantieren» muss mit einem allgemeinen (Vor-)Verständnis zu dieser Herausforderung gerechnet werden. Lidz et al.[17] griffen zu Recht über das Vorverständnis hinaus und zeigten, dass Autonomie sich nicht in Wahlfreiheiten erschöpfen kann. Auswahlmöglichkeiten zu vergrössern bedeute noch nicht, dass die Autonomie von Bewohnerinnen erhöht werde. Zum einen müssten die Möglichkeiten zur Wahl für Bewohnerinnen tatsächlich bedeutungsvoll sein, zum anderen hätten kontinuierlich, sogar ständig, angebotene Chancen zur Wahl das Niveau der Autonomie zu stützen. Und endlich habe ein Heim Anstrengungen zu unternehmen, damit imaginierte Optionen der Wahl realisiert werden.

Die Autoren kombinierten für ihre Analyse in zwei unterschiedlichen Abteilungen eines grösseren Heimes (150 Betten) die ethnologische Methodik mit einem soziologischen Konzept. Es handelte sich, wie bei den in Kapitel 1 erwähnten Pflegeheimen, um eine Institution, welche in der Öffentlichkeit als qualitativ gut betrachtet wurde. Die Autoren schlossen dann, dass Autonomie im Zusammenhang mit dem beurteilten Gesundheitszustand von Bewohnerinnen progressiv abgebaut werde: Je schlechter es den Bewohnerinnen gehe, desto weniger werde auf Autonomie geachtet. Lidz, Fischer und Arnold schliessen, wenn Autonomie tatsächlich in jenem Ausmass realisiert werden solle, das von dem Heim dazu deklariert werde, dann müsse eine kleine Revolution stattfinden.[18]

---

17 C. W. Lidz et al., The Erosion of Autonomy in Long-Term Care, New York und Oxford 1992.
18 ebenda, S. 180.

Dass die Komplexität der Problemlage für Mitarbeiterinnen im Heim schwierig zu reduzieren ist, demonstriert die Befragung von Mullins et al. in Heimen in Florida.[19] Aus 15 Heimen resultierten rund 200 durch pflegerisches Personal und das Kader ausserhalb der Pflege ausgefüllte Fragebogen, in denen Stellungnahmen zu sechs Situationen verlangt wurden, in denen die Forscher unterschiedliche Dimensionen der Autonomie präsentierten. Es zeigte sich, dass der Position im Heim (ausführende versus Kaderposition) am meisten Aussagekraft mit Bezug auf Vorstellungen zur Einhaltung der Autonomie von Bewohnerinnen zukam. Wichtig zu wissen ist, dass die erwähnte Position weitgehend mit der Schul- und Ausbildungsdauer (sog. formale Bildung) korrespondiert. Könnte – in einem nicht bestimmbaren Ausmass – nicht auch ein Artefakt der zur Beurteilung vorgelegten relativ komplexen Situationen vorliegen? Wenn sich Situationen, Darstellungen, aber auch Behauptungen als komplex präsentieren, ist dann nicht möglicherweise zwangsläufig, dass Personen mit weniger formaler Bildung die komplexen Situationen weniger aufzulösen vermögen als jene mit mehr formaler Bildung? In der empirischen Sozialforschung stellt sich immer das Problem der Validität. Im vorliegenden Fall ist also zuerst etwas verkürzt zu fragen, ob die den Mitarbeiterinnen zur Stellungnahme vorgelegten knappen Fallstudien über Dimensionen der Autonomie tatsächlich Wesentliches der Vorstellung von Autonomie abbilden. Und anschliessend ist in jedem Fall zu fragen, ob diese Abbildung von allen Gruppen der Befragten ähnlich nachvollzogen werden kann (auf den Inhalt bezogene Zuverlässigkeit). Die Autoren der Studie sahen methodische Probleme, aber schlossen daraus etwas forsch: Ein Gegenstand (Issue) wie Autonomie kann nur über Beispiele angegangen werden, weil nur so eine Interpretation des Gegenstandes möglich werde.[20]

Die vorangehende Studie – welche die sechs den Auskunftspersonen schriftlich präsentierten Situationen nicht zusammenphantasierte, sondern in der Auseinandersetzung mit einem der prominenten gerontologischen Ethiker, B. G. Collopy, gewann – dient als weitere Illustration zur Behauptung, dass die Formulierung von SOLL-Vorgaben nicht direkt aus der Fachliteratur abgeleitet werden kann. Die Komplexität der Herausforderungen verlangt einen informierten Dialog mit der Praxis, es sei denn, man verzichte in der Forschungsanlage (welche nicht grundsätzlich verschieden ist von der Beurteilung in der Akkreditierung) auf diese Komplexität. Aus einer ganzen Reihe von empirischen Studien, welche diesen

---

19 L.C. Mullins et al., An Examination of Nursing Home Personnel's Perceptions of Residents' Autonomy, in The Journal of Applied Gerontology, vol. 17, 1998, S. 442–461.

20 ebenda, S. 456.

Verzicht bewusst oder unbewusst leisteten[21], wird hier jene aus der Forschungsabteilung des Royal College of Physicians erwähnt – einzig darum, weil diese Institution Ausweise im Feld der Qualitätssicherung besitzt, welche nicht von arg vereinfachenden Ansätzen zeugen.[22] Brocklehurst und Dickinson beurteilten 298 Pflegeplanungen in 16 Institutionen der Langzeitpflege darauf, ob für Bewohnerinnen Wünsche mit Bezug auf Schlafenszeiten, Aktivitäten, Essen usw. notiert waren.[23] Die Autoren sahen offensichtlich keine Probleme in der Reduktion des komplexen Phänomens Autonomie. Ob man damit der Herausforderung gerecht geworden ist, soll offen bleiben. Ohne die Bedeutung wissenschaftlicher Publikationen in der Praxis zu überschätzen, ist mindestens auf eine latente Gefahr aufmerksam zu machen: Wenn Forscher ein komplexes Phänomen auf diese Art und Weise parzellieren, kann die Praxis darin bestärkt werden, dass Einfaches eher gemessen wird als Komplexes. Solches Denken und Handeln bestätigt wahrscheinlich den Status quo, ohne seine Legitimation zu problematisieren.

7.6 «Autonomie garantieren»

An dieser Stelle wird es notwendig, zwei gerontologische Ethiker mit ihren Vorstellungen zur Autonomie in Pflegeheimen knapp zu referieren, damit der tiefe Bruch zur Auseinandersetzung mit zu einfachen Konzeptualisierungen sichtbar wird. Collopy arbeitete sechs Polaritäten heraus, welche im Konzept der Autonomie angelegt sind, und brachte diese mit der Lebenswelt Pflegeheim in Verbindung. Negative und positive Autonomie zeigen die Problematik im Kontrast an. So meint negative Autonomie das Recht, Freiheit zu beanspruchen resp. Freiheit von jeglicher Beeinträchtigung zu verlangen. Dies ist offensichtlich für die meisten Hochbetagten im Heim eine unhaltbare Position. Pflege verlangt Eingriffe und gewisse Beeinträchtigungen. Aber die positive Autonomie würde dies als Potential zur Befähigung und weniger als Kontrolle deuten. Befähigende und weniger kon

21 z.B. J.C. Barker und D.E. Lewis, Smoking policy in long-term care: a survey of administrators in San Francisco, in Journal of Health and Social Policy, vol. 10, 1998, S. 81–100; J.R. Reinardy, Autonomy, choice, and decision making: How Nursing Home Social Workers view their Role, in Social Work in Health Care, vol. 29, Heft 3, 1999, S. 59–77.
22 z.B. A. Hopkins, Measuring the quality of medical care, London 1990; A. Hopkins und D. Costain, Hrsg., Measuring the outcomes of medical care, London 1990; A. Hopkins, Hrsg., Measures of the quality of life and the uses to which such measures may be put, London 1992.
23 J. Brocklehurst und E. Dickinson, Autonomy for Elderly People in Long-term Care, in Age and Ageing, vol. 25, 1996, S. 329–332.

trollierende Autonomie erlaubt der Bewohnerin eine Entwicklung statt Einschränkungen, welche die individuellen Ausprägungen dessen begrenzen, was immer Individuen unter den Bedingungen des Heimes sind und was sie erreichen möchten.[24] Die sechs Polaritäten sind:

1. Selber entscheiden versus ausführende Dimension (selber entscheiden versus befähigt sein, Entscheide auszuführen),

2. direkte versus delegierte Dimension (selber entscheiden oder eigenständig handeln versus andere zu Entscheiden und/oder zum Handeln bevollmächtigen),

3. Kompetenz versus Dimension der Unfähigkeit (vernünftige und logisch kohärente Urteile bezüglich Wahl und/oder Handeln versus mit Bezug auf die Rationalität eingeschränkt oder Unfähigkeit zum Urteil),

4. Dimension des Authentischen versus Nichtauthentischen (Entscheidungen/ Handlungen, welche der Persönlichkeit entsprechen versus jene, welche ihr nicht entsprechen),

5. Unmittelbares, Gegenwärtiges versus Längerfristiges (aktuelle oder begrenzte Ausdrucksformen der Autonomie versus zukünftige oder weitreichende Ausdrucksformen) und

6. negative versus positive Autonomie (Entscheidungen/Handlungen, welche nur das Recht auf Nichtbeeinträchtigung beanspruchen versus jene Entscheidungen und Handlungen, welche eine positive Berechtigung, Hilfe [Unterstützung] und Befähigung verlangen).

Wer sich sorgfältig mit Herausforderungen im Zusammenhang mit der Verpflichtung zur Gewährleistung von Autonomie auseinandersetzen will, muss vorerst Abschied nehmen von der bürgerlich-liberalen Vorstellung, welche – im historischen Prozess – Autonomie mit Wahlfreiheit gleichsetzt. Bewohnerinnen von Pflegeheimen mussten ihre Autonomie durch den Eintritt (die Überweisung) teilweise schon aufgeben. Dies nicht nur wegen der Bedingungen, welche das Leben in dieser Organisation regeln, sondern auch wegen ihrer körperlichen und/oder mentalen Beeinträchtigungen. Wird an der einzigen Orientierung «freie Wahl» festgehalten, so resultiert für die Meisten Banales, Nichtauthentisches mit Bezug auf die Autonomie: Heute nicht baden, dafür übermorgen; in den Aufenthaltsraum gefahren werden oder im Zimmer bleiben; wegen einer Fernsehsendung einmal pro Woche später ins Bett gebracht werden usw.

---

24 B.J. Collopy, Autonomy in Long Term Care: Some Crucial Distinctions, in The Gerontologist, vol. 28, Supplement, 1988, S. 11.

Die sechs Polaritäten, welche Collopy herausgearbeitet hat, können nicht bedeuten, dass immer getrachtet wird, den als positiv erachteten Gegenpol anzustreben: Die ausführende Dimension kann durchaus auch die Dimension der Unfähigkeit enthalten und mit der Dimension der Längerfristigkeit und der positiven Autonomie verbunden sein. Collopy hat seine Argumentation in der jüngeren Vergangenheit durch die Einführung der Dimension der Authentizität noch komplexer gestaltet.[25] Allein wegen des knappen Umfanges seiner Argumentation ist dieser Autor weniger schwierig zu referieren, und dies bedeutet auch, potenziell besser in das Akkreditierungsgeschehen einzubringen, als G. J. Agich, welcher den Massstab für die autoritative Auseinandersetzung mit der Herausforderung «Autonomie im Pflegeheim»[26] setzt.

Agich will nicht zeigen, wie Autonomie unter den Konditionen eines Pflegeheimes zu realisieren wäre, sondern in welchem Bezugsrahmen darüber nachzudenken ist. Dabei nähert er sich der Realität von Pflegeheimen über einen Teil der von uns referierten Publikationen und stützt sich in beachtlichem Ausmass auf die ethnologische Forschung in Pflegeheimen. Mit Hilfe der von uns eingangs von Kapitel 1 skizzierten Studie von D. L. Morgan über die Abwehr des Pflegeheimeintrittes zeigt er unter anderem, welch katastrophale Folgen die Fremddefinition von Autonomie für manche Bewohnerinnen im Altersheim zeitigte. Das Pflegekader war sich offensichtlich nicht bewusst, dass die Vorstellungen über die eigene Autonomie sich bis in die Nähe des Todes weiterentwickeln. Im Alters- und Pflegeheim Eastside gewann die Vorstellung von Autonomie unter der Perspektive des vom Pflegekader gewünschten Wechsels in die Pflegeabteilung neue Ausprägungen. Der Versuch, sich mit Hilfe anderer gegen den Transfer zu stemmen, zeitigte dann Einsamkeit. Tatsächlich könne sich aber Autonomie unter den Bedingungen eines Pflegeheimes nur in einem Klima der affektiven Zuneigung, der gegenseitigen Zuwendung entwickeln (S. 147). Zuneigung zusammen mit Raum, Zeit und Kommunikation (S. 125 ff.) sind jene vier Bereiche, in denen Autonomie zum Tragen kommen könne oder aber zerstört werde. Alle vier Dimensionen beeinflussen das Selbst, das (öfters) fragile Ich in den Beziehungen im Pflegeheim.

Wie Collopy, nur eben bedeutend ausführlicher, stemmt sich Agich gegen die im Kontext eines Pflegeheimes praktisch unerhebliche Vorstellung, Autonomie bedeute Wahlfreiheit. Schon der Eintritt (die Überweisung) in ein Pflegeheim lasse zumeist keine Wahl zu (und verletze in konkreten Fällen mit der explizit oder implizit geforderten Zustimmung zu Normen und Werten im Heim sogar

---

25 ders., Power, Paternalism, and the Ambiguities of Autonomy, in L. M. Gamroth et al., Hrsg., Enhancing Autonomy in Long-Term Care, New York 1995, S. 3–14.
26 G. J. Agich, Autonomy and Long-Term Care, New York und Oxford 1993.

die Bill of Rights[27]). Das eigene Gebrechen und das existentielle Erfahren einer fremden Umwelt, das teilbewusste Leben mit der Vergangenheit und die (mehr oder weniger bewusste) Perzeption des nahenden Todes reduzieren das Potential, Autonomie geltend zu machen, und wenn es dann darum gehe, manches abzutreten resp. zu delegieren, dann fehle das Bewusstsein darum, dass dies auch aus der Autonomie heraus erfolgen könne.

In diesem Sinne handelt es sich nie darum, nur einzelne Entscheide zur Wahl zu überlassen. Die Herausforderung erscheint bei Agich gewichtig: Die Alltagswelt – und eben nicht einzelne Situationen – muss auf Erhaltung und Stärkung der wahrscheinlich schon reduzierten Autonomie ausgerichtet sein. Dies gilt zum Beispiel mit Bezug auf jegliche Kommunikation, einen der vier Bereiche, welche für die Konstitution des Klimas (Lawton würde von Ökologie schreiben) entscheidend sind, in dem Autonomie gelebt werden kann. Über was wird wie gesprochen? Es leuchtet ein, dass abschätzige Bemerkungen über das Selbstwertgefühl direkt auf das Niveau der Autonomie wirken. Es ist aber weniger klar, was Kommunikationsmuster und Inhalte zeitigen. Sicher ist davon auszugehen, dass Kommunikation mit Mitarbeiterinnen und unter Bewohnerinnen Wesentliches zur Konstruktion der Gegenwart beiträgt. Weil aber nicht bekannt ist, was im einzelnen Kommunikation im Pflegeheim bewirkt, will Agich keine Handlungsanleitungen entwickeln. Das Umfeld zur Stützung der Autonomie lässt sich nicht auf Einzelnes reduzieren, sondern muss in der Sinngebung im je spezifischen Kontext eines Pflegeheimes gesucht werden. So ist dann auch konsequent, dass Agich im Gegensatz zu den von ihm zitierten Autoren den sog. Babytalk (eine Bewohnerin mit «Schätzchen» anreden und Elemente vom Reden mit kleinen Kindern in die Kommunikation einfügen) nicht prinzipiell verbannen will.[28] Wenn Babytalk ein Zeichen der Zuwendung, des Hegens geworden, wenn kein manipulatives Element zu eruieren sei, dann könne Babytalk unter den konkreten Bedingungen nicht als autonomiemindernd gedeutet werden.

Es kann Aufgabe der Wissenschaft sein, Komplexität aufzubauen, statt, wie man es sich von der Praxis her wünscht, Komplexität zu reduzieren. Agich arbeitete an einem «Konzept zum Deuten von Autonomie im Pflegeheim» in Konfrontation mit rund 200 gerontologischen Studien. Mit Bezug auf SOLL-Vorgaben resultierte eine so hohe Komplexität, dass diese nur in einem langfristigen Prozess – den wir «gemeinsames Lernen» nennen – für die Praxis in beurteilten Heimen fruchtbar gemacht werden kann (siehe Kap. 15).

R. A. und R. L. Kane hielten schon 1988 in einer Literaturübersicht fest, Experimente hätten unzweifelhaft gezeigt, dass es Bewohnerinnen physisch und psy-

---

27 ebenda, S. 23.
28 ebenda, S. 145 f.

chisch besser gehe, wenn sie Wahlmöglichkeiten und Chancen zur Kontrolle im Alltagsleben des Heimes wahrnehmen können.[29] Seither hat besonders Rosalie Kane mehrere Male die Konfrontation mit dem komplexen Phänomen der Autonomie[30] gesucht, von dem sie annimmt, dass es im «Heart of Long-Term Care» liegt.[31] Aus der Perspektive, welche in diesem Kapitel interessiert – das Suchen nach SOLL-Vorgaben für die Qualitätsbeurteilung in Pflegeheimen –, ist es beunruhigend zu erfahren, dass diese Autorin, welche sich nicht primär als gerontologische Ethikerin, sondern als empirische Sozialforscherin versteht, die Komplexität ihrer Argumentation immer wieder erhöht.

Im Vergleich zu der ebenfalls gewichtigen Argumentation von Lawton über die Bedeutung der Ökologie eines Pflegeheimes bieten die um ein Vielfaches ausführlicheren Verweise zur Autonomie folgende Interpretation zur Deutung an: Weil der Imperativ des Handelns der Beauftragten in einem Pflegeheim zunehmend lautet, Konditionen und soziale Beziehungen auf Chancen zur Gewährleistung der Autonomie anzulegen, wird die damit verbundene Thematik immer komplexer. Für die Praxis bedeutet dies neben der möglichst sorgfältigen Auseinandersetzung mit der Komplexität auch die Verpflichtung, Vorläufiges im Heim als Vorläufiges anzulegen und zu evaluieren und über die Zeit Elemente aus der Wissenschaft in die Praxis zu übertragen. Wie in Q-Plan und Q-Star die SOLL-Vorgabe zur Autonomie aktuell formuliert ist und welcher «Massstab» in der erwähnten Vorläufigkeit eingesetzt wird, ist in Kapitel 15 knapp erwähnt, wobei schon an dieser Stelle darauf aufmerksam gemacht werden kann, dass die «Qualitätsnormen für die Pflege und Begleitung von alten Menschen» des Schweizer Berufsverbandes der Krankenschwestern und Krankenpfleger wertvolle Hilfe leisteten.

---

29 R. A. und R. L. Kane, Long-Term Care: Variations on a Quality Assurance Theme, in Inquiry, vol. 25, 1988, S. 132–146.

30 D. David, Autonomy in Health Care for Elders, in S. M. Stahl, Hrsg., The Legacy of Longevity, Newbury Park und London 1990, S. 217–231.

31 R. A. Kane, Personal Autonomy for Residents in Long-Term Care: Concepts and Issues of Measurement, in J. E. Birren et al., Hrsg., The Concept and Measurement of Quality of Life in the Frail Elderly, a. a. O., S. 315–334; dies., Ethical Themes in Long-Term Care, in P. R. Katz et al., Hrsg., Quality Care in Geriatric Settings, New York 1995, S. 130–148; R. A. Kane et al., The Heart of Long-Term Care, New York und Oxford 1998, bes. S. 189–213.

7.7 Zwei zusätzliche Hinweise zur Forschung

In der jüngeren gerontologischen Forschung sind die Leistungen von Baltes und Baltes unbestritten: Die drei Prozesse Selektion, Kompensation und Optimierung ermöglichen bei einem Potential angelegter Möglichkeiten die Chance einer erfolgreichen Anpassung an die Verluste des Alters. M. M. Baltes hat diese Theorie mittlerer Reichweite auch mit den Konditionen in Pflegeheimen konfrontiert.[32] Die Annahmen, welche sie von der Theorie her setzen muss, zeigen dann, dass in diesem Falle nicht direkt auf SOLL-Vorgaben zu schliessen ist: Wenn Hochbetagte den Eintritt in ein Pflegeheim kontrollieren können, dann wird die Chance positiver Effekte höher. Die Problematik in der Praxis besteht darin, dass eine Kontrolle über den Eintritt (die Einweisung) selten genug wahrgenommen werden kann. Mit Bezug auf die drei zweifellos wichtigen Dimensionen ist bedeutsam, dass sie primär auf das Individuum (und nicht das Heim) abzielen. Die einzelne Bewohnerin hat nach Möglichkeiten zur Kompensation zu suchen und Gelegenheiten zu ergreifen, um Optimierung anzustreben. Für ein Heim resultiert in der Auslegung der Texte von Baltes die Verpflichtung zur Fortbildung und zur Individualisierung. Fortbildung ist hier auch als Befähigung zu konzeptualisieren, den Routinen eines Pflegeheimes widerstehen zu können. Individualisierung verlangt, dass jede Bewohnerin als unverwechselbare Persönlichkeit in jeder Begegnung gewürdigt wird, weil nur so für Bewohnerinnen Chancen entstehen, je individuell Selektionen zu treffen und über Kompensationen zu einer Optimierung zu gelangen. Es wird offensichtlich, dass weder Fortbildung als SOLL-Vorgabe noch Individualisierung als SOLL-Vorgabe die Forschung von Baltes zur Legitimation benötigen. Dagegen ist bei der Akkreditierung vor Ort zu prüfen, ob man sich in einem Heim bewusst ist, wie den Konsequenzen aus dieser Forschung Rechnung getragen werden will.

Eine andere Problematik stellt sich bei der Quality-of-Life-Forschung. Hier stellen sich vorab methodische Probleme bei der Erfassung von Urteilen, wie auch der folgende Titel eines Aufsatzes (er bezieht sich allerdings primär auf die Akutmedizin) anzeigt: «One Thousand Health-Related Quality-of-Life Estimates».[33]

---

32 M. M. Baltes et al., Successful Aging in Long-Term Care Institutions, in K. W. Schaie und M. P. Lawton, Hrsg., Annual Review of Gerontology and Geriatrics, vol. 11, New York 1991, S. 311–337; M. M. Baltes, Aging Well and Institutional Living: A Paradox?, in R. P. Abeles et al., Hrsg., Aging and Quality of Life, a. a. O., S. 185–202.

33 T. O. Tengs und A. Wallace, One Thousand Health-Related Quality-of-Life Estimates, in Medical Care, vol. 38, 2000, S. 583–637.

Dieses Forschungsgebiet[34], welches a prima vista auf ein fruchtbares Feld zur Gewinnung von SOLL-Vorgaben zeigt, präsentierte sich uns während der Arbeiten zur Weiterentwicklung von Q-Plan und Q-Star als so stark mit den jeweiligen Messinstrumenten verflochten, dass es ausgeschlossen war, Ansätze zur Gewinnung von SOLL-Vorgaben auszukristallisieren.

7.8 Aus der Kritik an Heimen abgeleitete SOLL-Vorgaben?

Bei der Präsentation von Elementen der totalen Institution (siehe Kap. 2) wurde implizit auf Konditionen verwiesen, die qualitätsmindernd wirken. Zwar ist Goffmans Deutung der totalen Institutionen wertfrei; aber weil dabei auf gesellschaftlich nicht mehr akzeptable Konsequenzen für Pflegeheimbewohnerinnen verwiesen wurde, scheint es naheliegend, SOLL-Vorgaben aus der möglichst weitgehenden Elimination von Aspekten der totalen Institution zu formulieren. Diesen Ansatz hat zum Beispiel Bowker aufgegriffen, der vier Pflegeheime analysierte und dabei viele der Beobachtungen von Goffman bestätigte.[35] Die für ihn resultierenden SOLL-Vorgaben, welche aber nicht systematisch zusammengestellt wurden, sind zum grössten Teil in der Umkehrung konstitutiver Bedingungen totaler Institutionen zu lesen: Den Bewohnerinnen müssen viele Chancen geboten werden, das Pflegeheim immer wieder zu verlassen; sie müssen über eine Vielzahl von vertraglich festgelegten Rechten verfügen, für deren Durchsetzung massive Anstrengungen zu unternehmen sind; jeder Aspekt der Autonomie sollte gestärkt werden; es muss gewährleistet werden, dass viel vom persönlichen Besitz in das Heim mitgenommen werden kann usw. Obwohl die Vorstellungen Bowkers Tief-

---

34 z. B. B. Hughes, Quality of Life, in S. M. Peace, Hrsg., Researching Social Gerontology, London und Newbury Park 1990, S. 46–58; S. B. Arnold, Measurement of Quality of Life in the Frail Elderly, in J. E. Birren, Hrsg., The Concept of Measurement of Quality of Life in the Frail Elderly, a. a. O., S. 50–73; D. Wieland et al., Quality of Life in Nursing Homes: An Emerging Focus of Research and Practice, in P. R. Katz et al., Hrsg., Quality Care in Geriatric Settings, a. a. O., S. 149–194; L. E. Kazis et al., Quality of Life for the Chronically Ill Elderly, in J. C. Romeis et al., Hrsg., Applying Health Services Research to Long-Term Care, New York 1996, S. 43–75; A. Leplège und S. Hunt, The Problem of Quality of Life in Medicine, in JAMA, vol. 278, 1997, S. 47–50; E. M. Andersen et al., Selecting a Generic Measure of Health-Related Quality of Life for Use Among Older Adults, in Evaluation & The Health Professions, vol. 21, 1998, S. 244–264.

35 L. H. Bowker, Humanizing Institutions for the Aged, Lexington, Mass. und Toronto 1982.

gang besitzen, resultierten keine SOLL-Vorgaben, die nicht durch den gesellschaftlichen Grundkonsens und durch Ansätze zur Normalisierung, die noch vor seiner Analyse publiziert wurden, abgedeckt wären. Diese Feststellung mit Bezug auf die direkte Gewinnung von SOLL-Vorgaben darf unter keinen Umständen so gelesen werden, dass Goffmans Analysen keinen Einfluss auf Strukturen und Prozesse in der realen Welt der Pflegeheime gehabt hätten. Peace et al. halten in ihrem breiten Überblick über die jüngere Entwicklung der Bedingungen in Pflegeheimen fest, dass Goffmans Arbeiten die Schlüsseltexte für die britische Forschung über Pflegeheime gewesen seien und dies noch immer bleiben.[36]

Wolfensberger hat schon in den siebziger Jahren, auf der Basis der Normalisierung (siehe Kap. 4), ein Instrument mit SOLL-Vorgaben ausgearbeitet.[37] Diese bezogen sich auf Institutionen für geistig und körperlich Behinderte. SOLL-Vorgaben für den Arbeitsbereich der Pflege fehlten zwangsläufig. Trotzdem resultierte in der Dimension der Normalisierung eine gewichtige Zahl von SOLL-Vorgaben, welche zur Beurteilung qualitativer Ausprägungen von Pflegeheimen Gültigkeit beanspruchen dürften. Dieser Tatbestand führte dazu, dass sich ein nennenswerter Teil der ersten Ausgabe des Q-Plans auf die SOLL-Vorgaben von Wolfensberger stützte.[38] Seine Weiterentwicklung des Instrumentes zur Programmanalyse von sozialen Dienstleistungssystemen PASS oder PASSING[39] zeitigte dann nur relativ wenige Ergänzungen von SOLL-Vorgaben im Q-Plan.

Moos hat seine theoretischen Erkenntnisse (siehe Kap. 4) konsequent in SOLL-Vorgaben umgesetzt und daraus Instrumente zur Qualitätsbeurteilung (auch) von Pflegeheimen entwickelt[40] und selbst Qualitätsbeurteilungen in einer grossen Zahl von Heimen durchgeführt.[41] Für die erste Ausgabe von Q-Plan wurden alle SOLL-Vorgaben Wolfensbergers (er nennt sie «Issues», im Q-Plan erscheinen sie als «Gegenstand») übernommen, die nicht spezifisch auf Behinderte in Institutionen zielen. Von Moos resultierten die Vorgaben zu den Angeboten im Heim, Elemente für die Vorgaben zur physischen Umgebung («physical and architectual resources») sowie, bei der ersten Revision des Q-Plans, die Beurteilung des Umganges mit «Problemgruppen» («problem behavior»).

36 S. Peace et al., Re-evaluating residential care, Buckingham und Philadelphia 1997, S. 45.
37 S. Landolf Wild, Qualität als Führungsaufgabe in Heimen, Diss. Universität St. Gallen, Bamberg 1999.
38 W. Wolfensberger und L. Glenn, PASS 3, Handbook, 3. Aufl., Downsview 1978.
39 W. Wolfensberger und S. Thomas, PASSING. Program Analysis of Service Systems Implementation of Normalization Goals. Normalization Criteria and Ratings Manual, 2. Aufl., Downsview 1983.
40 R. H. Moos und S. Lemke, Group Residences For Older Adults, New York und Oxford 1994.
41 dies., Evaluating Residential Facilities, Thousand Oaks und London 1996.

7.9 Pragmatisches Vorgehen zur Gewinnung von SOLL-Vorgaben

Wie erwähnt, setzte sich die erste Ausgabe von Q-Plan aus SOLL-Vorgaben von Wolfensberger und von Moos zusammen. Für die SOLL-Vorgaben mit Bezug auf die Pflege wurde auf den Survey der HCFA für das Jahr 1988 (publiziert 1987) zurückgegriffen. Aus dem aktuellen Stand der Diskussion in den deutschsprachigen Ländern muten die Instrumente von Wolfensberger und Moos in dem Sinne modern an, als beide Elemente zum Qualitätsmanagement enthielten. Dagegen brachten die Standards der Joint Commission (siehe Kap. 6) 1988 noch nicht die Notwendigkeit mit sich, SOLL-Vorgaben anzupassen. Erst die in den USA und Kanada intensivierte Diskussion zur Qualitätssicherung führte dazu, dass Elemente des Q-Plans angepasst und mit dem Q-Star eine veränderte Konzeption der SOLL-Vorgaben zur Qualitätsbeurteilung und zur Beurteilung der Qualitätssicherung eingeführt wurden. Im Rahmen dieses pragmatischen Vorgehens – welches in seiner Grundkonzeption teilweise in Kapitel 10 und in Kapitel 15 erklärt wird – wurde konsequent jener Ausschnitt wissenschaftlicher Arbeiten weiterverfolgt, welcher ein Potential für die Gewinnung neuer SOLL-Vorgaben versprach.

Sainfort et al. haben 24 Modelle zur Beurteilung (die Autoren schreiben «Measurement») der Qualität von Pflegeheimen identifiziert.[42] Es überrascht nicht, dass diese in einer grösseren Anzahl von Dimensionen divergierten. Während der (selbstverständlich) auch hier erwähnte Moos mit der MEAP einen recht breiten Ausschnitt aus der Heimwelt zu beurteilen vermag, zielen andere auf einen einzigen oder höchstens zwei Sektoren (z. B. medizinische Betreuung, Pflege, Kompetenz des Personals). Die Modelle (einige wären besser mit «Instrument», einige wenige sogar mit «Skalen» umschrieben) sind nur ausnahmsweise mit theoretischen Überlegungen zu verbinden. Zudem haben die Autoren auch einen Ansatz eingeschlossen, der einen Versuch darstellt, die Vielzahl der Vorgaben des Surveys der HCFA auf möglichst wenige SOLL-Vorgaben zu reduzieren.[43] Dieses Instrument von Gustafson stand zur Verfügung, um es mit dem Q-Plan zu vergleichen.

---

42 F. Sainfort et al., Conceptual and Methodological Sources of Variation in the Measurement of Nursing Facility Quality: An Evaluation of 24 Models and an Empirical Study, in Medical Care Research and Review, vol. 52, 1995, S. 60–87.

43 D. H. Gustafson et al., Quality of Care in Nursing Homes: The New Wisconsin Evaluation System, in The Journal of Long-Term Care Administration, vol. 9, Heft 2, 1981, S. 40–54.; ders. et al., The Quality Assessment Index (QAI) for Measuring Nursing Home Quality, in Health Services Research, vol. 25, 1990, S. 97–127; ders., Lessons Learned from an Early Attempt to Implement CQI Principles in a Regulatory System, in QRB, vol. 18, 1992, S. 333–339.

Für die erste Revision des Q-Plans konnte auch auf die Vorgaben der Veterans Administration zur Qualitätsbeurteilung von kontraktierten Pflegeheimen zurückgegriffen werden. Die Veterans Administration (VA) verfügte selber über rund 60 Heime; um der älter gewordenen Population der Veteranen Angebote machen zu können, wurden auch mit Heimen, welche selber nicht zum VA-System gehören, Leistungsverträge abgeschlossen. Zur Überprüfung der Qualität dieser Heime hat die VA Central Region II eigene SOLL-Vorgaben entwickelt (das VA-System untersteht nicht der HCFA, weil die Finanzierung über ein eigenes Departement erfolgt). Auf dieses VA-Qualitätsbeurteilungssystem[44] wurde insbesondere darum zurückgegriffen, weil die VA traditionell über ausreichende finanzielle Mittel verfügt, um qualitativen Vorstellungen Nachdruck zu verschaffen. Es kommt dazu, dass die Dotation mit diplomiertem Pflegepersonal in den einzelnen Heimen im Vergleich zu allen anderen Pflegeheimen in den USA überdurchschnittlich gut war und ist, und das pflegerische Personal, welches quasi Beamtenstatus geniesst, überdurchschnittlich lange im gleichen Heim arbeitet.

Das pragmatische Vorgehen bestand beim Q-Plan zum einen darin, dass SOLL-Vorgaben aus validierten Instrumenten zusammengestellt wurden, um diese durch SOLL-Vorgaben zum Bereich der Krankenpflege und der ärztlichen Betreuung zu erweitern. Während dann die Komplettierung im Q-Star über SOLL-Vorgaben zum Qualitätsmanagement (aus einem Amalgamat der Standards der Joint Commission und jenen des Canadian Council) unproblematisch erscheint – die Prinzipien des Qualitätsmanagements können grundsätzlich unabhängig vom Objekt formuliert werden, sofern die SOLL-Vorgaben zu eben diesem Objekt gehaltvoll und richtig formuliert werden –, muss für die Legitimation zu dieser Art des «pragmatischen Vorgehens zum Gewinnen von SOLL-Vorgaben» auf die weiteren Ausführungen verwiesen werden. In diesem Kapitel geht es noch darum, sich gegenüber einer phantasievollen, willkürlichen Gewinnung von SOLL-Vorgaben und gegenüber einem scheinbar eleganten, tatsächlich aber völlig unfundierten Vorgehen über sog. Anspruchsgruppen abzugrenzen.

7.10 Direkte Fokussierung auf SOLL-Vorgaben

Am Anfang dieses Kapitels steht die Behauptung, dass die Gerontologie nur dann SOLL-Vorgaben für die Qualitätsbeurteilung von Pflegeheimen biete, wenn von Forschern direkt auf die Aufgabe der Formulierung von SOLL-Vorgaben gezielt werde. Während bis anhin anzuzeigen war, dass in der Regel von der Wissenschaft

---

44 K. J. Conrad et al., A Quality Assessment and Improvement System for VA Contract Nursing Homes, SDR # 88-001, Chicago 1991, Verv.

nichts direkt zur Formulierung des Qualitätsmassstabes beigetragen wurde (die gewichtigsten Ausnahmen sind Wolfensberger und Moos, welche eigene Beurteilungsinstrumente entwickelten), ist noch ein Beispiel zur Illustration aufzuführen, bei dem auf der Theorie basierend direkt verwertbare Überlegungen resultierten: Hans-Dieter Schneider bietet mit der Darstellung von «Aufgaben der Alters- und Pflegeheime gegenüber den Heimbewohnern»[45] eine interessante Annäherung an SOLL-Vorgaben. Er stützt sich auf Überlegungen der Organisationspsychologie, welche die Qualität von Arbeitsplätzen deuten – zentral ist dabei der Handlungsspielraum von Mitarbeitern. Schneider behauptet in Übereinstimmung mit der Organisationspsychologie, dass das Wohlbefinden eines Heimbewohners davon abhängt, «welche Handlungsoptionen ihm auf den verschiedenen Dimensionen seines Handlungsspielraums zur Verfügung stehen» (S. 88). Dieser Handlungsspielraum enthält drei Dimensionen: Tätigkeitsspielraum, Interaktionsspielraum und Entscheidungs- und Kontrollspielraum.

Schneider wird hier relevant, weil er die drei erwähnten Dimensionen mit Wissen aus der Gerontologie und Entwicklungspsychologie konfrontiert. Wenn der Tätigkeitsspielraum eines Heimes breit ausgestaltet werde (Aktivierung, Lernen, Ausflüge usw.), sei eine Voraussetzung zu guter Lebensqualität geboten. Vielleicht noch einleuchtender ist die Argumentation bei der zweiten Dimension, dem Entscheidungs- und Kontrollspielraum. Wenn nicht ein breiter Rahmen für Entscheide durch die einzelnen Bewohnerinnen gegeben ist, dann resultiert recht schnell «gelernte Hilflosigkeit».[46] Zur dritten Dimension, dem Interaktionsspielraum, gehören die Förderung der Entwicklung neuer Sozialbeziehungen im Heim und die Stützung möglichst vieler Beziehungen nach aussen.

Dem Autor dürfte nicht zum Vorwurf gemacht werden, dass die SOLL-Vorgaben auf relativ hohem Abstraktionsniveau angesiedelt sind. Wichtig beim Hinweis auf Schneider ist vielmehr, dass seine Ansprüche theoretisch verankert und mit der Gerontologie verbunden sind. Die Umsetzung der Vorgaben in je überprüfbare Normen, die vom Kader eines Pflegeheimes nachvollzogen werden können, ist eine Aufgabe, welche jenen übertragen ist, die ein Instrument konzeptualisieren.

---

45 H.-D. Schneider, Die Aufgaben des Heimes in der sozialen und gesundheitlichen Versorgung hochbetagter Menschen, in A. Hoffmann, Hrsg., Die Hochbetagten – eine Herausforderung an die Sozialpolitik der neunziger Jahre in Europa, Hamburg 1990, S. 84–103.

46 z. B. U. Ruthemann, Einflussmöglichkeiten des Heimbewohners, in Altenheim, vol. 31, 1992, S. 234–245.

7.11 SOLL-Vorgaben dank blühender Phantasie?

Ohne Theoriebezug arbeitete C. Matul, der sich in seiner Dissertation ein weit-reichendes Ziel setzte: «Es wird ein integriertes sozialwissenschaftliches Konzept zur Erfolgsbeurteilung in stationären Einrichtungen der Altenhilfe entwickelt.»[47] Erfolgsbeurteilung setzt er mit Evaluation gleich. «Charakteristisch für die Durch-führung einer Evaluation ist das Erkennen relevanter Standards und Normen. Im Anschluss daran erfolgt eine Beurteilung, inwieweit diese Normen durch die Leis-tungserbringung erfüllt werden (…)» (S. 22 f.). An dieser Stelle ist es nicht ange-zeigt, über den einseitig ausgelegten Begriff der Evaluation zu argumentieren. Interessant ist, dass sich Matuls Beschreibung mit den Aufgaben der Qualitätsbe-urteilung in etwa deckt. Das Buch demonstriert, dass der Autor auf das Gewinnen von Normen (d. h. SOLL-Vorgaben) zielt.

Matul stellt je in einem Kapitel die «Erfolgsmessung» aus volkswirtschaft-licher und betriebswirtschaftlicher Sicht mit Bezug auf Alters- und Pflegeheime zur Diskussion. Die Resultate sind mit Bezug auf die SOLL-Vorgaben ernüch-ternd: «Die verschiedenen Dimensionen der volkswirtschaftlichen Erfolgsbeurtei-lung liefern eine gute theoretische Grundlage für die Evaluation von stationären Einrichtungen der Altenhilfe. Schwierigkeiten ergeben sich allerdings dann, wenn die theoretischen Konzepte in der Praxis angewendet werden» (S. 65). Und zur betriebswirtschaftlichen Erfolgsbeurteilung: «Offen geblieben sind die auf den verschiedenen Ebenen der Erfolgsbeurteilung (…) relevanten Qualitäts- und Leistungsmerkmale» (S. 95).

Obwohl im anschliessenden Kapitel «Erfolgsmessung aus der Sicht der Pflege-wissenschaft» Hinweise auf SOLL-Vorgaben im Heim resultieren, bleibt dann die zur Aufgabe gestellte «Entwicklung eines integrierten Erfolgsmessungskonzepts» (S. 123 ff.) völlig unklar. Es ist richtig, wenn als Zielvorgaben für ein Heim die folgenden fünf «Zielsysteme» aufgeführt werden: Erhaltung der Lebensqualität, Erhaltung der Selbstbestimmung, Förderung der Selbsthilfe, Vorbereitung auf besondere Lebenslagen und bedarfsorientierte Begleitung, Betreuung und Pflege (S. 136). Aber der Autor kann nicht zeigen, wie aus dem Zielsystem die Leistungs-wirkungsziele, die Leistungsziele und die Strukturziele abgeleitet werden. Diese Feststellung muss mit einem einzelnen Beispiel illustriert werden – eine grössere Zahl von Beispielen ist dem Leser nicht zuzumuten, da immer wieder der gleiche Verdacht anzumelden ist, dass nämlich die Deduktion aus einem übergeordne-ten Wert «goal» auf Normen «objectives» intuitiv aus dem Alltagswissen heraus erfolgt. Aus dem übergeordneten Wert «Erhaltung der Lebensqualität» werden

---

47 C. Matul, Stationäre Einrichtungen der Altenhilfe. Lösungsvorschläge zur Erfolgsmes-sung und Qualitätsbeurteilung in Alten- und Pflegeheimen, Wien 1995, S. 21.

die Norm «Soziale Integration» und dann folgende Subnormen abgeleitet: Einbindung von Angehörigen, Förderung der Aussenkontakte der Bewohner, Öffnung der Heime, Einbindung der örtlichen Bevölkerung in das Heimgeschehen, Förderung der Geselligkeit im Heim, Intensivierung der Kontakte mit dem Personal und kommunikationsfreundliche Pflegephilosophie (S. 139).

Eine andere Transformation lautet wie folgt: Aus «Verbesserung bzw. Stabilisierung des Gesundheitszustandes» werden folgende operationalisierten Ziele (S. 137) behauptet: Befriedigung von medizinischen Bedürfnissen, Sicherstellung der ärztlichen Versorgung, menschenwürdige Pflegephilosophie, Förderung der Pflegequalität, Gewährleistung eines therapeutischen Angebots. Es kann hier nicht darum gehen, einzelne Formulierungen zu kritisieren, auch soll auf eine Detailkritik verzichtet werden. Gegenüber Matul, der auch einige reflektierte Hinweise bietet (z. B. wider die Anspruchsgruppen – u. a. S. 126), will Grundsätzliches geltend gemacht werden: Er hätte in seiner Dissertation darlegen sollen, dass sein System der Deduktion nicht tauglich ist. Das Buch selber zeigt, dass dem so ist, ohne dass dies dem Autor jedoch bewusst geworden wäre.

7.12 SOLL-Vorgaben dank Anspruchsgruppen?

Abschliessend ist auf einen Ansatz zur Gewinnung von SOLL-Vorgaben aufmerksam zu machen, der praktisch ohne Auseinandersetzung mit der gerontologischen Literatur auskommt. An drei Dissertationen (im angloamerikanischen Sprachgebiet publiziert man diese kaum je, weil man sie als «Übungsstücke» betrachtet), welche an wirtschaftswissenschaftlichen Fakultäten geschrieben wurden, wird die Untauglichkeit des Vorgehens über Anspruchsgruppen kurz demonstriert.

Landolf Wild und Reidy Aebischer bestimmen die Anspruchsgruppen mit Hilfe der Literatur. Landolf Wild stützt sich dabei auf solche «zum Thema (sic!) Leitungsstrukturen, Führung in sozialen Organisationen und Öffentlichkeitsarbeit»[48], Reidy Aebischer stellt zunächst ein Marktversagen für Pflegeheime fest, welches staatliche Eingriffe rechtfertige, wozu dann zentral die Qualitätssicherung gehöre.[49] Ein effektives und effizientes Qualitätsmanagement habe sich an Grundsätzen zu orientieren, u. a. an den Ansprüchen der Kunden. Diese Kunden teilt sie in Gruppen ein und stützt sich dabei auf drei kurze Publikationen[50], die wissen-

---

48 S. Landolf Wild, a. a. O., S. 79.
49 U. Reidy Aebischer, Finanzierung von Alterspflegeheimen aus ökonomischer und sozialpolitischer Sicht, Bern 2000.
50 dies., S. 160 ff.

schaftlichen Kriterien kaum genügen. Zur Bestimmung ihrer Anspruchsgruppen stützte sie sich offenkundig auf das Programm einer Tagung über Heime, und übersah, dass die Zusammensetzung der Referenten und die Themen, welche an der Tagung zur Sprache kamen, verbands- und (gesundheits)politischen und nicht wissenschaftlichen Kriterien gehorchten. Näf[51], welcher nicht erklärt, weshalb er den Ansatz der Anspruchsgruppen wählt, lässt durch eine quasi-willkürlich zusammengesetzte Gruppe in einem Brain Storming Anspruchsgruppen bestimmen. Landolf Wild gewichtet ihre in der Literatur gefundenen Gruppen nach deren Macht, während Näf das relative Gewicht der im Brain Storming genannten Anspruchsgruppen durch die gleiche Gruppe, welche am Brain Storming teilnahm, bestimmen lässt. Er kommt so auf 10 Anspruchsgruppen, Landolf Wild zählt 18 Anspruchsgruppen auf, Reidy Aebischer fünf, ohne sie zu gewichten.

Systemtheoretischen Ansätzen wird vorgeworfen, sie seien konzeptuell vage[52], in letzter Konsequenz gehöre alles zur Umwelt eines Systems. Das zeigen auch die Anspruchsgruppen, die in den drei erwähnten Dissertationen bestimmt werden. Offensichtlich kommt fast jedermann zur Einteilung in eine Anspruchsgruppe in Frage: Zu den 18 Anspruchsgruppen, die Landolf Wild aufzählt, gehören neben Bewohnerinnen, Mitarbeiterinnen, Angehörigen und Bekannten u. a. auch Sympathisanten des jeweiligen Heimes, «Meinungsführer der Politik (Quartier, Gemeinde, Region), Behörden, Steuerzahler und Medien sowie die breite Öffentlichkeit».[53]

Ad-hoc-Annahmen und Alltagsplausibilitäten bestimmen über weite Strecken die den Anspruchsgruppen unterstellten Ansprüche. Landolf Wild stützt sich auf die Bedürfnispyramide von Maslow, weitet diese aber durch einige Fachpublikationen aus.[54] Reidy Aebischer bezieht sich vor allem auf einen Tagungsbericht über die Zukunft der Heime in einer Zeitschrift und übernimmt deshalb die stark verkürzten und nicht authorisierten Zusammenfassungen dieses Berichtes. Näf schliesslich bestimmt die Ansprüche und damit die SOLL-Vorgaben seiner Anspruchsgruppen durch Befragungen, auf die in Kapitel 12 noch detailliert einzugehen sein wird.

Bevor auf einige wenige Probleme bei der Zielbestimmung für Pflegeheime eingegangen wird, soll noch erwähnt werden, dass das Argumentieren mit Anspruchsgruppen nicht zwangsläufig so unbefriedigend – weil sich praktisch inhaltslos auf Behauptungen beschränkend – ausfallen muss, wie dies bei den drei

---

51 A. Näf, a. a. O., S. 88 ff.
52 z. B. H. Esser, Soziologie, Allgemeine Grundlagen, Frankfurt und New York 1993.
53 S. Landolf Wild, a. a. O., S. 80.
54 ebenda, S. 86–96.

erwähnten Autoren zu diagnostizieren ist. Stephan Burla verankerte seine Ableitung von Anspruchsgruppen solide in der betriebswirtschaftlichen Literatur.[55] Insbesondere mit dem von W. Hill entlehnten Konzept der sozioökonomischen Rationalität vermag der Autor über eine vierdimensionale Heuristik das Setzen von Zielen plausibel anzugehen. Dabei wird bei Burla, den Landolf Wild und Näf zwar zitierten, aber nicht verarbeiteten, klar, dass sich die vier Rationalitätsaspekte (technische, wirtschaftliche, politische und soziokulturelle Rationalität) nicht wie Teilkriterien verknüpfen lassen, und dass es ohne Wertungen nicht gelingt, ein übergeordnetes Ganzes zu gewinnen.

Wer eine solche Wertung machen soll und dazu legitimiert ist, stellt sich als nächste Frage. Um sie zu beantworten, muss das Anspruchsgruppenkonzept ausgeweitet und besser fundiert werden. Die Argumente und die theoretische Konzeptualisierung dazu finden sich in jenen Fachgebieten der betriebswirtschaftlichen Diskussion, die unter den Oberbegriffen «Strategische Frühaufklärung», «Management der Umweltbeziehungen», «Issue-Management»[56] usw. zusammengefasst werden. In Anlehnung an die «kommunikative Wende» der Sozialwissenschaften wird dabei eine andere Unterscheidung als die zwischen einzelnen Anspruchsgruppen zentral, nämlich jene zwischen Öffentlichkeit auf der einen, Privatheit auf der andern Seite.

Öffentlichkeit ist ein zentraler Bereich moderner Gesellschaften. Sie stellt die Arena derjenigen Probleme dar, die einer gesamtgesellschaftlich verbindlichen und damit politischen Lösung zugeführt werden sollen, indem sie bestimmte Ereignisse und Themen aus dem Raume des Privaten, des Subjektiven, des Schicksalhaften herausführt, ihnen eine Ordnung gibt, die sie kommunizierbar macht und sie damit quasi objektiviert. Indem Öffentlichkeit Intersubjektivität herstellt, lässt sie Gesellschaft erst zu Gesellschaft werden. Nicht mehr, was ein einzelner Mensch subjektiv erlebt, und was er deshalb als schicksalhaft interpretieren kann, wird thematisiert, sondern das, was viele, wenn nicht alle betrifft, also das, was über das jeweils Individuelle hinausgeht. Öffentlichkeit ermöglicht in diesem Sinne auch eine Kontrolle von Macht, da sie Ereignisse und Themen von der Folie des Individuellen und Selbstgestalteten wie Selbstverschuldeten ablöst und sie als Folge ungleicher Machtverteilung erscheinen und interpretieren lässt.[57]

---

55 S. Burla, Rationales Management in Nonprofit-Organisationen, Bern und Stuttgart 1989.

56 z. B. T. Dyllick, Management der Umweltbeziehungen, Wiesbaden 1989; F. Liebl, Strategische Frühaufklärung, München 1996.

57 K. Imhof, «Öffentlichkeit» als historische Kategorie und als Kategorie der Historie, in Schweizerische Zeitschrift für Geschichte, vol. 46, Heft 1, Basel 1996, S. 3–25.

Man kann nun fragen, unter welchen Bedingungen die Qualitätssicherung von Heimen ein «Issue», eine öffentliche Streitfrage, wird. Im Rahmen eines kommunikativen Ansatzes lautet die Antwort: Dann, wenn es gelingt, sie in die Öffentlichkeit zu tragen. Dies geschieht, indem eine bestimmte Sicht von Qualitätssicherung Widerhall findet, mobilisieren und dafür sorgen kann, dass die Thematik auf die Agenda kommt, weil diese Sicht das Individuelle übersteigt, alle (oder zumindest viele) angeht, und weil sie ungleiche Machtverteilung thematisiert sowie problematisiert. Es lässt sich zeigen[58], dass das Öffentlichwerden an eine Reihe von Voraussetzungen gebunden ist. Bedeutsam ist eine spezifische Problemdarstellung. Das Problem muss so beschrieben und kommuniziert werden, dass es über eine subjektive, radikale Vereinfachung und Zuspitzung der Situation Anreize zum kollektiven Handeln bietet.[59] Dieser Vorgang wird als «Framing» bezeichnet. Eine andere wichtige Voraussetzung ist die Mobilisierung durch Bewegungen.[60] Nur wenn es gelingt, Menschen zu mobilisieren, welche die gleiche Sicht der Probleme, ihrer Ursachen und damit ihrer Behebung teilen, wird das Thema nicht nur öffentlich, sondern findet auch politische Resonanz. Damit Bewegungen zum kollektiven Handeln fähig sind, brauchen sie eine Struktur und damit ein Minimum an gemeinsamen Werten sowie Theorien oder Ideologien und Organisation.[61]

Dieser kurz skizzierte kommunikative Ansatz gestattet eine präzisere Würdigung des Anspruchsgruppenkonzeptes. Er erklärt zunächst einmal, dass es unter den angegebenen Umständen keiner Anspruchsgruppen bedarf, damit ein Thema öffentlich wird und politische Resonanz findet. Ein Einzelner kann durchaus wirkmächtig werden, wenn es ihm gelingt, so zu «framen», dass ein Mobilisierungseffekt entsteht. Das ist vor allem dann zu erwarten, wenn eine Strategie der Skandalisierung eingeschlagen wird.[62]

Natürlich kann es auch einer Gruppe gelingen, ihre Problemsicht in die Öffentlichkeit zu tragen und sich Gehör zu verschaffen, vorausgesetzt, sie ist zum kollektiven Handeln fähig. Damit ist angesprochen, dass die in der Qualitätssiche-

---

58 F. Neidhardt, Hrsg., Öffentlichkeit, öffentliche Meinung, soziale Bewegungen, Kölner Zeitschrift für Soziologie und Sozialpsychologie, Sonderheft 34, Opladen 1994.

59 H. Esser, Die Entstehung ethnischer Konflikte, in S. Hradil, Hrsg., Differenz und Integration, Die Zukunft moderner Gesellschaften, Verhandlungen des 28. Kongresses der Deutschen Gesellschaft für Soziologie in Dresden 1996, Frankfurt und New York 1997, S. 876–894.

60 ebenda, S. 878 ff.

61 ebenda, S. 879 f.

62 K. Imhof, Öffentlichkeit und Skandal, in K. Neumann-Braun und S. Müller-Doohm, Hrsg., Medien- und Kommunikationssoziologie. Eine Einführung in zentrale Begriffe und Theorien, Weinheim 2000, S. 55–68.

rung von Heimen unterstellten Anspruchsgruppen gar keine sozialen Gruppen sind, sondern imaginierte «Quasi-Gruppen». Sie existieren in der Regel ausschliesslich in den Köpfen von Autoren, die aus dem Vorliegen eines gemeinsamen Merkmals wie etwa «Angehöriger» schliessen, dass es sich dabei um eine «Gruppe» handle. Tatsächlich sind es aber Individuen, die nichts Gemeinsames in ihrem subjektiven Erleben verbindet. Damit von Gruppe geredet werden kann, müssen diese Individuen gemeinsame Ziele haben, die ihnen kollektives Handeln erlauben, sie müssen ein «Wir-Gefühl» entwickeln, das sie als Gruppe gegenüber ihrer Umwelt abgrenzt, und sie müssen dieses Gefühl in einer für die Gruppenmitglieder relevanten und bekannten Rollen- und Normenstruktur konkretisieren.

Die Anspruchsgruppen von Näf und Landolf Wild erfüllen diese Kriterien nicht. Deshalb sind sie keine Gruppen, sondern Aggregate oder statistische Klassen mit einer bedeutsamen Ausnahme: Die im Heim Beschäftigten bilden im Regelfall eine Gruppe. Sie haben eine gemeinsame Wertebasis, eine Struktur und geteilte Zielvorstellungen, die kollektives Handeln ermöglichen. Dass es keine Illusion sein muss, zur Anspruchsgruppe zu werden, machen die Angehörigen- und Betroffenengruppen in anderen Bereichen deutlich. Es gibt solche Gruppen bei Aidskranken, Drogenabhängigen, Geistig- und Körperbehinderten, es gibt Patienten- und Konsumentenorganisationen, und in der Umweltpolitik sind Organisationen, die im Namen von Betroffenen auftreten, nicht mehr wegzudenken. Im Altersbereich finden sich Ansätze zur Organisation und Bildung von Bewegungen, wie etwa die Grauen Panther oder Rentnervereinigungen. Ihr Echo in der Öffentlichkeit ist aber gering. Der Grund dafür ist, dass sie zu wenig «Bewegungscharakter» haben, deswegen kaum mobilisieren, und ihre Darstellung von Themen und Ereignissen zu einseitig und zu wenig prägnant ist, um gehört zu werden.

7.13 SOLL-Vorgaben durch den Staat?

Ausgangspunkt dieser Überlegungen war die Frage, wer die wertenden Vorgaben für die Qualitätsstandards in Heimen machen soll. Eine erste Antwort ist gegeben worden: Das Anspruchsgruppenkonzept ist dafür zu eng. Es lässt offen, wer die wertende Vorgabe macht, die für die Verknüpfung der einzelnen Teilaspekte der organisatorischen Rationalität notwendig ist (Stephan Burla). Zudem sind nur die im Heim Beschäftigten eine Gruppe und können als solche ihre Fragestellungen, Wahrnehmungen, Interpretationen und Konstruktionen sozialer Realität in die Öffentlichkeit tragen und sie damit politisch wirksam werden lassen. Bewohnerinnen von Heimen, ihren Angehörigen und anderen Beteiligten fehlt alles, was für das Öffentlichwerden eines Anliegens notwendig ist, also sowohl die Organisation als auch eine Theorie und eine gemeinsame Wertebasis. Ausser Zweifel steht dabei, dass den Bedürfnissen und Ansprüchen der Betagten und ihrer Angehörigen bei der Festsetzung von Qualitätsstandards eine zentrale Bedeutung zukommen soll. Es soll vermutet werden, dass sie einmal öffentlich und damit politisch relevant werden. Wann das der Fall sein wird, ist zur Zeit offen. Wer aber definiert bis dahin die Qualitätsstandards im Interesse der Betagten? Hier wird dafür plädiert, dass das der Staat sein muss. Zur Begründung dieser Forderung muss zunächst auf die Entstehung des modernen Sozialstaates eingegangen werden.

Jahrtausendelang wurde die soziale Absicherung gewisser Probleme, die zu den unvermeidlichen Grenzsituationen der menschlichen Existenz gehören, wie Tod, Krankheit, Verlassenheit oder Alter, von der – neben der Religion – wohl ältesten Institution der Menschheit geleistet: der Familie resp. dem Familienverband. Im Rahmen einer systematischen Vergesellschaftung dieser, aber auch anderer Risiken, wie etwa der Arbeitslosigkeit oder der Invalidität – wurde ihre Absicherung zu einer Aufgabe des Staates. In einem langwierigen Prozess entstand ein hochgradig verrechtlichtes, ökonomisiertes und bürokratisiertes System sozialer Sicherung auf der Basis des Erwerbs individueller Anspruchsberechtigungen. Seine konkrete organisatorische und rechtliche Ausgestaltung findet es in der Schweiz in einer Reihe von Versicherungen wie der AHV, der IV, der ALV, der Krankenversicherung usw., die zentralstaatlich geregelt sind, sowie in ergänzenden Angeboten der Kantone resp. der Gemeinden (wirtschaftliche Sozialhilfe, Sonderhilfen wie die Subventionierung von Heimen usw.). Diese Organisationen und Träger der sozialen Sicherung machen Hilfe als materielle Unterstützung im Falle einer Notlage zu einem Sicherheitshorizont alltäglichen Lebens. Kranke, Invalide, «Hinterlassene» (um es in der Begrifflichkeit der AHV zu sagen) wissen sich zumindest materiell als Teil der Gesellschaft und bleiben so selbst beim Eintreffen dieser Risiken integriert. Soziale Sicherung ist der schwierige Versuch, das Prekäre soweit zu stabilisieren, dass auf der strukturellen Ebene ordnungsgefährdende Konflikte zumindest minimiert werden können und auf der Handlungsebene Normlosigkeit (Anomie) eingrenzbar ist.

Für die Analyse des historischen Prozesses, der die Vergesellschaftung bestimmter Risiken in Form von Systemen sozialer Sicherung zur Folge hatte, ist eine Unterscheidung von Max Weber von Bedeutung. Er konzipierte seine Modernisierungstheorie in der Dialektik von handlungsorientierenden sowie handlungslegitimierenden «Ideen» und «Interessen»[63], die mit soziostrukturellen Lagen verbunden sind, was folgendes Zitat verdeutlicht: «Interessen (materielle

---

63 M. Weber, Einleitung in die Wirtschaftsethik der Weltreligionen, in Soziologie, Universalgeschichtliche Analysen, Politik, Stuttgart 1973, S. 398–440.

und ideelle), nicht: Ideen, beherrschen unmittelbar das Handeln der Menschen. Aber: die «Weltbilder», welche durch «Ideen» geschaffen wurden, haben sehr oft als Weichensteller die Bahnen bestimmt, in denen die Dynamik der Interessen das Handeln fortbewegte.»[64] Für Weber sind Menschen auf Ideen angewiesen und haben materielle und ideelle Interessen. In Gesellschaftsordnungen durchdringen und stabilisieren sich Ideen und Interessen wechselseitig. Um Ideen aufrechtzuerhalten, sind sie auf sozial relevante Interessen angewiesen, und in einer «legitimen Herrschaft» ist das Verfolgen von Interessen auf Ideen bezogen, die diese Interessen sowohl definieren wie rechtfertigen. Durch ihre Begründungs- und Überzeugungsfähigkeit erhalten Ideen in einer Gesellschaftsordnung Bedeutung. In Gestalt von Institutionen erreicht das Durchdringungsprodukt von Ideen und Interessen handlungsstrukturierende und -orientierende Kraft und vermittelt so soziale Sicherheit.[65]

Kurt Imhof zeigt, dass die Idee der Gemeinschaft zentral war für die Herausbildung des modernen Nationalstaates und die innerhalb dieses Rahmens verfasste Gesellschaft. Das gilt auch für die Entwicklung und den Aufbau des modernen Sozialstaates. Entscheidend war (und ist) die Verbindung eines von bestimmten Risiken geprägten «Gemeinsamkeitsglaubens» («alle Menschen werden alt, sterben, werden krank, können invalid werden») mit der modernen, rationalen und bürokratischen staatlichen Verwaltung. In der Fortführung der Idee des Familienverbandes werden dabei «Tradition» und emotionale Nähe verbunden mit den Interessen an der rechtsstaatlichen, rationalen Absicherung von Lebensrisiken. Im Sozialstaat werden so ««subjektiv gefühlte› Vergemeinschaftungsbeziehungen mit wert- und zweckrational motivierten Vergesellschaftungsbeziehungen»[66] kombiniert.

Selbstverständlich blieben Herausbildung und Etablierung des Sozialstaates nicht ohne Einfluss auf die Gemeinschaften (traditioneller Paternalismus, Stand, religiöser Verband, Familie), an deren ideellen Gehalt er anschloss, und die er funktional ablöste. Die wechselseitige Durchdringung von Gemeinschaft und Gesellschaft im Konstrukt «Sozialstaat» macht beispielsweise die Etablierung der modernen Biographie mit ihren drei deutlich voneinander getrennten Phasen «Kindheit/Jugend; Erwerbstätigkeit; Alter», aber auch die Veränderungen vom «Mehrgenerationenhaushalt» zum «Zweigenerationenhaushalt» und die Abnahme der Kinderzahl möglich.[67] Weiter hatte die Substitution von unterstützenden

---

64 M. Weber, a. a. O., S. 414.
65 K. Imhof, Nationalismus und Gesellschaftstheorie, unveröffentlichtes Manuskript, Zürich 1995.
66 ebenda, S. 10.
67 F. X. Kaufmann, Vorwort, in L. Leisering, Sozialstaat und demographischer Wandel, Frankfurt a. M. und New York 1992.

Gemeinschaftsbeziehungen durch Gesellschaftsbeziehungen die Konstruktion des «Klienten des Sozialstaates» zur Folge. Geholfen wird nicht mehr dem Angehörigen der Sippe, der Familie oder des Standes auf der Grundlage der geteilten Gemeinschaft. Basis der Hilfe sind Rechtsansprüche, die der «Klient» auf Grund rechtsstaatlicher, rationaler und bürokratisch verwalteter Kriterien erworben hat. Möglich wird die Etablierung dieser Konstruktion nur unter Rekurs auf Aspekte der Gemeinschaft: Gruppen, die in den Genuss sozialstaatlicher Leistungen kommen wollen, bestimmen sich als Teil der Gemeinschaft und appellieren an diese, ihnen Hilfe zu gewähren. Aus dieser Optik stellt sich der Sozialstaat dar als Resultat des Appells an die Gemeinschaft, individuelle Lebensschicksale abzusichern, und als Resultat der Verrechtlichung der Beziehungen zwischen dem Staat und dem Einzelnen, der sich wiederum als Mitglied der Gemeinschaft fühlen darf, weil er diese Rechte hat.

Die Beziehungen des Einzelnen zum Sozialstaat sind somit rechtliche. Die Willkür eines moralischen Urteils wird ersetzt durch die Rationalität eines Verfahrens, für das die Vorhersehbarkeit und die Berechenbarkeit als normative Prinzipien konstituierend sind. Der moderne, verrechtlichte Sozialstaat trennt zwischen Moral und Recht und beschränkt seine Zuständigkeit auf das Gebiet des Rechts. Möglich geworden ist dieser Sozialstaat aber nur, weil er Anschluss fand am Älteren, an der Moral und der Ethik. Wenn der Sozialstaat Hilfe gewährt, dann beinhaltet ein damit verbundener Entscheid auch immer eine Entscheidung über moralische Normen. Bekommt beispielsweise jemand eine Altersrente, weil die gesetzliche Altersgrenze erreicht ist, dann kommt in diesem Entscheid auch eine moralische Norm zum Tragen, nämlich die, dass Betagte – definiert durch eine bestimmte Altersgrenze – eine Rente bekommen sollen. Wenn man so will, basiert jeder sozialstaatliche Entscheid, der sich scheinbar ausschliesslich rational und berechenbar darstellt, auf einer moralischen Norm, und im Entscheid realisiert sich jedes Mal diese Norm.[68] Das Interesse an rationalen und berechenbaren Entscheidungen findet seine Legitimation in (älteren) Ideen der Gerechtigkeit und Solidarität.

In dieser Sichtweise stellt sich der Sozialstaat als Hüter bestimmter moralischer Vorgaben dar. Diese werden realisiert in Rechten, auf welche Individuen Anspruch haben. Das Legale, also das Rechtliche, findet seine Basis, seine Plausibilität im Legitimen, also im Berechtigten. Das mag trivial klingen, bedeutungslos ist

---

68 J. Friedrichs und W. Jagodzinski, Theorien sozialer Integration, in J. Friedrichs und W. Jagodzinski, Hrsg., Soziale Integration, Kölner Zeitschrift für Soziologie und Sozialpsychologie, Sonderheft 39, Opladen 1999, S. 9–43.

es nicht: Wie die Moralökonomie zeigt[69], verbindet eine Mehrheit von Menschen in Gesellschaften wie der schweizerischen oder der deutschen ihre Gerechtigkeits- und Solidaritätsvorstellungen mit dem Sozialstaat. Die Imagination von dem, was Individuen für gerecht und solidarisch halten (Lessenich spricht von «Reziprozitätsfiktionen»[70]), wird von ihnen auf den Sozialstaat bezogen. Menschen verstehen sich also im Sozialstaat als mehr denn blosse Träger von Rechtsansprüchen oder «Klienten». Für sie verwirklicht sich im Sozialstaat ein «sittlicher Zusammenhang, der zugleich Bedürfnisse nach Zugehörigkeit und Anerkennung erfüllt».[71] Nicht nur Interessen begründen den (Sozial)Staat, sondern ein gemeinschaftlich geteilter Bestand an Ideen, wie identitätsstiftenden Überzeugungen und Werthaltungen der Bürger. Der Staat ist mehr als der «Hüter einer Wirtschaftsgesellschaft». Seine selbstverständliche Begründung findet dieses «Mehr» in dem, was mit Menschenwürde gemeint ist, in der quasi als vorstaatliche Maxime die legitimatorische Basis für das Staatliche angelegt ist.

Menschenwürde ist nicht teilbar. Sie gilt für alle, alle haben sie und können sie nie verlieren. Weil dem so ist, gilt sie ebenso selbstverständlich für diejenigen, die sie nicht (mehr) behaupten können: Demente, Schwerstkranke, Hochbetagte, Sterbende. Das wird auch kaum bestritten. Nur wird im Alltagshandeln allzu voreilig aus der fehlenden Möglichkeit zur Behauptung der Menschenwürde auf ihre Teilung geschlossen. So können im Heim Beschäftigte noch so wohlwollend die Wünsche der Bewohnerinnen und damit deren Qualitätsvorstellungen vertreten, es sind die Wahrnehmungen, Interpretationen und Darstellungen der Beschäftigten und nicht die der Betagten. Die betagte Bewohnerin hat Menschenwürde, und sie soll sich dazu äussern, wie diese unter den restriktiven Bedingungen des Heimes gelebt, bewahrt und respektiert werden kann, und nicht der andere. Menschenwürde kann nie das sein, was der andere als solche zubilligt.

---

69 M. Kohli, Ruhestand und Moralökonomie. Eine historische Skizze, in K. Heinemann, Hrsg., Soziologie wirtschaftlichen Handelns, Kölner Zeitschrift für Soziologie und Sozialpsychologie, Sonderheft 28, Opladen 1987, S. 393–416; L. Leisering, Sozialstaat und demographischer Wandel, Frankfurt a. M. und New York 1992; S. Lessenich, Ein unmoralisches Angebot: Reziprozitätsfiktionen im modernen Wohlfahrtsstaat; in C. Honegger et al., Hrsg., Grenzenlose Gesellschaft, Verhandlungen des 29. Kongresses der Deutschen Gesellschaft für Soziologie, Teil 1, Opladen 1999, S. 153–168; F. Nullmeier und F. W. Rüb, Erschöpfung des Sozialversicherungsprinzips? Gesetzliche Rentenversicherung und sozialstaatlicher Republikanismus, in B. Riedmüller und T. Olk, Hrsg., Grenzen des Sozialversicherungsstaates, Leviathan, Sonderheft 14, Opladen 1994, S. 59–80.

70 S. Lessenich, a. a. O., S. 153.

71 F. Nullmeier und F. W. Rüb, a. a. O., S. 67.

Dieses Argument ist auf der Handlungsebene angesiedelt. Auf der strukturellen Ebene findet es seine Entsprechung in dem, was zur Entstehung des Sozialstaates und seiner Legitimation gesagt worden ist. Hier wird der Staat nicht in der Tradition eines ausschliesslich liberalen Verständnisses gesehen, nach dem er wertneutral via Recht und mit seinen Institutionen die Ziele und Handlungen rationaler und nutzenoptimierender Individuen aufeinander abstimmt. Vielmehr ist der Staat immer auch Hüter von Werten, konkret: der Menschenwürde. Diese Funktion macht die Basis seiner Legitimation aus.

Somit liegt es nahe zu fordern, der Staat habe die Qualitätsstandards für Heime so lange zu formulieren, bis Betagte dazu selber in der Lage sind. Der Staat muss Öffentlichkeit schaffen, indem er deutlich macht, was er im konkreten Fall der Heime unter Qualität verstanden haben will. Qualität von Heimen ist nicht das Resultat des freien Spieles der Marktkräfte. Dieses reicht nicht aus, um Menschenwürde zu sichern. Vielmehr bestimmt der Staat, als Hüter der Menschenwürde, welche Qualität von Heimen er sichergestellt haben will. Daher hat der Staat auch aus der rein legalistischen Kulisse herauszutreten und (berufliche) Verantwortung nicht nur einzuverlangen, sondern sie auch zu definieren.

Diese Argumentation stellt die zeitliche Reihenfolge auf den Kopf. Üblicherweise ist diese dadurch bestimmt, dass der Staat zunächst den legalen Rahmen schafft, innerhalb dessen dann Qualität realisiert wird. Qualität ist dann das, was in der Realität der Heime und von diesen als Qualität verstanden wird. Eingriffe des Staates sind ausschliesslich auf jene – in der Regel seltenen – Fälle beschränkt, in denen dermassen stark gegen Mindeststandards verstossen und der Druck der Öffentlichkeit via Skandalisierung so gross wird, dass gehandelt werden muss. Auffallend ist, dass es häufig nicht um spezifische Mindeststandards für Heime, sondern um generelle Anforderungen polizeirechtlicher Art, wie Hygienevorschriften, Lebensmittelverordnungen, feuerpolizeiliche oder baupolizeiliche Regelungen usw., geht – alles Vorschriften und Standards, die für alle gelten. Hier wird etwas anderes vorgeschlagen: Der Staat soll die Qualitätsstandards von Heimen definieren, bevor diese durch die Heime realisiert werden. Verlangt wird hier nicht eine Missbrauchsgesetzgebung sondern der Wille zur staatlichen Gestaltung resp. Mitgestaltung.

Ihre Begründung findet diese Forderung in der Menschenwürde und darin, dass diese Mitgestaltung einen Ausfluss der Ideenbasis der Entstehung und Ausgestaltung des modernen Sozialstaates darstellt und in dieser Basis implizit enthalten ist. Dieser Zusammenhang wird von der Mehrheit der Bevölkerung so wahrgenomen und gewollt. Der erste Argumentationsstrang, in welchem der Staat als Hüter der Menschenwürde dargestellt wird, ist eine normative These, der man dann nicht zuzustimmen braucht, wenn man andere Werte vertritt. Der zweite Argumentationsstrang, der in der Sicherung der Menschenwürde für eine Mehrzahl von Menschen eine zentrale legitimatorische Basis für Staatlichkeit sieht, ist hingegen eine empirisch überprüfbare Hypothese, die wissenschaftliche Dignität beansprucht und allenfalls empirisch zu widerlegen ist. Zu betonen ist, dass hier diese Delegation an den Staat, Qualitätsstandards für Heime zu bestimmen, eine vorläufige ist. Damit unterscheidet sich dieser Vorschlag von der Realität in den USA oder in Grossbritannien. Nicht intendiert ist somit die teilweise rigide staatliche oder quasi-staatliche Kontrolle der Qualität – wie in den USA – und die damit verbundene Regelungsdichte und Formalisierung. Ebenso ist nicht die harte Normierung bestimmter Standards – wie in Grossbritannien – beabsichtigt, die sich an der Definition des Verhältnisses zwischen beruflich qualifizierten und nichtqualifizierten Mitarbeitenden oder etwa in der zeitlich starren Bestimmung des Mahlzeitenrhythmus ablesen lässt.

Wenn gefordert und begründet wird, der Staat habe Qualitätsstandards von Pflegeheimen zu formulieren, heisst das noch nicht, dass er ohne weiteres dazu fähig sei, oder dass er das besser als andere könne. Vielmehr wird es darum gehen, die Forderung so weit an eine Reihe von Bedingungen zu knüpfen, dass sie weder in die Irre einer bürokratischen Erstarrung noch in die einer hoheitlichen Festlegung führt, welche die asymmetrische Machtverteilung zwischen Betagten und der totalen Institution Heim noch zusätzlich verstärkt. Diese Bedingungen wiederum sind soweit zu konzeptualisieren, dass sie handlungsleitend werden. Die Basis dafür ist in organisationstheoretischen Überlegungen und Ansätzen zu finden.

Asymmetrische Beziehungen sind nach J. S. Coleman[72] das Resultat des Siegeszuges korporativer Akteure in Form von Organisationen. Organisationen übertreffen ältere korporative Akteure wie die Familie, Stände usw. nicht nur in ihrer Zahl, sondern auch in ihrem Einfluss auf das Leben des Menschen. Coleman führt ihre Bedeutung in der Tradition von Max Weber auf einen der Kernbereiche von Modernisierung, auf die Rationalisierung zurück. Die damit verbundene Freisetzung der Person erhöht zwar die Chance zur Zusammenlegung von Ressourcen in Form der Organisation aus einer individuellen Nutzenpräferenz heraus, führt aber auch zu einer Sozialstruktur, «die aus Positionen und nicht aus Personen besteht und in der Personen bloss Inhaber von Positionen sind».[73] Nach Colemans Diagnose ist aber nicht nur diese Janusköpfigkeit ein zentrales Problem der Gesellschaft. Vielmehr ist auch problematisch, dass die korporativen Akteure Risiken generieren, denen der Einzelne ausgeliefert ist, obwohl er diese Akteure stützt (z. B. als Kunde), braucht (z. B. als Beschäftigter) oder schafft (etwa als Mitglied oder Eigentümer). Darin besteht der Kern der Asymmetrie.

---

72 J. S. Coleman, Die asymmetrische Gesellschaft, Weinheim und Basel, 1986.
73 ebenda, S. 169.

Es sind vier Gründe, die nach Coleman die Asymmetrie in der Beziehung zwischen einem Menschen und einer Organisation bewirken: Zum einen hat das Handeln von Organisationen «normalerweise weitreichendere Konsequenzen als das Handeln einer Person».[74] Dann sind in Organisationen die Verantwortungen für Handeln schwer festzustellen. Weiter sind deswegen Organisationen schwieriger zur Verantwortung zu ziehen. Schliesslich muss bei einer negativen Sanktion die organisatorische Ebene der Verantwortung getroffen werden, welche eine Verhaltensänderung der Organisation tatsächlich bewirken kann. Es lässt sich deshalb ohne weiteres von einer «gesellschaftlichen Übermacht von Organisationen über Personen»[75] sprechen und davon, dass «die Dynamik der Organisationsgesellschaft (...) auf Rationalitätsbeschränkungen und -dilemmata (beruht), die aus individueller Nutzenorientierung unvorhergesehene und ungewollte Selbstbeschädigungen hervorgehen lassen».[76]

Menschen sind diesen Asymmetrien nicht hilflos ausgeliefert. Coleman macht auf Grund seiner Analyse eine Reihe von Vorschlägen, wie sich die Beziehungen von Menschen und Organisationen wieder ins Gleichgewicht bringen lassen. Eine der möglichen Strategien besteht darin, einen korporativen Akteur – den Staat – zu ermächtigen, die andern korporativen Akteure zu einer Resymmetrierung zu zwingen, indem beispielsweise den Beschäftigten in Unternehmen bestimmte Rechte gegeben werden, deren Einhaltung einklagbar ist. Das Problem einer solchen Strategie liegt darin, dass sie zwar allen andern korporativen Akteuren Macht nimmt, diese aber nicht auf die Menschen überträgt, sondern auf den Staat, der somit einen Machtzuwachs verzeichnet, womit «die Individuen (...) so leicht vom Regen in die Traufe (kommen)».[77] Solche «Beschützer-Gesetze», wie sie Coleman nennt, bringen dem Einzelnen nicht viel. Will man die Interessen der Individuen stärken, ist es nach Coleman besser, entweder die Spielregeln zu Gunsten der Individuen so zu ändern, dass diese sich selber schützen können, oder in korporative Akteure Marktelemente einzubauen.

Aus Colemans Argumenten und Schlussfolgerungen lassen sich Bedingungen für die Übertragung der Kompetenz an den Staat, Qualitätsstandards von Pflegeheimen zu formulieren, ableiten: Zum einen ist diese Übertragung mit der Bedingung zu verknüpfen, dass die Bewohnerinnen von Heimen mehr Mitspracherechte erhalten und – was entscheidend ist – diese Mitsprache auch in einer

---

74 ebenda, S. 113.
75 U. Schimank, Das «stahlharte Gehäuse der Hörigkeit», revisited - James Colemans «asymmetrische Gesellschaft», in U. Schimank und U. Volkmann, Hrsg., Soziologische Gegenwartsdiagnosen I, Opladen, 2000, S. 250.
76 ebenda, S. 250.
77 ebenda, S. 252.

adäquaten Form ausüben können. Damit ist konkret gemeint, dass beispielsweise Befragungen im Heim so zu konzipieren sind, dass niemand durch die Anlage der Befragung ausgeschlossen ist (siehe Kap. 11). Bewohnerinnenräte sind so zu gestalten, dass sie sich nicht an der Struktur, den Abläufen und dem Handeln in Parlamenten, Verwaltungsräten oder Vereinsvorständen orientieren, sondern an den Bedürfnissen, Vorstellungen, Kommunikations- und Verhaltensformen der Betagten. Ombudsstellen oder Vertrauensleute der Bewohnerinnen sind ausserhalb des Heimes zu suchen und erhalten eine formalisierte Position, die etwa Anhörungs-, Einsichts- und Informationsrechte usw. beinhaltet.

Der Einbau marktwirtschaftlicher Elemente in den korporativen Akteur Heim führt zu der Bedingung, dass zunächst einmal die freie Wahl eines Pflegeheimes möglich sein müsste. Das setzt nicht nur ein genügendes Angebot voraus, sondern auch die Abschaffung falscher Anreize und Sanktionen, etwa wenn Betagte aus anderen Gemeinden oder Kantonen eine höhere Taxe zahlen. Weiter ist für eine ausreichende Information über die Qualität von Pflegeheimen zu sorgen, damit Entscheidungen möglich werden. Heimqualität soll in diesem Sinne öffentlich werden. Ohne Zweifel ist mit der Übertragung der Kompetenz an den Staat, Qualitätsstandards für Pflegeheime zu formulieren, ein Machtzuwachs des Staates verknüpft. Colemans Analyse und Überlegungen führten zur Formulierung von zwei Bedingungen, die diesen Machtzuwachs akzeptierbar machen. Damit ist es aber noch nicht getan. Zu betonen ist zum einen, dass nach den hier vertretenen Vorstellungen diese Kompetenz eine vorläufige ist. Vorläufig deswegen, weil zur Zeit die Gruppe derjenigen, die grundsätzlich allein legitimiert ist, solche Standards zu formulieren – die Betagten selber – wegen der fehlenden organisatorischen, ideellen und theoretischen Basis nicht in der Lage ist, eben dies selber zu tun. Eine Lesart des Subsidiaritätsprinzips könnte zur Folge haben, dass der Staat sich nicht weiter um diese fehlende Artikulations- und Definitionsmacht der Betagten kümmert. Wird dieses Prinzip aber nicht nur vertikal, sondern auch horizontal verstanden, sieht also der Staat in den Betagten Partner für die Lösung eines gemeinsamen Problems, dann bedeutet dies, dass der Staat im Sinne einer «reziproken Vorleistung» (von Nell-Breuning) darauf zu achten hat, dass er Anstrengungen fördert, welche die Betagten in die Lage versetzen, ihre Bedürfnisse zu formulieren. Diese Überlegungen führen zu den bereits aus Colemans Diagnose abgeleiteten ersten zwei Bedingungen: Der Staat hat die Pflicht, die Mitsprache der Betagten zu gewährleisten und zu informieren. Damit erhebt sich die Frage danach, worüber der Staat informiert. Eine erste Antwort ist gegeben worden: über die Qualität von Pflegeheimen. Wie aber soll diese festgestellt werden?

Wiederum ist zur Beantwortung auf eine Überlegung von Coleman zurückzugreifen. Der staatlich erzwungene Einbau von marktwirtschaftlichen Elementen in korporative Akteure setzt Information der Individuen, die sich für das eine oder andere Angebot entscheiden, voraus. Der Einzelne hat also ein Recht auf

Information. Ein wesentlicher Teil dieser Information stammt aus der Forschung. Coleman[78] diskutiert vor diesem Hintergrund zwei verschiedene Modelle von Forschung, in die der Staat involviert ist. In einem Modell geht es darum, dass der Staat zu rationalen Entscheiden Informationen über die Auswirkung einer Massnahme braucht. Coleman zeigt mit Hilfe einiger Beispiele, dass dabei tendenziell eher Forschungsresultate berücksichtigt werden, welche die Wirksamkeit der staatlichen Massnahme stützen, als jene, die eine solche in Frage stellen. Damit stärkt Forschung die staatliche Macht und legitimiert Ziele und Massnahmen staatlichen Handelns. Das Recht auf Information, wie es Coleman versteht, impliziert ein anderes Modell. Dieses besteht darin, dass die Forschung nicht nur Problemdefinitionen des Staates aufnimmt, sondern auch dazu konfligierende, und die Forschungsresultate allen zur Verfügung stellt, die daran interessiert sind. Das erste Modell geht davon aus, dass es eine objektiv richtige Politik gibt. Das zweite nimmt an, dass Politik immer das Resultat «einer Vielzahl von rational Handelnden (ist), wobei jeder andere Interessen, jeder einen legitimen Anteil an der Kontrolle der Politik und jeder einen Informationsbedarf hat, um seine Interessen rational verfolgen zu können».[79]

Vor diesem Hintergrund ergibt sich eine weitere Bedingung für die Übertragung der Kompetenz, Qualitätsstandards zu formulieren, an den Staat: Da es um eine sinnvolle Eingrenzung des Machtzuwachses des Staates geht, ist dem zweiten Modell – Coleman nennt es das Modell der pluralistischen Politikforschung – zu folgen. Die Qualitätsstandards, die der Staat formuliert, sind also nicht nur so lange vorläufig, bis solche durch die Betroffenen selber aufgestellt werden können, sondern auch in dem Sinne, als sie nicht für immer und ewig gelten, sondern ihre Tauglichkeit erforscht wird, und diese Erforschung dem Modell der pluralistischen Forschung zu genügen hat. Das bedeutet nicht nur Konkurrenz der Ansätze, der beteiligten Wissenschafter und der Methoden, sondern auch Konkurrenz der Fragestellungen und Konkurrenz der Information. Der Staat ist in diesem Prozess Lernender wie andere auch. Er kann seine Autorität nicht mehr auf die scheinbare Stärke wissenschaftlicher Wahrheit stützen, sondern muss in Kauf nehmen, dass diese wissenschaftliche Wahrheit immer nur vorläufig ist. Seine Autorität erhält der Staat dann aber daraus, dass der Lernprozess kein zufälliger ist, denn Forschung, wie sie hier verstanden wird, bedeutet Systematik, optimale Kontrolle der Messgrössen (Variablen), öffentlicher Austausch unter den Forschenden und anderen Beteiligten, kritische (Selbst)Reflexion und Evaluation.

Diese Lernbereitschaft des Staates (wie auch der andern Beteiligten) dürfte zur Zeit seine personellen Ressourcen übersteigen. Lernen hängt ja nicht nur von ent-

---

78 J. S. Coleman, a. a. O., S. 154 ff.
79 ebenda, S. 157.

sprechender Bereitschaft und dem perzipierten Erfolg, sondern auch von der Kapazität ab. Da der Staat weder über langdauernde Erfahrung noch über fundiertes Wissen über die Qualität von Pflegeheimen verfügt, fehlt diese Kapazität. Das ist so lange unproblematisch, als der Staat sich dieser Feststellung nicht verschliesst. Kapazität kann beschafft werden. Dies darf allerdings nicht als Plädoyer für mehr Bürokratie und Verwaltung verstanden werden. Vielmehr geht es darum, das notwendige Expertenwissen ausserhalb der Grenzen der Verwaltung zu rekrutieren. Dieses Expertenwissen soll nicht nur die Kapazität und damit die Lernbereitschaft sicherstellen, sondern es dem Staat auch ermöglichen, einen öffentlichen Diskurs über die Qualität von Pflegeheimen zu inszenieren und sich damit einer Verantwortung zu stellen, die sich nicht nur aus dem gesetzlichen Auftrag, sondern auch aus der zentralen Bedeutung der Menschenwürde ergibt. Damit ist eine vierte und letzte Bedingung erwähnt, die mit der Kompetenzdelegation an den Staat, Qualitätsstandards für Pflegeheime zu formulieren, verbunden sein muss: Der Staat ist auf das Mitwirken von Experten angewiesen. Er ist dafür verantwortlich, dass dieses Expertenwissen in die Formulierung der Standards einfliesst, und er ist verpflichtet, von seinem Recht auf Information Gebrauch zu machen.

Der Begriff des Experten ist vage und unbestimmt. Wenn hier die Abstützung auf Expertenwissen postuliert wird, ist er mit Gehalt zu füllen. Zunächst liegt es nahe, damit ein Fachwissen zu verknüpfen. Dieses Fachwissen ist das der Gerontologie. Ein rein formales Wissen über Organisation, Führung, Finanzierung usw. kann nie genügen. Vielmehr ist allenfalls dieses formale Wissen mit den relevanten Fakten aus der Gerontologie so zu kombinieren, dass den spezifischen Bedürfnissen der Heime Rechnung getragen wird. Wenn es die Aufgaben erfordern, muss also auch Wissen in der empirischen Sozialforschung nachgewiesen werden. Ebenso ist es naheliegend, mit dem Begriff des Experten eine gewisse berufliche Bewährung zu verbinden. Als Experte kann nur jemand verstanden werden, der sich in dieser Tätigkeit über Erfolge in dem Sinn ausweisen kann, als er im Feld operationale Ziele erreicht hat. Das geht über die Zufriedenheit des Auftraggebers hinaus. Dieses Verständnis von Experten setzt weiter voraus, dass die Tätigkeit von Experten evaluiert wird. Schliesslich kann als Experte nur jemand verstanden werden, der zum Diskurs über die Qualität von Pflegeheimen beiträgt. Das kritische Potential des öffentlichen Diskurses weist die mögliche Allmacht des Experten so in die Schranken, dass gemeinsames Lernen, damit aber auch das Lernen der Experten selber möglich ist. Damit ist ein zentrales Anliegen des vorliegenden Buches aus ganz anderer Perspektive wieder im Blickpunkt: Es geht um gemeinsames Lernen.

8. Auseinandersetzung mit dem Fachwissen

8.1 Chronische Schmerzen als Herausforderung

Im vorangehenden Kapitel wurde kurz erwähnt, dass für einen Teil des Handelns im Pflegeheim Fachwissen geltend gemacht werden kann, das für die SOLL-Vorgaben relevant wird. Dies dürfte mit Bezug auf ärztliches Handeln am ehesten einleuchten. Die Medizin versteht sich als Profession[1], und die Gesellschaft zediert ihr damit Rechte, u. a. das Recht, innerhalb ihres Wissensbestandes weitgehend autonom Entscheide zu treffen. Aus mehreren Gründen, auf die nicht eingegangen wird, ist die Krankenpflege nicht in gleichem Ausmass als Profession zu betrachten, das heisst, sie verfügt noch nicht über alle konstitutiven Merkmale einer Profession. Mit Bezug auf die hier interessierenden Zusammenhänge soll aber insofern keine Unterscheidung gemacht werden, als ausgebildetes Pflegepersonal und die Ärzteschaft als legitimiert betrachtet werden, SOLL-Vorgaben in ihrem Fachbereich im Pflegeheim (weitgehend) selber zu setzen.

Im Gegensatz zum Akutspital, wo sich die professionellen Bereiche der Krankenpflege und der Medizin zwar tangieren und gelegentlich überschneiden, sind im Pflegeheim die Gemeinsamkeiten grösser als die Autonomie in der jeweiligen Profession. Dies wird hier am Beispiel der Schmerzbekämpfung gedeutet. Schmerzen sind im Alter weitaus häufiger als bei jungen Menschen. Nachdem eine breit angelegte Studie über das Leiden von Schwerkranken im Spital Schmerzen thematisiert hatte und erst noch demonstrieren musste, dass Interventionen kaum Resultate zeitigten[2], wurde Öffentlichkeit hergestellt. Die Medizin nahm

---

1   z. B. K. M. Macdonald, The Sociology of the Professions, London und Thousand Oaks 1995; D. W. Rossides, Professions and Disciplines, Upper Saddle River 1997.
2   The SUPPORT Principal Investigators, A Controlled Trial to Improve Care for Seriously Ill Hospitalized Patients, in JAMA, vol. 274, 1996, S. 1591–1598.

sich zuerst der postoperativen Schmerzbekämpfung[3] und anschliessend der Schmerzbekämpfung bei Krebskranken an.[4] Dann wurden chronische Schmerzen, die im Heim prädominant sind, traktandiert – nicht zuletzt unter dem Eindruck von Klagen gegen Pflegeheime, welche die Schmerzbekämpfung nicht kunstgerecht durchgeführt hatten.[5]

Studien zeigen auf endemische Verbreitung von Schmerzen in Heimen[6], und damit auch auf ein teilweises Versagen von Pflegenden und Ärzten.[7] Mit der Publikation der Leitlinie zum Management von chronischen Schmerzen bei Betagten[8] sind die Herausforderungen medizinisch und pflegerisch markiert, so dass auch das Pflegepersonal – wenn es die Leitlinie kennt – mitargumentieren kann. Da die meist hausärztlich tätigen Ärzte nur während kurzer Zeitperioden in einem Pflegeheim sind, kommt den Pflegenden bei der Diagnose der Schmerzzustände, der Umsetzung und eventuellen Anpassung der Therapien und der Evaluation erstrangige Bedeutung zu. Dabei nimmt die Kommunikation zwischen Pflegepersonal und Ärzten offensichtlich eine wichtige Position ein: Die im Zusammenhang mit der Durchführung von Q-Plan und Q-Star hier konstatierten

3   z. B. AHCPR, Acute Pain Management: Operative or Medical Procedures and Trauma, Rockville 1992, AHCPR Pub. No. 92-0032; American Pain Society Quality of Care Committee, Quality Improvement Guidelines for the Treatment of Acute Pain and Cancer Pain, in JAMA, vol. 274, 1996, S. 1874–1880.

4   Agency for Health Care Policy and Research, Quick Reference Guide for Clinicians, Management of Cancer Pain: Adults, Rockville 1993, AHCPR Pub. No 94-0593. (Diese Grundsätze zur Schmerzbekämpfung bei Krebs wurden von der Schweizerischen Krebsliga integral übersetzt.)

5   B. A. Ferrell, Pain Evaluation and Management in the Nursing Home, in Annals of Internal Medicine, vol. 123, 1995, S. 681–687.

6   z. B. P. R. Mobily et al., An Epidemiologic Analysis of Pain in the Elderly, in Journal of Aging and Health, vol. 6, 1994, S. 139–153; A. M. Wagner et al., Pain Prevalence and Pain Treatments for Residents in Oregon Nursing Homes, in Geriatric Nursing, vol. 18, 1997, S. 268–272; P. L. Fox et al., Prevalence and Treatment of Pain in Older Adults in Nursing Homes and Other Long-Term Care Institutions: a Systematic Review, in Canadian Medical Association Journal, vol. 160, 1999, S. 329–333; J. Y. Leland, Chronic pain: Primary care treatment of the older patient, in Geriatrics, vol. 54, 1999, S. 23–35; G. W. Cramer et al., A Drug Use Evaluation of Selected Opioid and Nonopioid Analgesics in the Nursing Facility Setting, in Journal of the American Geriatrics Society, vol. 48, 2000, S. 398–404; B. A. Ferrell et al., The Geriatric Pain Measure: Validity, Reliability and Factor Analysis, in Journal of the American Geriatrics Society, vol. 48, 2000, 1669–1673.

7   Th. Nikolaus, Assessment chronischer Schmerzen bei älteren Menschen, in Therapeutische Umschau, vol. 54, 1997, S. 340–344.

8   AGS Panel on Chronic Pain in Older Persons, The Management of Chronic Pain in Older Persons, in Journal of the American Geriatrics Society, vol. 46, 1998, S. 635–651.

Probleme werden in der Literatur bestätigt.[9] Es muss im Interesse der Schmerzbekämpfung liegen, dass die in der Krankenpflege Tätigen befähigt und ermächtigt werden, weitgehend selber zu handeln[10] (einer von verschiedenen Hinweisen für selbständigeres Handeln kann der Umfang der Reservemedikamente sein), wobei auch hier die nobelste Aufgabe darin besteht, die Vorstellungen der Bewohnerinnen einzuholen und zu würdigen.[11]

Während die Verbindung von chronischem Schmerz und Depression gut bekannt ist[12], bewegt man sich mit Bezug auf die Bekämpfung chronischer Schmerzen bei schwer dementen Bewohnerinnen[13] nach unserem Dafürhalten nicht im Feld des gesicherten Wissens.[14] Vielleicht hat folgende Annahme eine Chance, bestätigt zu werden: Je sicherer das Pflegepersonal bei der Schmerzbekämpfung, je personalisierter der Umgang der Pflegenden mit schwer Dementen und je sorgfältiger der Umgang mit Angehörigen gestaltet wurde, desto eher bestehen Chancen zur Schmerzbekämpfung bei diesen Bewohnerinnen. Damit ist auch angezeigt, dass SOLL-Vorgaben und zu überprüfende Normen nicht in jedem Fall direkt auf spezifische Handlungen fokussieren müssen. Das Handeln der Pflegenden ist bei der Akkreditierung lange nicht immer auf einzelne Herausforderungen zu be-

---

9　M. P. Cadogan et al., Barriers to Effective Communication in Skilled Nursing Facilities: Differences in Perception between Nurses and Physicians, in Journal of the American Geriatrics Society, vol. 47, 1999, S. 71–75.

10　z. B. M. A. Dufault et al., Changing nurses' pain assessment practice: a collaborative research utilization approach, in Journal of Advanced Nursing, vol. 21, 1995, S. 634–645.

11　R. A. Pruchno et al., Competence of Long-Term Care Residents to Participate in Decisions About Their Medical Care: A Brief, Objective Assessment, in The Gerontologist, vol. 35, 1995, S. 622–629.

12　P. A. Parmelee et al., The Structure of Depression among Elderly Institution Residents: Affective and Somatic Correlates of Physical Frailty, in Journal of Gerontology, vol. 53, 1998, S. M155-M162; S. Liao und B. A. Ferrell, Fatigue in an Older Population, in Journal of the American Geriatrics Society, vol. 48, 2000, S. 426–430.

13　C. F. Wynne et al., Comparison of Pain Assessment Instruments in Cognitively Intact and Cognitively Impaired Nursing Home Residents, in Geriatric Nursing, vol. 21, 2000, S. 20–23.

14　z. B. B. A. Ferrell et al., Pain in Cognitively Impaired Nursing Home Patients, in Journal of Pain Symptom Management, vol. 10, 1995, S. 591–598; A. L. Horgas und P.-F. Tsai, Analgesic Drug Prescription and Use in Cognitively Impaired Nursing Home Residents, in Nursing Research, vol. 47, 1998, S. 235–242; A. K. Cook et al., Assessing the Pain of People with Cognitive Impairment, in International Journal of Geriatric Psychiatry, vol. 14, 1999, S. 421–425; J. C. Huffman und M. E. Kunik, Assessment And Understanding of Pain in Patients With Dementia, in The Gerontologist, vol. 40, 2000, S. 574–581.

grenzen. Es gilt vielmehr so oft wie nur möglich, Zugrundeliegendes (z. B. Kommunikation mit Angehörigen, pflegerische Kompetenz usw.) zu würdigen.

Wenn aber trotz (vorläufig) gesicherter Wissensbasis in der Leitlinie (Guideline) zur Bekämpfung chronischer Schmerzen geschlossen werden muss, dass die Herausforderungen in der Praxis nur beschränkt kunstgerecht bewältigt werden, was ist dann zu folgern? Desbiens und Wu haben sich nach der Analyse der sehr unbefriedigenden Resultate von SUPPORT und HELP (Hospitalized Elderly Longitudinal Project) zu einem Appell an Joint Commission und HCFA entschlossen: Diese normsetzenden Instanzen hätten Vorgaben im Akkreditierungsgeschehen zu machen, damit die Praxis verändert werde.[15] Daraus wird ersichtlich, dass HCFA und Joint Commission einige Bedeutung bei Veränderungen im Handeln der Leistungserbringer zugesprochen wird. Beide Institutionen haben Standards zur Schmerzbekämpfung erarbeitet und mandatiert. Allerdings zeigt die zeitliche Verzögerung von fünf Jahren vom ursprünglichen Projekt SUPPORT bis zur Publikation des Schlussberichtes, dass die Fachliteratur nicht intensiv genug auf Schwächen bei der quasi-autonomen Festlegung von SOLL-Vorgaben analysiert wurde. Im Q-Plan sind Normen zur Schmerzbekämpfung schon 1997 eingeführt worden. Im gleichen Jahr wurden die ersten neun Standards für die sog. Akkreditierungsgespräche der Vereinigung für Qualitätssicherung und Qualitätsförderung im Gesundheitswesen in Akutspitälern und -kliniken von uns geschrieben. Einer der neun ausführlichen Standards bezog sich auf die Schmerzbekämpfung.

8.2 Leitlinien und Standards

Wenn Krankenpflege und Medizin im Heim in ihren Fachgebieten SOLL-Vorgaben setzen können, an denen die Qualität des Handelns zu messen ist, dann bleiben Fragen nach dem Inhalt der SOLL-Vorgaben immer noch legitim, ihre Einhaltung steht aber im Vordergrund. Dies kann an Leitlinien, von denen gerade jene über Schmerzen im Heim erwähnt wurden, dargestellt werden. Aktuell existieren weit über 1000 Leitlinien, welche von Arbeitsgruppen innerhalb von nationalen Ärztegesellschaften (in Kap. 6 wurde auf diesen Arbeitsschwerpunkt bei der kanadischen Ärztegesellschaft verwiesen), von medizinischen Fachgesellschaften (z. B. der American Geriatrics Society), von regionalen Ärztevereinigungen (besonders bekannt sind jene von Maine), aber auch von staatlich mandatierten Institutionen (z. B. der in den USA wichtigen Agency for Healthcare Research and

---

15 N. A. Desbiens und A. W. Wu, Pain and Suffering in Seriously Ill Hospitalized Patients, in Journal of the American Geriatrics Society, vol. 48, 2000, S. S183–S186, bes. S. S186.

Quality, AHRQ) und Gruppen[16] erarbeitet wurden. Von der AHRQ stammen die für Pflegeheime wichtigen SOLL-Vorgaben über das Management der Inkontinenz, die Prävention und Therapie des Dekubitus, sowie jene über Diagnostik und Therapie von Depressionen.[17] Es darf behauptet werden, dass zu allen Erkrankungen und Syndromen, welche in einem Pflegeheim angetroffen werden, auch Leitlinien existieren.

Aus einer ganzen Anzahl von Gründen, auf die hier nicht einzugehen ist, werden Leitlinien nicht von allen Angesprochenen umgesetzt.[18] Eine kleinere oder grössere Gruppe von Pflegenden und/oder Ärzten hält sich nicht an das in den Leitlinien festgelegte «Schulwissen» «body of knowledge». Aufgabe der Qualitätsbeurteilung ist es also zu überprüfen, ob in einem Pflegeheim gemäss den Vorgaben gearbeitet wird – und wenn dem nicht so ist, welche Überlegungen zum Abweichen von der durch die Profession gemachten SOLL-Vorgabe entscheidend waren. Dies ist der Grund, warum im Normenwerk des HCFA-Surveys die Bestimmung plaziert ist, man habe sich an Leitlinien zu halten, und in den Standards des Canadian Council sechsmal von «Guidelines for Practice» die Rede ist.

---

16 z. B. The Scottish Office, National Health Service in Scotland, Clinical Guidelines, Edinburgh Mai 1993.

17 Alle AHCPR (neu heisst die Institution AHQR): Clinical Practice Guideline, Urinary Incontinence in Adults, Rockville 1992, AHCPR Pub. No. 92-0038; Clinical Practice Guideline, Pressure Ulcers in Adults: Prediction and Prevention, Rockville 1992, AHCPR Pub. No. 92-0050; Clinical Practice Guideline, Depression in Primary Care, vol. 1: Detection and Diagnosis, vol. 2: Treatment of Major Depression, beide Rockville 1993, AHCPR Pub. No. 93-0550 und 93-0551; Clinical Practice Guideline, Treatment of Pressure Ulcers, Rockville 1994, AHCPR Pub. No. 95-0652.

18 z. B. D. Eddy und J. B. Couch, The Role of Clinical Practice Policies in Quality Management, in J. B. Couch, Hrsg., Health Care Quality Management for the 21st Century, Tampa 1991, S. 139–150; M. J. Field und K. N. Lohr, Hrsg., Guidelines for Clinical Practice, Washington D. C. 1992, bes. S. 65 ff.; P. E. Gates, Think Globally, Act Locally: An Approach to Implementation of Clinical Practice Guidelines, in The Joint Commission Journal on Quality Improvement, vol. 21, 1995, S. 71–85; N. T. Moulding et al., A framework for effective management of change in clinical practice: dissemination and implementation of clinical practice guidelines, in Quality in Health Care, vol. 8, 1999, S. 177–183; A. S. Adams et al., Evidence of self-report bias in assessing adherence to guidelines, in International Journal for Quality in Health Care, vol. 11, 1999, S. 187–192; D. A. Katz, Barriers Between Guidelines And Improved Patient Care: An Analysis of AHCPR's Unstable Angina Clinical Practice Guideline, in Health Services Research, vol. 34, 1999, S. 377–389; T. Kendrick, Why can't GPs follow guidelines on depression? in British Medical Journal, vol. 320, 2000, S. 200 f.; E. A. Halm et al., Understanding Physician Adherence With a Pneumonia Practice Guideline: Effects of Patient, System, And Physician Factors, in Archives of Internal Medicine, vol. 160, 2000, S. 98–104.

In den deutschsprachigen Ländern mangelt es zwar nicht gänzlich an Leitlinien.[19] Aber es fehlt noch der beruflich konsolidierte (professionelle) Umgang mit ihnen. Unter diesen Umständen scheint es nicht angezeigt, detailliert zu erklären, wie Leitlinien über das Internet heruntergeladen werden können (z. B. National Library of Medicine, HSTAT und National Guideline Clearinghouse). Wichtiger ist im vorliegenden Zusammenhang, dass es für die Qualitätsbeurteilung von Pflegeheimen in deutschsprachigen Ländern ausgeschlossen erscheint, die Qualitätsbeurteilung und die Beurteilung der Qualitätssicherung in direktem Bezug auf Leitlinien durchzuführen. Die Behauptung, im deutschsprachigen Raum mangle es an beruflich konsolidiertem Umgang mit Leitlinien, gilt auch mit Bezug auf Pflegestandards in Pflegeheimen (nicht aber für Akutspitäler, wo in der Deutschschweiz insbesondere grössere Spitäler intensiv mit Pflegestandards arbeiten). Standards und Leitlinien sind nicht etwa je eine Seite des Gleichen[20], jenes für die Pflege, dieses für die Medizin. Aber sie bieten beide Gleiches mit Bezug auf die Qualitätsbeurteilung: Sie sind Massstäbe, mit deren Hilfe Qualität überprüft werden kann. Wenn also diese von den Professionen erarbeiteten Massstäbe weitgehend fehlen, dann ist anderswo nach SOLL-Vorgaben zu suchen.

8.3 Basis und Beurteilungselemente

Weiter vorne war im Zusammenhang mit Leitlinien vom «Schulwissen» «body of knowledge» zu lesen. In seine Nähe rückt das «Lehrbuchwissen», wenn in einer Publikation das Wissensgebiet umfänglich abzudecken versucht wird. Dies ist nach unserem Dafürhalten mit den zwei Bänden der «Geriatrischen Krankheitslehre» von M. Hafner und A. Meier besser als in jeder anderen Veröffentlichung geleistet worden.[21] Dazu kommt, dass die beiden Autoren die Pflegenden zur

---

19 G. Ollenschläger et al., Ärztliche Leitlinien in Deutschland – aktueller Stand und zukünftige Entwicklungen, in Zeitschrift für ärztliche Fortbildung und Qualitätssicherung, vol. 92, 1998, S. 273–280.

20 z. B. H. L. Yoos et al., Standards and Practice Guidelines as the Foundation for Clinical Practice, in Journal of Nursing Care Quality, vol. 11, Heft 5, 1997, S. 48–54; A. M. Dozier, Professional Standards. Linking Care, Competence and Quality, in Journal of Nursing Care Quality, vol. 12, Heft 4, 1998, S. 22–29; St. Görres, Qualitätssicherung in Pflege und Medizin, a. a. O., bes. S. 163 ff.

21 M. Hafner und A. Meier, Geriatrische Krankheitslehre, Teil I: Psychiatrische und neurologische Syndrome, 3. vollständig überarbeitete und erweiterte Aufl., Bern 1998 (1. Nachdruck 2000); dies., Geriatrische Krankheitslehre, Teil II: Allgemeine Krankheitslehre und somatogene Syndrome, 2. vollständig überarbeitete und erweiterte Aufl., Bern 2000.

Hauptzielgruppe haben, «da sie die Kernleistungen in der Betreuung von alten Patienten erbringen» (Vorwort, Teil II, S. XV), und eine Orientierung zeigen, welche fast nahtlos in die in diesem Kapitel behandelten Elemente passt: «Ziel des vorliegenden Buches ist es, den gerade auf dem Gebiete der Geriatrie gefährdeten Dialog zwischen Arzt- und Pflegebereich zu fördern. Der Inhalt bewegt sich demzufolge oft im Grenzbereich der Interdisziplinarität. Das Buch richtet sich daher vornehmlich an die Pflegenden sowie an Ärztinnen und Ärzte, aber auch an alle anderen mit geriatrischen Fragen und Aufgaben konfrontierten Berufszweige» (Vorwort, Teil I, S. XI). Seit der Einführung von Q-Star bietet deshalb die «Geriatrische Krankheitslehre» den Massstab, an dem im Zweifelsfall gemessen wird. Dabei ist es ausgeschlossen, die Umsetzung des gesamten «body of knowledge» in einem Pflegeheim überprüfen zu wollen. Dies nicht primär wegen des zeitlichen Aufwandes, wichtig ist vielmehr, dass das pflegerische und medizinische Geschehen im Pflegeheim und gegenüber einzelnen Bewohnerinnen nie entlang eines Lehrbuches parzelliert werden darf. Dazu kommt das Moment des gemeinsamen Lernens: Ein Pflegeheim muss in der Qualitätsbeurteilung erfahren können, wo sich die hauptsächlichen Herausforderungen stellen. Wenn dieser Ansatz konsequent verfolgt wird, gelingt es auch, ein Postulat der Qualitätsbeurteilung und der Beurteilung der Qualitätssicherung einzulösen: Analysiert werden sollen (vermutete) Probleme, welche sich häufig stellen, deren Konsequenzen für die Betroffenen gravierend und deren Kostenfolgen hoch sind.

Im Rahmen des Projektes ACOVE (Assessing Care of Vulnerable Elders) wurden in einer Expertengruppe «Zielkonditionen» zur Fokussierung pflegerischen und medizinischen Handelns bestimmt, welche die Bedingungen «hohe Häufigkeit» und «gravierendes Problem» für Betroffene und Beteiligte erfüllen[22] (da das Manuskript schon 1999 zur Verfügung stand, konnte sich die erste definitive Ausgabe von Q-Star darauf stützen). Ausgewählt für die Qualitätsbeurteilung und die Beurteilung von Ansätzen zur Qualitätssicherung wurden: schwere Depressionen (Major Depressions), Medikamentenabgabe, Inkontinenz, Dekubiti, Stürze und, wie schon erwähnt, Schmerzen resp. Schmerzbekämpfung. Von uns bis heute nicht berücksichtigt wurde Diabetes mellitus II (obwohl wir für Akutspitäler einen Standard zu Diabetes entwickelten[23]) – dies aus dem einzigen Grund, die Qualitätsbeurteilung im Heim während der ersten fünf Jahre zu entlasten. «End-

---

22 E.M. Sloss et al., Selecting Target Conditions for Quality of Care Improvement in Vulnerable Older Adults, in Journal of the American Geriatrics Society, vol. 48, 2000, S. 363–369.

23 Vereinigung für Qualitätssicherung und Qualitätsförderung im Gesundheitswesen VQG, Standards für Akkreditierungs-Gespräche in Akutspitälern und -kliniken, Bern April 1998, S. 35 ff.

of-life Care» wird im Q-Star im weiteren Kontext des Gegenstandes «Sterben» überprüft, während Demenz in zwei sog. Gegenständen verortet ist. Im Gegenstand «Essen, Trinken, Diät» wird der Massstab zur Flüssigkeitszufuhr in Erfahrung gebracht. Was schon im Q-Plan gestützt auf die Publikation von Rubenstein und Wieland[24] aufgenommen werden konnte, wird im Q-Star weitergeführt. Wenn man sich bewusst ist, dass bei der Auswahl von prioritären qualitativen Herausforderungen im Pflegeheim ein gewisser Ermessensspielraum besteht, dann ist die Kongruenz zwischen den Publikationen von 1993 (Rubenstein und Wieland) und 2000 (Sloss et al.) auffällig: Die Auswahl verändert sich nicht mit Ausnahme der Demenz, welche 1993 noch nicht analysiert wurde. Dass aber über eine Zeitspanne von sieben Jahren praktisch Deckungsgleichheit bei den Prioritäten anzuzeigen ist, mahnt, dass entweder für substanzielle qualitative Verbesserungen über längere Zeiträume geplant werden muss, oder aber, dass sehr viel grössere Anstrengungen schnell in Angriff zu nehmen sind, wie dies eine Arbeitsgruppe des Institute of Medicine gebieterisch für die Akutmedizin forderte.[25]

Im Zusammenhang mit der Übernahme von SOLL-Vorgaben aus der Literatur ist darauf aufmerksam zu machen, dass Inzidenz- und Prävalenzdaten aus amerikanischen Pflegeheimen nicht in unsere Qualitätsbeurteilung aufgenommen wurden. Wir vermuten – um mehr als Vermutungen, die sich auf rund 170 Heimbeurteilungen stützen, kann es sich nicht handeln, da Studien in der Deutschschweiz fehlen –, dass z. B. die Werte für Dekubiti in vergleichbaren Populationen der Deutschschweiz tiefer sind. Die höhere personelle Dotierung und Qualifikation der Pflegenden dürften die Differenz teilweise erklären. Coburn et al.[26] eruierten in Pflegeheimen des Gliedstaates Maine eine Inzidenzrate bis zu 13 %, was alarmierend hoch ist. Spector und Fortinsky[27] schlossen auf Grund einer Stichprobe von gut 15 000 Bewohnerinnen aus 843 Pflegeheimen Ohios auf eine Prävalenz von 8 % (erfasst wird in der Regel ab Stufe 2). Der tiefste Wert, 3,5 %, resultierte in Pflegeheimen der Veterans Administration.[28] Die Bewohner sind hier jünger, fast ausschliesslich Männer und – dies wird wiederholt – die Pflege ist sowohl

24 L. Z. Rubenstein und D. Wieland, Hrsg., Improving Care in the Nursing Home. Comprehensive Reviews of Clinical Research, Newbury Park und London 1993.

25 M. R. Chassin et al., The Urgent Need to Improve Health Care Quality, in JAMA, vol. 280, 1998, S. 1000–1005.

26 A. F. Coburn et al., Variations in Outcomes of Care in Urban and Rural Nursing Facilities in Maine, in Journal of Applied Gerontology, vol. 15, 1996, S. 202–223.

27 W. D. Spector und R. H. Fortinsky, Pressure Ulcer Prevalence in Ohio Nursing Homes, in Journal of Aging and Health, vol. 10, 1998, S. 62–80.

28 D. R. Berlowitz und J. Halpern, Evaluating and Improving Ulcer Care: The VA Experience with Administrative Data, in The Joint Commission Journal of Quality Improvement, vol. 23, 1997, S. 424–433.

quantitativ wie qualitativ besser dotiert als im Durchschnitt der amerikanischen Pflegeheime.

Die Leitlinien zur Prävention und Therapie von Dekubiti sind unbestritten, und das Wissen um dieses Element der Krankenpflege ist in den uns bekannten Heimen solide, auch wenn man nicht in jedem Pflegeheim um Pflegestandards dazu weiss. Bei der Qualitätsbeurteilung mit Q-Plan und Q-Star handelt es sich zuerst darum, die Dokumentation zu überprüfen. Es wird verlangt, dass im Dossier «Qualitätssicherung» eine spezielle Abteilung über Dekubiti angelegt ist, um den Aussagegehalt der Informationen zu analysieren. Es zeigte sich, dass noch oft Risikofaktoren (u. a. Diabetes, Inkontinenz, Immobilität) nicht ausreichend festgehalten sind, um über die Zeit präventives Handlungswissen zu gewinnen. Zudem erfährt man (wie bei Spector und Fortinsky[29]), dass eine nennenswert hohe Zahl von Bewohnerinnen mit Dekubiti aus Spitälern in Heime überwiesen wird. Die Aufgabe der Beurteiler besteht immer darin auszuloten, welche Vorstellungen über Veränderungen bestehen, wobei zu berücksichtigen ist, dass Pflegeheime öfters wegen der Zuweisungen auf ein gutes Verhältnis zu Akutspitälern angewiesen sind.

8.4 Weitere Annäherung an SOLL-Vorgaben

Es besteht kein Zweifel darüber, dass schwere Depressionen (Major Depressions) zu den gewichtigsten Herausforderungen in einem Pflegeheim gehören, und dass mit Antidepressiva substanzielle Erfolge erzielt werden können. Damit gehören wohl Mitteilungen wie jene von Heston et al. über die «Therapie» der Vergangenheit an: Diese Autorengruppe fand bei 868 Bewohnerinnen (aus einer Studienpopulation von 5752) mit der Diagnose Depression, dass nur 9,7 % Antidepressiva erhielten, und von diesen erst noch 80 % in zu tiefer Dosierung.[30] Die von Hafner und Meier präsentierte Annahme, dass 10 % der in Institutionen lebenden Betagten[31] schwer depressiv sein sollen, möchte in dem Sinne umgeschrieben werden, dass dieser Hinweis mit Sicherheit für Bewohnerinnen in Pflegeheimen konserva-

29 Spector, W. D./Fortinsky, R. H., 1998: Pressure Ulcer Prevalence in Ohio Nursing Homes. In: Journal of Aging and Health, vol. 10, S. 62–80

30 L. L. Heston et al., Inadequate Treatment of Depressed Nursing Home Elderly, in Journal of the American Geriatrics Society, vol. 40, 1992, S. 1117–1122.

31 M. Hafner und A. Meier, a. a. O., S. 188.

tiv ist – dafür liegen nicht nur methodisch rigoros gewonnene Daten aus den USA,[32] sondern auch Informationen aus Deutschland vor.[33]

Die nun schon mehrmals erwähnte AHCPR (siehe Kap. 6), welche seit Ende 1999 Agency for Healthcare Research and Quality (AHRQ) heisst, hat den beiden Leitlinien zur Depression (sie beziehen sich nur am Rande auf Bewohnerinnen in Pflegeheimen – die spezifische Leitlinie resultierte aus einer Konsensus-Konferenz der National Institutes of Health[34]) auch darum hohe Priorität gegeben, weil niedergelassene Ärzte (Hausärzte) sowohl in Diagnostik wie in Therapie erhebliche Defizite ausweisen. Es sind aber vor allem die Hausärzte, welche in den meisten Ländern Bewohnerinnen in Pflegeheimen betreuen. Dabei ist ihre Aufgabe im Zusammenhang mit Diagnostik und Therapie von Depressionen gerade in Pflegeheimen nicht leicht. Darauf zeigt auch, dass das Instrument RAI mit Bezug auf Depressionen unbestritten Schwächen hat.[35] Dem pflegenden Personal kommt bei der Diagnose[36], aber selbstverständlich auch bei der Therapie grosse Bedeutung zu. Der Umgang mit Depressiven ist gezielter zu gestalten; zur «kleinen Psychotherapie» in den Begegnungen und damit in weiterem Sinne auch zur Formierung von Elementen der Milieutherapie ist reflektierender Sachverstand notwendig, welcher auch beim Einbezug von Besuchern präsent zu sein hat. Damit ist angetönt, dass es nicht nur um den Einsatz von Antidepressiva (und wenn nötig weiterer Psychopharmaka) geht.

Die Pflegenden haben auch die Konsequenzen der Pharmakotherapie zu beurteilen. Dabei scheinen in Pflegeheimen Interaktionen mit anderen Medikamenten

---

32 z. B. P. A. Parmelee et al., Incidence of Depression in Long-Term Care Settings, in Journal of Gerontology, vol. 47, 1992, S. M189-M196; B. W. Rovner, Depression and Growing Old, in R. L. Rubinstein und M. P. Lawton, Hrsg., Depression in Long Term and Residential Care, New York 1997, S. 118–127; Ch. F. Reynolds et al., Behavioral and Pharmacologic Interventions for Depression in Later Life, in R. Schulz et al., Hrsg., Annual Review of Gerontology and Geriatrics, vol. 18, New York 1999, S. 48–72.

33 A. Zimber et al., Alten- und Pflegeheime im Wandel: Alltagseinschränkungen und Verhaltensauffälligkeiten der Bewohner nehmen zu, in Gesundheitswesen, vol. 60, 1998, S. 239–246; H. S. Monking und W. P. Hornung, Prävalenz und Behandlung von depressiven Syndromen in Altenheimen. Erhebung in einem ländlichen Versorgungssektor, in Psychiatrische Praxis, vol. 25, 1998, S. 183–185.

34 B. D. Lebowitz et al., Diagnosis and Treatment of Depression in Late Life. Consensus Statement Update, in JAMA, vol. 278, 1997, S. 1186–1190.

35 M. P. Lawton et al., Psychometric Characteristics of the Minimum Data Set II: Validity, in Journal of the American Geriatrics Society, vol. 46, 1998, S. 736–744; A. B. Burrows et al., Development of a Minimum Data Set-based depression rating scale for use in nursing homes, in Age and Ageing, vol. 29, 2000, S. 165–172.

36 L. H. Kurlowicz und NICHE Faculty, Nursing Standard of Practice Protocol: Depression in Elderly Patients, in Geriatric Nursing, vol. 18, 1997, S. 192–200.

öfters noch zu wenig bekannt. Obwohl es noch nicht zur Aufgabe im Rahmen der Q-Star-Beurteilungen gehört, Interaktionen zu überprüfen, haben wir hin und wieder zum Beispiel ein Antidepressivum und Haldol angetroffen, insbesondere im Zusammenhang mit Demenz. An dieser Stelle ist der Hinweis fällig, warum sich die Qualitätsbeurteilung noch nicht des vermuteten Qualitätsproblems der inadäquaten Abgabe von Medikamenten (damit ist auch die Dosierung anvisiert)[37] annimmt: Es geht einzig darum, dass in den ersten Jahren der Qualitätsbeurteilung das Konfliktpotenzial zwischen Pflegeheimen und niedergelassenen Ärzten nicht massiv erhöht wird.

Wie bei der Schmerzbekämpfung liegt die grösste Herausforderung bei Depressionen von mässig und insbesondere schwer Dementen. Studien zeigen an, dass Depressionen unter Dementen, welche diagnostiziert werden können, stark verbreitet sind.[38] Im Q-Plan und der aktuellen Ausgabe von Q-Star wird zuerst die Anzahl schwerer Depressionen unter den Bewohnerinnen erfragt – bei den Medikamenten wird dann die Medikation für diese Bewohnerinnen (nur mit Bezug auf das Vorhandensein von Antidepressiva) überprüft. Anschliessend wird der Umgang des Personals mit Depressiven thematisiert; auf die besonderen Herausforderungen bei Dementen wird dagegen nicht eingegangen.

Pflegeheime scheinen einige Konditionen für fruchtbare Analysen von Nebenwirkungen und Interaktionen von Medikamenten zu bieten.[39] Tatsächlich stellen sich aber u. a. wegen des Abbaus und der Multimorbidität der Bewohnerinnen grosse Schwierigkeiten, um Kausalitäten auf die Spur zu kommen. So ist es nachvollziehbar, dass noch bis in die jüngste Vergangenheit eine Beziehung zwischen der Häufigkeit von Stürzen und der Einnahme von Psychopharmaka zum gesi-

---

37 z. B. GAO, Prescription Drugs and the Elderly. Many Still Receive Potentially Harmful Drugs Despite Recent Improvements, GAO/HEHS-95-152, Washington D. C. 1995; D. L. Spore et al., Inappropriate Drug Prescriptions for Elderly Residents of Board and Care Facilities, in American Journal of Public Health, vol. 87, 1997, S. 404–409; M. D. Llorente et al., Use of Antipsychotic Drugs in Nursing Homes: Current Compliance with OBRA Regulations, in Journal of the American Geriatrics Society, vol. 46, 1998, S. 198–201; J. H. Gurwitz et al., Incidence and Preventability of Adverse Drug Events in Nursing Homes, in American Journal of Medicine, vol. 109, 2000, S. 87–94.

38 z. B. S. Weyerer et al., Prävalenz von Depression und Demenz bei Altenheimbewohnern in Mannheim und Camden (London), in Zeitschrift für Gerontologie und Geriatrie, vol. 28, 1995, S. 169–178; J. Schumacher et al., Depressivität und kognitive Beeinträchtigungen bei Altenpflegeheim-Bewohnern, in Zeitschrift für Gerontologie und Geriatrie, vol. 30, 1997, S. 46–53.

39 J. Avorn und J. H. Gurwitz, Drug Use in the Nursing Home, in Annals of Internal Medicine, vol. 123, 1995, S. 195–204.

cherten Wissen zu gehören schien.[40] Mit spezifischem Bezug zu Antidepressiva hoffte man, dass eine neue Klasse von Medikamenten (an Stelle von trizyklischen) die sehr unerwünschte Nebenwirkung Stürze eliminieren könnte. Dies war aber bei den Serotonin-Wiederaufnahme-Hemmern nicht der Fall.[41]

Tatsächlich demonstrierten R. M. Leipzig et al. in einer der – verglichen mit Metaanalysen über andere Populationen – extrem seltenen Metaanalysen zu Studien über Psychopharmaka und Stürze in Pflegeheimen[42], dass nur eine schwache Beziehung nachzuweisen ist, wobei zu beachten ist, dass die erfassten Studien nicht allen intervenierenden Variablen Rechnung getragen hatten. Dabei können Stürze «enorm vielfältig [sein] und oft kombinierte Ursachenfaktoren» (Hafner und Meier, Huber, Bern 1998: 61) haben, wie dies etwa eine sechs Länder umfassende Studie indirekt demonstrierte: Obwohl Bewohnerinnen in Italien, Irland und Japan durchschnittlich bedeutend mehr Psychopharmaka verschrieben wurden als in den USA, war die Sturzhäufigkeit geringer.[43] Wie komplex sich die Häufigkeit von Stürzen zur Analyse präsentiert, zeigen auch D. K. Kiely et al., welche aus ihrer Studie über annähernd 20 000 Bewohnerinnen von Pflegeheimen des Gliedstaates Washington schliessen, der bei weitem beste Prädiktor für Stürze sei ein früherer Sturz[44] – eine sicher unbefriedigende Mitteilung für das pflegende Personal.

An dieser Stelle ist darauf aufmerksam zu machen, dass Stürze keineswegs nur im Zusammenhang mit Psychopharmaka zu beurteilen sind. Hafner und Meier, welche Stürze zu «den vier Riesen in der Geriatrie» (zusätzlich noch Demenz, Immobilität und Inkontinenz) zählen, argumentieren mit einer eindrücklichen Liste von Ursachen für Stürze.[45] Diesen weiteren Bereich von Ursachen visierte der

---

40 z. B. M. Monane und J. Avorn, Medications and Falls. Causation, Correlation, and Prevention, in Clinics in Geriatric Medicine, vol. 12, 1996, S. 847–850; C. A. Mustard und T. Mayer, Case-Control Study of Exposure to Medication and the Risk of Injurious Falls Requiring Hospitalization Among Nursing Home Residents, in JAMA, vol. 277, 1997, S. 738–745.

41 P. B. Thapa et al., Antidepressants And The Risk Of Falls Among Nursing Home Residents, in New England Journal of Medicine, vol. 339, 1998, S. 875–882.

42 R. M. Leipzig et al., Drugs and Falls in Older People: A Systematic Review and Meta-analysis: I. Psychotropic Drugs, in Journal of the American Geriatrics Society, vol. 47, 1999, S. 30–39.

43 C. M. Hughes et al., The Impact of Legislation on Psychotropic Drug Use in Nursing Homes: A Cross-National Perspective, in Journal of the American Geriatrics Society, vol. 48, 2000, S. 931–937.

44 D. K. Kiely et al., Identifying Nursing Home Residents at Risk for Falling, in Journal of the American Geriatrics Society, vol. 46, 1998, S. 551–555.

45 M. Hafner und A. Meier, a. a. O., Teil I, S. 359 ff.

1991 gestartete, breit angelegte Versuch, mit Übungen (Turnen, Bewegungstraining, leichte Gewichte heben usw.) indirekt die Sturzgefährdung zu reduzieren.[46] Da es sich aber um eine jüngere Population (60 bis 75 Jahre alt) handelte, welche zudem überwiegend nicht in Heimen lebte, ist von gewonnenen positiven Resultaten nicht direkt auf Bewohnerinnen von Pflegeheimen zu schliessen. Im übrigen konnte auch darum nicht eine Handlungsanleitung für Bewohnerinnen von Pflegeheimen abgeleitet werden, weil nicht im einzelnen klar wurde, welche Elemente der Übungen in einen direkten Zusammenhang mit der Sturzhäufigkeit zu bringen waren. Müsste es für Heime im deutschen Sprachraum nicht von Interesse sein, solches Vorausdenken mit koordinierten Versuchen zu testen? In eine ähnliche Richtung spekulierten auch Shaw und Kenny, als sie darüber rapportierten, dass Physiotherapie mit Dementen die Neigung zu Stürzen reduzieren könnte.[47] Im Q-Star wird einzig die Dokumentation von Stürzen verlangt und dann mit dem Kader kurz diskutiert, welche Relevanz die notierten Informationen besitzen. Die leitende Überlegung ist, dass über die Zeit heiminterne Analysen stattfinden und periodisch Konsequenzen gezogen werden.

8.5 Fixierung und Inkontinenz

Zur Legitimation von Fixierungen wird in der Regel die Prävention von Stürzen angeführt. Verdächtig müsste sein, dass (amerikanische) Pflegeheime mit überdurchschnittlich intensivem Training von Pflegehilfen signifikant weniger Fixierungen ausweisen als der Durchschnitt.[48] Erst recht zum Nachdenken regt dann der Hinweis an, die Lobby der privaten Pflegeheime habe sich gegen Vorgaben der HCFA zu einer geringeren Rate an Fixierungen mit dem Argument gewehrt, dies

---

46 M. C. Hornbrook et al., Seniors' Program for Injury Control and Education, in Journal of the American Geriatrics Society, vol. 41, 1993, S. 309–314; M. E. Tinetti et al., Yale FICSIT: Risk Factor Abatement Strategy for Fall Prevention, in Journal of the American Geriatrics Society, vol. 41, 1993, S. 315–320; C. D. Mulrow et al., Effects of Physical Therapy on Functional Status of Nursing Home Residents, in Journal of the American Geriatrics Society, vol. 41, 1993, S. 326–328; M. A. Province et al., The Effects of Exercise on Falls in Elderly Patients. A Preplanned Meta-Analysis of the FICSIT Trials. Frailty and Injuries: Cooperative Studies of Intervention Techniques, in JAMA, vol. 273, 1995, S. 1341–1347.

47 F. E. Shaw and R. A. Kenny, Can falls in patients with dementia be prevented? In Age and Ageing, vol. 27, 1998, S. 7–9.

48 N. G. Castle, Deficiency Citations for Physical Restraint Use in Nursing Homes, in Journal of Gerontology, vol. 55, 2000, S. S33–S40.

würde pro Jahr mindestens eine Milliarde Dollar zusätzlich kosten.[49] Neufeld et al. demonstrierten in ihrem breit angelegten Versuch (gut 2000 Bewohnerinnen in 16 Pflegeheimen), dass Instruktion und Training der Pflegenden tatsächlich erstrangige Bedeutung zukommt, wenn Bewohnerinnen möglichst nicht mehr fixiert werden sollen: Über die Zeit resultierte bei einer Reduktion der Fixierungen um 90 % eine annähernde Halbierung der Anzahl an Stürzen.[50] Diese Resultate wurden durch einen klinischen Versuch bestätigt, bei dem in drei Pflegeheimen je eine unterschiedlich grosse Gruppe von Bewohnerinnen mit ähnlichen Merkmalen fixiert blieb: Jenes Heim, welches seine Politik am wenigsten zu ändern hatte, musste – nach Kontrolle über eine grössere Zahl von Variablen – die grösste Zahl von Stürzen rapportieren.[51] Die Autorinnen habe die Erkenntnisse aus dieser Studie zusammen mit einer ausführlichen Argumentation zu einer eindrücklichen Monographie gegen Fixierungen verarbeitet.[52]

An dieser Stelle ist noch darauf aufmerksam zu machen, dass für diesen klinischen Versuch in Pflegeheimen nur Pflegeheime mit mindestens 100 Betten berücksichtigt werden konnten, weil sonst nicht genügend Fälle für die im Vergleich zu analysierenden Variablen resultiert hätten. Zudem ist auch hier auf die Vielfältigkeit des Phänomens der Fixierungen zu verweisen – Veränderungen müssen anders ausfallen, wenn sie sich auf die Tagzeit (z. B. Leibbinden) oder die Nachtzeit (Bettgitter) beziehen. Capezuti hat mit Bezug auf Bettgitter detailliert gezeigt, wie alternativ vorzugehen ist.[53] Wenn man es mit der Prävention von Stürzen ernst meint, resultiert ein höherer personeller Aufwand.

Wenn Studien sich nicht auf teilnehmende Beobachtungen – ein zeitaufwendiger und kostenintensiver Forschungsansatz – stützen können, dann stellt sich immer die Frage der Zuverlässigkeit der verwendeten Basisdaten. Schnelle et al. waren mit Bezug auf RAI/MDS pessimistisch: In der Mehrheit der für die Forschungsgruppe zentralen Informationen waren die Vorgaben der Pflegenden

49 N. G. Castle und V. Mor, Physical Restraints in Nursing Homes: A Review of the Literature Since the Nursing Home Reform Act of 1987, in Medical Care Research and Review, vol. 55, 1998, S. 139–170, bes. S. 163.

50 R. R. Neufeld et al., Restraint Reduction Reduces Serious Injuries among Nursing Home Residents, in Journal of the American Geriatrics Society, vol. 47, 1999, S. 1202–1207.

51 E. Capezuti et al., The Relationship Between Physical Restraint Removal and Falls and Injuries among Nursing Home Residents, in Journal of Gerontology, vol. 53, 1998, S. M47–M52.

52 N. E. Strumpf et al., Restraint-free Care: Individualized Approaches for Frail Elders, New York 1998.

53 E. Capezuti, Preventing Falls and Injuries While Reducing Siderail Use, in Annals of Long-Term Care, vol. 8, 2000, S. 57–62.

nicht zutreffend.[54] Im Q-Star wird zuerst nach der Dokumentation der Fixierungen gefragt, um dann die Begründungen zu erfahren. Zudem sollten Versuche mit Reduktionen präsentiert werden können, wobei das dokumentierte Einverständnis der Bewohnerinnen resp. der zuständigen Angehörigen als unabdingbar gilt.

Wenn substanzielle Veränderungen im pflegerischen Prozess in Aussicht genommen werden, dann kommt der Zufriedenheit der Bewohnerinnen mit der bisherigen Praxis Bedeutung zu. Eine Forschungsgruppe am Borun Center for Gerontological Research engagiert sich seit mehr als zehn Jahren für die Reduktion der Inkontinenzrate in Pflegeheimen – sie hat dabei die AHCPR-Leitlinie zum Umgang mit Inkontinenz mit Bezug auf Heimbewohnerinnen beeinflusst. Die hier interessierende Erhebung wurde in drei Pflegeheimen bei hochbetagten Inkontinenten (Durchschnittsalter 87,9 Jahre) durchgeführt und unterscheidet sich von fast allen anderen Studien (siehe Kap. 11) dadurch, dass auch demenziell kranke Bewohnerinnen befragt wurden (MMS durchschnittlich 13,3 mit einer Streuung von 7,1). Allerdings wurde dem Tatbestand des sehr grossen Anteils demenziell Erkrankter so Rechnung getragen, dass bei nicht-konsistenter Beantwortung der Fragen nach einer Woche diese Bewohnerinnen ausschieden (19 von 90 Antwortenden). Speziell war diese Studie auch darum, weil mit Bezug auf das Wechseln der Einlagen und das Auf-die-Toilette-Führen sowie das Gehtraining (dieses Element wurde zusätzlich zur Bekämpfung der Inkontinenz eingeführt, um Daten zu zwei Dimensionen vorgesehener Veränderungen zu erhalten), nicht auf Auskünfte der Pflegenden abgestellt wurde.[55] Mit detailliertester teilnehmender Beobachtung wurde das tatsächliche Engagement der Pflegenden erfasst.

Die Resultate überraschen auf den ersten Blick: Die überwiegende Mehrheit der Auskunftspersonen war mit dem aktuellen Niveau der Anstrengungen zur Bekämpfung der Inkontinenz und zum Bewegungstraining zufrieden – und dies unabhängig vom tatsächlichen Ausmass der Unterstützung. Trotzdem wollte anschliessend mehr als die Hälfte der Auskunftspersonen zusätzliche Unterstützung. Simmons und Schnelle interpretieren dieses Antwortmuster, das sowohl mit Bezug auf Inkontinenz wie auf die Hilfe beim Gehen resultierte, wie folgt: Das Anspruchsniveau der Bewohnerinnen war in der Regel so tief, dass generell zuerst

---

54 J. F. Schnelle et al., Reducing and Managing Restraints in Long-Term Care Facilities, in Journal of the American Geriatrics Society, vol. 40, 1992, S. 381–385. Ebenfalls: M. Maas et al., Nursing Staff and Quality of Care in Nursing Homes, in G. S. Wunderlich et al., Nursing Staff in Hospitals and Nursing Homes: Is It Adequate?, Washington D. C. 1996, S. 361–425, bes. S. 407 ff.

55 S. F. Simmons und J. F. Schnelle, Strategies to Measure Nursing Home Residents' Satisfaction and Preferences Related to Incontinence and Mobility Care: Implications for Evaluating Intervention Effects, in The Gerontologist, vol. 39, 1999, S. 345–355.

einmal eine positive Würdigung angeboten wurde. Wenn man dann seine Zufriedenheit kundgetan hatte, dann schien man auch einem Mehr zuzustimmen, d. h. eine gewisse Unzufriedenheit mit dem aktuellen Angebot anzumelden.[56] Tatsächlich waren eine Intensivierung des Inkontinenztrainings (grundsätzlich alle zwei Stunden während des Tages und ein besonderes System während der Nacht) sowie ein viermaliges Gehtraining während des Tages notwendig, um mit Bezug auf Kontinenz sowie auf die Bekämpfung der Immobilität Erfolge zu erreichen.

Gestützt auf ein strukturiertes Programm zur Minderung der Inkontinenz und ein Konzept zur weitgehenden Aufhebung von Fixierungen sind Schnelle und der spätere Präsident der American Geriatrics Society, J. G. Ouslander, pointiert gegen Anforderungen im Survey der HCFA angetreten:[57] Es gehe nicht an, dass die HCFA qualitative Vorgaben mache, ohne dass den Pflegeheimen das notwendige Personal finanziert werde.[58] An der Jahrestagung der Association for Health Services Research (Los Angeles, 27. Juni 2000) präsentierte Schnelle dann «die Rechnung»: Um nach dem neuesten Stand des Wissens im Pflegeheim tätig zu sein, wären unter Anrechnung der notwendigen Instruktionszeiten insgesamt 10 % mehr pflegerisches Personal notwendig.

Im Q-Star wird Inkontinenz mit einer einzigen Frage tangiert, und diese Frage wird weniger zum kunstgerechten Anleiten gestellt, als um dem Kader anzuzeigen, dass ein Problem für zukünftige Qualitätsbeurteilungen traktandiert ist. In Kapitel 9.6 zur Dynamik des Lernprozesses ist notiert, warum nach unserem Dafürhalten lange nicht alle in der Fachliteratur präsentierten Herausforderungen bei den ersten Qualitätsbeurteilungen behandelt werden können.

8.6 Einschätzungen und Perspektiven

Zu Beginn dieses Kapitels wurde behauptet, Pflege und Medizin könnten für ihren Aufgabenbereich selber SOLL-Vorgaben setzen. Das diplomierte Pflegepersonal weiss, wie bei peripherer arterieller Verschlusskrankheit das Pflegebett einzustellen ist und welche Massnahmen bei Atemnot zu ergreifen sind. Der Arzt wird bei Herzinsuffizienz die notwendigen Medikamente verschreiben und eine Fraktur diagnostizieren. Mit diesen Hinweisen wollte noch einmal auf das Fachwissen ver-

---

56 ebenda, S. 353 f.
57 J. F. Schnelle et al., Exercise with Physically Restrained Nursing Home Residents: Maximizing Benefits of Restraint Reduction, in Journal of the American Geriatrics Society, vol. 44, 1996, S. 507–512.
58 ders. et al., Policy Without Technology: A Barrier to Improving Nursing Home Care, in The Gerontologist, vol. 37, 1997, S. 527–532.

wiesen werden, welches in der Regel nur eine marginale Mitsprache von Laien, zum Beispiel über die Art und Weise eines Handelns, den Zeitpunkt, die Kontrolle von Auswirkungen zulässt. Andererseits ist in der Medizin insbesondere durch die Gesundheitswesenforschung (Health Services Research) während der letzten 20 Jahre bekannt gemacht worden, dass das erwähnte Fachwissen in der Praxis verschieden ausgelegt wird. Die Studien über Unter- und Überversorgung in Diagnostik und Therapie, besonders die sog. geografischen Variationen resp. Praxisvariationen [59], boten wesentliche Anstösse für die «Bewegung zur Erarbeitung von Richtlinien». Wie früher erwähnt, geht es bei den nordamerikanischen Akkreditierungen für Spitäler und in geringerem Umfang auch für Pflegeheime darum, das jeweilige Handeln oder das Unterlassen von Handeln an Leitlinien zu messen. Dass auch dann noch Mängel festzustellen sind, bewegt die Fachliteratur, welche im vorliegenden Buch teilweise erwähnt wird. Eben diese Fachliteratur ist Basis für Elemente von Normen und Standards («Gegenstände» in Q-Plan und Q-Star).

Dazu sind zwei Bemerkungen notwendig:

1. Es wird nicht etwa als sicher angenommen, dass die von amerikanischen Forschern dominierten Fachzeitschriften durchwegs auf jene Probleme fokussieren, welche sich auch in den Heimen der deutschsprachigen Länder als prioritäre Probleme stellen. Damit ist angezeigt, dass die Präsentation von aus der Literatur abgeleiteten Hinweisen in der Akkreditierung behutsam zu erfolgen hat.

2. Eine Argumentation, welche sich primär auf Resultate englischsprachiger Publikationen stützt, bietet in deutschschweizerischen Spitälern im Rahmen der Akkreditierung nur kleinere Probleme. Diese Feststellung gilt für Pflegeheime dann ganz und gar nicht, hier resultieren grosse Probleme – dessen sind wir uns beim Verfassen dieses Buches bewusst!

Aber gibt es eine Alternative zum Bearbeiten der ausländischen Fachliteratur? Eine beachtliche Zahl von Heimen in der Deutschschweiz sieht diese Alternativen in den im Anhang aufgeführten «Produkten». Kein einziges dieser Produkte thematisiert die SOLL-Vorgaben in Relation zu Aspekten des Wissensbestandes. Damit werden aber Produkte wie ISO, QAP und OptiHeim zur Nabelschau: Weil keine über die Literatur fundierten SOLL-Vorgaben zur Diskussion stehen, hat man sich im Heim zu fragen, wo denn aktuell Probleme anstehen. Beim Prospekt, in welchem das Heim vorgestellt wird? Einer schreienden Bewohnerin? Zwei, drei

---

59 Als Pionierstudie: J. E. Wennberg et al., Are Hospital Services Rationed in New Haven or Over-Utilized in Boston?, in Lancet, vol. 78, 1987, S. 1185–1188; für die Schweiz: G. Domenighetti, Marché de la santé: Ignorance ou adéquation?, Lausanne 1994.

Angehörigen? Dem zu wenig freundlichen Koch? Sprachproblemen ausländischer Mitarbeiterinnen? Einem zu langsamen Fahrstuhl? Zu vielen Zweibettzimmern? Ungenügender Teamfähigkeit einer Gruppenleiterin?

Die wohl nicht beabsichtigten Konsequenzen des Unvermögens zur Auseinandersetzung mit fundierten SOLL-Vorgaben sind der Verzicht auf den Weg zur Professionalisierung im Pflegeheim und das Ausgeliefertsein an Diktate der Krankenversicherer, weil ja von Exponenten der Heime gegen Behauptungen der Krankenversicherer nur Gegenbehauptungen vorgebracht werden können. Die im vorliegenden Buch erwähnten Publikationen weisen dagegen über eine «Nabelschau» hinaus. In einem nennenswerten Teil der systematisch angelegten empirischen Studien sucht man nach Mängeln im Vergleich zu den SOLL-Vorgaben, wie sie das Schulwissen zum Beispiel mit Bezug auf Diagnose und Therapie von Depressionen, die Prävention von Stürzen, die Senkung der Inkontinenzrate, die Bekämpfung chronischer Schmerzen usw. impliziert. Ohne an dieser Stelle auf die Konsequenzen für die Bewohnerinnen eingehen zu wollen, soll eine Vermutung für den noch zu führenden Diskurs in der Öffentlichkeit präsentiert werden – es bleibt bei einer Vermutung, weil erst empirische Studien zur soliden Beweisführung taugen würden: In Pflegeheimen, welche sich im Rahmen der Qualitätssicherung und Qualitätsförderung nicht auf Überlegungen aus der facettenreichen Fachliteratur stützen, findet primär eine Bestätigung des Status quo statt.

Die notierte Vermutung bedeutet nicht, dass in der externen Qualitätsbeurteilung vom Typus Akkreditierung von Anfang an ausschliesslich Zentrales beurteilt werden könnte. Erst wenn in Pflegeheimen einigermassen umfassend klar geworden ist, wie man sich mit Bezug auf Zentrales zu orientieren hat, wenn also z. B. Leitlinien in grösserem Umfang bekannt sind, wird es möglich, zusammen die Herausforderungen anzunehmen. Stark vereinfachend (einige zusätzliche Bemerkungen sind in den Kapiteln 9 und 10 zu finden) ist festzuhalten, dass nicht ein gemeinsamer Lernprozess gewagt werden kann, wenn Beurteiler das Kader eines Pflegeheimes mit einer grösseren Zahl von Standardelementen konfrontieren, die mit einiger Sicherheit Konsternation bei den Beurteilten zeigen. Oder stärker an der Beurteilung mit Q-Plan und Q-Star argumentiert: Relativ viele Heime, welche aus den Rückmeldungen des Umfeldes annehmen, dass «gute Qualität» geboten wird, werden durch die externe Qualitätsbeurteilung mit einer ganzen Anzahl von Schwächen resp. mit Anstössen zu Verbesserungen konfrontiert. Das Verarbeiten eines 50 Seiten umfassenden Berichtes sollte nicht dadurch heimintern und besonders auch im Kontakt mit der Heimkommission erschwert werden, dass die «Mängelliste» noch umfangreicher ausfällt. In diesem Sinne schien und scheint es nicht sinnvoll, die Standards resp. Vorgaben des Surveys der HCFA, der Joint Commission oder des Canadian Council jetzt in deutschsprachigen Ländern einzusetzen. Die erwähnten Instrumente haben eine Entwicklung von rund 15 Jahren hinter sich, und es zeigt nichts darauf, dass in den deutschsprachigen Ländern fast von Anfang an eine Konfrontation mit den neuesten Ausgaben von bewährten Instrumenten erfolgversprechend wäre.

In Q-Plan und Q-Star zielt der Gegenstand (Standard) zur ärztlichen Versorgung nicht primär auf Medizinisches, sondern auf Reflexives, d. h. auf Dimensionen, welche die Qualität medizinischen und ärztlichen Handelns beeinflussen. Bei hausärztlicher Versorgung (wenn mehrere niedergelassene Ärzte in einem Heim tätig sind) handelt es sich darum, einen Verantwortlichen zu bestimmen, der u. a. die Koordination übernimmt, und für das Arbeiten mit Leitlinien verantwortlich ist. Er soll über Ausweise zur geriatrischen Fortbildung verfügen und in der Fortbildung des pflegerischen Personals engagiert sein resp. sich dafür einsetzen, dass ein Kollege diese Aufgabe übernimmt. Je eine zusätzliche Norm behandelt die Zusammenarbeit mit den Pflegenden und das Mitwirken in der Qualitätssicherung.

Die beiden Gegenstände, die direkt auf die Pflege (und nicht auf einzelne pflegerische Herausforderungen, welche in anderen Gegenständen zu finden sind) fokussieren, behandeln Struktur- und Prozessdimensionen. In der Strukturdimension sind Nachweise über die Förderung der Schlüsselqualifikationen der Mitarbeiterinnen mit Bezug auf Selbstkompetenz, Sozialkompetenz und Fachkompetenz notwendig. Weil tendenziell auch in der Pflege die Behauptung gilt, «dass das Ganze nur so gut ist wie das schwächste Glied», wird der konzeptuell angelegten Qualifizierung von Hilfspersonal erhebliche Bedeutung zugemessen. Bei den Normen achtet man darauf, wie das diplomierte Personal eingesetzt wird[60] und ob der Nachtdienst (Nachtwache) ausreichend dotiert ist. Die Ausbildung von Schülerinnen wird positiv gewürdigt. Das Konzept zur Aus-, Weiter- und Fortbildung wie auch die dazugehörende Evaluation sind Element eines eigenen Gegenstandes.

In der Prozessdimension werden der Pflegeprozess und dann insbesondere die Pflegeplanung überprüft. Dabei dominiert die Dokumentenanalyse. Beurteilt werden zudem die Präsentation und Umsetzung sowie die heiminterne Evaluation des Pflegemodells. Als schweizerische Besonderheit wird immer auch die Beweisführung zur Umsetzung der fünf Funktionen der Gesundheits- und Krankenpflege verlangt.

Pflegerische Elemente sind bei der Qualitätsbeurteilung und bei der Beurteilung der Qualitätssicherung im Pflegeheim am wichtigsten. Dabei sind pflegerische Elemente nicht von der «Betreuung» zu trennen. Pflege im Heim ist auch

---

60 z. B. J. Johnson et al., Quality of Care and Nursing Staff in Nursing Homes, in G. S. Wunderlich et al., Nursing Staff in Hospitals and Nursing Homes, a. a. O., S. 449 f.; A. Kitson, Toward evidence-based quality improvement: perspectives from nursing practice, in International Journal for Quality in Health Care, vol. 12, 2000, S. 461 f.

Beziehungspflege.[61] Dies hätte nicht erwähnt werden müssen, wenn nicht der Bundesrat im Zusammenhang mit Beschwerdeentscheiden über Tarife für Pflegeheime eine Trennung zwischen pflegerischen Leistungen und «Zuwendung» eingeführt hätte (z. B. Beschwerdeentscheid des Bundesrates gegen den Regierungsrat des Kantons Thurgau). Es ist deshalb offensichtlich, dass die Qualitätsbeurteilung von Heimen nicht nur Leitlinien über pflegerische Herausforderungen zum Inhalt haben darf. SOLL-Vorgaben zur Betreuung, soweit sie sich als eigenständig aufarbeiten lassen, gehören aber in dem Sinne noch nicht in den professionellen Bereich, als dazu kein konsolidierter Wissensbestand aufgebaut wurde.[62]

Das Vernachlässigen dieser professionell notwendigen Arbeiten hat in der Schweiz direkte Auswirkungen auf die Einmischung von aussen, eben wenn entschieden wurde, dass nur Pflegeleistungen im engeren Sinne, nicht aber «Zuwendung», durch die Krankenversicherer zu entschädigen sind. Selten wird so drastisch auf Konsequenzen mangelnder professioneller Vorarbeit verwiesen. Grundsätzlich gilt deshalb, dass sich diplomierte Pflege und Ärzteschaft, welche in Heimen tätig ist, Vorgaben von aussen gefallen lassen müssen, solange nicht selber SOLL-Vorgaben erarbeitet werden. Zu wünschen bleibt, dass solche Vorgaben auf fachlich akzeptablem Niveau erfolgen. Dies ist in der Schweiz mit Bezug auf die Krankenversicherer bis jetzt überhaupt nicht der Fall (siehe Kap. 14). Wenn SOLL-Vorgaben nicht auf Zentrales zielen, wächst die Gefahr der Bürokratisierung. Auf jeden Fall aber bewegt man sich neben den Bedürfnissen von Bewohnerinnen: Die Subjekte, um derentwillen Qualitätssicherung Sinn macht, werden zu Objekten. Der immer wieder – aber nur mit Bezug auf die eingängige Dreiteilung nach Struktur-, Prozess- und Resultatqualität – zitierte A. Donabedian hat früh zu diesem Zentralen gemahnt: Idealerweise sollten die Standards aus einer wissenschaftlich fundierten Quelle abgeleitet werden. Wenn dies nicht möglich ist, dann aus der «best informed, most authoritative opinion available on any particular subject».[63]

---

61 E. Grond, Altenpflege als Beziehungspflege, Hagen 1997.
62 z. B. B. S. Heater et al., Helping Patients Recover Faster, in American Journal of Nursing, vol. 90, Heft 10, 1990, S. 19–20; S. Bond und L. H. Thomas, Issues in Measuring Outcomes of Nursing, in Journal of Advanced Nursing, vol. 16, 1991, S. 1492–1502; J. Teresi et al., Evaluation of Primary Care Nursing in Long-Term Care, in Research in Aging, vol. 15, 1993, S. 414–432; P. Liehr und M. J. Smith, Middle Range Theory: Spinning Research and Practice to Create Knowledge for the New Millenium, in Advances in Nursing Science, vol. 21, Heft 4, 1999, S. 81–91; J. L. Lee et al., Does What Nurses Do Affect Clinical Outcomes for Hospitalized Patients? A Review of the Literature, in Health Services Research, vol. 34, 1999, S. 1011–1032.
63 A. Donabedian, The Quality of Care, in JAMA, vol. 260, 1988, S. 1747.

9. Die Beurteilung des IST

9.1 Notwendige Einschränkung

Im bewusst sehr breit angelegten Kapitel 1 werden Studien von Ethnologinnen referiert, die in als qualitativ gut eingeschätzten Pflegeheimen eine grössere Zahl von unbefriedigenden oder gar bedenklichen Momenten eruierten. Dabei gingen diese Beobachterinnen in der Regel nicht in ein Heim, um einen Satz von Hypothesen zu prüfen, wie dies etwa Soziologen tun würden. Die Forscherinnen liessen vielmehr die Totalität des (wahrnehmbaren) Geschehens im Heim auf sich wirken, um dann Muster, Routinen, Ausnahmen von diesen Routinen, Allgemeines und Spezifisches für Gruppen zu deuten. Ein Teil der Forscherinnen hat mindestens in den ersten Monaten der Tätigkeit versucht, möglichst die Gesamtheit des IST zu erfassen. Das wissenschaftliche Arbeiten brachte dann mit sich, dass eine Auswahl aus dem Geschehen in einem Heim getroffen werden musste – die immense Komplexität war für die Publikation der Ergebnisse zu reduzieren.

Auch die Gutachter im Akkreditierungsgeschehen sind Aussenstehende, aber sie erfassen das IST nie in seiner Gesamtheit, sondern reduzieren die Vielfalt des Geschehens mit Hilfe der SOLL-Vorgaben. Erfahrene Gutachter werden zwar in dieser Perspektive einen breiten Ausschnitt aus dem Leben im Heim erfassen können; aber die Kürze der Beobachtungszeit lässt nur Momentaufnahmen zu.

Weil im vorliegenden Buch die Akkreditierung als taugliches Konzept für die externe Qualitätsbeurteilung und Beurteilung der Qualitätssicherung vorgestellt wird, muss auch klar gemacht werden, dass der Umfang der Beurteilung durch mehrere Einflussgrössen – insbesondere aber durch die SOLL-Vorgaben und durch den zeitlichen Rahmen, in dem Beobachtungen angestellt werden – eingeschränkt ist.

9.2 Akkreditierung – Definition

Obwohl das Konzept der Akkreditierung in Kapitel 6 öfters und in den Kapiteln 5 und 7 gelegentlich erwähnt wurde, fehlt noch eine Definition:

Unter Akkreditierung verstehen wir die Qualitätsbeurteilung und die Beurteilung der Qualitätssicherung mit Hilfe von SOLL-Vorgaben (Standards, «Gegenständen»), welche sich inhaltlich auf zentrale Elemente des Tätigkeitsbereiches der zu beurteilenden Institution beziehen. Die Beurteilung erfolgt durch eine Gruppe, deren Mitglieder über berufliche Erfahrung und/oder vertiefte Kenntnisse der Fachliteratur zu den erwähnten zentralen Elementen des Tätigkeitsbereiches verfügen. Und: Um den Lernprozess erfolgversprechend anzulegen, müssen Vertreter von beurteilten Institutionen über ein Mitentscheidungsrecht in der Ausgestaltung der Standards verfügen, wobei sich dieses Mitentscheidungsrecht über das Fachliche zu legitimieren hat.

Zum Konzept der Akkreditierung gehört, dass auf Grund der Resultate der Qualitätsbeurteilung dem Heim ein Akkreditierungsstatus zugesprochen wird. Dabei wird nur ausnahmsweise eine Institution nicht akkreditiert – bei den uns bekannten Organisationen schätzen wir die Verweigerung der Akkreditierung pro Jahr auf höchsten 0,2 %. Häufiger ist dagegen die Akkreditierung mit Auflagen resp. die Akkreditierung für nur ein Jahr. Eine grössere Zahl von Heimen erhält den Akkreditierungsstatus für drei Jahre zugesprochen (beim Canadian Council waren es bis vor relativ kurzer Zeit noch vier Jahre).

Diese Definition unterscheidet sich in zwei Aspekten von den gängigen.[1] Dort wird auf Freiwilligkeit Gewicht gelegt. Unter diesen Umständen müsste man das Konzept von ANAÉS (siehe Kap. 6) ausschliessen; es ist staatlich mandatiert. Wir vermuten, dass sich Akkreditierungsinstanzen das Element der Freiwilligkeit zugeschrieben haben, um staatliche Einflussnahmen abzuwehren. Da wir selber ein

---

1 z. B. I. Sketris, Health Service Accreditation – An International Overview, London 1988; J. S. Roberts et al., The New Accreditation System, in R. P. Wenzel, Hrsg., Assessing Quality Health Care, Baltimore 1992, S. 17–23; E. Scrivens, Accreditation, Buckingham und Philadelphia 1995, S. 11 ff.; P. Swertz et al., Akkreditierung und Zertifizierung von Krankenhäusern im Ausland. Schriftenreihe des Bundesministeriums für Gesundheit, Band 108, Baden-Baden 1998; ALPHA Agenda, vol. 1, Heft 2, Mai 2000, S. 6 ff.; The Working Party on Quality Care in Hospitals of the Sub-Committee on Co-Ordination, The Quality of Health Care/Hospital Activities. Ständiger Ausschuss der Krankenhäuser der E. U., Leuven September 2000.

staatliches (in der Schweiz ein gliedstaatliches) Engagement als konsequent betrachten (siehe Kap. 7), kann Freiwilligkeit als konstitutives Merkmal für die Akkreditierung nicht befriedigen. Scrivens, die am meisten zur Akkreditierung publizierte, sah voraus, dass Freiwilligkeit als Definitionselement obsolet werden kann.[2]

Der zweite Aspekt der Abweichung von gängigen Definitionen liegt bei der Betonung «inhaltlich zentraler Elemente des Tätigkeitsbereiches» der beurteilten Leistungserbringer. Möglicherweise ist dies für andere eine Selbstverständlichkeit, welche darum nicht in die Definition aufgenommen werden wollte. Vielleicht hat man auch deshalb darauf verzichtet, weil so immer wieder Beweis zu führen wäre, was als Zentrales betrachtet wird. Dem halten wir folgendes Argument entgegen: Wenn Donabedian noch angenommen hatte, Peer-Review würde quasi zwangsläufig auf Zentrales zielen[3], so muss man sich bewusst sein, dass er seine Vorstellungen unter gesundheitspolitischen Bedingungen entwickelte, welche von den aktuellen verschieden sind. Das Primat des Wirtschaftlichen und Politischen datiert, je nach Land, fünf bis zehn Jahre zurück. Dass unter den aktuellen Bedingungen auch wenig sinnvolle Vorgaben resultieren können, wird gerade für die Schweiz zu zeigen sein (siehe Kap. 14). Allerdings kann eine unbefriedigende Zielorientierung nicht nur unter wirtschaftlichem Druck resultieren.[4] In Organisationen, die auf freiwillige Mitgliedschaft bauen, ist zum Beispiel nicht von der Hand zu weisen, dass Rücksichtnahmen auf Gruppen von Mitgliedern (z.B. private Spitäler, kleine Heime usw.) zu Konzessionen verleiten oder sogar zwingen. Zwar sollen, wie in unserer Definition notiert, die Mitglieder einer Organisation bei der Ausgestaltung der SOLL-Vorgaben ein Mitentscheidungsrecht besitzen. Aber dieses Mitentscheidungsrecht muss über das Fachliche legitimiert sein. Das Mitentscheidungsrecht leitet sich daraus ab, dass die Beurteilten nicht fremdbestimmt sein dürfen, wenn von ihnen verlangt wird, dass auf Grund der Beurteilung qualitätsfördernde Massnahmen zu ergreifen sind.

Die Definition von Akkreditierung erlaubt eine klarere Abgrenzung zu anderen Instrumenten. Offensichtlich besteht ein kategorialer Unterschied zu allen internen Qualitätsbeurteilungen. Mit dieser Feststellung ist kein Werturteil verbunden. Nach unseren Vorstellungen verlangt eine externe Qualitätsbeurteilung auch

---

2 E. Scrivens, Recent Developments in Accreditation, in International Journal for Quality in Health Care, vol. 7, 1995, S. 427–433.

3 A. Donabedian, Promoting Quality through Evaluating the Process of Patient Care, in Medical Care, vol. 6, 1968, S. 181–202, bes. S. 191 ff.

4 z.B. A.M. Wolff, A review of methods used for medical quality assurance in hospitals: Advantages and disadvantages, in Journal of Quality in Clinical Practice, vol. 14, 1994, S. 85–97, bes S. 91.

eine interne (und umgekehrt). Darauf wird in Kapitel 10 aufmerksam gemacht. Wenn man nicht «intern» geschult ist, seine eigenen Bedingungen und Leistungen zu beurteilen, so liefert man sich nicht nur der externen Beurteilung aus, sondern ist auch unfähig zur Formulierung von Vorgaben zur Evaluation. Andererseits droht einer ausschliesslich internen Qualitätsbeurteilung die Gefahr, dass Anstrengungen bei Elementen zur Qualitätsförderung in Angriff genommen werden, welche relativ schnellen Erfolg versprechen, und bei denen keine substanziellen Veränderungen vorgenommen werden müssen, welche eventuell nach Auseinandersetzungen im Heim rufen würden. Es wäre schon jetzt von einigem Interesse, wenn man Arbeiten zur Qualitätsförderung in Heimen mit externer und mit interner Qualitätsbeurteilung vergleichen würde. In der Schweiz stünden dafür Mittel über Art. 32 der Verordnung über die Krankenversicherung zur «Wirkungsanalyse» zur Verfügung.

Es kann eingewendet werden, dass auch bei ISO oder (spezifisch für schweizerische Verhältnisse) bei QAP eine externe Beurteilung stattfindet. Ohne die Kompetenz dieser Beurteiler irgendwie schmälern zu wollen, ist auf den Unterschied zur Akkreditierung zu verweisen: Für die Akkreditierung wird verlangt, dass eine Gruppe mit beruflicher Erfahrung und/oder vertieften Kenntnissen der Fachliteratur über qualitative Aspekte von Pflegeheimen urteilt, während die Auditoren Fachpersonen sind, welche das jeweilige System, sei es ISO oder QAP, besonders gut kennen. Abschliessend ist noch darauf aufmerksam zu machen, dass das System der Akkreditierung besonders stark im Feld des Gesundheits- und Sozialwesens und in der Erziehung verbreitet ist. So werden zum Beispiel seit neuem auch die medizinischen Fakultäten und die Universitäten in der Schweiz akkreditiert. Die Schwerpunktbildung ist primär darauf zurückzuführen, dass die im Gesundheitswesen und in der Bildung (insbesondere im höheren Bildungswesen) Tätigen für sich mehr oder weniger den Status einer Profession geltend machen können, was eben aktuell nur beschränkt für das Sozial- und Heimwesen zutrifft.

9.3 Kritik ist selten

Die vierstellige Zahl von Publikationen, die der Index Medicus und das National Information Center on Health Services Research and Health Care Technology (NICHSR) zur Akkreditierung aufführen, steht in keinem Verhältnis zu methodenkritischen Analysen über die Akkreditierung. Es wurde keine Analyse eruiert, welche das Konzept der Akkreditierung oder Elemente davon einer systematischen Kritik unterzieht. Dies soll nicht positiv gewertet werden. Wahrscheinlich ist ein «falscher Respekt» vor einem verbreiteten Konzept zu diagnostizieren. Von den wenigen lokalisierbaren kritischen Bemerkungen argumentiert keine methodenkritisch. Zudem beziehen sich die folgenden Hinweise auf die Akkreditierung von Spitälern.

Lohr monierte, die Öffentlichkeit erfahre nie, wie ein Spital seine von der Joint Commission eruierten Mängel behoben habe und zu welchem Zeitpunkt Korrekturen vorgenommen worden seien.[5] Scrivens peilte eine bedeutsame Dimension an, die Neuformulierung der Pflegestandards durch die Joint Commission im Jahr 1991.[6] Sie machte zu Recht darauf aufmerksam, dass eine wichtige Weiche gestellt wurde; aber die Autorin unterlässt es nachzufragen, warum diese Weichenstellung, welche der Pflege eine wichtigere Position brachte, relativ spät erfolgte. Das Nachfragen hätte vielleicht zu einer kritischen Auseinandersetzung mit dem Prozess der Änderungen von Standards geführt. Auch das Government Accounting Office, welches öfters kluge Analysen bietet und für manche das Niveau zweckmässiger Evaluationen von Prozessen und Programmen setzt, belässt es beim provokativem Titel «Kriterien, welche zur Evaluation der Akkreditierung von Spitälern eingesetzt werden, benötigen eine Reevaluation»[7], ohne im Detail anzuzeigen, warum die HCFA die Abtretung der Qualitätsbeurteilung von Spitälern an die Joint Commission zu überprüfen habe resp. aus welchen methodischen Gründen die Analyse des IST nicht umfänglich zu genügen vermochte.

Der Mangel an kritischen Hinweisen zum Konzept und zum Prozess der Durchführung der Akkreditierung ist nach unserem Dafürhalten so zu deuten: Die länderspezifischen Konzepte sind weitgehend unbestritten. Dieser Status scheint die Forscher dazu zu verführen, kritischen Analysen auszuweichen. Besonders in angloamerikanischen Ländern kommt hinzu, dass Forschungsmittel nur in bescheidenem Ausmass zur Verfügung gestellt werden, wenn eine Situation als einigermassen unproblematisch perzipiert wird.

9.4 Unsicherheit beim Start

Mit der starken Verbreitung der Akkreditierung müsste es von Interesse sein, die jeweiligen Ausprägungen des Akkreditierungsprozesses in unterschiedlichen Gesundheitswesen vergleichend zu analysieren. Zu fragen wäre, zu welchen Folgen der grosse Anteil vollamtlicher Beurteiler bei der Joint Commission im Vergleich zum ausschliesslichen Einsatz ehrenamtlicher Mitarbeiter in Kanada und Holland

---

5   K. N. Lohr, Hrsg., Medicare. A Strategy for Quality Assurance, vol. I, Washington D. C. 1990, S. 130 f.

6   E. Scrivens, Accreditation, a. a. O., S. 106.

7   GAO, Health Care. Criteria Used to Evaluate Hospital Accreditation Process Need Reevaluation, GAO/HRD-90-89, Washington D. C. 1990.

führt oder ob die oft grössere Zahl der Beurteiler bei einer Akkreditierung mehr Informationen zeitgt als bei der kleinen Gruppe in Kanada usw. Zwar werden vergleichende Darstellungen publiziert[8], aber sie bleiben auf der deskriptiven Ebene. An Jahrestagungen der International Society for Quality in Health Care werden Empfehlungen für die Durchführung der Akkreditierung geboten. An methodologischen Auseinandersetzungen fehlte es aber bis jetzt.

Bevor einige Aspekte des sozialforscherischen Einsatzes beschrieben werden, muss auf einen wesentlichen Unterschied zwischen dem Start mit der Akkreditierung und sog. reifen Systemen aufmerksam gemacht werden. Wo die Akkreditierung schon seit mehreren Jahren angeboten wird, ist das Vorgehen der Beurteiler gut bekannt. Der Verlauf einer Beurteilung ist vorhersehbar; die zu beurteilenden Institutionen haben keine Überraschungen zu erwarten, u. a. deshalb, weil alle Veränderungen zur vorangegangenen Beurteilung publiziert werden. Wenn sich eine Institution nicht richtig beurteilt fühlen würde, wenn einer der Beurteiler nicht sorgfältig fragen würde, wenn der Eindruck aufkäme, die den Beurteilern zugesandten Unterlagen seien vor dem Survey nicht sorgfältig gelesen worden, die teilnehmende Beobachtung sei einseitig erfolgt usw., dann ist immer die Möglichkeit zum Rekurs oder – dies auf anderer Ebene – die Chance zum Anbringen von Reklamationen gegeben. Zudem trifft man sich mit Exponenten der Akkreditierungsinstanz im Rahmen der Fortbildung, wo sich Möglichkeiten zu Rückmeldungen bieten. Mit Ausnahme der Joint Commission muss man sich unter diesen Umständen ein Netz von Beziehungen zur Akkreditierungsinstanz vorstellen, welches auch die Beurteiler einschliesst – diese treffen sich nicht nur an den Zusammenkünften der Beurteiler, man hat auch in den jeweiligen Fachgesellschaften für Pflegedienstleitungen und Heimleiter Kontakt. Die zahlreichen formellen und informellen Kontakte sind in einem gewissen Ausmass als Kontrolle des Akkreditierunsgeschehens zu sehen.

Anders sieht es aus beim Start eines Akkreditierungsansatzes, den wir sowohl bei Spitälern wie bei Heimen in der Deutschschweiz beobachten konnten. In diesem Fall herrscht einige Unsicherheit, welche mit Informationsveranstaltungen nur in bescheidenem Ausmass reduziert werden kann. Die Unsicherheit zeitgt eine interessante Konsequenz: Heime, welche relativ sicher sind, dass sie gute qualitative Elemente ausweisen, melden sich in der Regel für eine Beurteilung zuerst. Diese Heime sind dann bei der zweiten Beurteilung in aller Regel mit dem Vorge-

---

8 L. Bohigas et al., Accreditation programs for hospitals: funding and operation, in International Journal of Quality in Health Care, vol. 8, 1996, S. 583–589; L. Bohigas et al., A comparative analysis of surveyors from six hospital accreditation programmes and management issues, in International Journal for Quality in Health Care, vol. 10, 1998, S. 7–13.

hen vertraut (nur wenn ein grosser Teil des Kaders gewechselt hat, sind Momente der Unsicherheit zu eruieren). Weil Unsicherheit am Anfang relativ stark verbreitet ist, stellt sich die Frage, ob nicht zu jeder Beurteilung auch ein Gast eingeladen werden sollte, damit sie oder er in der Anfangsphase mehr Sicherheit gewinnt. Diese Frage stellt sich im Zusammenhang mit der Beobachtung, dass beim Start der Akkreditierung von Spitälern in der Deutschschweiz die Teilnahme an Beurteilungen in den USA, England und Kanada, an der übrigens auch einmal ein Regierungsrat, d. h. ein Minister in einer Länderregierung, mitmachte, einige Sicherheit geschaffen hat. Die Erfahrung zeigt aber, dass unsichere Exponenten von Heimen, welche als Gast teilnehmen, weiter verunsichert werden, und jene, welche sich auf jeden Fall engagieren wollen, in diesem Engagement Bestätigung finden.

9.5 Elemente der Beurteilung

Um einen Eindruck von der Beurteilung bieten zu können, ist es angezeigt, die Elemente kurz zu beschreiben. Dabei wird hier auf das Benennen von sozialforscherischen Problemen verzichtet – tatsächlich ist aber ein methodenkritisches Bewusstsein unabdingbar (wir stützen uns auf die in der Fussnote[9] notierten Publikationen). Q-Star dauert in der aktuellen Ausgabe anderthalb Tage (zum Vergleich: die Beurteilung des Canadian Councils dauert, je nach Grösse eines Heimes, zwischen anderthalb und drei Tagen). Am ersten halben Tag ist nur der Teamleiter im Heim, am darauffolgenden Tag sind es drei Beurteiler, also zusätzlich zum Teamleiter eine Pflegedienstleiterin und ein Heimleiter. Informationen werden über folgende Elemente der Beurteilung gewonnen:

1. Gruppendiskussion mit acht bis elf Mitarbeiterinnen (je nach Grösse des Heimes), die nicht dem Kader angehören dürfen. Die Gruppendiskussion dauert zwischen 80 und 110 Minuten. Ziel ist die Gewinnung von Informationen über qualitätsfördernde Anstrengungen, so wie dies die Mitarbeiterinnen erfahren haben. Für die Gruppendiskussion existiert ein Gesprächsleitfaden.

2. Befragung der Teilnehmerinnen der Gruppendiskussion mit einem Fragebogen. Dieser zählt 19 kurze, geschlossene Fragen zur Einschätzung qualitäts-

---

9 A. Kaplan, The Conduct of Inquiry, Scranton 1964; A. V. Cicourel, Method and Measurement in Sociology, Glencoe 1964; J. Bortz und N. Döring, Forschungsmethoden und Evaluation, 2. Aufl., Berlin 1995; R. Schnell et al., Methoden der empirischen Sozialforschung, 6. Aufl., München 1999; A. Diekmann, Empirische Sozialforschung, 6. Aufl., Reinbek bei Hamburg 2000.

sichernder Vorkehren, qualitativer Ausprägungen des Heimes, des Arbeitsklimas, der Führung und der Kommunikation im Heim. Der Zeitrahmen zum individuellen Ausfüllen des Fragebogens beträgt strikte 30 Minuten. Die Befragung ist anonym.

3. Information durch die Heimleitung und mindestens einen Vertreter der Aufsichtskommission über Erfolge und Schwierigkeiten bei der Qualitätsförderung. Diese Informationsgewinnung dauert zwischen anderthalb und zwei Stunden und findet immer abends statt.

4. Befragung von Kadermitgliedern: Mindestens vier und höchstens sieben Mitglieder des Kaders, von denen zwei oder drei diplomierte Pflegende sein müssen, werden von den drei Beurteilern befragt. Während der gesamten Befragung von sechs bis siebeneinhalb Stunden hat eine Vertreterin der Aufsichtskommission anwesend zu sein, obwohl nur drei, vier Fragen an sie gerichtet werden. Die Gegenstände bilden die Vorgabe für diese Befragung.

5. Teilnehmende Beobachtung: Am Vortag rund zwei Stunden, am Haupttag beim Mittagessen und während des Rundganges, der beim Q-Star zwischen einer halben und einer Stunde dauert.

6. Die Beurteiler bearbeiten vor dem Heimbesuch die vom Heim zusammengestellten Dokumente (Leitbilder, Aufgabenbeschreibungen, Zusammenstellung der Fort- und Weiterbildung, Pflegestandards, Wochenstrukturen, Angebote des Heimes, detaillierte Zusammenstellung der personellen Dotierung, Informationen über die Bewohnerinnen, Menüpläne usw.). Das Heim erhält Vorgaben für das Zusammenstellen der Dokumente, ist aber frei, zusätzliche Materialien vorab zu verschicken – die Limite für die Dokumentation liegt bei 150 Seiten. Zudem wird die Pflegedokumentation während knapp zwei Stunden vom Teammitglied aus der Pflege überprüft.

Am anspruchsvollsten ist die Befragung der Kadermitglieder. Mit Hilfe eines Leitfadens müssen soviele Informationen wie nur möglich zu den 40 Gegenständen (siehe Kap. 15) gewonnen werden, damit die Beurteilung pro Gegenstand fair erfolgen kann. Bei der Befragung handelt es sich um ein teilstrukturiertes, relativ hart geführtes Interview, was sich etwa darin zeigt, dass immer wieder nachgefragt wird: «Sind Sie sicher?», «Warum?», «Wozu?», «Weshalb?» Unter keinen Umständen darf aber die Befragung der Empfehlung des sonst kenntnisreichen B. C. Vladeck folgen, der meinte, die Beurteilung habe in einer optimalen Balance zwischen Misstrauen und Sympathie zu erfolgen.[10] Misstrauen hat keinen Platz bei dieser Befragung. Im Gegenteil, die der Befragung zugrundeliegende Empathie muss spürbar werden; jede Information wird mit Bezug auf den Wahrheitsgehalt akzeptiert und das Nachfragen dient einzig zur Klärung von Unsicherheiten. Ziel ist zum einen, dass auf Grund der gewonnenen Informationen und Hinweise in Dokumenten eine faire Beurteilung des qualitativen Niveaus resp. der Vorkehren zur Qualitätssicherung erfolgen kann und zum anderen, das Kader des beurteilten Heimes zu überzeugen, dass eine kenntnisreiche Beurteilung angestrebt wurde, welche eine taugliche Basis für das weitere Arbeiten im Heim ist.

Bei einer Beurteilungsdauer von anderthalb Tagen ist der geringe Kontakt mit Bewohnerinnen unbefriedigend. Da primär Kontakte mit Bewohnerinnen der Pflegeabteilung gesucht werden müssen und eben nicht mit Bewohnerinnen im Altersheimteil, werden nur taugliche Informationen gewonnen, wenn eine Beurteilerin sich über längere Zeit zur Bewohnerin setzt. Der Einsatz von tauglichen Befragungsinstrumenten, wie er in Kapitel 11 gefordert wird, sollte in den nächsten Jahren die Informationsgewinnung etwas erleichtern. Mit Bezug auf die Informationsgewinnung zum Umgang mit dementen Bewohnerinnen ist der teilnehmenden Beobachtung ebenso viel Gewicht wie dem Gewinnen von Meinungsäusserungen zuzumessen.

9.6 Dynamik des Lernprozesses

Alle Organisationen, welche die Akkreditierung propagieren, wünschen einen möglichst kontinuierlichen Lernprozess bei den Beurteilten[11] (nur die HCFA, welche zum Inspektionscharakter steht, zielt auf eine Momentaufnahme). Dieser Lernprozess möchte über extrinsische und intrinsische Quellen gespeist werden. Mit dem Ausweis der Akkreditierung, welcher periodisch neu zu gewinnen ist, erfolgt die extrinsische Stimulation. Die intrinsische wird dem Heim selbst zur Aufgabe gemacht. Die Beteiligten müssen Mittel und Wege finden, um alle Mitarbeiterinnen für die Qualitätsförderung zu gewinnen.

Weil in der Deutschschweiz noch kein Akkreditierungssystem als verbindlich erklärt wurde, ist der externe Stimulus aktuell noch von wenig Bedeutung. Um so mehr muss der intrinsischen Motivation Beachtung geschenkt werden. Dabei geht es primär darum, dass das Kader eines Heimes nicht vor der Radikalität der anste-

---

10 B. C. Vladeck, Quality Assurance Through External Controls, in Inquiry, vol. 25, 1988, S. 105.

11 z. B. E. Scrivens, Putting continuous quality improvement into accreditation: improving approaches to quality assessment, in Quality in Health Care, vol. 6, 1997, S. 212–218.

henden Herausforderungen kapituliert. Dies bedeutet, dass ein Heim bei den ersten Beurteilungen nicht mit zu vielen Schwächen konfrontiert wird. Dieses Anliegen ist am einfachsten dadurch zu erreichen, dass nicht alle aus der Fachliteratur abgeleiteten Probleme in Pflegeheimen schon bei den ersten zwei Qualitätsbeurteilungen behandelt werden. Hier liegt der hauptsächlichste Grund dafür, warum ein ansehnlicher Teil der in Kapitel 8 aufgeführten Probleme im Q-Plan und der ersten Ausgabe von Q-Star nur thematisiert (z. B. Umgang mit Dementen) oder sogar noch nicht traktandiert wird (z. B. Diabetes mellitus II).

Wichtig ist zuerst, dass sich Heime der erwähnten Radikalität der Herausforderungen einigermassen bewusst werden: Pflegeheime sind totale Institutionen – es handelt sich darum, kontinuierlich negative Auswirkungen der totalen Institution auf die Bewohnerinnen zu reduzieren. Zudem muss konsequent die Normalisierung angestrebt werden. Die (sich unterschiedlich präsentierende) Autonomie der Bewohnerinnen ist täglich zu stützen, und für die Professionalität in der (Beziehungs)-Pflege haben manche Heime grosse Anstrengungen zu unternehmen. Diese Herausforderungen sind dann vor dem Hintergrund der in der Öffentlichkeit vorherrschenden Überzeugung, dass das Dorf, das Tal, das Quartier über ein gutes Heim verfügt, zu sehen. Wenn mit einem fast abschliessenden Satz von Standards über möglichst viele potentielle Probleme an die Analyse herangetreten würde, wäre Enttäuschung über die Vielzahl der konstatierten Mängel programmiert.

Ein langer Katalog von qualitativ noch nicht Befriedigendem müsste gegenüber den Mitarbeiterinnen des Heimes, der Aufsichtskommission, der politischen Instanz (z. B. Gemeinderat) und den externen Partnern (Ärzteschaft, Spitex-Dienste, zuweisenden Spitälern, Frauenverein usw.) gerechtfertigt werden. Dies ist offensichtlich eine ungünstige Ausgangsposition für qualitätsfördernde Anstrengungen, nicht zuletzt auch darum, weil die Aufsichtskommission und/oder der Gemeinderat finanzielle Konsequenzen befürchten, die Ärzteschaft (als Kleingewerbetreibende) sich ungern mit neuen Konditionen für ihre Tätigkeit beschäftigt und in einem breiteren Kontext sich die interessierende Öffentlichkeit nicht an den Gedanken gewöhnen möchte, dass erhebliche Anstrengungen notwendig werden, damit das Heim jene qualitativen Ausprägungen gewinnt, welche man sich jetzt imaginiert. Auch heimintern darf die Brisanz der Präsentation einer Vielzahl notwendiger Anstrengungen keinesfalls unterschätzt werden – Qualitätssicherung kann sich nicht nur auf die Engagiertesten verlassen.

Die Option, in Würdigung der vorangehend angetönten Konditionen darauf zu verzichten, ein aktuelles Missverhältnis zwischen SOLL und IST zu markieren, ist nicht tauglich, weil unter diesen Umständen ein Ungenügen perpetuiert würde, es also bei einer späteren Beurteilung schwerfallen würde, früher einigermassen Toleriertes zwei oder vier Jahre später als qualitatives Defizit zu markieren. Unter diesen Umständen bleibt nur die Möglichkeit, dass der Umfang der zu beurteilenden Aspekte und Dimensionen eines Pflegeheimes und des Lebens und Sterbens in diesem Heim am Anfang eingeschränkt und dann schrittweise ausgeweitet wird.

Eine gewichtige Konsequenz aus der Würdigung dieser Ausgangslage bestand für uns darin, dass den Heimen nicht ein durchstrukturierter Ordner mit Standards à la Joint Commission und Canadian Council präsentiert wird. Vielmehr handelt es sich aktuell noch darum, eine Problemlage verdichtet zu präsentieren. Weil nicht ein Satz von Standards präsentiert wird, sondern Hinweise auf Problemlagen (welche wir «Gegenstand» nennen), steht bei den ersten drei Beurteilungen die Akkreditierung oder die Ablehnung einer Akkreditierung nicht zur Diskussion. Erst detaillierte Standards, mit denen sich ein Heim vertraut machen kann, verhelfen zu einem Massstab, der eine zuverlässige Trennung zwischen jenen, die akkreditiert werden, und jenen, die nicht akkreditiert werden, erlaubt.

Die Dynamik des Lernprozesses beschränkt sich zuerst einmal auf jene, welche die Akkreditierung anbieten. Man muss in Erfahrung bringen, mit welchem Tempo der Rahmen vermuteter Probleme ausgeweitet werden darf, ohne dass die Mehrzahl der Beurteilten in dem Sinne überfordert wird, als sie mit zu vielen Negativa konfrontiert wird. Konkret bedeutet dies, dass Q-Star (aber nicht Q-Plan) fast jährlich angepasst wird. Erst wenn eine grössere Zahl von Heimen bereit ist, die Akkreditierung zu tragen, umfasst die Dynamik des Lernprozesses auch Beurteilte. Sie müssen in dem Sinne zur kritischen Instanz heranwachsen, als sie aus ihren Erfahrungen im Heim und mit den Qualitätsbeurteilungen mithelfen, den dann vorläufig definitiven Ordner von Standards angesichts der nun umfänglich verstandenen radikalen Herausforderungen zu formulieren.

Dies ist für Heime in der Deutschschweiz eine sehr respektable Aufgabe, insbesondere wenn man sich vergegenwärtigt, dass in der Mehrzahl der Kantone den Heimen eine Art Konsumentenhaltung zugeschoben wurde: Im Extremfall hat sich eine grössere Gruppe von Heimleitungen drei oder vier «Produkte» zur Qualitätsbeurteilung resp. Qualitätssicherung während zweier Stunden vorführen lassen, um dann zu entscheiden, dass man dieses Produkt (welches auch eindrückliche graphische Kurven zur Lage des eigenen Heimes im Vergleich zu anderen präsentiert) einkauft – siehe Kapitel 14. Die Position des Konsumenten, der sich bestätigen lässt, dass man bei diesen Qualitätsaspekten etwas besser rangiert als der Durchschnitt (wahrscheinlich) vergleichbarer Heime, und bei jenen etwas zurückfällt, ist kategorial verschieden von der des Partners. Der Partner hat über die Zeit Verantwortung mitzutragen, dass sich vieles ändert, und dass eine Mehrzahl von Heimen, welche sich für die Akkreditierung engagieren, mit Anstrengungen die noch in einiger Entfernung liegenden Ziele erreicht. Auch wenn es einige kritische Hinweise zum einprägsamen Begriff der selbstlernenden

Organisation gibt[12], so bleibt diese Vorstellung doch ein zu erreichendes Ideal.[13] Es kann nicht durch ein Heim alleine materialisiert werden; die Organisation, welche die Akkreditierung trägt, muss zuerst in die Nähe dieses Status gelangen.

9.7 Ermessensspielraum für SOLL-Vorgaben

Akkreditierung vermag nie die Gesamtheit des Geschehens in einem Pflegeheim zu erfassen. Im besten Fall ist etwas mehr als das zur Beurteilung Gesuchte zu eruieren. Dieses «Etwas-Mehr», was also über das Gesuchte hinausreicht, ist eventuell in den vom Heim zur Verfügung gestellten Dokumenten zu finden. Ein Heim kann zusätzliche Anstrengungen zur Qualitätssicherung geleistet haben, ohne dass dies eine vorangehende Qualitätsbeurteilung verlangt hätte. Ansonsten werden aber – die kunstgerechte Durchführung der Qualitätsbeurteilung vorausgesetzt – fast ausschliesslich jene Aspekte des Lebens und Arbeitens im Pflegeheim, der Strukturen, Prozesse, Regeln und Mechanismen erfasst, welche durch die SOLL-Vorgaben zur Beurteilung anstehen.

Die vorangehenden Bemerkungen sind erkenntnistheoretisch eine Banalität. Sie wurden notiert, um noch einmal Grenzen des Ansatzes der Akkreditierung zu markieren und um aus unterschiedlicher Perspektive wieder auf den Lernprozess zu zeigen: In den Kapiteln 7 und 8 ist die Herleitung der SOLL-Vorgaben gedeutet worden. Es muss klar geworden sein, dass ein gewisser Ermessensspielraum bei der Umsetzung in Standards besteht. Um nur zwei dieser Ermessensspielräume anzuzeigen: Die Rechte von Bewohnerinnen können einzeln als Normen eines Standards aufgeführt werden, oder es kann verallgemeinernd nach den Rechten der Bewohnerinnen und den Chancen zu ihrer Wahrnehmung gefragt werden. Oder: Die Normen zur Palliativpflege können per se überprüft werden, oder aber die palliative Pflege ist im Rahmen des Standards («Gegenstand») zum Sterben zu verorten. Wie die SOLL-Vorgaben zu formulieren sind, hängt in einem gewissen Ausmass von «didaktischen» Vorstellungen und den Ansprüchen an die Auswertung der Beurteilung ab. Noch bedeutsamer ist aber das Urteil jener Pflegeheime, welche sich für die Weiterentwicklung des Akkreditierungskonzeptes engagieren.

Es darf keinerlei Missverständnis über die Rolle dieser Heime geben. SOLL-Vorgaben sind unter keinen Umständen «bei den Pflegeheimen abzuholen» (im Anhang sind auch Produkte erwähnt, welche sich auf dieses unzulängliche Vor-

---

12 z. B. M. A. Peterson, The Limits of Social Learning: Translating Analysis into Action, in Journal of Health Politics, Policy and Law, vol. 22, 1997, S. 1077–1114.

13 z. B. M. Easterby-Smith et al., Hrsg., Organizational Learning and the Learning Organization, London 1999.

gehen abstützen) – dies läuft auf selbstreferenzielles Verhalten hinaus. SOLL-Vorgaben sind grundsätzlich auf die Wissenschaft abzustützen, und, da die Gerontologie nicht alle potenziell wichtigen Aspekte bearbeitet, auch auf Vorstellungen, wie sie in Kapitel 7 skizziert wurden. Bei der Weiterentwicklung kommen dann den sich engagierenden Exponenten von Heimen aber zwei bedeutsame Aufgaben zu: Sie sollen nach jeder Beurteilung deuten, bei welchem «Gegenstand» (Standard) ihrer Meinung nach nicht auf den Kern der Herausforderung gezielt wurde, und sie haben Hinweise darauf zu bieten, wie Zentrales zu Zentralem gemacht werden kann. Dies bedarf einer Erklärung.

Wenn die Hinweise in Kapitel 7 und 8 wegleitend sind, dann ist es per definitionem möglich, einen integralen Satz von Standards für die Akkreditierung zu generieren. In der Konfrontation mit der Praxis wird sich aber einigermassen zwangsläufig die Notwendigkeit ergeben, den Satz von Standards immer mehr auszubauen. Dies lässt sich an den Seitenzahlen der SOLL-Vorgaben von Joint Commission und Canadian Council nachweisen. Allerdings ist eine solche Expansion der SOLL-Vorgaben nicht von vornherein zu akzeptieren. Vielmehr müsste es über die Zeit – also nach zehn oder mehr Jahren – gelingen, den Umfang der SOLL-Vorgaben wieder zu reduzieren. Diese Vermutung wird von folgender Idee geleitet: Über einzelne Beobachtungen hinaus sollte Zugrundeliegendes eruiert werden können, welches Vorhersagen über eine Anzahl zu erwartender Resultate erlaubt. Etwas konkreter an der Praxis der Qualitätsbeurteilung im Pflegeheim könnte dies Folgendes bedeuten: Statt mit einer grösseren Zahl von Standards Strukturen, Prozesse und Resultate in der Pflege zu überprüfen, könnte vielleicht das Ausmass des Funktionierens der Qualitätssicherung in der Pflege die einzelnen qualitativen Ausprägungen im gesamten pflegerischen Bereich vorhersagen.

10. Evaluation als Basis

10.1 Einführung

Einer der ersten, welcher Evaluation und Qualität in dem uns interessierenden Feld miteinander verband, war Donabedian.[1] Allerdings erscheint dann dieser in der Literatur zur Qualität und Qualitätsbeurteilung in Medizin und Pflege sehr prominente Autor ab den achtziger Jahren nie mehr mit einem Beitrag in Fachpublikationen der Evaluationsforschung. Obwohl Donabedian zur Qualitätsbeurteilung mehrere Aufsätze mit Hinweisen auf die Evaluation[2] und evaluatorisch orientierte Analysen publizierte[3], hat er sich in der Methodik der Evaluationsforschung nicht so ausgezeichnet, dass er auch in diesen Tempel aufgenommen worden wäre – für uns ist bezeichnend, dass er in seiner umfangreichsten Arbeit[4] keine Verweise zur Qualitätsforschung setzte. Damit wollte Folgendes angezeigt werden: Obwohl im vergangenen Vierteljahrhundert kein Zweifel darüber bestand, dass Qualitätsbeurteilung im weiteren Feld des Gesundheitswesens im Kontext der Evaluation zu erfolgen hat[5], haben die zwei Disziplinen über längere Zeit nicht zusammengefunden. Mit Bezug auf die Evaluation waren Analysen von

---

1 A. Donabedian, Evaluating the Quality of Medical Care, in H. C. Schulberg et al., Hrsg., Programm Evaluation in the Health Fields, New York 1969, S. 98–122.
2 ders., Evaluating the Quality of Medical Care, in Milbank Memorial Fund Quarterly, vol. 44, Heft 3, Supplement, 1966, S. 166–206; ders., Promoting Quality Through Evaluating the Process of Patient Care, in Medical Care, vol. 6, 1968, S. 181–202; ders., The Evaluation of Medical Care Programs, in Bulletin of The New York Academy of Medicine, vol. 44, Heft 2, 1968, S. 117–124; ders., Measuring and Evaluating Hospital and Medical Care, in Bulletin of The New York Academy of Medicine, vol. 52, Heft 1, 1976, S. 51–59.
3 z. B. A. Donabedian und L. S. Rosenfeld, Follow-up Study of Chronically Ill Patients Discharged From Hospitals, in Journal of Chronic Diseases, vol. 17, 1964, S. 847–862.
4 ders., Benefits in Medical Care Programs, Cambridge, MA, und London 1976.
5 z. B. F. Baker und C. B. McPhee, Approaches to Evaluating Quality of Health Care, in H. C. Schulberg und F. Baker, Hrsg., Program Evaluation in the Health Fields. Volume II, New York 1979, S. 187–204.

Experimenten zur Selbstbeteiligung, poliklinischen Versorgung für untere Einkommensschichten und Verstärkung der Spitex-Dienste als Test, ob damit Heimaufenthalte vermieden werden können, weitaus interessanter als bescheidener angelegte Evaluationen qualitativer Ausprägungen von Leistungserbringern. Erst recht ist zu bedenken, dass die Evaluationsforschung sich fast aller staatlichen Bereiche angenommen hat (z. B. Verbrechensbekämpfung, Bedingungen nach der Haftentlassung, Auswirkungen der sog. Negativen Einkommenssteuer, der Einsatz kompensatorischer Erziehung, die Zufriedenheit der Bürger mit Gemeindediensten, Substitution von Gerichten durch einen Richter, Adoption von Neuerungen in der Landwirtschaft, zweisprachiger Unterricht in der Schule usw.) und dort auch wieder über sehr erhebliche finanzielle Ressourcen verfügt. Im Feld des Gesundheitswesens war es in den achtziger Jahren interessant, das Funktionieren gemeindepsychiatrischer Zentren nach der Auflösung grosser psychiatrischer Kliniken zu studieren, nicht zuletzt auch darum, weil am Anfang die gesetzliche Bedingung bestand, dass 2 % des Betriebsaufwandes eines Community Mental Health Centers für Evaluationsstudien einzusetzen seien.

Wir können für uns in Anspruch nehmen, die Verbindung zwischen Evaluation und Qualitätsbeurteilung einigermassen kontinuierlich präsentiert zu haben.[6] In der deutschsprachigen Literatur erscheint aber der Konnex erst wieder prominent, seit die Qualitätsbeurteilung im Gesundheits- und Sozialwesen einen sicheren Platz hat. Hornung notierte wohl zu recht: «Die Thematik Evaluation hat Konjunktur, das ist keine Frage. Nicht zuletzt die Bedeutung von Qualitätssicherung und Evaluation im Konzept des New public management sind hierfür verantwortlich.»[7] Wottawa und Thierau nahmen gar das «Konzept der Qualitätskontrolle im Dienstleistungsbereich» mit zum Anlass, ihr Lehrbuch teilweise zu verändern.[8]

6 A. J. Gebert, Qualitätskontrolle in der medizinischen Versorgung, in Patient: Gesundheitswesen? Jahrbuch der Neuen Helvetischen Gesellschaft, Bern 1980, S. 128–145; ders., Evaluation als Zwischenstufe zur Qualitätskontrolle, in F. Gutzwiller und G. Kocher, Hrsg., Die Qualität medizinischer Leistungen, Schriftenreihe der SGGP No. 5, Zürich 1982, S. 27–37; ders., Konzeptuelle Ansätze in der Qualitätsbeurteilung, Qualitätsförderung und Qualitätssicherung, in Swiss Surgery, vol. 1, 1995, S. 8–14.

7 R. Hornung, Evaluationsforschung: Aufgaben und Probleme, in D. Hell et al., Hrsg., Qualitätssicherung der psychiatrischen Versorgung, Basel und Freiburg i. Br. 1998, S. 23.

8 H. Wottawa und H. Thierau, Lehrbuch Evaluation, 2. Aufl., Bern und Göttingen 1998, S. 29.

10.2 Evaluationsforschung

Mit Carol Weiss sind wir der Überzeugung, dass mit der Evaluationsforschung kein eigentlicher Wissenschaftszweig vorliegt, sondern eine Disziplin, welche sich auf die Methoden der empirischen Sozialforschung stützt: Was also Evaluationsforschung auszeichnet, können nicht spezifische Methoden und Prinzipien sein. Vielmehr ist es der Zweck, zu dem diese Forschung betrieben wird.[9] In diesem Sinne gilt im Folgenden die Definition von Bortz und Döring, welche sich auf P. H. Rossi und H. E. Freemans weit verbreitetes Lehrbuch[10] stützt: «Evaluationsforschung beinhaltet die systematische Anwendung empirischer Forschungsmethoden zur Bewertung des Konzeptes, des Untersuchungsplanes, der Implementierung und der Wirksamkeit sozialer Interventionsprogramme.»[11] Diekmann hebt unserer Meinung nach die sog. Programmevaluation zu Recht heraus: «Kern der Evaluationsforschung ist aber die empirische Analyse der Wirkungen und Nebenwirkungen einer Massnahme oder eines sozialen Projekts.»[12] Damit Begriffe leichter in der Heimwelt übernommen werden, darf in diesem Zusammenhang durchaus auch von Wirkungsbeurteilung, Wirkungsanalyse oder Ergebnisevaluation gesprochen werden.[13] In aller Regel handelt es sich dann bei der Qualitätsbeurteilung nicht um eine summative Evaluation, sondern um eine formative, da Resultate einer Etappe auf dem langfristig angelegten Weg der Qualitätssicherung und Qualitätsförderung zu beurteilen sind.

Die methodischen Herausforderungen der Evaluation im Rahmen der Qualitätsbeurteilung von Pflegeheimen sind weniger gewichtig als in den «Königsausgaben» des Experimentes oder von Quasi-Experimenten.[14] Aber ohne solide Kenntnisse in der empirischen Sozialforschung reicht es nicht zu einer kunstgerechten Qualitätsbeurteilung, wie im nächsten Kapitel mit Bezug auf das immer wieder vorgebrachte Mandat zur Befragung von Bewohnerinnen gezeigt wird. Die Evaluation ist auch wegen der guten Überblickbarkeit des Studienobjektes «Pflegeheim» methodisch nicht komplex (es wird davon ausgegangen, dass ein Heim alle zwei bis drei Jahre beurteilt wird). So ist kaum je auf intervenierende Variablen einzugehen, Nebenwirkungen sind bei einem Heim selten zu separieren, Probleme wie jenes der Selbstselektion sind praktisch nicht anzutreffen usw.

---

9 C. H. Weiss, Evaluation Research, Englewood Cliffs 1972, S. 6.

10 P. H. Rossi und H. E. Freeman, Evaluation. A Systematic Approach, 6. Aufl., Thousand Oaks 1999.

11 J. Bortz und N. Döring, a. a. O., S. 96.

12 A. Diekmann, a. a. O., S. 34.

13 M. Beck, Hrsg., Evaluation als Massnahme der Qualitätssicherung, Tübingen 1998, S. 32 ff.

14 A. Diekmann, a. a. O., S. 309 ff.

Wenn Wottawa und Thierau fordern, der «Output» müsse klar definiert sein, so halten sie Selbstverständliches fest, gleich wie bei der Bedingung, die Leistungserbringer müssten einen Konnex zwischen den offerierten resp. erbrachten Leistungen und dem eigenen Einsatz sehen.[15] Und trotzdem liegt sehr erhebliche Brisanz in den beiden Forderungen: Die SOLL-Vorgaben (damit ist der etwas irreführende «Output» gemeint) müssen so formuliert sein, dass sie konsequent überprüfbar werden. Und Mitarbeiterinnen müssen nachvollziehen können, dass die im Rahmen der Beurteilung festgelegten Ziele mit ihrem Einsatz und adäquater Organisation der relevanten Mittel grundsätzlich erreicht werden können. Diese beiden Dimensionen zielen auf Zentrales. Nach unserem Dafürhalten rufen sie nach Einschluss der zu Beurteilenden in den Beurteilungsprozess. Und gerade dafür hat sich M. Q. Patton im Rahmen seines Konzeptes zur Evaluationsforschung seit über 20 Jahren eingesetzt (siehe Kap. 10.3).

10.3 Die auf Anwendung ausgerichtete Evaluation

Für sein auf «die Anwendung ausgerichtetes *(utilization-focused)* Evaluationskonzept» hatte M. Q. Patton Mitte der siebziger Jahre eine Art Schlüsselerlebnis. Für das noch junge Office of Health Evaluation innerhalb des Gesundheits- und Sozialdepartementes (HEW) wurden aus den bisherigen evaluatorischen Analysen 20 ausgewählt und auf ihre Wirkung beurteilt – also eine Wirkungsbeurteilung der Wirkungsbeurteilung.[16] Patton gewann dabei die Erkenntnis, dass sich der Einfluss einer Evaluationsstudie resp. ihrer Resultate auf ein Projekt anders ausnimmt als Evaluatoren sich wünschten: Kaum je wird bei einem Projekt, einem staatlichen Programm oder einem laufenden Versuch das Steuer wegen der gewonnenen Resultate herumgeworfen. Der Einfluss durchgeführter Studien ist vielmehr inkremental, das heisst, wenn wenn es zu Anpassungen kommt, dann erfolgen diese in kleinen Schritten. Zudem wurde sich Patton gewahr, dass der Einfluss der evaluatorischen Resultate mit dem Ausmass der Involvierung Betroffener anstieg. Dies scheint eine Selbstverständlichkeit zu sein, ist es aber darum nicht, weil ja von der Wissenschaftsdisziplin her die Maxime gegeben ist, dass eine Beurteilung aus neutraler Position zu erfolgen hat, also eine Evaluationsstudie sein muss und kein Parteigutachten sein darf. Dass es möglich ist, wissenschaftlich zu arbeiten und trotzdem jene zur Mitarbeit zu gewinnen, welche von Resultaten betroffen sein werden, vermag der Autor mit einer grossen Zahl von Beispielen aus der Praxis zu belegen – mit jeder neuen Auflage seines Standardwerkes werden

---

15 H. Wottawa und H. Thierau, a. a. O., S. 44.
16 M. Q. Patton, Utilization-Focused Evaluation, Beverly Hills und London 1978, S. 24 ff.

es mehr Beispiele.[17] Zudem weist er immer detaillierter auf Voraussetzungen und Bedingungen für einen erfolgreichen Einschluss der Evaluierten. Diese aus einer vielseitigen Erfahrung gewonnenen Erkenntnisse gehen relativ stark ins Detail, u. a. darin, dass ein Projekt teurer wird, wenn die Beurteilten bei der Durchführung der Evaluation eingeschlossen sind[18], es sei denn, dass schon bei der Konzeptualisierung des Programmes selbst die Evaluation eingeschlossen wird, also z. B. die überwiegende Mehrheit der für die Evaluation notwendigen Informationen von der das Programm tragenden Institution kontinuierlich, vom Start an, generiert wird, und nicht etwa ex post von den Evaluatoren gesammelt werden muss. Patton ist sich bewusst, dass damit politische Dimensionen angesprochen sind.

Schon früh zeigte der Promotor der *utilization-focused* Evaluation an, dass er an einem wahrscheinlich nicht einzuholenden Ideal arbeite («While this kind of evaluation may never be fully realized [...]»[19]). Weil aber alles für die Involvierung der Programmverantwortlichen spreche, sei kontinuierlich auf die im Konzept gesetzten Ziele hinzuarbeiten. Dabei hätten die Evaluatoren auf der Qualität der Informationsgewinnung und der Informationen zu insistieren, was u. a. bedeutet, die verschiedenen Dimensionen von Validität und Reliabilität skrupulös zu beachten. In der dritten Auflage seines Buches[20] kommen zwei Voraussetzungen für das Funktionieren seines Konzeptes stärker zum Tragen als in den vorangehenden Auflagen: Profunde Fachkenntnisse der Evaluatoren vorausgesetzt, stünden bei fast jeder Analyse unterschiedliche konzeptuelle Ansätze, Methoden und Wege zur Datengenerierung zur Diskussion. Dogmatisches Insistieren auf einer sozialforscherischen Methode (z. B. der teilnehmenden Beobachtung) sei nicht angebracht, weil im sozialen Feld praktisch nie eine Perfektion zu erzielen sei. Dies ist eine wichtige Orientierungshilfe zum Einschluss der Betroffenen. Allerdings: Es darf nie vergessen werden, dass Patton keinen Methodennihilismus predigt, sondern bei der Anlage einer Studie auf Könnerschaft im Bereich der Evaluation insistiert.[21] Aber wenn die Voraussetzung der Könnerschaft präsent sei, dann vermöchten Betroffene in weitem Ausmass zur Mitgestaltung befähigt werden. Patton wünscht zudem – dies ist die zweite Voraussetzung, welche er über die Zeit prominenter hervorgehoben hat –, dass den Werthaltungen im und um das zu

---

17 ders., Utilization-Focused Evaluation. The New Century Text, 3. Aufl., Thousand Oaks und London 1997.

18 ebenda, S. 383.

19 M. Q. Patton, Integrating Evaluation into a Program for Increased Utility and Cost-Effectiveness, in J. A. McLaughlin et al., Hrsg., Evaluation Utilization. New Directions for Program Evaluation, No. 39, San Francisco und London 1988, S. 85.

20 M. Q. Patton, Utilization-Focused Evaluation. The New Century Text, 3. Aufl., a. a. O., S. 247 ff.

21 ebenda, S. 252 ff.

evaluierende Projekt, Programm oder die Institution Rechnung getragen wird. Dass diese Hinweise oft im Zusammenhang mit «Politics» präsentiert werden[22], ist für deutschsprachige Leser etwas schwieriger nachzuvollziehen. Der Autor kann an einer ganzen Anzahl von Beispielen demonstrieren, dass «Evaluation als Intervention»[23] zu deuten ist, wobei aber sofort klar gemacht werden muss, dass er nie eine Gleichsetzung mit der sog. Interventionsforschung[24] intendiert.

Relativ spät machte Patton darauf aufmerksam, dass in der ersten Ausgabe seines Buches vergessen wurde[25], eine Definition seines Konzeptes zu bieten. Offensichtlich ist ihm das beim Schreiben nicht aufgefallen, wie es uns bei der Lektüre der 1. Auflage nicht aufgefallen ist. Dies rührt daher, dass das Buch auf die Beweisführung zum Wert der anwendungsorientierten Evaluation ausgerichtet ist. Die Darstellung der Methoden der empirischen Sozialforschung nimmt deshalb einen relativ bescheidenen Platz ein. Patton kann das so legitimieren, dass die Instrumente der empirischen Sozialforschung von ihm integral akzeptiert werden – die anwendungsorientierte Evaluation unterscheidet sich von anderen Evaluationskonzepten «nur» durch die Vorgehensweise. Diese Feststellung ist etwas dezidiert ausgefallen, deshalb wird an dieser Stelle darauf aufmerksam gemacht, dass Patton im Unterschied zur Ausrichtung von Rossi und Freeman die Evaluationsforschung[26] nicht favorisiert, also dem Prozess der Generierung von Wissen für den «Body of Knowledge» der Evaluation wenig Gewicht gibt. Vom Konzept der von uns erwähnten C. H. Weiss will sich Patton durch die erklärte aktive Rolle der Evaluation unterscheiden. Die hier konträren Positionen waren nicht etwa eine Nebensächlichkeit. In den USA sprach man Ende der achtziger Jahre von der «Weiss-Patton-Debatte».[27]

Und damit sie nicht vergessen wird, hier noch die Definition seines Konzeptes:

Anwendungsorientierte Programmevaluation ist Evaluation für und mit spezifizierten Primärnützern einer Analyse für eine spezifische und beabsichtigte Nutzung.[28]

---

22 ebenda, S. 346 ff.

23 M. Q. Patton, Die Entdeckung des Prozessnutzens. Erwünschtes und unerwünschtes Lernen durch Evaluation, in M. Heiner, Hrsg., Experimentierende Evaluation, Weinheim und München 1998, S. 55–66, bes. S. 61 ff.

24 z. B. J. Rothman und E. J. Thomas, Hrsg., Intervention Research: Design and Development for Human Services, New York 1994; J. Bortz und N. Döring, a. a. O., S. 100 f.

25 M. Q. Patton, Toward Distinguishing Empowerment Evaluation and Placing It In A Larger Context, in Evaluation Practice, vol. 18, 1997, S. 162.

26 P. H. Rossi und H. E. Freeman, a. a. O., 4. Aufl., S. 18 ff.

27 L. M. Shulha und J. B. Cousins, Evaluation Use: Theory, Research, and Practice Since 1986, in Evaluation Practice, vol. 18, 1997, S. 197.

28 M. Q. Patton, Utilization-Focused Evaluation. The New Century Text, 3. Aufl., S. 23.

10.4 Einschluss der zu Beurteilenden

Nie darf die Vorstellung aufkommen, der Einschluss der zu Beurteilenden sei problemlos; nie darf der Eindruck entstehen, eine Zusammenarbeit mit Exponentinnen von Heimen garantiere schon eine utilization-focused Evaluation. Und aus dem Zusammengehen von Beurteilten und Beurteilern besteht nicht der kleinste Anlass, Wissenschaftlichkeit zu beanspruchen. Im Gegenteil: Es muss sogar Vorsicht angemeldet werden, wie dies verschiedentlich im vorliegenden Buch angezeigt ist, insbesondere in Kapitel 12, im Anhang beim Produkt QAP oder bei unseren Verweisen auf Selbstreferenzielles. Gerade im Feld der mandatierten Qualitätssicherung ist eine kritische Haltung gegenüber behaupteter Wissenschaftlichkeit im hohen Mass angezeigt, weil diese essentielle Dimension als Marketingmittel (das KVG verlangt Wissenschaftlichkeit) gegenüber den noch zumeist wissenschaftsfernen Exponenten der Heimwelt verwendet werden kann.

Vielleicht verleiten Wottawa und Thierau zu einer Fehlinterpretation, wenn sie festhalten: «Voraussetzung für die Nutzung des spezifisch sozialwissenschaftlichen Know-hows in diesem Feld ist allerdings, dass man sich von in der humanwissenschaftlichen Sozialforschung idealen, aber für die praktische Arbeit der Qualitätsoptimierung nicht brauchbaren Vorstellungen (…) löst.»[29] Tatsächlich warten manche Herausforderungen, für die professionelle Evaluatoren weit besser gewappnet sind als jene, welche mitentscheiden sollen – eben weil die Konditionen der Wissenschaftlichkeit vorgegeben sind, und daran ist nicht zu rütteln, auch wenn im Bereich der Pflegeheime diese Konditionen weitgehend unbekannt sind.

Patton präsentiert eine Fülle von Handlungsanleitungen für die kunstgerechte Umsetzung der anwendungsorientierten Evaluation. Rezepte für die Evaluation im Rahmen des Akkreditierungsprozesses können aber nicht erwartet werden, obwohl Patton mehrere Male auf die Akkreditierung («where a team of external accreditors determines the extent to which a program meets professional standards»[30]) verweist und festhält, dass die Akkreditierung ein gutes Beispiel für die Kombination von interner und externer Evaluation sei.[31] In diesem Sinne ist dem Survey der HCFA der Status der Evaluation abzusprechen, da nur das Urteil der Inspektorinnen zählt.

Sehr ausführlich werden die für die meisten evaluatorischen Anstrengungen gewichtigen Herausforderungen der Klärung von Zielen behandelt (S. 147–194). Mit Bezug auf die Qualitätsförderung in einem Pflegeheim genügt es keineswegs festzuhalten, dass z. B. das Ziel «Wohlbefinden der Bewohnerinnen» sei. Wohin

---

29 H. Wottawa und H. Thierau, a. a. O., S. 45.
30 M. Q. Patton, Utilization-Focused Evaluation, The New Century Text, 3. Aufl., S. 56.
31 ebenda, S. 142.

unsorgfältige Zielanalyse führt, wurde schon mehrfach erwähnt. Patton glaubt, die Aufgabe etwas vereinfachen zu können, wenn er statt der Analyse von Zielen die erwünschten Resultate zum Ausgangspunkt der gemeinsamen Beurteilung empfiehlt. Damit trifft er präzise unser Anliegen – im Q-Star wird danach gehandelt, wenn Heime vor der externen Beurteilung eine interne zu erarbeiten haben.

Für Evaluationsstudien genügt es nicht, die intendierten Resultate zu begutachten; praktisch immer muss die Mittel-Ziel-Relation beurteilt werden. Es ist zum Beispiel nicht gleichgültig, in Erfahrung zu bringen, ob die (an sich schon tiefe) Rate von Dekubiti noch halbiert werden konnte, weil:

a) Abmachungen mit dem zuweisenden Spital positive Folgen zeitigten,

b) das konsequente Befolgen eines Pflegestandards zur Dekubitusprophylaxe erfolgreich war oder

c) die Anstellung einer qualifizierten Fachfrau als Begründung für den Erfolg angeführt wird.

Patton bietet für das Suchen nach der kausalen Verbindung wieder einer grössere Zahl von Überlegungen (S. 195–238). Dabei gilt für Heime, dass sich hier weniger Schwierigkeiten bieten als bei komplexen sozialen Problemen (z. B. schulische Förderung von Kindern mit nur einem Elternteil, Behebung regionaler Arbeitslosigkeit, Versuche einer Stärkung des öffentlichen Verkehrs, einer Senkung der Zahl der Bezüger von Invalidenrenten usw.), unter anderem, weil die Kontrolle von potenziell mitbeeinflussenden Variablen weniger schwierig ist.

Patton zählt acht Gründe auf, warum die Beurteilten resp. die Nutzer von Resultaten einer Evaluation auch bei der Bestimmung der einzusetzenden sozialforscherischen Methoden involviert sein sollten (S. 243). Voraussetzungen für diese Partizipation sind nicht nur Kenntnisse in diesem Feld, sondern auch die Überzeugung, dass selten die Wahl einer Methode absolut zwingend sei resp. es keine Auswahl gebe. Dies ist allerdings eine Voraussetzung, welche im Pflegeheim nicht in gleich strikter Ausgabe gelten kann, u. a. weil teilnehmende Beobachtung sehr zeitintensiv ist, die Dokumentenanalyse nur einen beschränkten Platz beanspruchen kann und Befragungen von Bewohnerinnen aktuell noch nicht kunstgerecht durchgeführt werden.

Wir akzeptieren Pattons Konzept der anwendungsorientierten Evaluation praktisch integral. Noch vor dem Start mit Q-Star konnte es ansatzweise in einer psychiatrischen Klinik realisiert werden. Möglich wurde dies primär durch zwei Konditionen: ein für die Evaluation engagiertes oberstes Kader und die über mehrere Jahre angelegte Arbeit. Dies zeigt auf den einzigen Kritikpunkt, welcher aus der Perspektive deutschsprachiger Länder an Pattons Konzept angebracht werden will. In den USA und zunehmend auch in Kanada besitzt die Evaluation und die

Evaluationsforschung eine konsolidierte Position. Etwa jedes zehnte Gesetz stipuliert in der einen oder anderen Ausgabe die Verpflichtung zur Evaluation. Evaluation gehört zudem zum Unterrichtsstoff mancher Ausbildungsgänge, was hierzulande noch unbekannt ist. Dies hat zur Konsequenz, dass jene, welche in den Gehobenen Öffentlichen Dienst eintreten, also jene mit einer Ausbildung in Business Administration, in der Verwaltung öffentlicher Dienste (Schulen, Sozialversicherungen, Sozialprogramme usw.) mindestens eine Ahnung von Evaluation haben.

10.5 Evaluation unter Konditionen der Akkreditierung

Obwohl Patton erklärte, er verfolge ein Ideal, scheinen die im Konzept gesetzten Bedingungen fast umgehend erfüllbar. Dieser Eindruck wird durch die vielen Beispiele aus der Praxis materialisiert, mit denen der Autor sein Konzept stützt. Unter deutschschweizerischen Konditionen kann dies so nicht gelten. In unserem Gesundheits- und Sozialwesen dominiert der inkrementale Wandel;[32] wenn die politische Rhetorik substanzielle Änderungen behauptete, so wurde sie durch die kontinuierlich steigenden Kosten widerlegt.

Die reale Involvierung des Pflegeheimkaders in die Evaluation verlangt zuerst, dass sich eine Gruppe mit dem Instrumentarium der Evaluation vertraut macht. Bei dieser Fortbildung muss es nicht bei Appellen bleiben. Evaluation ist bei den heiminternen Anstrengungen zur Qualitätsförderung integraler Bestandteil kunstgerechten Handelns. (In Kap. 6 wurde bei der Darstellung der konzeptuellen Vorgaben der Joint Commission auf den Problemlösungszyklus aufmerksam gemacht.) Wie wir in den letzten Jahren erfahren konnten, haben insbesondere Heimleiter Interesse daran, mit methodischen Elementen der Evaluation vertraut zu werden; der Pflegedienst trifft mit der Pflegeplanung grundsätzlich auch auf evaluatorische Verpflichtungen.

Das Akkreditierungsverfahren des Canadian Council setzt eine Selbstbeurteilung durch Arbeitsgruppen im Heim voraus. Mitarbeiterinnen präsentieren dann auch ihre Vorstellungen gegenüber den Beurteilerinnen und führen Beweis über die folgerichtige Selbstbeurteilung. Diese Selbstbeurteilung bezieht sich aber immer auf die vorgegebenen Standards des Canadian Council. Das Konzept von Patton wird somit in mehr als einer Hinsicht verletzt: Die Zielbestimmungen er-

---

32 A. J. Gebert, Wissenschaftstheorie und Planung im Gesundheitswesen, in Sozial- und Präventivmedizin, vol. 23, 1978, S. 97–100.

folgen nicht gemeinsam, und die Ziel-Mittel-Relationen werden durch das Kader und die Arbeitsgruppen alleine festgelegt. Selbstverständlich soll der Hinweis nicht als Kritik am Ansatz der Kanadier gelesen werden; es geht vielmehr darum, Limiten zu markieren. Sie werden durch den Tatbestand akzentuiert, dass pro Jahr vielleicht 100 Heime zu beurteilen sind. Während es bei einem einzelnen Evaluationsvorhaben zu einem Sozialprogramm, das mit 20 Millionen Dollar dotiert wurde, unproblematisch ist, beim Aufwand für die Evaluation (welcher nicht mehr als 0,9 % der appropriierten Mittel betragen darf) fünf oder auch mehr Tage für die Involvierung der Partner zu budgetieren, ist eine substanzielle Ausweitung des Aufwandes bei Pflegeheimen nicht realistisch.

Unter diesen Umständen muss der Mechanismus «Reduktion der Komplexität über die Zeit» in Gang gesetzt werden. Heime haben nach der initialen Qualitätsbeurteilung mit dem Q-Star nur bei einem bescheidenen Teil der «Gegenstände» an der Vorgabe von Zielelementen für die Evaluation zu arbeiten. Ein Teil der zu überprüfenden Qualitätsaspekte wird in der Ausgabe von Standards präsentiert (also Vorgaben ohne inhaltliche Mitwirkung der zu Beurteilenden in der Evaluation). Ein anderer Teil wird über die Beschreibung der Herausforderungen so vorgelegt, dass eine Mitwirkung der Heime zwingend ist. Um dies zu illustrieren, ist in Kapitel 15 der Gegenstand «Autonomie» präsentiert. In der aktuellen Ausgabe geht es darum, wie dies schon in Kapitel 7 erwähnt wurde, die «Qualitätsnormen für die Pflege und Begleitung von alten Menschen» des Schweizer Berufsverbandes der Krankenschwestern und Krankenpfleger umzusetzen. Dabei handelt es sich um eine notwendige, aber nicht auch um eine ausreichende Voraussetzung zur Bewältigung der Herausforderungen, welche im Zusammenhang mit «Gewährleisten und Fördern der Autonomie» resultieren.

Wie dann in Kapitel 15 dokumentiert ist, geht es immer noch um etwas kategorial anderes, als zum Beispiel ISO (9001) verlangt. Dort erscheint – wenigstens in der professionell gestalteten Anleitung von SQS – die Autonomie ebenfalls: «Es ist definiert, wie die Autonomie der KlientInnen respektiert wird.»[33] ISO verlangt die formale Verankerung in der Qualitätssicherung. Dagegen ist nichts einzuwenden. Bei der Akkreditierung auf der Basis des Evaluationskonzeptes von Patton dürfte Gleiches verlangt sein; aber zusätzlich muss eben auch dargestellt werden, wie dies mit welchem Erfolg geleistet wird, und es ist in erster Linie Rechenschaft darüber abzulegen, wie Autonomie konzeptualisiert wurde. Und: Die Überprüfung erfolgt durch Beurteiler, welche um die Komplexität dieser Herausforderung wissen müssen. Grundsätzlich Gleiches gilt z. B. im Vergleich zwischen ISO und Akkreditierung bei der ISO-Norm 4.4.2. Wieder hat SQS, Schweizerische Vereinigung für Qualitäts- und Management-Systeme, dies kunstgerecht für die

---

33 SQS, Qualitätsmanagement im Heim- und Sozialwesen, Zollikofen 2000, S. 18.

Schmerzbekämpfung wie folgt festgehalten: «Der Prozess ‹pflegerische Behandlung› berücksichtigt, wie zur Schmerzlinderung beigetragen werden kann (patientenorientiert).»[34] Neben der inhaltlichen Auseinandersetzung mit allen Möglichkeiten zur Schmerzbekämpfung haben dann die Mitarbeiterinnen eines Heimes im Rahmen der Akkreditierungsbeurteilung auch Vorstellungen zur Überprüfung des Handelns zu entwickeln. Sie werden dabei, wie dies in Kapitel 8 erwähnt wurde, u. a. auf grosse Schwierigkeiten bei dementen Bewohnerinnen treffen.

Akkreditierung muss langfristig angelegt sein. Dies hat nicht nur mit dem Einschluss der Betroffenen in die Evaluation zu tun. Vielleicht ist es zu pointiert, wenn hier Kants Definition der Aufklärung abgewandelt wird: Emanzipation aus selbstverschuldeter Unmündigkeit. Die Selbstverschuldung liegt nicht bei Einzelnen – der Ausweg muss daher auch kollektiv gesucht werden: SOLL-Vorgaben sind mitzuformulieren (wenn immer möglich auf der Basis wissenschaftlicher Publikationen), die Beurteilung hat durch Peers zu erfolgen, und die Evaluation ist mitzugestalten. In diesem Sinne stehen die Aufgaben eben auch auf dem Weg zur Professionalität. Und Professionalität ist in der Regel (aber nicht immer) ein zuverlässiger Garant, den Subjekten des Engagements später einmal das zu bieten, was man möchte, aber noch nicht kann und teilweise sogar noch nicht erkannt hat. Damit ist Langfristigkeit der Anstrengungen nicht nur eine Zwangsläufigkeit und eine Bürde, sondern Perspektive für befriedigenderes Arbeiten.

---

34 SQS, Qualitätsmanagement im Gesundheitswesen. Leitfaden ISO 9000 ff, Zollikofen 1998, S. 15.

11. Befragung von Bewohnerinnen und Bewohnern

11.1 Warum befragen?

Was immer Qualität von Pflegeheimen bestimmt, in einem besteht Konsens: Die Urteile von Bewohnerinnen und Bewohnern sind aus folgenden drei Gründen wichtig: Zum einen wegen der ethisch-normativen Dimension. Pflegeheime sind zwar immer totale Institutionen, aber unter Umständen sind sie der einzig mögliche Ort, an dem sich Menschenwürde auch unter den erschwerten Bedingungen der finalen Lebensphase sicherstellen lässt. Unter Menschenwürde wird verstanden «die freie Fähigkeit, sich zu informieren, zwischen Alternativen abzuwägen und zu entscheiden; zugleich aber auch ein Lebensstandard, der (dem Menschen) seine Selbstachtung ermöglicht und ihn davor bewahrt, von andern diskriminiert, entrechtet und gedemütigt zu werden.»[1] Freiheit, Autonomie und Sicherheit sind die zentralen Prinzipien, die in Menschenwürde zum Tragen kommen, welche jeder Mensch unverlierbar hat. Der Mensch ist in dieser Optik Selbstzweck und Selbstwert, und damit wird sein Urteil in seiner unverwechselbaren Individualität und Einmaligkeit zentral.

Das Korrelat zu dieser Auffassung findet sich in der Definition von Qualität als Übereinstimmung zwischen IST und SOLL. Dabei ist die Erfüllung von Erwartungen zentral.[2] Bewohnerinnen von Alters- und Pflegeheimen haben Erwartungen an das Heim, seine Infrastruktur, seine organisatorischen Abläufe, an das Zusammenleben und den Umgang untereinander usw. Diese Erwartungen sind durch die Biographie geprägt und je nach Individuum unterschiedlich. Das klingt banal, ist es aber dann nicht, wenn man sich die Fülle und die Unterschiedlichkeit der prägenden Ereignisse im Verlaufe einer Biographie und damit die höchstwahrscheinlich sehr unterschiedlichen Erwartungen, welche die Bewohnerinnen

---

1 W. Hug, zitiert nach W. Schwoerbel et al., Ethik, Köln 1995, S. 157.
2 U. Meister und H. Meister, Kundenzufriedenheit im Dienstleistungsbereich, München und Wien 1998, S. 27 ff.

an das Heim haben, vor Augen führt. Dies macht die Erfassung dieser Erwartungen unabdingbar. Eine Möglichkeit zur Erfassung ist die Befragung.

Der dritte Grund, warum das Urteil von Bewohnerinnen wichtig ist, findet sich in den betriebswirtschaftlich geprägten Auffassungen des Marketings. Immer wieder wird in diesen Ausführungen darauf aufmerksam gemacht, dass es entscheidend sei, die Wünsche und Erwartungen der Kundinnen und Kunden zu kennen und entsprechend auf sie zu reagieren, sonst habe man auf dem Markt der Dienstleistungs- resp. Pflegeindustrie keine Chance.[3] Dieses pragmatische Argument verkürzt zwar den betagten Heimbewohner auf einen Kunden und unterschätzt sehr wahrscheinlich auch das Beharrungsvermögen sozialer Einrichtungen. Es verweist aber darauf, dass Heime für die Bewohnerinnen und nicht diese für das Heim da sein sollten, und deckt sich insofern mit dem Argument der Menschenwürde.

11.2 Qualität im Heim – Mehr als Zufriedenheit

Diese Argumente für die Bedeutung des Urteils von Heimbewohnerinnen machen deutlich, dass es bei der Erfassung dieses Urteils nicht darum gehen kann, unter Kundenzufriedenheit die Antwort auf die Frage «Wie sind Sie mit (…) zufrieden?» zu verstehen. Hier umfasst die Kategorie «Urteil der Bewohnerin, des Bewohners» mehr. Es geht um umfassende Aussagen darüber, wie ein Mensch insgesamt die Qualität seines Lebens im Heim beurteilt. Äusserungen über die Zufriedenheit, die sich in einer simplen Zusammenfassung von Reaktionen auf eine Reihe von Fragen beschränken, die einzelne Qualitätsdimensionen eines Heimes nach einer Fünferskala erfassen, werden der Problematik nicht gerecht. Unter dem Titel «Wie man es nicht machen sollte» verweisen Meister und Meister[4] darauf, dass vollstandardisierte Erfassungen der Zufriedenheit immer merkmalsorientiert sind. Damit würden sie aber an Qualitätsmerkmalen ansetzen, die der Anbieter vorgebe, ohne danach zu fragen, ob diese Qualitätsmerkmale für den Kunden überhaupt relevant seien. So entstünde «dann ein trügerisches Bild höchstzufriedener Kunden, die trotzdem die Leistungen nicht mehr nachfragen, weil sie mit ganz andern Merkmalen als den abgefragten unzufrieden sind».[5]

Die scheinbare Plausibilität von Zufriedenheitserfassung als Reaktion auf die Frage «Wie sind Sie mit (…) zufrieden?» verstellt auch die Sicht auf die durchaus

---

3   H. Blonski, Service-Mangement in der Pflege, Hagen 1998; U. Meister und H. Meister, a. a. O., S. 5 ff.

4   U. Meister und H. Meister, a. a. O., S. 63 ff.

5   ebenda, S. 63.

naheliegende Frage, warum eigentlich nicht die Unzufriedenheit erfasst wird. Diesem Problem kann mit dem Hinweis begegnet werden, dass für die Beantwortung eine Fünferskala verwendet werde, die von «sehr zufrieden» bis «überhaupt nicht zufrieden» reiche. Damit sei es möglich, auch die Unzufriedenheit zu erfassen. Formal hat das Argument seine Richtigkeit. Es wird aber falsifiziert durch kognitive Theorien des Verhaltens in Befragungen.[6] Danach ist man nicht aus den gleichen Gründen mit etwas zufrieden oder unzufrieden. Deshalb ist auch der Umkehrschluss nicht zulässig. Das bedeutet, dass Massnahmen zur Verbesserung in einem Bereich, der als wenig zufriedenstellend bezeichnet wird, noch nicht zur Konsequenz haben, dass die Unzufriedenheit, sofern sie erfragt wird, geringer wird.

Für die Bewohnerinnen eines Heimes gilt dieser Befund erst recht. Das Leben in einem Heim ist nicht nur bedeutend vielfältiger als z. B. das in einem Hotel, sondern es steht auch unter ganz andern Prämissen. Ein Hotelaufenthalt ist in der Regel zeitlich limitiert; dieser Zeitraum ist absehbar und weitgehend selbstbestimmt. Die Dienstleistungen des Hotels sind relativ einfach, beschränken sich auf Alltägliches und damit Vertrautes wie Essen, Reinigung usw. und umfassen nichts, was etwa der Pflege auch nur annähernd entspricht. Schliesslich ist man frei in der Wahl eines Hotels. Im Hotel ist die Privatheit gewährt, während der Eintritt in ein Heim andern Regeln gehorcht: Die Entscheidung darüber, mit wem zusammengelebt wird, ist lange nicht immer möglich. Diese wenigen Hinweise genügen, um deutlich zu machen, dass eine simple Zufriedenheitsbefragung, wie sie oben angetönt worden ist und die nach der Standardliteratur wie Meister und Meister schon für die Erfassung der Kundenzufriedenheit in «unproblematischen» Bereichen wie Hotels, Airlines, Banken, Supermärkten nicht ausreicht, erst recht im Heim scheitern muss.

Die Erfassung des Urteils von Bewohnerinnen von Heimen ist also anspruchsvoll und geht über die üblichen Probleme bei der Erfassung der Kundenzufriedenheit hinaus. Das gilt es bei der Wahl und der Konstruktion von Instrumenten, die für die Erfassung dieser Urteile nötig sind, zu beachten. Deshalb genügen die üblichen Verfahren der Marktforschung nicht, mögen diese durch Erfahrung und Ruf des beauftragten Marktforschungsunternehmens noch so fundiert scheinen. Systematisch angelegte, wissenschaftliche Untersuchungen sprechen dagegen.

---

6 N. Schwarz und S. Sudman, Hrsg., Context Effects in Social and Psychological Research, New York 1992; dies., Hrsg., Answering Questions, Methodology for Determining Cognitive and Communitative Processes in Survey Research, San Francisco 1996.

11.3 Erfassungsinstrumente

Wie sehen nun die Ergebnisse von Untersuchungen aus, welche auf die Befragung fokussiert sind? Eine erste Reihe dieser Untersuchungen befasst sich mit der bereits oben angetönten Frage, was Bewohnerinnen überhaupt vom Heim erwarten. Aus der Beantwortung dieser Frage lassen sich Schlüsse darüber ziehen, welche Qualitätsdimensionen und -kriterien bei der Erfassung der Urteile von Bewohnerinnen zu berücksichtigen sind.

Die Hypothesen, die in diesen Untersuchungen überprüft werden, lassen sich grob in zwei Gruppen gliedern: Zum einen wird die Hypothese geprüft, wonach sich die Qualitätsdimensionen und -kriterien der Bewohnerinnen von denen der Pflegenden, der Kader und der Ärzte resp. Ärztinnen signifikant unterscheiden. Zum andern werden mit Hilfe von Hypothesen über die unterschiedliche Bedeutung und Gewichtung von Qualitätsdimensionen und -kriterien Messinstrumente zur Erfassung von Patientenurteilen entwickelt. Zur ersten Gruppe von Untersuchungen gehört die von R. A. Kane et al.[7] Sie befragten in 40 Heimen je drei zufällig ausgewählte Bewohnerinnen und Schwesternhilfen nach der Bedeutung von alltäglichen Bereichen, die qualitätsrelevant sind, sowie nach der Zufriedenheit darüber, wie weit diese Bereiche der Wahl und der Kontrolle durch die Bewohnerinnen unterliegen. In einigen Qualitätsausprägungen decken sich die Urteile über die Kontrolle. Gravierende Unterschiede ergeben sich, wenn es um die Bedeutung von Qualitätsaspekten geht. Aktivitäten im Heim, der Rolle von Besuchern usw. werden signifikant unterschiedliche Bedeutungen zugemessen. Der Befund der unterschiedlichen Bedeutung von Qualitätskriterien gilt selbst für solche, die im deutschen Sprachraum als quasi sakrosankt angesehen werden: freie Arztwahl, Möglichkeit der selbstgewählten Ausübung von Religion, Gemeinschaftsaktivitäten und aktivierende Angebote im Heim.[8]

Dass sich die Urteile über Bedeutung und Ausprägung von Qualitätsdimensionen und -kriterien zwischen Pflegenden und Bewohnerinnen nicht decken, zeigen auch die Untersuchungen von Grau et al.[9], von Meister und Boyle[10] sowie von

---

7 R. A. Kane et al., Everyday Matters in the Lives of Nursing Home Residents: Wish for and Perception of Choice and Control, in Journal of the American Geriatrics Society, vol. 45, 1997, S. 1086–1093.

8 M. Bliesmer und P. Earle, Nursing Home Quality Perceptions, in Journal of Gerontological Nursing, vol. 19, 1993, S. 29.

9 L. Grau et al., Nursing Home Residents' Perceptions of the Quality of Their Care, in Journal of Psychosocial Nursing, vol. 33, 1995, S. 34–41.

10 C. Meister und C. Boyle, Perceptions of Quality in Long-Term Care: A Satisfaction Survey, in Journal of Nursing Care Quality, vol. 10, Heft 4, 1996, S. 40–47.

Bliesmer und Earle.[11] Zwar ging es in diesen Untersuchungen nicht mehr um die Qualität des Heimes insgesamt. Im Zentrum stand die Frage nach der Pflegequalität. Wiederum war die Übereinstimmung in den Urteilen über die Wichtigkeit von Qualitätskriterien und -dimensionen gering. Was für Pflegende bedeutsam ist, deckt sich in zentralen Bereichen nicht mit dem, was für die Bewohnerinnen bedeutsam ist. Dieser Befund gilt tendenziell selbst für die ärztliche Behandlung: Heimbewohnerinnen bevorzugen offenbar zeitlich limitierte und genau umrissene Interventionen und lehnen präventive eher ab.[12] In jenen Bereichen, die den Heimalltag bestimmen, wie Baden, Essen, Blasenprobleme usw. decken sich die Problemdefinitionen, die Ausgangspunkt einer professionellen Intervention sind, ungenügend.[13]

Diese Befunde wurden im pflegerischen Bereich gewonnen. Sie gelten aber auch für andere Bereiche, die in einem Heim von Bedeutung sind. Das machen beispielsweise die aktuellen und in Deutschland durchgeführten Untersuchungen von Engelter[14] und von Preuss[15] deutlich. Sie analysierten, wie Wohnungen und Wohnräume gestaltet und deshalb umgebaut werden müssten, um den Bedürfnissen von Patientinnen und Patienten einer geriatrischen Rehabilitationsklinik zu entsprechen, damit diese nach Hause entlassen werden könnten. Die objektiven Bedürfnisse, die von Experten genannt wurden, deckten sich nur eingeschränkt mit den subjektiven der Betagten. Deutlich wird an den Untersuchungen von Engelter und Preuss auch, dass die kognitiven Entscheidungsstrukturen der Expertengruppe und der Gruppe der betagten Patientinnen sich nicht decken. Letztere wollen überwiegend einen Heimeintritt vermeiden.

Es darf angesichts dieser sozialwissenschaftlichen Befunde, die sich mit den Hypothesen der betriebswirtschaftlichen Standardliteratur (wie z. B. Meister und Meister und die dort referierten Untersuchungen) decken, davon ausgegangen werden, dass die Qualitätsdimensionen, die für die Heimleitung und die im Heim Beschäftigten in ihrer Bedeutung zentral sind, sich nur in einem ungenügenden Ausmass mit denen der Bewohnerinnen decken. Insbesondere messen diese den

---

11 M. Bliesmer und P. Earle, a. a. O., S. 27–34.

12 J. T. Berger und D. Majerovitz, Stability of Preferences for Treatment Among Nursing Home Residents, in The Gerontologist, vol. 38, 1998, S. 217–223.

13 C. L. Lindgren und A. D. Linton, Problems of Nursing Home Residents: Nurse and Resident Perceptions, in Applied Nursing Research, vol. 4, 1991, S. 113–121.

14 K. Engelter, Entwicklung eines Instrumentes zur Ermittlung des subjektiven Wohnraumanpassungsbedarfs geriatrischer PatientInnen, Diplomarbeit der Fachhochschule Frankfurt am Main, Fachbereich Pflege und Gesundheit, Frankfurt a. M. 1999.

15 R. Preuss, Entwicklung eines Instrumentes zur Ermittlung des objektiven Wohnraumanpassungsbedarfs geriatrischer PatientInnen, Diplomarbeit der Fachhochschule Frankfurt am Main, Fachbereich Pflege und Gesundheit, Frankfurt a. M. 1999.

instrumentellen resp. technokratischen, wenn man so will «harten» Qualitätskriterien (die zu einem wesentlichen Ausmass die berufliche Identität der im Heim arbeitenden Professionen bestimmen) eine geringere Bedeutung zu als «weichen», wie etwa der Beziehungsqualität[16], die offenkundig zentral als durch die Autonomie beeinflusst angesehen wird.

Diese Argumentation findet ihre Stütze auch insofern, als sich zeigen lässt, dass demente Heimbewohnerinnen nicht mehr zwischen den einzelnen Professionen im Heim, sondern ausschliesslich zwischen Personen unterscheiden. Ob eine Behandelnde Ärztin oder Krankenschwester, Physiotherapeutin oder Pflegehilfe ist, hat für deren Wahrnehmung sowie die Interpretation und Beurteilung dieser Wahrnehmung keine Bedeutung. Von Einfluss ist nur die Beziehung zur betreffenden Person.[17] Die berufliche Identität der Mitarbeiterinnen im Heim, die ihre Qualitätskriterien bestimmt und die sie als übereinstimmend mit denen der Bewohnerinnen setzen, decken sich nicht mit der Identität der Bewohnerinnen und den daraus resultierenden Qualitätskriterien und -dimensionen.

Diese Befunde sind bei der Konstruktion von Instrumenten zur Erfassung von Qualität im Heim zu berücksichtigen. Selbstverständlich gilt das auch für die Konstruktion von Standardinstrumenten. Die meisten Standardinstrumente zur Erfassung der Zufriedenheit im Heim berücksichtigen diesen Befund aber nur ungenügend. Entweder werden Instrumente, die zur Erfassung der Kundenzufriedenheit entwickelt worden sind, auf das Heim übertragen, oder die Qualitätsdimensionen und -kriterien der Mitarbeitenden im Heim sind dominant. In beiden Fällen wird aber nicht oder zuwenig danach gefragt, was für die Bewohnerinnen überhaupt Qualität im Heim ausmacht.[18]

---

16 A. C. Mattiasson und L. Andersson, Quality of nursing home care assessed by competent nursing home patients, in Journal of Advanced Nursing, vol. 26, 1997, S. 1117–1124.

17 G. C. Uman et al., Satisfaction Surveys with the Cognitive Impaired, in J. Cohen-Mansfield et al., Hrsg., Satisfaction Surveys in Long-Term Care, New York 2000, S. 166–186.

18 E. Babakus und W. G. Mangold, Adapting the SERVQUAL Scale to Hospital Services: An Empirical Investigation, in Health Services Research, vol. 26, 1992, S. 767–786; J. S. Zinn et al., Measuring Satisfaction With Care in the Nursing Home Setting: The Nursing Home Resident Satisfaction Scale, in The Journal of Applied Gerontology, vol. 12, 1993, S. 452–465; S. A. Scardina, SERVQUAL: A tool for evaluating patient satisfaction with nursing care, in Journal of Nursing Care Quality, vol. 8, 1994, S. 38–46; B. L. Westra et al., Development of the Home Care Client Satisfaction Instrument, in Public Health Nursing, vol. 12, 1995, S. 393–399; M. A. Davis et al., Measuring Quality of Nursing Home Service: Residents' Perspective, in Psychological Reports, vol. 81, 1997, S. 531–542.

Das heisst nicht, dass überhaupt nicht nach Vorstellungen von Bewohnerinnen gefragt wird. Nur wird in einer problematischen Art und Weise danach gefragt, indem die Bewohnerinnen geschlossene Fragen erhalten. Sie können dann das Qualitätskriterium, das durch die Frage abgedeckt ist, mit Hilfe einer Fünferskala nach seiner Bedeutung beurteilen. Diese Fragen wiederum basieren auf Annahmen der Mitarbeiterinnen im Heim. Ein solches methodisches Vorgehen muss immer zur Konsequenz haben, dass nur ein vorgegebenes Inventar von Qualitätskriterien nach seiner Bedeutung erfasst wird. Die relevante Frage, welche denn für die Bewohnerinnen die tatsächlich bedeutsamen Qualitätskriterien seien, wird nicht gestellt. Letztlich können die Befragten immer nur sagen, dass sie ein vorgegebenes Kriterium für bedeutsam oder nicht bedeutsam halten, aber nie, welche Kriterien überhaupt bedeutsam seien. Ausserdem gilt es zu berücksichtigen, dass Bewohnerinnen unter diesen Bedingungen dazu tendieren, alles als bedeutsam und als gut zu beurteilen.[19]

11.4 Genügt die Kundenperspektive?

Ein weiterer kritischer Aspekt bei Zufriedenheitsbefragungen liegt darin, dass die befragten Personen auf Kunden reduziert werden. Diese Begrifflichkeit und die damit verbundenen theoretischen Aspekte sind problematisch. Impliziert wird damit nämlich eine ökonomisierte Betrachtung des Heimes und des Lebens im Heim. Die Kundenperspektive ist dann angebracht, wenn das Verhalten von Menschen und die Interaktion zwischen Menschen der Logik des Marktes gehorchen und somit das Verhältnis zwischen Anbieter und Nachfrager primär ökonomischen Regeln unterliegt. Das setzt nach den üblichen marktwirtschaftlichen Vorstellungen Konkurrenz, Markttransparenz und Informiertheit über den Markt sowie Entscheidungsfreiheit voraus. Diese Bedingungen sind beispielsweise bei Fluglinien oder Autoherstellern einigermassen gegeben. In diesen Märkten bietet die Kundenzufriedenheit demzufolge hinreichende Information und ist als zentrale Grösse für Qualität geeignet. So lässt es den Automobilkäufer oder den Benutzer einer Fluglinie kalt, welche Sprach- und Sozialkompetenz der Pilot oder der Schweisser der Autofabrik haben. Auch will er nicht wissen, ob ihr Verhalten im Alltag bürgerlichen Anstandsnormen entspricht. Im Heim ist es offensichtlich nicht so.

Die genannten Bedingungen für das Funktionieren von Märkten (Konkurrenz, Markttransparenz und Informiertheit über den Markt sowie Entscheidungs-

---

19 A. Pearson et al., Quality of care in nursing homes: From the resident's perspective, in Journal of Advanced Nursing, vol. 18, 1993, S. 20–24.

freiheit) sind bei einem Pflegeheimeintritt in der Regel nicht gegeben. Die ausschliessliche Fixierung auf eine Kundenperspektive muss deshalb zu kurz greifen. Ausserdem übersieht diese, dass Bewohnerinnen «total» im Heim leben und nicht nur ein Produkt oder eine Dienstleistung nachfragen. Sie erwarten zu Recht eine Vielzahl von «Produkte»-Elementen, insbesondere aber auch Sinnstiftung, Berücksichtigung der Menschenwürde, Autonomie – existenzielle Bedürfnisse, die letzlich nicht unter den Begriff «Produkt» fallen können.

Das Leben im Heim wird also durch eine Produkt- oder Dienstleistungsfokussierung nur unzureichend erfasst. Die Kundenperspektive darf zwar nicht vernachlässigt werden, sie reicht aber nicht aus, wie R. L. Rubinstein verdeutlicht.[20] In medikalisierten Pflegeheimen ist seines Erachtens zu erwarten, dass die Kundenperspektive durch die Patientenperspektive dominiert wird. Diese Erwartung dürfte auf die Pflegeheime in den USA stärker zutreffen als auf die in Europa, da diese weniger medikalisiert sind. Die Medikalisierung führe dann dazu (so Rubinsteins Argumentation), dass die Bewohnerinnen als Konsumentinnen medizinischer Dienstleistungen gesehen werden, was die Definitionsmacht darüber, was sie brauchen, bei den Mitarbeitenden im Heim belasse. Deshalb werde die Lebensqualität im Heim dann hauptsächlich gesundheitsbezogen interpretiert. Nach Rubinstein ist diese Perspektive viel zu eng. Für die meisten Bewohnerinnen von Heimen dürfte der Befund von Rubinstein zutreffen, dass sie in ihrer eigenen Wahrnehmung als «ganze» Person im Heim leben und nicht nur als kranke.

Akzeptiert man diesen Befund, lässt sich unschwer folgern, dass die Definitionsmacht darüber, welche Bedürfnisse eine Bewohnerin oder ein Bewohner haben, bei ihr resp. ihm liegen muss. Ihre Bedürfnisse, ihre Erklärungen, ihre Person mit ihrer Biographie geben letztlich den Ausschlag darüber, was sie nötig haben und brauchen. Das hat zur Konsequenz, dass Lebensqualität im Heim nicht ausschliesslich unter einer defizitären Perspektive gesehen wird.

Deshalb ist die Frage nach der Zufriedenheit im Heim und damit nach der Lebensqualität umfassender. Rollentheoretisch formuliert spielen die Bewohnerinnen von Heimen weder ausschliesslich eine Kunden- noch ausschliesslich eine Patientenrolle. Vielmehr spielen sie die in einer modernen Gesellschaft üblichen Rollen, und dieser Vielfalt muss eine Befragung nach Möglichkeit gerecht werden. Diese Forderung deckt sich mit jener der aktuellen Altersforschung[21], die zeigt, dass Altern ein höchst unterschiedlicher Prozess ist, der eine Vielfalt von Lebens-

---

20 R.L. Rubinstein, Resident Satisfaction, Quality of Life, and «Lived Experience» as Domains to be Assessed in Long-Term Care, in J. Cohen-Mansfield et al., a.a.O., S. 14–28.

21 z.B. F. Höpflinger und A. Stuckelberger, Alter, Anziani, Vieillesse, Hauptergebnisse und Folgerungen aus dem Nationalen Forschungsprogramm NFP 32, Bern 1999.

lagen und -stilen aufweist. Dieser Vielfalt ist durch eine entsprechend differenzierte Befragung gerecht zu werden, was heikel und nicht einfach ist.

Dieser letzte Befund gilt auch für einen weiteren Problemkreis, der bei der Befragung von Bewohnerinnen zu beachten ist. Angesprochen ist das Problem, dass nach gängiger Auffassung eine Reihe von Betagten nicht mehr befragt werden kann. Viele Qualitätssicherungssysteme, die Zufriedenheit und Lebensqualität von Bewohnerinnen durch Befragungen erfassen wollen, richten sich ausschliesslich an solche, die «befragungsfähig» sind. Was das konkret heisst, wird meistens nicht gesagt. Es liegt im Belieben des betreffenden Heimes, Namen von befragungsfähigen Bewohnerinnen zu nennen. Das stellt unter wissenschaftlichen, aber auch unter ethischen Aspekten eine problematische Einschränkung dar. Eine übliche Strategie ist dann, dass man Bezugspersonen danach befragt, wie – ihrer Ansicht nach – die nicht mehr befragungsfähige Person urteilen würde. Unterstellt wird, dass diese Bezugspersonen die Antworten in etwa so geben können, wie sie die Betagte selber geben würde, da sie per definitionem (sonst wären sie ja nicht Bezugspersonen) die Wünsche und Urteile der Betagten kennen. Ist diese Annahme – selbst wenn nur von einer Annäherung ausgegangen wird – haltbar? Oder anders gefragt: Was ist über die Qualität der Daten, die mit Hilfe von Stellvertretern gewonnen werden, bekannt?

11.5 Qualitätsurteile von Stellvertretern

Um das Resultat einiger Untersuchungen, in denen dieser Frage nachgegangen wurde, vorwegzunehmen: Urteile von Stellvertretern weichen erheblich von andern erhobenen Urteilsäusserungen ab, und Urteile von Stellvertretern sind in sich nicht konsistent. Verschiedene Gruppen von Stellvertretern geben unterschiedliche Urteile darüber ab, wie die Betagten urteilen würden, wenn sie könnten. Das gilt für Urteile von Angehörigen und Freunden wie von Ärzten und Ärztinnen sowie des Pflegepersonals. Lavizzo-Mourey et al.[22] erhoben 1988 die Qualitätsurteile bei 152 Bewohnerinnen und 152 Stellvertretern, und zwar hatten beide Gruppen der Befragten fünf allgemeine und 21 spezifische Fragen über Qualitätskriterien zu beantworten. Die Übereinstimmung der Urteile zwischen den beiden Gruppen ist gering (Korrelationen zwischen 0,10 und 0,55), wobei die Übereinstimmung bei den allgemeinen Fragen am grössten ist. Lavizzo-Mourey et al. ziehen den Schluss, dass «Stellvertreter nicht mit ausreichender Genauigkeit

---

22 R. J. Lavizzo-Mourey et al., Ability of Surrogates to Represent Satisfaction of Nursing Home Residents with Quality of Care, in Journal of the American Geriatrics Society, vol. 40, 1992, S. 39–47.

das Urteil der Bewohnerin über die Qualität des Heimes wiedergeben können und dass das Urteil von Stellvertretern nicht anstelle des Urteils der Bewohnerin verwendet werden darf».[23]

Mattimore et al.[24] untersuchten, wie weit sich der Wunsch eines Patienten, dauernd in einem Pflegeheim leben zu wollen (nicht etwa zu «sollen»), mit den Urteilen von Ärzten und Stellvertretern über diesen Wunsch deckten. Stellvertreter waren definiert als die Personen, die entschieden, wenn der befragte Patient das nicht konnte. Die Stichprobe umfasste 3262 Patienten in fünf Spitälern. Die Stichprobe dieser Untersuchung umfasste also nicht nur Betagte. Interessanterweise spielten aber das Alter und andere sozioökonomische Variablen (wie etwa Schulbildung usw.) keine Rolle, auch die Diagnose nicht, denn unabhängig von Alter und diagnostiziertem Gesundheitszustand «wurden die Wünsche der Patienten häufig von Ärzten und Stellvertretern missverstanden»[25]: Nur in 35 % der Fälle deckten sich Urteile der Stellvertreter und der Patienten, gar nur in 18 % der Fälle die der Ärzte und der Patienten.

Eine Befragung von Pflegenden über die Fertigkeiten der von ihnen gepflegten Alzheimer-Patientinnen ergab zwar eine ausreichende Übereinstimmung der in der Befragung genannten mit den tatsächlichen Fertigkeiten. Wurde nach der Häufigkeit, mit der diese Fertigkeiten durch die Patientinnen angewandt wurden, gefragt, ergab sich eine geringe Übereinstimmung dieser Häufigkeitseinschätzungen mit dem tatsächlichen, in Beobachtungen festgestellten Verhalten.[26] Mit der Übereinstimmung der Urteile der Bewohnerinnen mit den Urteilen der drei Stellvertretergruppen Familienangehörige, Familienangehörige verstorbener Bewohnerinnen und Pflegepersonal befassten sich Meister und Boyle.[27] Dabei mussten für 15 Qualitätsindikatoren ein Bedeutungsurteil und ein Qualitätsurteil abgegeben werden. Die Resultate dieser Beurteilungen zeigen sowohl signifikante Unterschiede innerhalb der Gruppen als auch zwischen den Gruppen. Das Urteil der Familienangehörigen ist ausserdem abhängig von der Besuchshäufigkeit im Heim, und zwar tendieren Familienangehörige, die das Heim und den Patienten häufig besuchen, dazu, die Pflegequalität signifikant tiefer zu beurteilen, als dies

---

23 ebenda, S. 46.
24 T. J. Mattimore et al., Surrogate and Physician Understanding of Patients' Preferences for Living Permanently in a Nursing Home, in Journal of the American Geriatrics Society, vol. 45, 1997, S. 818–824.
25 ebenda, S. 823.
26 J. J. McCann et al., Concordance Between Direct Observation and Staff Rating of Behaviour in Nursing Home Residents With Alzheimer's Disease, in Journal of Gerontology, vol. 52, 1997, S. P63–P72.
27 C. Meister und C. Boyle, a. a. O.

Familienangehörige tun, die das Heim selten besuchen.[28] Pflegende schliesslich unterschätzen systematisch das Ausmass dessen, was Patientinnen als gute Pflege beurteilen.[29]

11.6 Was ist zu tun?

Behauptungen zur Nichtbefragbarkeit von Bewohnerinnen sind oft empirisch-analytisch nicht haltbar, denn grundsätzlich können viele, die für nicht befragbar deklariert werden, befragt werden. Allerdings ergeben sich dabei mehrere Probleme, die im Folgenden dargestellt werden. Es gilt also, Probleme aufzuzeigen, Hinweise für einen pragmatischen Umgang mit diesen Problemen zu geben, die Erfahrungen anderer mit einzubeziehen und davon zu lernen. Dabei hat immer der Satz Gültigkeit, dass niemand im Heim grundsätzlich durch die Anlage der Befragung ausgeschlossen werden darf. Mit dieser Maxime und ihrer Anwendung soll auch vermieden werden, dass die Auswahl der Befragten in den Händen der Heimverantwortlichen liegt und so Manipulationen möglich werden.

Fünf Problembereiche werden im Folgenden thematisiert:

1. Was ist zu fragen, oder welches sind die relevanten Qualitätsdimensionen der Bewohnerinnen?

2. Wie ist zu fragen?

3. Wann ist zu fragen?

4. Wie sind die Daten auszuwerten und zu interpretieren?

5. Welche Schlussfolgerungen lassen die Daten zu?

Es ist bereits darauf hingewiesen worden, dass ein Qualitätsurteil so lange nichts aussagt, wie nicht bekannt ist, ob die Dimension oder der Gegenstand, zu dem das Urteil abgegeben wird, für die Befragten überhaupt von Bedeutung ist. Damit stellt sich die Frage, welche die für die Bewohnerinnen des Heimes relevanten Qualitätsdimensionen sind. Im vorliegenden Buch wurde hinreichend darauf hingewiesen, dass sich diese Qualitätsdimensionen nicht mit denjenigen decken,

---

28 M. W. Collier et al., Families as Monitors of Quality of Care in Nursing Homes, in Psychological Reports, vol. 75, 1994, S. 1242–1246.
29 M. R. Lynn und B. J. McMillen, Do Nurses Know What Patients Think is Important in Nursing Care?, in Journal of Nursing Care Quality, vol. 13, Heft 5, 1999, S. 65–74.

welche die im Heim Beschäftigten vermuten. Vielmehr darf geschlossen werden, dass für die Bewohnerinnen die folgenden Qualitätsdimensionen zentral sind:

- Autonomie (verstanden als Entscheidungsfreiheit und Kontrolle über diese Entscheidungen und deren Resultate);

- Empathie (verstanden als Fähigkeit zur gedanklichen Einnahme der Perspektive des andern in der Kommunikation);

- Privatheit (verstanden als Respektierung von räumlichen, sozialen und personalen Grenzen);

- Sicherheit (verstanden als Absehbarkeit von Strukturen und Prozessen sowie der Reaktionen anderer auf das eigene Verhalten);

- Akzeptanz im Heim.

Diese Dimensionen decken sich teilweise mit denen der Forschergruppe von Uman et al., die das Ziel hat, ein Befragungsinstrument für alle Betagten in Heimen, also auch für Demente, zu entwickeln. Uman et al.[30] betrachten folgende Dimensionen als zentral: Autonomie, Kommunikation, Gesellschaft, Essen und Umgebung, Hilfe und Betreuung, Sicherheit. Die Forschergruppe konnte zeigen, dass diese Dimensionen sowohl für nicht kognitiv behinderte als auch für kognitiv behinderte Bewohnerinnen von Heimen zuverlässig zentral sind.[31] Vier der sechs Dimensionen decken sich mit den hier vorgeschlagenen. Die zwei andern – Essen und Umgebung sowie Hilfe und Betreuung – werden hier nicht als zentrale Qualitätsdimensionen, sondern als Indikatoren für die andern vier verstanden. In Essen und Umgebung sowie in Hilfe und Betreuung realisieren sich im Heimalltag die andern vier Qualitätsdimensionen. Sie bilden so die Basis für die Operationalisierung und sind Ausgangspunkt für die konkreten Fragen, die gestellt werden.

Ausgangspunkt für die Operationalisierung ist der Grundsatz, dass sich diese Dimensionen in Verhalten und nicht in Einstellungen ausdrücken, und dass dieses Verhalten immer kommunikativ ist. Gefragt werden kann also nicht «Sind Sie mit Ihrer Autonomie zufrieden?», und ebenso unzulässig ist die Frage «Glauben Sie, dass das Personal Ihre Autonomie respektiert?», sondern der Begriff der Autonomie ist in den Heimalltag und in den individuellen Alltag der Befragten zu übertragen. Um dies an einem Beispiel zu verdeutlichen: Essen ist bedeutungsvoll für den Alltag im Heim. Autonomie bezüglich Essen könnte folgendermassen

---

30 G. C. Uman et al., a. a. O., S. 173; E. DePoy und L. Archer, The meaning of quality of life to nursing home residents: A naturalistic investigation, in Topics in Geriatric Rehabilitation, vol. 7, 1992, S. 64–74.

31 G. C. Uman et al., a. a. O., S. 171 ff.

operationalisiert werden: «Entscheiden Sie, wann Sie essen?», oder «Entscheiden Sie, was Sie essen?», oder «Entscheiden Sie, wo Sie essen?, oder «Entscheiden Sie, wieviel Sie essen?». Eine anderer Bereich, der den Alltag im Heim bestimmt, ist das Schlafen. Die operationalisierten Fragen könnten dann lauten: «Entscheiden Sie, wann Sie schlafen?» usw. Zu wenig mit dem Alltag verbunden ist die Operationalisierung der Empathie in der Frage «Hört das Personal auf Sie?»; voll verknüpft mit dem Alltag ist die Frage «Hilft man Ihnen beim Anziehen?».[32]

Die Alltagsbereiche, die hier beispielhaft ausgewählt wurden, verweisen auf einige Probleme. So kann der Bereich Essen dann nicht gewählt werden, wenn im Speisesaal zu vorgegebenen Zeiten mit fixen Plätzen gegessen werden muss. Auch bei dauernd bettlägerigen Patientinnen oder bei solchen, die während einer bestimmten Periode parenteral ernährt werden, kann dieser Bereich des Alltags nicht gewählt werden. Schliesslich braucht nicht jede Betagte Hilfe beim Anziehen. In allen drei Beispielen ist die Struktur des Heimes resp. die Situation der Betagten ausschlaggebend für die gewählte Operationalisierung. Es wird vorgeschlagen, diesem Problem mit einer multiplen Fragekonstruktion zu begegnen. Was darunter zu verstehen ist, wird noch zu erläutern sein.

Gleichzeitig verweisen die Beispiele einmal mehr darauf, dass Heime Aspekte der totalen Institution aufweisen, an die sich Bewohnerinnen in dem Sinne anpassen, als dass sie «Hilflosigkeit lernen».[33] Dadurch werden aber Grenzen dessen deutlich, was überhaupt befragbar ist. Es macht wenig Sinn, Aspekte der vier Qualitätsdimensionen so zu operationalisieren, dass sie bei gegebener Struktur des konkreten Heimes irrelevant sind. Vielmehr bestimmt eine gegebene Struktur das Befragbare. Das bedeutet, dass die Strukturqualität anders erfasst werden muss. Eine andere Grenze des Befragbaren ergibt sich aus den Einsichten der geriatrischen Interventionsforschung. W. Saupp und H. Schröppel zeigen beispielsweise, dass ihre Untersuchung über «die Auswirkungen von Wahl-, Entscheidungs-, Einfluss-, Kontroll- und Mitwirkungsmöglichkeiten auf die psychophysische Befindlichkeit von rüstigen hochbetagten Altenheimbewohnern (…) insgesamt gesehen (…) positive, im Ausmass aber eher moderate Effekte erkennen (liess).»[34] Diese Zusammenfassung ist nicht nur inhaltlich, sondern auch methodisch zu verstehen: «Die Belastbarkeit der Probanden durch die empirische Erhebung ist sehr viel niedriger anzusetzen als bei einer jüngeren Stichprobe. Dies äussert sich

---

32 J. F. Schnelle et al., Methods for Measuring Consumer Satisfaction in Nursing Homes, unveröffentlichtes Manuskript, 1995, S. 6.

33 U. Ruthemann, Einflussmöglichkeiten des Heimbewohners, in Altenheim, vol. 31, 1992, S. 234–245.

34 W. Saupp und H. Schröppel, Wenn Altenheimbewohner selbst bestimmen können, Möglichkeiten und Grenzen der Interventionsgerontologie, Augsburg 1993, S. 153.

(...) in der Kürze von Interviews, im beschränkten Einsatz von schriftlichem Erhebungsmaterial oder im geringeren Differenzierungsniveau von Antwortalternativen.»[35]

Generell gilt bei der Operationalisierung demzufolge die Regel, dass Fragen kurz zu sein haben. Sie dürfen keine Konditional- und Nebensätze enthalten.[36] So ist die Frage «Wenn Sie etwas brauchen, hilft man Ihnen sofort?» für viele Betagte wegen ihrer konditionalen Form schwer verständlich, während die Formulierung «Hilft man Ihnen sofort?» verstanden wird.[37] Kurze Fragen helfen auch, dass die Befragung nicht zu lang wird. In der Regel sollte sie nicht länger als fünf bis zehn Minuten dauern. Kann dieser Zeitrahmen nicht eingehalten werden, so ist eine Aufteilung auf verschiedene Zeitpunkte einer zu langen Befragung vorzuziehen.

Soll schriftlich oder mündlich befragt werden? Die Regel, dass grundsätzlich alle Bewohnerinnen an der Befragung teilnehmen können müssen, legt den Ausschluss der schriftlichen Befragung nahe: «Written survey is out.»[38] Mündliche Befragungen in der vertrauten Umgebung der Betagten durch eine sehr sorgfältig geschulte Interviewerin müssen die Regel sein. Diese Schulung soll Informationen über die kognitive Leistungsfähigkeit und Beeinträchtigungen von Betagten enthalten, aber auch Informationen über zusätzliche Erklärungen und Hilfen, welche die Befragerinnen geben können, ohne Verzerrungen der Antworten zu bewirken.[39] Die Schulung darf nicht nur Informationen enthalten, sondern es muss auch verzerrungsminimierendes Verhalten geübt werden. Das Training hat zudem dem Einüben einer Reihe von spezifischen Techniken zu dienen, die es ermöglichen, dass die Befragung gelingt.[40] Diese Techniken sollen die Aufmerksamkeit der Befragten gewinnen und erhalten (z. B. durch Augenkontakt, eine langsame Annäherung, den häufigen Gebrauch des Namens der Befragten usw.) oder es ermöglichen, die Umgebung zu kontrollieren und deren Einflüsse zu minimieren (z. B. dadurch, dass Fenster dann geschlossen werden, wenn Lärm oder vorbeifahrende Autos die Aufmerksamkeit des Befragten auf sich ziehen könnten). Bei der Konzeption dieser Schulung ist insbesondere zu beachten, dass die Befragerinnen über den gleichen Wortschatz und die gleichen Kommunikationsregeln wie die Befragten verfügen müssen.[41]

---

35 ebenda, S. 154.
36 J. F. Schnelle et al., a. a. O., S. 4; G. C. Uman et al., a. a. O., S. 166–186.
37 J. F. Schnelle et al., a. a. O.., S. 5.
38 ebenda, S. 4.
39 G. C. Uman et al., a. a. O., S. 172.
40 ebenda, S. 183.
41 K. Kühn und R. Porst, Befragung alter und sehr alter Menschen: Besonderheiten, Schwierigkeiten und methodische Konsequenzen. Ein Literaturbericht, ZUMA-Arbeitsbericht 99/03, Mannheim 1999; G. C. Uman et al., a. a. O., S. 183.

Eine Individualisierung der Befragung setzt zwingend voraus, dass je nach Bedürfnissen, Fertigkeiten und Alltag der Befragten die Befragerinnen eine Reihe von gleich validen und reliablen Fragen zur Verfügung haben, die sie dann je nach Befragter einsetzen können. Damit wird ein Vorschlag von Guadagnoli und Cleary[42] aufgenommen, die postulieren, dass mit dem Entwurf multipler Fragen die Zahl der nicht befragbaren und der nicht antwortenden Betagten erheblich reduziert werden kann. Die verlangte Individualisierung findet ihre Begründung auch darin, dass es grosse Unterschiede in den Bedürfnissen und Fähigkeiten der Bewohnerinnen gibt. Deshalb ist eine Befragung über die generelle Zufriedenheit gar nicht nötig oder bringt wenig. Die Individualisierung hat zur Konsequenz, dass bei gutem Status einer Befragten mehr gefragt werden kann als üblich. Über seine Eindrücke während der Befragung und vom Befragten muss die Befragerin schriftlich in einem Protokoll nach Vorgaben Auskunft geben.

Die Befragung hat ohne die Anwesenheit von Dritten und ungestört abzulaufen. Sind Mehrbettzimmer vorhanden, ist ein anderer Raum als Ort der Befragung zu wählen, der aber der Befragten vertraut sein muss. Daraus ergeben sich auch die Kriterien für die Antwort auf die Frage «Wann ist zu befragen?» Sicher nicht dann, wenn die Tagesabläufe im Heim Störungen zwangsläufig machen, sicher nicht dann, wenn die Betagte Besuch hat, sicher nicht dann, wenn die Befragte lieber an der Aktivierung teilnehmen möchte usw. Das macht die Wahl des geeigneten Zeitpunktes nicht einfach. Es ist vielmehr damit zu rechnen, dass eine Befragerin mehrere Anläufe unternehmen muss, bis eine störungsfreie Befragung möglich ist. Im Lichte amerikanischer Untersuchungen und Erfahrungen ist ausserdem davon auszugehen, dass zweimal pro Jahr zu befragen ist.[43] Dieses Postulat findet eine weitere Stützung darin, dass die durchschnittliche Verweildauer der Betagten im Heim immer kürzer wird. Will ein Heim also die Erwartungen und Urteile seiner aktuellen Bewohnerinnen ernst nehmen, tut es gut daran, diese in kürzeren Abständen einzuholen.

Abschliessend ist noch nach den Implikationen der Resultate zu fragen, ohne dass auf Probleme bei der Auswertung der Daten eingegangen wurde. Sicher ist es so, dass eine Befragung und ein Auswertungsbericht nur den ersten Schritt darstellen. Der Auswertungsbericht muss reflektiert und besprochen, nach Möglichkeit mit den Ergebnissen anderer Heime sowie mit grundlegenden Daten vergli-

---

42 E. Guadagnoli und P. D. Cleary, Age Related Item Nonresponse in Surveys of Recently Discharged Patients, in Journal of Gerontology, vol. 47, 1992, S. 206–212; ähnlich J. S. Jackson, Methodological Issues in Survey Research on Older Minority Adults, in M. P. Lawton und A. R. Herzog, Hrsg., Special Research Methods for Gerontology, Amityville 1989, S. 137–161.

43 J. F. Schnelle et al., a. a. O., S. 7; G. C. Uman et al., a. a. O., S. 172.

chen und in geeigneter Form allen im Heim zugänglich gemacht werden. Die nächsten Schritte sind die, die ein authentisches Qualitätsmanagement verlangen würden.

Diese Hinweise müssen deutlich gemacht haben, dass Befragung im Heim schwierig, aber nicht aussichtslos ist, und dass die Lösung der Probleme auf keinen Fall in der Verwendung von gängigen, standardisierten Erfassungsinstrumenten liegt, die zudem in der Regel schriftlich eingesetzt werden. Vielmehr müssen valide und reliable Fragen, die kurz sind und keine Konditionalsätze enthalten, die ausserdem so gestaltet sind, dass sie dem Alltag der Befragten individuell angepasst sind und die die Operationalisierung der vier zentralen Qualitätsdimensionen enthalten, erst noch geschaffen werden.

Heime sind also gefordert. Es ist nicht vorstellbar, dass die präsentierten Bedingungen von einem Heim alleine erfüllt werden könnten. Aussichtsreich und hilfreich ist es sehr wahrscheinlich, wenn bei der Suche nach praktikablen Lösungen, die gültige und zuverlässige Resultate liefern, nicht isoliert und nur auf das eigene Heim bezogen vorgegangen wird. Diese Idee drängt sich auch aus finanziellen Überlegungen auf. Es gilt also, ein Forum zu schaffen, in dem Erfahrungen mit Qualitätsbefragungen von Heimbewohnerinnen gesammelt, analysiert, dokumentiert und in Konfrontation mit der Fachliteratur weiterverbreitet werden. Ein entsprechender Verein (eine Gesellschaft, eine Vereinigung) ist ein gangbarer Weg. Naheliegenderweise sollte dieser Verein nicht nur der organisatorische Ort für die Sammlung, Dokumentation und Reflexion von Erfahrung sowie der Schulung sein, sondern er hätte auch über die regionalen oder nationalen Grenzen hinaus zu wirken, entsprechende Kontakte zu suchen und Erfahrungen anderer Länder und Kulturen zu vermitteln. Denn das Problem, um das es hier geht, endet nicht an den deutschschweizerischen, tirolischen und bayerischen Grenzen.

Ein solcher Verein soll die Fachlichkeit sicherstellen. Exponenten der Heimwelt mit Expertenwissen müssten dazugehören und mitarbeiten. Nur so ist der permanente Austausch zwischen Praxiserfahrung und genereller Kompetenz in der Sozialforschung möglich. Dadurch könnten beide Gruppen gewinnen: Heime profitierten von den Kenntnissen, Erfahrungen und Fertigkeiten der Experten, diese bekämen einen vertieften Einblick in ein relevantes Praxisfeld. Es würde so möglich, die engen Grenzen des Expertendiskurses zu durchbrechen, ohne aber die Fachlichkeit und die Kompetenz aufzugeben.

Das Forum (Verein, Vereinigung, Gesellschaft) wird sich bewusst werden müssen, dass die Erhebung von Urteilen von Bewohnerinnen im Kontext der Institution Heim anzulegen und zu interpretieren ist und Konsequenzen aus den Befragungen dann auch umzusetzen sind. Damit ist angetönt, dass die neue Vereinigung sich grundsätzlich mit allen zentralen Fragen zur Qualität auseinanderzusetzen hat. Dies ist nach dem bisherigen Versagen der Heimverbände (siehe Kap. 14) dringlich.

12. Darstellung und Analyse von drei Produkten zur Qualitätsbeurteilung

Im Folgenden werden drei Produkte zur externen Qualitätsbeurteilung analysiert:

1. das vom Verband Bernischer Alterseinrichtungen propagierte «Qualipro»,

2. das von der Frey Akademie entwickelte und von der Frey Management AG vertriebene «QAP» sowie

3. das von der Tertianum OptiSysteme AG angebotene «OptiHeim».

Die Auswahl begründet sich zum einen damit, dass diese drei Produkte in der Deutschschweiz weit verbreitet sind. Zum anderen beanspruchen alle drei Produkte eine wissenschaftliche Grundlage, die vom Krankenversicherungsgesetz (KVG) in Art. 58 bezüglich «Qualitätssicherung» verlangt wird: «Qualipro» basiert auf einer Dissertation[1], «QAP» verweist auf seine Wissenschaftlichkeit auf der Homepage der Frey Management AG, und die Homepage der OptiSysteme AG verzeichnet die Übereinstimmung des Produktes mit den Kriterien des Krankenversicherungsgesetzes.

Die folgende Darstellung ist so aufgebaut, dass sie zunächst den Bezugsrahmen für die Analyse skizziert. Dann werden die drei Produkte kurz dargestellt und anhand der Kriterien, die sich aus dem Bezugsrahmen ergeben, eingeordnet.

---

1 A. Näf, Effektivität und Effizienz öffentlicher Einrichtungen am Beispiel stationärer Altersbetreuung und -pflege, Anleitung zur ganzheitlichen, wirkungs- und entwicklungsorientierten Evaluation, Bern 1998.

12.1 Warum eine theoretische Basis?

Befasst man sich mit der Qualität eines Pflegeheimes, so ist es unabdingbar, dass eine Auseinandersetzung mit gerontologischen Herausforderungen stattfindet. Selbstverständlich wird zur Führung und Organisation eines Heimes auch betriebswirtschaftlicher Sachverstand benötigt. Ein Pflegeheim kann in dieser Hinsicht mit Konzepten der allgemeinen Organisations- und Institutionslehre analysiert werden. Die Resultate solcher Analysen sind z. B. für die Organisationssoziologie interessant.[2] Mit Qualität und Qualitätsbeurteilung haben sie allerdings nichts zu tun. Dies deswegen, weil die Konfrontation mit den spezifischen Werten und Normen, die diese Institution als Pflegeheim auszeichnen, nicht stattfindet. Dass eine solche Konfrontation nicht über Anspruchsgruppen stattfinden kann, ist schon in Kapitel 7 gezeigt worden. Das soziale Geschehen im Heim wird so nicht erfasst. Dieses soziale Geschehen ist aber für die Qualität von Heimen zentral, denn das Verhalten von Menschen in Organisationen muss als komplexes, kommunikatives und damit als interaktives Geschehen betrachtet und analysiert werden, in dem Strukturen fortlaufend generiert werden und ihrerseits wieder auf Verhalten zurückwirken.

Dieses interaktive Geschehen ist in der Organisation «Heim» spezifisch und in zentralen Aspekten nicht mit anderen Betrieben vergleichbar. Die Diskrepanz wird sofort darin deutlich, dass die Bewohnerinnen ihr restliches Leben dort verbringen – ein fundamentaler Unterschied zur sonst üblichen Lebensgestaltung. Eine theoretische Orientierung und eine vertiefte Auseinandersetzung mit entsprechenden Inhalten von Theorien sind bei einer wissenschaftlichen Auseinandersetzung mit Heimen also geboten.

Bei der Deutung des sozialen Feldes, also bei der Definition der sozialen Situation im Heim, kommt den Mitarbeiterinnen und Mitarbeitern mit grosser Wahrscheinlichkeit eine weit höhere Bedeutung zu als den Bewohnerinnen. Diesen wichtigen Sachverhalt muss man sich vergegenwärtigen, wenn darüber zu urteilen ist, welche Position dem Kader und den Mitarbeiterinnen und Mitarbeitern bei der Formulierung des SOLL zukommen darf. Zudem muss man sich zum Beispiel auf Grund der Literatur bewusst machen, dass ein Teil der Angehörigen («significant others») zur Zementierung von Aspekten der totalen Institution beiträgt: Aus den Urteilen von Angehörigen resultiert nicht selten eine Bestätigung der Verhältnisse im Heim, entweder aus «falsch verstandener Rücksichtnahme» auf

---

2   z. B. E. Freidson, Dominant Professions, Bureaucracy, and Client Services, in W. R. Rosengren und M. Lefton, Hrsg., Organizations and Clients, Columbus, OH 1970, S. 71–92.

die ihnen nahe stehende Bewohnerin oder auch aus einer Abwehrhaltung (weil sie sich nicht mit der Realität konfrontieren möchten).

Um Aspekte einer totalen Institution noch einmal kurz anzuleuchten, kann darauf aufmerksam gemacht werden, dass die Kompetenz der Bewohnerinnen und Bewohner von Mitarbeiterinnen und Mitarbeitern weitgehend subjektiv wahrgenommen und definiert wird.[3] Dieser Aspekt ist bedeutsam für Qualitätsbeurteilung und Qualitätssicherung. Wird jemandem z. B. die Kompetenz zum Mitentscheiden teilweise abgesprochen, dann darf auch kaum Einfluss der Bewohnerin auf die Festlegung des SOLL angenommen werden.

An dieser Stelle geht es nur darum, einige prägnante soziale Konditionen der Institution Pflegeheim herauszuheben, die theoretisch ausreichend konzeptualisiert und empirisch untersucht worden sind. Wer sich mit der Qualitätsbeurteilung in Heimen beschäftigt, hat sich auch mit der umfangreicheren Literatur zum Gegenstand der Autonomie in diesen Institutionen auseinander zu setzen.[4]

Wird das SOLL aus einem Vergleich zwischen Heimen und/oder aus Vorstellungen und Erfahrungen von Beteiligten gewonnen, so resultiert Problematisches. Ohne Auseinandersetzung mit dem Objekt selbst und ohne Versuch, Werte und Normen der Heimwelt nichtheimspezifischen Grundsätzen und kulturellen Werten gegenüberzustellen, resultiert letztlich eine Selbstbestätigung. Selbstbestätigung ist aber nur in jenem Fall teilweise gesellschaftlich legitimiert, wo eine Profession Regelungen festlegt, die ihren Beruf betreffen (z. B. Ärzteschaft). Bei Heimen trifft man auf keine Profession, resp. Ärzte sind in der Regel nur punktuell in Heimen tätig.

Unter den vorangehend skizzierten Bedingungen befürchtet R. L. Kane bezüglich der Qualitätssicherung wohl zu Recht, dass sich Heime bei der Qualitätsförderung nicht konsequent auf die wichtigsten Herausforderungen konzentrieren, sondern tendenziell jenes Manko in Angriff nehmen, das sie mit einiger Aussicht auf Erfolg managen können.[5]

Damit ist in dieser Einführung stichwortartig darauf verwiesen, dass es vor Beginn der Qualitätsbeurteilung und Qualitätssicherung in einem Pflegeheim unabdingbar ist, sich rigoros mit den dort vorherrschenden sozialen Konditionen,

---

3 R. A. Pruchno et al., Competence of Long-Term Care Residents to Participate in Decisions About Their Medical Care: A Brief, Objective Assessment, in The Gerontologist, vol. 35, 1995, S. 624.

4 z. B. B. J. Collopy, Autonomy in Long Term Care: Some Crucial Distinctions, in The Gerontologist, vol. 28, Supplement 1988; G. J. Agich, Autonomy and Long-Term Care, New York und Oxford 1993; L. M. Gamroth et al., Hrsg., Enhancing Autonomy in Long-Term Care, New York 1995.

5 R. L. Kane, Assuring Quality in Nursing Home Care, in Journal of the American Geriatrics Society, vol. 46, 1998, S. 236 f.

mit der Macht zu Definitionen und mit dem Hintergrund des Handelns der Bewohnerinnen und Bewohner auseinander zu setzen. Dies ist ja auch der Grund, warum hier Kapitel 1 ethnographischen Studien, Kapitel 2 dem Typus der totalen Institution und Kapitel 3 dem Phänomen gewidmet ist, dass Hochbetagte nach Überweisung in Pflegeheime schneller sterben als Personen mit gleichen Merkmalen, die in der angestammten Umgebung leben.

12.2 Theorie und empirische Sozialforschung

Eine theoretische Basis braucht auch die Erfassung des IST, also die Datenerfassung. Damit ist angesprochen, dass ein Datum für sich allein nichts aussagt. Um zu Erkenntnissen zu kommen, um also Daten sinnvoll zu interpretieren, braucht es immer Theorie. In diesem Sinne ist der Einsatz von Instrumenten der empirischen Sozialforschung, wie etwa von Fragebogen, immer auch an Theorien gebunden.

Empirische Sozialforschung ist zunächst ein Paradigma. Mit T. S. Kuhn[6] können unter einem Paradigma diejenigen Problem- und Fragestellungen verstanden werden, die in einer wissenschaftlichen Disziplin allgemein akzeptiert sind. Ferner gehören dazu die Anwendung von Vorgehensweisen, deren Regeln und die dabei eingesetzten Techniken. Der Rückgriff auf den Begriff «Paradigma» soll hier eines deutlich machen: Es geht darum, das Paradigma der empirischen Sozialforschung so weit vorzustellen, damit der Leser sich ein eigenes Urteil über die Analyse der drei Produkte bilden kann, denn es gibt in den Sozialwissenschaften einen sehr weit gehenden (minimalen) Konsens darüber, was eindeutig nicht mehr unter das Paradigma der empirischen Sozialforschung fällt.

Die empirische Sozialforschung ist «eine wissenschaftliche Vorgehensweise, die versucht, soziale Tatbestände durch systematische Erfahrungsprozesse zu erforschen».[7] Diese systematischen Erfahrungsprozesse müssen – sofern sie wissenschaftlich sein sollen – intersubjektiv überprüfbar sein. Sie unterscheiden sich dadurch grundsätzlich von ausschliesslich subjektiven Erfahrungen. Intersubjektiv überprüfbare Erfahrung meint, dass diese Erfahrung entweder der Sinneserfahrung anderer direkt zugänglich ist oder über Beobachtungssachverhalte indirekt mit der Sinneserfahrung anderer in Verbindung gebracht werden kann (z. B. Schweissausbrüche bei Angstzuständen). Intersubjektivität meint aber noch mehr: Aus der allgemein möglichen Fülle von Erfahrung muss diejenige Menge

---

6 T. S. Kuhn, Die Struktur wissenschaftlicher Revolutionen, Frankfurt a. M. 1967.
7 K. Lankenau und G. Zimmermann, Empirische Sozialforschung, in B. Schäfers, Hrsg., Grundbegriffe der Soziologie, Opladen 1998, S. 57.

ausgewählt werden, die tatsächlich im oben genannten Sinn erfahrbar ist. Diese Auswahl stellt aber nichts anderes dar als eine Reduktion. Intersubjektive Überprüfbarkeit und Auswahl resp. Reduktion werden nun ihrerseits – sofern sie wissenschaftlichen Ansprüchen genügen sollen – einer Reihe von Regeln unterstellt. Diese Regeln hängen wiederum direkt ab vom Erkenntnisobjekt einer Wissenschaft.

Reduktion wird geleistet mit Hilfe von Theorien. Theorien geben an, was interessiert resp. worin das Problem besteht, wie dieser Ausschnitt definiert ist, welche Zusammenhänge und Beziehungen zwischen den Elementen des Ausschnittes bestehen. Theorien legen auf Grund solcher Zusammenhänge und Beziehungen ein gewisses Vorgehen bei der Problemlösung nahe und schliessen anderes Vorgehen aus. Damit sie das leisten können, sind Theorien auf klar bestimmte Begriffe angewiesen, ferner müssen die Zusammenhänge und Beziehungen widerspruchsfrei sein usw.

Diese Art von Reduktion entspricht nicht der Art von Reduktion, wie sie Menschen im Alltag laufend machen. Diese «Alltagstheorien» verzichten darauf, «wahr» im Sinne von bestimmten erkenntnistheoretischen Postulaten, Einsichten und Prämissen zu sein. Die Rekonstruktion von Wirklichkeit, welche wissenschaftliche Theorien anstreben, unterliegt hingegen einem wie auch immer gefassten Wahrheitskriterium. In der empirischen Forschung wird als Wahrheitskriterium die Realität angenommen. Eine Theorie wird dann als wahr betrachtet, wenn die Zusammenhänge und Beziehungen zwischen wohldefinierten Phänomenen so sind, wie sie in der Realität erfahren werden. Verlangt wird, dass solche Erfahrung der Realität intersubjektiv zugänglich sein muss. Das wiederum ist nur möglich, wenn die Zugänge zur Realität und ihre Erfassung so gestaltet sind, dass sie sich nicht nur aus der Theorie widerspruchsfrei und logisch ableiten lassen (d. h. also auch in ihr mitbeinhaltet sind), sondern dass sie von der Subjektivität jeder Sinneserfahrung möglichst wenig beeinflusst werden.

Aus diesen skizzierten Prämissen empirischer Forschung ergibt sich zweierlei: Zum einen ist jede empirische Forschung theoriegeleitet, zum anderen muss die intersubjektive Überprüfbarkeit im oben erwähnten Sinne sichergestellt sein. Bezogen auf die Feststellung des IST im Heim heisst das, dass sie theoriegeleitet sein muss. Sonst wird sie dem komplexen Geschehen im Heim, das nach dem hier postulierten Ansatz zentral ist für das, was unter Qualität verstanden wird, zu wenig gerecht.

12.3 Das Handwerk der empirischen Sozialforschung

Wie steht es um die intersubjektive Überprüfbarkeit? Die empirische Sozial-forschung ist gezielt zur Überprüfung von (nomologischen, also erklärenden) Hypothesen in der Realität entwickelt worden. Das schliesst ihre Verwendung für ein exploratives, also Hypothesen gewinnendes Vorgehen nicht aus. Allerdings ist das, was mit Realität gemeint ist, kontingent und komplex. Ein zentrales Anliegen der empirischen Sozialforschung besteht deshalb darin, die Komplexität so weit zu reduzieren, dass es möglich wird, Einflüsse vermuteter Art zu kontrollieren. «Kontrolle der Variablen» heisst deshalb eine zentrale Regel. Damit soll erreicht werden, dass ausschliesslich die Zusammenhänge bestimmend sind, die man theoretisch begründet als solche vermutet, und nicht etwas anderes, Unbekanntes. Das impliziert u. a. eine strikte Trennung zwischen der Rolle des Forschers und den Rollen der Erforschten. Sie sind im Rahmen des Forschungsprozesses für den Forscher Objekte. Der Forscher nimmt die Expertenfunktion wahr, definiert die Forschungsfragen, das Vorgehen, die Instrumente usw. und erwartet von den Erforschten Reaktionen darauf, die er festhält (misst) und mit seinen Hypothesen vergleicht.

Das Handwerk der empirischen Sozialforschung beinhaltet weitere Herausforderungen. Sie liegen u. a. in der scheinbaren Plausibilität ihrer Instrumente, die sich aus der Nähe zu Alltagssituationen ergibt. Was unterscheidet denn schon ein (wissenschaftlich fundiertes) Interview von einer Gesprächssituation im Alltag, ausser dass die Fragen standardisiert und die Antwortmöglichkeiten vorgegeben sind? Wie der forschungstheoretischen Literatur entnommen werden kann: sehr viel. So wird denn auch der naive Umgang mit dem heiklen Instrument der Befragung von einer umfangreichen Forschung[8] mehr als nur in Frage gestellt.

Zu bedenken ist ferner beim Entscheid für das Forschungsinstrument «Befragung» in Pflegeheimen auch Folgendes: Zum einen sind viele Betagte nicht mehr in der Lage, als Antwortende in einer Befragung mitzuwirken, wenn die Befragung nicht auf ihre spezifischen Einschränkungen Rücksicht nimmt. Das heisst aber noch nicht, dass sie keine Meinungen haben und diese nicht äussern können. Wenn aber für diese Betagten die Prinzipien der «Menschenwürde» und der «Lebensqualität» gelten und ihre Meinungen dazu auch erfasst werden sollen, dann verbietet sich der unreflektierte Einsatz des Instrumentes. Entweder wird die

---

8 z. B. P. Atteslander und H.-U. Kneubühler, Verzerrungen im Interview. Beitrag zu einer Fehlertheorie des Interviews, Opladen 1976; J. Friedrichs, Methoden empirischer Sozialforschung, Opladen 1985; J. Bortz und N. Döring, Forschungsmethoden und Evaluation, Berlin 1995.

Befragung so konzipiert, dass sie auf die spezifische Situation der Betagten Rücksicht nimmt oder es sind andere Instrumente der empirischen Sozialforschung einzusetzen.

Bei der Konzeptualisierung einer Befragung von Betagten wären zunächst einmal die sensorischen und sensosomatischen Funktionseinbussen (Seh- und Hörschwierigkeiten), der Rückgang der kognitiven Leistungen, die tendenziell im Vergleich zu jüngeren Kohorten geringere Bildung und die geringere Motivation zu beachten.[9] Zu berücksichtigen wären auch die für die Befragung von Betagten üblichen Quellen von Verzerrungen. Ältere Menschen verweigern die Antwort auf bestimmte Fragen eher als jüngere, neigen stärker zu Antwortverzerrungen im Sinne sozialer Erwünschtheit und haben eine grössere Ja-Sage-Tendenz, wiederholen sich stärker als jüngere, sind beim Antworten vorsichtiger und benötigen mehr Informationen für eine Entscheidung.[10] Trotz dieser bekannten und gut erforschten Zusammenhänge ist eine Befragung von Betagten möglich, wenn solche Zusammenhänge in der Organisation und Durchführung der Befragung entsprechend berücksichtigt werden, wenn die Befragung von geschulten Befragern durchgeführt wird und wenn das gesamte Studiendesign angemessen auf die Fähigkeiten und Fertigkeiten von Betagten eingeht.[11]

Zusammenfassend kann also gesagt werden, dass es entscheidend ist, das Richtige zu messen und dieses richtig zu messen. Um das Richtige zu bestimmen, sind Theorien notwendig. Damit das so bestimmte Richtige richtig erfasst werden kann, ist eine Reihe von Regeln, Mechanismen, Theorien zu berücksichtigen. In der Sprache der Wissenschaft wird das, was hier etwas salopp als die Erfassung des Richtigen bezeichnet wird, Validität (Gültigkeit) genannt, und die «richtige Messung» wird als Reliabilität (Zuverlässigkeit) bezeichnet. Beide können in Zahlenwerten ausgedrückt werden und sind letztlich das Mass für die Bewährtheit eines Ansatzes, eines Instrumentes oder eben eines Produktes für die Qualitätsbeurteilung. Die hier interessierenden drei Produkte sollen vorgestellt und bezüglich ihrer Gültigkeit und Zuverlässigkeit analysiert werden.

---

9 A. R. Herzog und W. L. Rodgers, 1982, zit. nach K. Kühn und R. Porst, Befragung alter und sehr alter Menschen: Besonderheiten, Schwierigkeiten und methodische Konsequenzen. Ein Literaturbericht, ZUMA-Arbeitsbericht 99/03, Mannheim 1999, S. 24.

10 K. Kühn und R. Porst, a. a. O., S. 28.

11 ebenda, S. 33 f.

12.4 Gültigkeit und Zuverlässigkeit der drei Produkte

12.4.1 Qualipro

Beschreibung

Qualipro basiert weitgehend auf einer betriebswirtschaftlichen Dissertation von A. Näf, die auch als Buch publiziert wurde.[12] Darauf stützt sich die folgende Darstellung des Produktes bezüglich Zielsetzung, Vorgehen und Schlussfolgerungen.

Näf geht über eine ausschliesslich betriebswirtschaftliche Betrachtungsweise hinaus und zieht ihr ein umfassenderes Konzept von Lebensqualität vor:

> Die vorliegende Arbeit will sich der Komplexität der öffentlichen stationären Betreuung und Pflege betagter Menschen stellen. Ihr Ziel ist es, aus betriebswirtschaftlicher Optik mit nachvollziehbarem methodischem Vorgehen einen sowohl wissenschaftlichen wie auch praktischen Beitrag zur Erhaltung und Verbesserung der Lebensqualität betagter Menschen im Heim zu leisten, mit transparenter Perspektive und Werthaltungen des Verfassers.[13]

Näf will diesen Anliegen dadurch gerecht werden, dass er zum einen bewusst einen breiten Ansatz wählt und die Lebensqualität und Würde der Heimbewohner mitberücksichtigen will. Zum anderen wählt er ein methodisches Vorgehen (die «Aktionsforschung»), das dieser Zielsetzung entspricht. Ebenso begründet er mit seiner Zielsetzung, dass er seine einzelnen Erkenntnisfortschritte mehrmals mit den Erkenntnissen und Haltungen der Anspruchsgruppen (also derjenigen, die Ansprüche an die Qualität des Geschehens in Heimen haben) zurückkoppelt, und dass er Pflege und Betreuung im Heim nicht einfach unter Kosten-, sondern auch unter Beziehungsaspekten betrachten will.

Der Autor stellt zunächst die konzeptionellen Grundlagen seines Evaluationsinstrumentes dar, fragt dann nach den Anspruchsgruppen der Heime und bestimmt sie. Er erarbeitet in einem nächsten Schritt einen Zielkatalog für Heime, koppelt ihn dann mit Hilfe einer Befragung der Zielvorstellungen seiner Anspruchsgruppen zurück, was ihm eine Klassifikation der Ziele nach den Kriterien «unwichtig bis sehr wichtig» und «vollständig erfüllt bis überhaupt nicht erfüllt» ermöglicht. Anschliessend entwickelt er zusammen mit einer Begleitgruppe – er nennt sie «Arbeitsgruppe Messung von Effektivität und Effizienz» – Indikatoren zur Beurteilung von Effektivität und Effizienz im Rahmen des Zielkataloges. Dann überprüft er die Tauglichkeit seines so gewonnenen Instrumentes im Rahmen von

---

12 A. Näf, a. a. O.
13 ebenda, S. 2.

zwei Fallstudien. Für Näf bestätigen die beiden Fallstudien die Anwendbarkeit und den Nutzen seines Evaluationsinstrumentes. Einschränkungen bestünden diesbezüglich nur, wenn die an der Evaluation beteiligten Heime nicht freiwillig mitmachen würden, was den Zugang zu den Entwicklungs- und Lernpotenzialen der Heime erschwere.

Das von Näf entwickelte Instrument hat der Verband Bernischer Alterseinrichtungen (VBA) mit einigen Änderungen als Basis für sein Qualitätssicherungssystem genommen, das unter der Bezeichnung «Qualipro» in einem Teil der Alters- und Pflegeheime im Kanton Bern eingesetzt wird. Es besteht aus vier Teilfragebögen, die sich an folgende Befragtengruppen richten (in Klammer jeweils die Anzahl der zu beantwortenden Fragen):

- Heimleitung und Kader (89 Fragen),

- Bewohnerinnen und Bewohner (37 Fragen),

- Mitarbeitende des Heims (15 Fragen),

- Ärzte, Sozialdienste, Behörden, Ausbildungsstätten (40 Fragen).

Die Antwortmöglichkeiten sind vorgegeben, wobei dichotome Skalen (z. B. «Ja/Nein») ebenso vorkommen wie andere. Zusätzlich hat jede Befragtengruppe am Ende des Fragebogens die Möglichkeit, auf einige offen formulierte Fragen allgemeiner Art (z. B. «Haben Sie Vorschläge, wie die Qualität des Heimes verbessert werden könnte?») zu reagieren.

Analyse und Würdigung

Näf verfasste eine betriebswirtschaftliche Dissertation mit einem bewusst breiten Ansatz, wie aus seiner Zielsetzung hervorgeht. Trotzdem fehlt der Bezug zum gerontologischen Denken. Das wird schon daran deutlich, dass insgesamt nur fünf Publikationen im Literaturverzeichnis aufgeführt sind, die mit dem Feld der neueren Gerontologie in Verbindung gebracht werden können.

Diesem Vorbehalt kann von Näf entgegenhalten werden, dass sein Ansatz («Aktionsforschung») und damit die Begleitgruppe «Arbeitsgruppe Messung von Effektivität und Effizienz», die sich weitgehend aus Kadern von Heimen zusammensetzt, den Bezug zu Gerontologie garantiert. Zu diskutieren ist hier also, ob Näfs Vorgehen dem, was «Aktionsforschung» meint, entspricht.

J. Bortz und N. Döring fassen die Grundintentionen der Aktionsforschung wie folgt zusammen: «Die Aktionsforschung konzentriert sich auf soziale und politische Themen und arbeitet auf konkrete Veränderungen in der Praxis hin; speziell die Situation von benachteiligten gesellschaftlichen Gruppen soll transparent gemacht und verbessert werden. Aktionsforschung beteiligt die Betroffenen sehr weitgehend am Forschungsprozess und behandelt sie als gleichberechtigte Experten bei der Entscheidung von inhaltlichen und methodischen Fragen.»[14]

Aktionsforschung will also beides: Forschung zum Erkenntnisgewinn und Aktion als Verbesserung der Lebenssituation bestimmter Personen. Dabei soll die Forschung diejenigen Erkenntnisse liefern, die für eine erfolgversprechende Aktion notwendig sind. Aus der Aktion ihrerseits resp. aus ihren Resultaten sollen dann für die Forschung neue erkenntnisleitende Fragestellungen resultieren.

In der Literatur[15] wird darauf hingewiesen, dass Aktionsforschung hohe Anforderungen sowohl an die Forscher als auch an die anderen Beteiligten stellt, nämlich Anforderungen an den Zeitbedarf, an das Problembewusstsein, an den Informationsstand der Beteiligten, an die gemeinsamen Lernprozesse, an die Dringlichkeit von Problemlösungen, an forschungsethische Fragen usw. Die Restriktionen ergeben sich in der Regel aus der strukturellen Begrenzung des Forschungsfeldes; es ist allerdings plausibel anzunehmen, dass sie dazu führen, dass «die Entscheidung zwischen ‹Aktion› und ‹Forschung› de facto eher zugunsten einer um wissenschaftliche Legitimation bemühten Sozialarbeit als zugunsten wissenschaftlich fundierter Aktion»[16] fällt. Die Skepsis, die in diesem Zitat anklingt, wird auch Ursache dafür gewesen sein, dass die Aktionsforschung in den achtziger und neunziger Jahren viel an Bedeutung verloren hat und ihr heute sogar ihre früheren Promotoren kritisch begegnen.[17] Um es zusammenfassend zu präzisieren: Die Ziele der Aktionsforschung sind unklar und widersprüchlich (Erkenntnisgewinn oder Aktion?), ihre Prämissen sind wissenschaftstheoretisch problematisch (Kontrolle der Einflüsse, Verallgemeinerungsfähigkeit), und die Forschungsfelder, in denen sie allenfalls zur Anwendung kommen kann, sind begrenzt.

Näf weiss in seinem einleitenden Kapitel zumindest teilweise um die Problematik dieses Ansatzes und ist sich bewusst, dass er damit die Kontrolle über die Variablen weitgehend aufgibt. Diese selbstkritische Perspektive verlässt er aber im Laufe seiner Arbeit immer mehr. Das, was er und seine Begleitgruppe der Betroffenen (die schon erwähnte Gruppe «Messung von Effektivität und Effizienz») tun, also ihre Sicht der Probleme, ihre Definitionen der Situation und von Zielen sowie von konkreten Qualitätsstandards, gerinnen so zu einer einzigen Realität, der offenbar «Wissenschaftlichkeit» und damit «Wahrheit» zukommt. Kritisch gefragt: Ist es nicht so, dass der Leser am Schluss weiss, dass sich eine Gruppe darauf geeinigt hat, etwas Bestimmtes unter Zielen von Pflegeheimen, etwas Bestimmtes

---

14 J. Bortz und N. Döring, a. a. O., S. 319.
15 z. B. J. Friedrichs, a. a. O.
16 ebenda, S. 375.
17 z. B. H. Moser, Grundlagen der Praxisforschung, Freiburg i. Br. 1995.

unter Qualität und Qualitätsstandards und etwas Bestimmtes unter der Erfassung dieser Standards in Heimen zu verstehen? Ist damit aber nicht das Prinzip der intersubjektiven Überprüfbarkeit verletzt?

Wenn dem so ist, dann könnte aber eine andere Gruppe zu anderen Zielen, zu anderen Standards und zu anderen «Messverfahren» kommen. Pointiert gesagt: Konsens in einer Gruppe ist kein Garant für «Wahrheit» oder für «Gültigkeit». Es sei denn, man akzeptiert, dass es Gruppen von Menschen gibt, die im ausschliesslichen Besitz von «Wahrheit» und «Gültigkeit» sind, was dann aber wiederum in einem massiven Widerspruch zu zentralen Prinzipien von dem, was «Wissenschaft» meint, stehen würde. Einmal mehr bestätigt sich, dass sich so das Instrument der Aktionsforschung in der Wissenschaft diskreditiert. Es entsteht der Eindruck, «dass bei der Aktionsforschung die weitgehende Vermischung von Parteinahme und Erkenntnissuche dem Wahrheitspostulat entgegenstehe und sich nachteilig sowohl auf die Theorie wie die Praxis auswirke.»[18]

Diesem Einwand kann Näf zweierlei entgegenhalten: Zunächst einmal das Argument, dass es sich bei den Mitgliedern seiner Gruppe um Expertinnen und Experten des Heimbereiches handelt, zum anderen, dass er die Zwischenresultate dieser Gruppe mit Befragungen von anderen Beteiligten überprüft hat. Das erste Argument geht an den von Näf selbst gestellten Ansprüchen seiner Arbeit vorbei, denn er will ausdrücklich einen Beitrag zur Lebensqualität und zur Menschenwürde von Betagten in Pflegeheimen leisten. Wieso also fragt er nicht Betagte, die in Pflegeheimen leben? Dem emanzipatorischen Anspruch der Aktionsforschung (der allein allenfalls ihre schwerwiegenden wissenschaftstheoretischen und methodischen Mängel rechtfertigt) wird Näf dann nicht gerecht, wenn die Mitglieder seiner Arbeitsgruppe als Mitarbeitende im Heim oder im heimnahen Verwaltungsbereich beschäftigt sind. Statt die Betroffenen direkt einzubeziehen, äussern sich jene mittelbar, verzerrt durch die Wahrnehmungen von Mitarbeitenden. Die Definitionsmacht von Qualität in Alters- und Pflegeheimen liegt also bei den dort Beschäftigten.

Die hier vertretene Argumentation erhält ihre Stütze durch Forschungsresultate, die zu einem vergleichbaren Schluss kommen. R. A. Kane und R. L. Kane, die bedeutendsten Forscher über Pflegeheime, haben in mehreren Analysen aufgezeigt, dass Bewohnerinnen und Bewohner – soweit sie sich noch artikulieren können – eine ganze Anzahl von Überlegungen und Vorbehalten mit sich tragen, warum sie dem Personal in einem Pflegeheim eher nur ausnahmsweise anzeigen, was sie sich wünschen und wie sie die Qualität ihres Pflegeheimes beurteilen.[19] Als

---

18 ebenda, S. 58.
19 R. A. Kane und R. L. Kane, Long-Term Care: Variations on a Quality Assurance Theme, in Inquiry, vol. 25, 1988, S. 132–146.

kognitiv intakte Pflegepatienten professionell über ihre Präferenzen befragt und die Resultate der Befragung mit der Meinung von Pflegehilfen über die vermuteten Präferenzen ihrer Patienten verglichen wurden, zeigten sich markante Differenzen: Beispielsweise sahen die Pflegehilfen die im Heim angebotenen Aktivitäten als von prioritärem Interesse für Bewohnerinnen und Bewohner – die Betroffenen selber massen diesen Aktivitäten dagegen nur eine mittelgrosse Bedeutung zu.[20]

Auch das zweite mögliche Argument, das gegen die hier vertretene Auffassung angeführt werden könnte, ist fragwürdig. Abstrakt gesprochen: Näf hat eine Validierung eines intern erarbeiteten Zielkataloges vorgenommen, indem externe Betroffene («Anspruchsgruppen») danach befragt wurden, ob sie die vorgeschlagenen Ziele als zutreffend akzeptieren können. Versandt wurden 123 Fragebogen; die Rücklaufquote betrug 72 %. Somit standen 89 ausgefüllte Fragebogen für die Auswertung zur Verfügung. Nicht zu erfahren ist allerdings, wie diese Befragten ausgewählt wurden und wer im Einzelfall den Fragenbogen ausfüllte, was als Verzicht auf jede Kontrolle von möglichen Beeinflussungen interpretiert werden muss. Die von Näf und seiner Arbeitsgruppe angenommenen wichtigsten beiden Anspruchsgruppen, die Bewohnerinnen und die Mitarbeitenden von Heimen, verzeichnen ferner höchst unterschiedliche Rücklaufquoten (Bewohnerinnen: 56 %; Mitarbeitende: 104 %). Die Rücklaufquote der Bewohnerinnen entstand, indem diese «durch Mitglieder der Arbeitsgruppe, die Erfahrung im Umgang mit betagten Menschen haben, begleitet» (S. 152) wurden. (Unbewusste) Beeinflussungen sind also zu vermuten. So stehen am Schluss die Äusserungen von neun befragten Betagten denjenigen von 37 Mitarbeitenden gegenüber, und das bei dem erklärten Ziel, Betagte und ihre Auffassungen von der Qualität eines Heimes ins Zentrum zu stellen.

Zusammenfassend kann man zur Vorgehensweise bei dieser Befragung feststellen, dass zumindest auf Grund der in der Arbeit von Näf enthaltenen Aussagen die Vermutung nicht von der Hand zu weisen ist, es handle sich bei ihren Resultaten um Artefakte – also um durch die Anlage und Durchführung der Befragung selber erzeugte Resultate. Zumindest muss sich Näf den Vorwurf gefallen lassen, dass eine mögliche bessere Kontrolle der Situation nicht ausreichend dokumentiert wird. Diese Vermutung wird ferner dadurch gestützt, dass die Resultate der Befragung kaum streuen, was jeder Erfahrung widerspricht. Erklärt werden könnte diese fehlende Streuung damit, dass die Ziele so allgemein formuliert sind, dass jeder ihnen zustimmen kann («Horoskop-Effekt»). Denkbar ist aber auch eine

---

20 R. A. Kane et al., Everyday Matters in the Lives of Nursing Home Residents: Wish for and Perception of Choice and Control, in Journal of the American Geriatrics Society, vol. 45, 1997, S. 1086–1093.

auswahlbedingte hohe Homogenität der Befragten wegen ihrer Nähe zur Begleitgruppe von Näf.

Näfs Ergebnisse müssen verallgemeinerungsfähig und damit valide sein, wenn sie wissenschaftlich sein wollen. Das wird auch von Vertretern der Aktionsforschung gefordert. Präziser ist wohl die These, dass es sich bei den Ergebnissen um Artefakte handelt. Diese Artefakte hängen entscheidend von Näfs Vorgehen und den dadurch geschaffenen Rahmenbedingungen seiner Untersuchung ab.

Dieses Fazit der mangelnden Verallgemeinerungsfähigkeit drängt sich noch verstärkt auf, wenn man die Indikatoren zur Beurteilung von Effektivität und Effizienz von Heimen und deren Umsetzung in Erhebungsinstrumentarien, die im Anhang enthalten sind, genauer anschaut. Bei den Fragebogen und den in ihnen vorgeschlagenen Fragen fallen handwerkliche Mängel auf. Ein Mangel, der sofort ins Auge sticht und der relativ häufig anzutreffen ist, sind Fragen von der Art «Ist es Ihnen oft langweilig?» (diese Frage richtet sich an Betagte). Sie ist die Operationalisierung des Indikators «Angemessenes Aktivitätsangebot ist vorhanden». Zum einen handelt es sich hier um eine Suggestivfrage, indem ja unterstellt wird, dass es einem langweilig ist; gefragt wird ja ausdrücklich nach der Häufigkeit dieses Zustandes. Zum anderen ist die Operationalisierung nicht unbedingt zweckmässig: Ist das Empfinden von Langeweile wirklich auf ein ungenügendes oder fehlendes Aktivitätsangebot zurückzuführen? Beispiele für suggestive Fragestellungen und ungeeignete Operationalisierungen lassen sich bei Näf unschwer und vielfach finden. Ausdrücke wie «sinnvoll», «wünschenswert» oder «angemessen», ferner schwierig zu verstehende Unterscheidungen in ein und derselben Frage nach quantitativem Ausmass und Qualität einer Dienstleistung kommen mehrfach vor.

Auffallend ist auch, dass sich Näf in den Fragen, die von den Mitarbeitenden im Heim zu beantworten sind, häufig nach Einstellungen und nur selten nach konkretem Verhalten erkundigt. Einstellungen und konkretes Verhalten sind aber nicht deckungsgleich. Das konkrete Verhalten der Mitarbeitenden wird weniger durch Einstellungen (also dispositionale Faktoren) erklärt als vielmehr durch situationsspezifische: «In einer wachsenden Zahl sozialpsychologischer Veröffentlichungen wird auf die grössere Aussagekraft der situationsspezifischen gegenüber den dispositionalen Variablen hingewiesen, wenn es um die Erklärung, Vorhersage und Kontrolle von Verhalten geht», fasst P. G. Zimbardo[21] in seinem Standardlehrbuch den Stand der Forschung zusammen.

Näfs Arbeit diente dem Verband Bernischer Alterseinrichtungen (VBA) als Basis für sein Qualitätssicherungssystem, das unter der Bezeichnung «Qualipro» in einem Teil der Alters- und Pflegeheime im Kanton Bern zur Anwendung

---

21 P.G. Zimbardo, Psychologie, 7. Aufl., Berlin 1999, S. 324.

kommt. Auf die grundlegenden Mängel des Ansatzes von Näf ist hingewiesen worden. Sie treffen nahe liegenderweise auch auf das System Qualipro zu. Was aber bei der Übernahme von Näfs Fragebogen hätte verhindert werden können, ist die teilweise fragwürdige Operationalisierung von Qualitätsindikatoren. Das ist leider kaum geschehen. Zwar ist die oben monierte Frage «Ist es Ihnen oft langweilig?» in den Fragebogen von Qualipro nicht mehr enthalten. Die Grundtendenz ist aber auch hier nicht zu übersehen: Einstellungsfragen statt Fragen nach konkretem Verhalten, Vermengung von quantitativen und qualitativen Dimensionen in ein und derselben Frage usw.

Diese Beurteilung deckt sich mit den Ergebnissen eines «Ratings». Darunter ist eine in der empirischen Sozialforschung übliche Vorgehensweise zu verstehen, in der aussenstehende Experten ein Urteil abgeben. Als Experten fungierten hier 20 zufällig ausgewählte Studierende der Universität Zürich, die im Wintersemester 1999/2000 eine Veranstaltung in den Techniken der Befragung absolviert hatten. Diese Studierenden wurden gebeten, die Fragen in den Fragebogen von Qualipro danach zu beurteilen, ob sie Einstellungsfragen oder Fragen nach konkretem Verhalten seien, ob die Fragen Vermengungen von quantitativen und qualitativen Elementen enthielten (also in der Fragestellung mehrdimensional seien) und ob die Operationalisierungen der Indikatoren messtheoretisch fundiert, ob sie also präzise seien.

Dieses Rating hat folgende Resultate ergeben: Insgesamt enthalten die vier Teilfragebogen von Qualipro 181 Fragen. Da die gleichen Fragen zum Teil mehrfach gestellt werden, wurden Mehrfachzählungen eliminiert, und so ergaben sich 137 Fragen. Von diesen Fragen wurden im Rating beurteilt: 66 % als Einstellungsfragen, 46 % als mehrdimensionale Fragen und 50 % als unpräzise Fragen.

Einen beträchtlichen Teil der Fragen von Qualipro sehen Experten zumindest in einer Dimension als problematisch an. Um die Brauchbarkeit von Fragen auf Grund von Expertenurteilen einschätzen zu können, wurden diejenigen als «unbrauchbare Fragen» definiert, die von den Experten in mindestens zwei Dimensionen als problematisch beurteilt wurden. Diesen Fragen werden diejenigen Fragen gegenübergestellt, die in allen drei Dimensionen als unproblematisch angesehen und somit von den Experten als «gute Fragen» beurteilt werden. Die Auswertung ergibt folgendes Bild:

- Gesamtzahl der Fragen: 137 (100 %),

- davon im Expertenurteil «unbrauchbare Fragen»: 75 (55 %),

- davon im Expertenurteil «gute Fragen»: 21 (15 %).

Nach der hier vertretenen Auffassung von empirischer Sozialforschung, die sich mit der Überzeugung einschlägiger Lehrbücher[22] deckt, ist die Mehrzahl der Fragen, die in den Qualipro-Fragebogen enthalten sind, im Expertenurteil problematisch. Immer noch mehr als die Hälfte ist unbrauchbar, während nur rund jede sechste Frage als gut beurteilt wird. Ein Urteil muss man nicht akzeptieren. Aus der Luft gegriffen ist es nicht. Den gleichen Vorbehalt machen auch Schnell et al. deutlich: Sie schätzen in ihrem Lehrbuch, dass zurzeit in Deutschland bei einer standardisierten Befragung ein Drittel aller Fragen Einstellungsfragen sind und kommen zum Schluss: «Je unprofessioneller die Untersuchung, desto höher der Anteil von Einstellungsfragen.»[23]

12.4.2 QAP

Beschreibung

QAP – «Qualität als Prozess» – ist ein Produkt der Frey Akademie, Zürich[24], welches das Modell der European Foundation for Quality Management (EFQM) in Form von verschiedenen Branchenlösungen konkretisiert. Eine Version für Alters- und Pflegeheime ist zusammen mit einer Arbeitsgruppe von Heimleiterinnen und Heimleitern des Heimverbandes Schweiz entwickelt worden; es wird von der Frey Management AG angeboten. Die Befähiger- und Ergebnis-Kriterien, die Teilkriterien der Orientierungspunkte des EFQM-Modells, sind so umformuliert, dass sie den Besonderheiten von Alters- und Pflegeheimen entsprechen sollen.

Ein Kernsatz des EFQM-Modells lautet: «Ergebnisse» sind auf «Befähiger» zurückzuführen. Exzellente Ergebnisse in den Bereichen Leistung, Kunden, Mitarbeiter und Gesellschaft würden mit einer Führung erreicht, die Politik und Strategie, Mitarbeiter, Partnerschaften, Ressourcen und Prozesse auf ein hohes Niveau hebt. Diese Leitvorstellung wird in eine aus neun Kriterien (fünf für Befähiger, vier für die Ergebnisse) bestehende, offen gehaltene Grundstruktur umgesetzt. Die fünf Befähiger-Kriterien behandeln das, was eine Organisation hat, was sie tut und wie sie vorgeht: Führung, Mitarbeiter, Politik und Strategie, Partnerschaft und Ressourcen, Prozesse. Die vier Ergebnis-Kriterien beziehen sich auf die Leistungen, nämlich mitarbeiter-, kunden- und gesellschaftsbezogene Ergebnisse sowie so genannte Schlüsselergebnisse. Die einzelnen Kriterien sind in Prozentwerten gewichtet: Je 50 % der Anstrengungen der Organisation sollten auf Befähi-

---

22 J. Bortz und N. Döring, a. a. O.; J. Friedrichs, a. a. O.; R. Schnell et al., Methoden der empirischen Sozialforschung, München und Wien 1993.
23 R. Schnell et al., a. a. O., S. 337.
24 Frey Akademie, QAP-Handbuch, Zürich 1998.

ger und auf Ergebnisse gelegt werden; damit entfallen z. B. auf «Führung» 10 %, auf «kundenbezogene Ergebnisse» 20 %. Diese 100 % entsprechen bei der Bewertung 1000 Punkten.

QAP übernimmt die Grundstruktur von EFQM, konkretisiert aber diese Kriterien und Ansatzpunkte in einer dritten Ebene branchenspezifisch in Form von so genannten Spezifikationen.[25] Eine solche branchenspezifische Umsetzung ist diejenige für Heime. QAP für Heime besteht aus vier so genannten Bausteinen. Die ersten beiden beinhalten die Selbstbewertung. In Baustein 3 überprüfen externe Fachpersonen die Selbstbewertung; in Baustein 4 schliesslich ist die Zertifizierung zentral. Je nach Assessment ergibt sich ein QAP-Zertifikat oder eine ISO-Zertifizierung.

Mit Baustein 1 arbeitet die Heimleitung. Zwei ihrer Mitglieder werden in einem Seminar von einem Tag Dauer mit der TQM-Philosophie vertraut gemacht und werden an Hand der Bearbeitung von zwei der neun EFQM-Kriterien in das Instrumentarium von QAP eingeführt. Sie haben sodann die Aufgabe, zusammen mit den übrigen Leitungsmitgliedern ein bis zwei weitere Kriterien zu bearbeiten. Die Ergebnisse und Fragen werden an einem Vertiefungstag ca. 6 bis 8 Wochen nach der Einführung diskutiert und geklärt. Danach bewertet die Heimleitung den aktuellen Stand der Institution auch für die restlichen der neun Kriterien. Die Bewertungen werden zusammengetragen und auf ein Punkteblatt übertragen. Das Punkteblatt wird an das «Benchmarkingzentrum» der Frey Management AG zur Auswertung gesandt. Die Institution erhält sog. Benchmarking-Ergebnisse zurück, nämlich einen anonymen Vergleich mit anderen Heimen. Sie bilden eine Grundlage für die weiterführenden Massnahmen.

Mit Baustein 2 wird die in Baustein 1 aus der Sicht der Heimleitung vorgenommene Analyse von den Mitarbeitenden umfassend durchgeführt. Dem Heim bleibt es freigestellt, wie viele Mitarbeitende es einbeziehen will – für das Zertifikat liegt die Untergrenze bei zwei Dritteln aller Mitarbeitenden. Diese müssen nicht alle Kriterien bearbeiten, sondern sollen sich auf die für ihre jeweilige Position relevanten beschränken. Für die Selbstbewertung wird mit einem Aufwand pro Mitarbeitenden von 5 bis 10 Stunden gerechnet. Die Ergebnisse des Bausteins 2 werden wiederum in einen Vergleich zwischen Heimen einbezogen. Baustein 3 beinhaltet das externe Assessment, das für das QAP-Zertifikat vom Bureau Veritas Quality International, für das ISO-Zertifikat von einer dafür akkreditierten Instanz durchgeführt wird. Baustein 4 ist dann das QAP-Qualitätszertifikat, das unter der Voraussetzung verliehen wird, dass alle drei Bausteine durchgeführt

---

25 B. Leopoldt und C. Steinmetz-Ehrt, QAP – Qualitätsanalyse-Instrument und Zertifizierung auf Basis des Europäischen Qualitätssystems EFQM, in H. Blonski, Hrsg., Qualitätsmanagement in der Altenpflege, Hagen 1998, S. 157.

und nach der Differenzbereinigung in Baustein 3 mindestens 333 von maximal möglichen 1000 Punkten erreicht wurden.

Abgesehen von der Selbstbewertung werden im QAP auch Befragungen zur Gewinnung von Fremdbewertungen durchgeführt, deren Resultate für die Einstufung in bestimmten Spezifikationen eingesetzt werden. In Baustein 1 dient ein Fragebogen der Ermittlung der Kundenzufriedenheit (Bewohnerinnen und Bewohner). Er wird «Lebensqualität 700» genannt und beruht auf 700 Antworten leitender Persönlichkeiten aus Alters- und Pflegeheimen auf die Frage «Worauf kommt es an, wenn ältere Menschen in Heim und Pflege höchste Lebensqualität erfahren sollen?» Der Fragebogen umfasst 36 Fragen zu den Themenbereichen:

- «Behandlung durch Leitung und Mitarbeitende im Heim» (beispielsweise: «Ich werde ständig über alles informiert, was für mein Leben im Heim wichtig ist.»),

- «Tagesablauf» («Wenn etwas angeboten wird, mache ich gerne mit.»),

- «Geborgenheit» («Die Mitarbeiterinnen merken immer, wenn es mir schlecht geht.»),

- «Essen» («Meine Wünsche zum Essen werden berücksichtigt.»),

- «Zimmer und Wäsche» («Mein Zimmer ist so sauber, wie ich es gerne habe.»),

- «Pflege» («Die Pflegerinnen wissen, was ich noch selber tun kann. Sie unterstützen mich dabei.») sowie

- «Medizinische Betreuung» («Immer, wenn ich es wünsche, kommt eine Ärztin oder ein Arzt und untersucht mich.»).

Die Fragen werden auf einer Vierer-Skala von «trifft nicht zu» bis «trifft zu» beantwortet.

In Baustein 2 sind zu Kriterium 6 «Kundenzufriedenheit» drei Fragebogen vorgesehen, nämlich SERVQUAL mit 22 Fragen für alle Personen, die Dienste des Heims in Anspruch nehmen (Gäste, Besucher, Benützer einzelner Angebote), ein Fragebogen für Angehörige mit 23 Fragen und einer für Träger, Behörden und Aufsichtsgremien mit 53 Fragen. Auch zu Kriterium 7 «Mitarbeiterzufriedenheit» besteht ein Fragebogen (105 Fragen), und schliesslich wird die «gesellschaftliche Bedeutung» (Image und Ansehen) mit 13 Fragen bei mindestens 50 Personen erhoben, die nicht mit dem Heim verbunden sind, es aber z. B. als Nachbarn kennen.

Analyse und Würdigung

QAP setzt das EFQM-Modell für Alters- und Pflegeheime um. Daraus ergeben sich zwei Gruppen von diskutablen Aspekten: Zum einen kann thematisiert werden, welche Implikationen die Grundstruktur von EFQM im Falle von Heimen hat; zum anderen muss die Umsetzung von EFQM ins Heim interessieren.

Die Übernahme der neun Qualitätskriterien von EFQM geht von der Annahme aus, diese seien in allen Aspekten auch für Heime bedeutsam. Das ist zumindest beim Kriterium 9 «Ergebnisse» dann problematisch, wenn darunter die finanziellen Resultate verstanden werden. Heime mit öffentlich-rechtlichen Trägern sind an die Vorgaben, Regeln und Strukturen des Finanzrechtes gebunden: Ihre Handlungsautonomie auf der Kostenseite und auf der Ertragsseite ist bescheiden.

Problematisch ist ferner die Gewichtung der Qualitätskriterien, die QAP von EFQM übernimmt. Deshalb fliesst die «Kundenzufriedenheit» nur mit einer Gewichtung von 20 % in das Gesamturteil über die Qualität eines Heimes ein. Zu betonen ist dabei, dass unter die Dimension «Kundenzufriedenheit» nicht nur die Urteile der Bewohnerinnen fallen. Immerhin ist diese Gewichtung die höchste, relativiert sich aber durch die anderen Gewichtungen und übersieht damit, dass das Erfüllen der Bedürfnisse und Wünsche der Bewohnerinnen und das Eingehen darauf den zentralen Kern der Legitimation des Heimes ausmachen.

Die zweite Gruppe von Aspekten, die hier interessieren muss, ist die Umsetzung von EFQM in QAP. Gefragt ist konkret danach, ob die Spezifikationen der Komplexität des Geschehens im Heim angemessen sind und sie valide und reliabel abbilden. Zur Beantwortung der Frage nach den Ursachen des Geschehens im Heim zogen die Entwickler von QAP eine Gruppe von Personen aus der Leitung von Alters- und Pflegeheimen bei. Ein solches Vorgehen ist dann plausibel, wenn angenommen wird, dass diese Gruppe über die spezifischen Handlungskonditionen und -ressourcen weiss, darüber Auskunft geben kann und dass solche Informationen über relevante Strukturen ein verobjektivierbares Bild über das Handeln im Heim, seine Ursachen, seine Vernetzungen und seine Konsequenzen abgeben.

Diese drei Voraussetzungen sind nicht ohne weiteres gegeben. Sicher ist zunächst, dass die Auswirkungen des Heimes als totaler Institution auch Auswirkungen auf das Wissen über Handlungsbedingungen und -ressourcen haben werden. Die Äusserungen von Heimleiterinnen und Heimleitern zu diesen zwei Aspekten werden also entsprechend verzerrt sein. Die berufsfeldspezifische Sozialisation, das alltägliche Erfahren des Lebens und Handelns im Heim, die hierarchische Stellung und die daraus resultierenden Konsequenzen haben ihre Auswirkungen auf das Wissen.

Diese Konsequenzen werden verstärkt durch die widersprüchliche Organisationskultur in Pflegeheimen. Die Pflegewissenschaftlerin K. Gröning verweist darauf, dass Heime polarisiert sind in «einen (zweck-)rationalen Teil, der zumeist bürokratisch organisiert ist und den Massgaben von Wirtschaftlichkeit und Sparsamkeit folgt, und einen expressiven Teil, die Gefühlsarbeit, die bewohner- und patientennahe Arbeit, die Pflege.»[26] Gröning nimmt an, dass Heimleiterinnen und Heimleiter sich eher mit dem ersten, zweckrationalen Teil ihrer Organisation identifizieren und Beziehungen zum zweiten Teil eher vermeiden, während Pflegende sich umgekehrt verhalten. Folgerichtig spricht Gröning hier von «Vermeidungsbeziehungen»[27]. Die Konsequenzen liegen auf der Hand: Mitarbeitende im Heim wissen nicht alles, was sie wissen sollten.

Aber auch die Auskunftsbereitschaft der Mitwirkenden ist problematisch. Das hängt nicht vom guten Willen der Beteiligten ab. Vielmehr geht es darum, dass sich Auskunftgebende in solchen Situationen dem Anspruch auf Information des Auskunftheischenden beugen. Mit welchem Recht aber wurde Auskunft eingeholt? Wohl allein deswegen, weil es darum ging, ein Qualitätssicherungssystem zu entwickeln und so letztlich dem gesetzlichen Zwang zu genügen. Damit unterwarfen sich die Auskunftgebenden einem Herrschaftsanspruch.[28] Gleichzeitig wussten sie aber darum, dass das gesellschaftliche, herrschaftliche Wissen über die Qualität von Heimen durch ihr Wissen und ihre Auskunftbereitschaft beeinflusst wurde. Sie werden deshalb ihre Informationen so selegiert haben, dass die Herrschaftsausübung – in Form des endgültigen Systems – für sie milde und erträglich ist. Deshalb ist es offenkundig, dass ihre Informationen nicht der von den Auskunftheischenden erwarteten Gültigkeit entsprechen konnten.

Die ungenügende Konzeptualisierung der Umsetzung von EFQM in QAP kann auch an der dritten Bedingung, der Verobjektivierbarkeit, verdeutlicht werden. Will man das EFQM-Modell mit Hilfe von Heimleiterinnen und Heimleitern auf die Lebenswelt Heim umsetzen und will man das so tun, dass diese Umsetzung wissenschaftlichen Ansprüchen zu genügen vermag, braucht es theoretisch fundierte Hypothesen, die das Handeln im Heim erklären. Darauf basierend müssen die richtigen Fragen formuliert werden. Wissenschaftliche Theorien sind also notwendig, um solche Fragen stellen und um die Informationen der Gruppe Heimleitung einordnen, gewichten und werten zu können. Es wird demnach unumgänglich sein, dazu geriatrisches und gerontologisches Wissen zu generieren.

Weil QAP den Anspruch erhebt, wissenschaftsfundiert zu sein, ist es legitim, danach zu fragen, ob geriatrisches und gerontologisches Wissen in seine heimspezifische Version eingeflossen ist. Es gibt nur spärliche Hinweise darauf, dass bei der Konstruktion von QAP solches Wissen von Bedeutung gewesen sein könnte. In der ersten Version von QAP aus dem Jahre 1996 finden sich rund 60 Hinweise auf wissenschaftliche Untersuchungen, die aber überwiegend betriebswirtschaftlicher und arbeits- und organisationspsychologischer Natur sind.

---

26 K. Gröning, Entweihung und Scham, Grenzsituationen in der Pflege alter Menschen, Frankfurt a. M. 2000, S. 122.

27 ebenda, S. 9.

28 H. Wienold, Empirische Sozialforschung, Praxis und Methode, Münster 2000, S. 104 ff.

Diese sind nicht belanglos. Sie erklären aber das Geschehen im Heim ausschliesslich unter generellen betriebswirtschaftlichen (etwa H. Ulrich, Unternehmenspolitik, 3. Aufl., Bern 1990) beziehungsweise arbeits- und organisationspsychologischen Aspekten (etwa U. Kleinbeck, Arbeitsmotivation, Weinheim 1996, oder L. Fischer, Beiträge zur Organisationspsychologie, Band 5, Arbeitszufriedenheit, Stuttgart 1991). Sie müssen damit das Geschehen im Heim unter einer verkürzten Perspektive erfassen. Dabei kommen insbesondere die Bedürfnisse und Perspektiven der Bewohnerinnen zu kurz, die auf «Kunden» reduziert werden und deren Handeln für die Bestimmung und Schaffung von Qualität nicht zentral ist. Von einer «angemessenen Komplexität» kann deshalb bei QAP nicht die Rede sein; vielmehr geht QAP offenkundig davon aus, dass es eine Theorie sozialen Handelns gibt, die zugleich allgemein, genau und einfach ist. Eine solche Annahme ist aber nicht nur in Anbetracht des Wissens über das Heim kaum haltbar, sondern gilt auch sonst in den Sozialwissenschaften als problematisch.[29]

Das kann an verschiedenen Aspekten von QAP verdeutlicht werden. Die hier begründete Ansicht, dass Autonomie eine zentrale Qualitätsdimension für Heime darstellt, wird in QAP nur am Rande thematisiert – und dann auch nur unzulänglich, nämlich generell als Wahl- und Entscheidungsfreiheit. Eine Konzeptualisierung von Autonomie vor dem Hintergrund beispielsweise der «vier Riesen in der Geriatrie» (Stürze, Immobilität, Demenz, Inkontinenz, vgl. Kap. 8) findet nicht statt. Damit unterbleibt eine Auseinandersetzung darüber, was Autonomie unter den individuell gegebenen Bedingungen etwa von Stürzen, Immobilität, Demenz und Inkontinenz heissen kann und wie beispielsweise durch entsprechende Trainings, Schulung der Pflegenden, organisatorische Vorkehrungen usw. eine höchstmögliche Autonomie trotz des Vorliegens dieser Beeinträchtigungen möglich wäre.

Für eine vertiefte Auseinandersetzung mit psychischen Erkrankungen, ihrer Diagnose und Behandlung finden sich keine Hinweise. Eine Optimierung der Differenz zwischen den Verlusten, die mit dem Leben im Heim unweigerlich verbunden sind, und den Gewinnen daraus (beispielsweise Sicherheit), kann deshalb nicht angestrebt werden. Weil das Wissen um diese und andere zentrale Aspekte des Lebens im Heim fehlte, wurde auch nicht danach gefragt. Oder allfällige Äusserungen der Gruppe Heimleitung zu solchen Aspekten wurden nicht ihrer Bedeutung entsprechend wahrgenommen.

Weiter sei auch auf die Erfassung der Kundenzufriedenheit in QAP verwiesen. Dafür kennt QAP neben SERVQUAL drei Instrumente. Ein Fragebogen richtet sich an Bewohnerinnen und umfasst 36 Fragen, ein zweiter an Angehörige (23 Fragen), ein dritter an Träger, Behörden und Aufsicht (53 Fragen). Alle drei Fra-

---

29 K. E. Weick, Der Prozess des Organisierens, Frankfurt a. M. 1985, S. 54 ff.

gebogen halten einleitend fest, dass sie auf dem Wissen darüber entstanden seien, «worauf es ankommt, wenn ältere Menschen in Heimen und Pflege höchste Lebensqualität erfahren sollen», und sie verweisen auf einen dreiseitigen Aufsatz in einer Fachzeitschrift.[30] Dieser Aufsatz gibt jedoch nur ungenügend Aufschluss darüber, wie die drei Instrumente entstanden sind.

Zusätzliche Recherchen haben Folgendes ergeben: Der Heimverband Schweiz stellte rund 500 Alters- und Pflegeheimen, die Mitglied des Verbandes waren, einen Fragebogen zur Lebensqualität von Bewohnerinnen zu. Die Adressaten wurden gebeten, folgende Fragen zu beantworten:

- «Was bedeutet für Sie ‹Lebensqualität› der Bewohnerinnen und Bewohner Ihres Heimes?»

- «Was ist das grösste Defizit? Was beeinträchtigt die Lebensqualität der Bewohnerinnen und Bewohner am meisten?»

- «Was kann man tun, um die Lebensqualität der Bewohnerinnen und Bewohner zu erhöhen oder zu erhalten?»

Alle drei Fragen wurden offen gestellt; die dritte Frage konnten neben der Heimleitung auch Mitarbeitende der Pflege, der Hauswirtschaft und der Verwaltung beantworten. Abschliessend wurde nach einigen Angaben zum Heim (nämlich Anzahl der pflegebedürftigen Bewohnerinnen, Grösse, Gründungsjahr, sozialräumliche Lage) gefragt. Den Fragebogen hat das Institut für Verhaltenswissenschaft der ETH Zürich konzipiert. Von den angeschriebenen Heimen antworteten 194. Die 194 Fragebogen enthielten 3974 Aussagen zur Lebensqualität, die von 194 Heimleitungen und rund 500 Mitarbeitenden abgegeben wurden.[31]

Die Auswertung übernahm das Institut für Verhaltenswissenschaft der ETH Zürich, und zwar wurden die 3974 Aussagen durch eine studentische Hilfskraft einer Inhaltsanalyse unterzogen. Die Resultate dieser Inhaltsanalyse ergaben, dass die drei Kriterien «Bewohnerinnen» (konkretisiert in Mensch mit seiner Persönlichkeit und Individualität, körperlichen und psychischen Aspekten und Ressourcen sowie den Beziehungen und Kontakten), «Personal» (konkretisiert in fachliche Kompetenz, Haltungen, Motivation/Zufriedenheit sowie Arbeitsbedingungen) und «Heimbetrieb» (konkretisiert in Dienstleistungen, Lebensbedingungen und Verschiedenes) von zentraler Bedeutung für die Lebensqualität der Bewohnerin-

---

30 M. Osusky, B. Bucher-Wachter, K. Frey, Lebensqualität in Altersheimen, Kriterien und Schwerpunkte, Fachzeitschrift Heim, vol. 66, 1995, S. 206–208.

31 B. Bucher-Wachter, Lebensqualität im Altersheim: Vorstellungen des Personals und der Bewohnerinnen im Vergleich, Seminararbeit am Pädagogischen Institut der Universität Zürich, Zürich 1997, S. 6 f.

nen sind.[32] Die drei Fragebogen zur Erfassung der Kundenzufriedenheit fragen also nach Urteilen in den Bereichen dieser drei Hauptkriterien. Die Fragen stellen somit eine Operationalisierung dieser drei Kriterien dar.

Das ist ein mögliches Vorgehen. Offen bleibt allerdings die Frage nach der Reliabilität und Validität der drei Instrumente resp. der Umfrage, auf der sie basieren, und deren Auswertung. Weder in den Unterlagen von QAP noch im erwähnten Referenzaufsatz findet sich ein Hinweis zur Reliabilität und Validität der Instrumente sowie ihres Konstruktionsverfahrens. Da die Instrumente nicht reliabler und valider als ihr Konstruktionsverfahren sein können, wird im Folgenden nur noch auf Letzteres eingegangen. Es ist also danach zu fragen, wie reliabel und valide die inhaltsanalytische Auswertung der 3974 Aussagen war.

Zunächst ist festzuhalten, dass das Kategorienschema, nach dem die Inhaltsanalyse vorgenommen wurde, nicht theoriegeleitet, sondern via «Versuch und Irrtum» entstand. Allen Aussagen in 15 zufällig ausgewählten Fragebogen wurde ein Oberbegriff zugeordnet. In einem nächsten Schritt wurde versucht, sämtliche Begriffe in eine logische Ordnung zu bringen. Das so gewonnene Kategorienschema wurde anhand von fünf weiteren Fragebogen auf seine Tauglichkeit getestet. Dann wurden alle anderen Aussagen klassifiziert, und dabei wurde das Kategorienschema laufend angepasst.[33]

Diese Arbeit hat im Alleingang eine studentische Hilfskraft ohne Erfahrung in der Durchführung von Inhaltsanalysen gemacht. Deshalb wäre es zur Sicherung der Reliabilität der Auswertung sinnvoll gewesen, zumindest die Zuteilungen von Aussagen in eine Kategorie durch einen anderen Auswerter noch einmal vornehmen zu lassen und die beiden Zuteilungen auf ihre Übereinstimmung zu prüfen. Beziehungsweise wäre es angebracht gewesen, durch einen oder mehrere Auswerter andere Kategorienschemata entwickeln zu lassen, diese auf ihre Übereinstimmung zu prüfen, das Schema zu bereinigen und dann die Zuordnungen in eine Kategorie bezüglich ihrer Übereinstimmung zu kontrollieren. Diese so genannte «Intercoder-Reliabilität» gilt nach der gängigen Lehrmeinung als Mindeststandard bei Inhaltsanalysen.[34] Die Auswertung und die Bildung des Kategoriensystems erfolgten bei QAP also ad hoc, nach der Reliabilität wurde nicht gefragt, und deshalb wurde sie auch nicht überprüft. So ist das selbstkritische Urteil der studentischen Hilfskraft nachvollziehbar, wenn sie schreibt: «Da bei der Auswertung die vielen verschiedenen Aussagen auf eine gewisse Anzahl Kriterien verteilt

---

32 M. Osusky, B. Bucher-Wachter, K. Frey, a. a. O., S. 206 f.
33 B. Bucher-Wachter, a. a. O., S. 7.
34 z. B. R. Schnell et al., a. a. O., S. 379 f.; A. Diekmann, Empirische Sozialforschung, Reinbeck bei Hamburg 1995, S. 489 ff.; P. Mayring, Qualitative Inhaltsanalyse, Grundlagen und Techniken, Weinheim 1990, S. 94 ff.

werden mussten, enthält nun jedes Kriterium eine grosse Bandbreite von Aussagen (…) Die Schwierigkeit bestand darin, die Kriterien genau gegeneinander abzugrenzen, wodurch sich bestimmt Fehler eingeschlichen haben. Es ist keine glückliche Lösung, eine solche Auswertung durch eine einzelne Person vornehmen zu lassen.»[35] Die Schwierigkeiten, auf welche die studentische Hilfskraft bei der Auswertung stiess, wird auch im schon erwähnten Referenzaufsatz[36] deutlich. In Tabellen werden dort die Anzahl der Aussagen zu zwei Kategorien erwähnt. Die Aussagen liegen semantisch so nahe beieinander, dass ihre kategoriale Auflistung keine Trennschärfe mehr aufweist (z. B.: Eigenschaften des Personals «Auf Anliegen und Probleme der Bewohnerinnen eingehen» mit 100 Nennungen, «gesprächsbereit» mit 77 Nennungen, «einfühlend, verständnisvoll» mit 71 Nennungen, «freundlich» mit 60 Nennungen[37]).

Diese Hinweise auf Zweifel an Validität und Reliabilität der Instrumente von QAP müssen hier genügen. Sie sind wichtig. Zentral ist aber, dass der Ansatz, mit Hilfe von in Heimen Tätigen Entscheidendes zu den Handlungskonditionen und -ressourcen erfahren zu wollen, dazu führen muss, dass die Heime das, was sie unter Qualität verstehen, durch das System QAP bestätigt bekommen. Die entscheidenden Fragen wurden nicht gestellt, und andere entscheidende Informationen wurden nicht wahrgenommen. Deshalb kann zusammenfassend gesagt werden, dass QAP auf einem selbstreferenziellen Konzept basiert.

Selbstreferenzialität lässt sich auch an einem anderen Faktum verdeutlichen. Die quantitative Auswertung der Umfrage bei den 194 Heimen, welche die Basis für die Konstruktion der Instrumente zur Erfassung der Kundenzufriedenheit abgab, lässt sich so zusammenfassen: Aus Sicht der Befragten ist ihre soziale Kompetenz mit Abstand der wichtigste Faktor für die Lebensqualität der Bewohnerinnen (26,6 % aller Nennungen der Mitarbeitenden). Hingegen ist der am meisten genannte Faktor, der die Lebensqualität der Bewohnerinnen beeinträchtigt, ihr Gesundheitszustand, gefolgt von der mangelnden Selbstständigkeit (zusammen 26,6 % der Nennungen).[38] Diese Aussagen lassen sich so interpretieren, dass die befragten Mitarbeitenden sich selber einen hohen Beitrag zur Lebensqualität der Bewohnerinnen zuschreiben, während es an den Bewohnerinnen selber und an den Unwägbarkeiten menschlicher Schicksale liegt, wenn ihre Lebensqualität beeinträchtigt ist. Die Qualität der Heime beruht also auf der Qualität der Mitarbeitenden, Qualitätsmängel dagegen gründen im Gesundheitszustand der Bewohnerinnen.

35 B. Bucher-Wachter, a. a. O., S. 40.
36 M. Osusky, B. Bucher-Wachter, K. Frey, a. a. O.
37 ebenda, S. 208.
38 B. Bucher-Wachter, a. a. O., S. 10 ff.

Welche Resultate sind also von QAP zu erwarten? Da das System im Kern selbstreferenziell ist, läuft es letztlich auf eine weitgehende Bestätigung der Ziele des existierenden Handelns im Heim hinaus. Ob diese Ziele grundsätzlich haltbar sind, wird nicht erfasst. Die Ziele von QAP bleiben abstrakt, denn sie werden mit dem Alltag im Heim zu wenig in einen kausalen Zusammenhang gebracht. Erfasst werden vielmehr die Anstrengungen, die zur Zielerreichung aufgewendet werden. Deshalb entstehen bei einer zweckmässigen Implementation von QAP bei seiner Anwendung produktive Gruppenprozesse, denn die Tradition und das Rituelle des Handelns bekommt über die gemeinsame Reflexion seine Legitimation. Übereinstimmend wird in den Berichten von Heimleiterinnen, die QAP eingesetzt haben, die Motivierung der Mitarbeitenden zur Qualitätsarbeit gelobt, wie das etwa im folgenden Zitat zum Ausdruck kommt: «Die bisherige Entwicklung und Arbeit mit QAP zeigt, dass mit diesem System offensichtlich die richtige Mischung aus Aufklärung, Beratung, Fortbildung einerseits und aus eigenständiger Umsetzung, Gestaltung andererseits gefunden wurde.» [39] Worüber aufgeklärt wird, worin man sich fortbildet, was umgesetzt wird, bleibt allerdings offen.

12.4.3 OptiHeim

Beschreibung
OptiHeim ist ein Produkt der Tertianum OptiSysteme AG, die Qualitäts- und Führungssysteme entwickelt und vertreibt. Das Instrument ist zwischen 1994 und 1998 auf der Basis von so genannten OptiSoft-EDV-Programmen entwickelt, in rund 25 Alters- und Pflegeheimen getestet und modifiziert worden.

«OptiHeim ermittelt die Qualität aufgrund von Fragebogen.» [40] Dem ist tatsächlich so. Basis des Instrumentes ist die Befragung. Pro Heim stehen so viele Fragebogen zur Verfügung, wie das Heim Plätze hat. Zehn bis zwanzig Prozent der Fragebogen gehen an Aussenstehende wie Sozialdienste, Ärzte, Behörden und Seelsorger. Die restlichen Fragebogen werden je zur Hälfte auf die Leistungserbringer und die Leistungsempfänger aufgeteilt. Leistungserbringer sind zum einen die Trägerschaft des Heimes, zum anderen die Heimleitung, die leitenden Mitarbeiterinnen sowie das Personal. Leistungsempfänger sind die Bewohnerinnen und ihre Angehörigen. Zwanzig bis vierzig Prozent der Fragebogen gehen an die Bewohnerinnen, der Rest an ihre Angehörigen. Das Heim hat alle Adressen zur Verfügung zu stellen, wobei bei den Bewohnerinnen die kommunikativ an-

---

39 E. Gruber, QAP - Qualität als Prozess, in Fachzeitschrift Heim, vol. 71, 2000, S. 452.
40 Dokumentation OptiHeim der Tertianum OptiSystem AG, Stand September 2000, Teil 1, S. 4.

sprechbaren zu kennzeichnen sind. Die zu befragenden Personen werden von OptiHeim nach dem Zufallsprinzip ausgewählt.

Die Befragung umfasst insgesamt 555 Fragen. Die Auswahl der 555 Gegenstände, welche die Fragen erfassen, wird auf Rückfrage damit erklärt, dass sie von der Gruppe, die das Instrument entwickelt habe, getroffen worden und in der Erprobungsphase in rund 25 Heimen modifiziert und ergänzt worden sei. Von diesen 555 Fragen richten sich 167 Fragen an die Bewohnerinnen resp. an deren Angehörige. Die Trägerschaft hat 151, die Kader haben 282 und das übrige Personal hat 228 Fragen zu beantworten. Bei den Aussenstehenden schwankt die Zahl der Fragen zwischen 38 und 56. Die Heimleitung muss auf alle 555 Fragen antworten. Die Auswahl der Fragen richtet sich nach den funktionalen Bezügen zum Heim. Wenn diese beispielsweise für Bewohnerinnen und Personal identisch sind, haben beide die gleichen Fragen zu beantworten.

Die 555 Fragen beziehen sich auf alle Einzelleistungen des Heimes. Sie werden in 29 Leistungsgruppen gegliedert, die von «1 Identifikation» über «15 Preisgestaltung» bis zu «29 Ethik»[41] reichen. Für jede Einzelleistung oder jeden einzelnen Aspekt der Leistungserbringung sind immer zwei Fragen zu beantworten: Zum einen die nach der Wichtigkeit, zum anderen die nach dem IST-Zustand. Die Fragen sind geschlossen. Für die Antwort steht eine Sechserskala zur Verfügung, die bei der IST-Erfassung von «sehr schwach (1)» bis «sehr gut (6)» und bei der Wichtigkeit von «überflüssig (1)» bis «unverzichtbar (6)»[42] reicht. Diese beiden Skalen werden immer in der gleichen Richtung dargeboten, das heißt, 1 steht immer links aussen, 6 immer rechts aussen.

Die Rücklaufquote ist definiert mit 80 %. Wird dieser Anteil nicht erreicht, wird zunächst schriftlich gemahnt. Wird der definierte Rücklauf immer noch nicht erreicht, wird mündlich befragt, und zwar entweder in Einzel- oder Gruppeninterviews. Die befragten Gruppen umfassen im Minimum 2 bis 3 Personen, im Maximum sechs. Diese mündlichen Befragungen werden so lange fortgesetzt, bis die Rücklaufquote 80 % erreicht hat. Neben der Rücklaufquote ist auch die Quote der beantworteten Fragen festgelegt, und zwar mit 70 %. Wird dieser Wert nicht erreicht, wird wiederum so lange wie nötig mündlich nachbefragt. Erfahrungsgemäss ist die Zahl der nichtbeantworteten Fragen bezüglich der Wichtigkeit grösser als die bezüglich des IST-Zustandes.[43]

In den Antworten auf die Frage nach der Wichtigkeit drückt sich nach OptiHeim der SOLL-Standard aus. Das SOLL wird also nicht aus Werten und Prinzi-

41 ebenda, Teil 2, S. 3.
42 ebenda, Teil 2, S. 4.
43 Mündliche Information des Geschäftsführers der OptiSysteme AG vom 13. September 2000.

pien, professionellen Standards oder anderen theoretisch fundierten und in der Praxis bewährten Grundsätzen abgeleitet. Vielmehr ergibt sich das SOLL aus dem arithmetischen Mittel aller Antworten aller Befragten auf die Frage nach der Wichtigkeit. Begründet wird diese Herleitung des SOLL damit, dass sowohl «Über- wie Unterqualität»[44] vermieden werden sollen, was als zentrales Merkmal des Instrumentes bezeichnet wird. Unter Überqualität wird verstanden, dass eine Leistung des Heimes in ihrer aktuellen Ausprägung (IST) und ausgedrückt im arithmetischen Mittel um mehr als 10 % vom Wert der Wichtigkeit nach oben abweicht. Wird eine gleiche Abweichung nach unten festgestellt, so wird dies als Unterqualität bezeichnet.

Nach Meinung der Autoren hat es keinen Sinn, etwas gut anzubieten, was von den Leistungsbezügern als nicht wichtig angesehen wird, weil dies keine optimale Ausgestaltung des Heimgeschehens sei. Es gehe im Heim vielmehr darum, diejenigen Funktionen möglichst gut zu leisten, welche die Bewohnerinnen als wichtig bewerten. In dieser Optik ist Qualität von Heimen ein Optimierungsproblem. Wo optimiert werden könne, zeigt OptiHeim. Dieses Ziel ist die tragende Idee des Instruments, und daher rührt auch seine Bezeichnung.[45]

Die festgehaltenen Über- und Unterqualitäten bilden die Grundlage für die Definition der neuen Ziele und der daraus resultierenden Massnahmenplanung. Letztere richtet sich grundsätzlich nach der betriebseigenen Führungs- und Förderungspolitik. Das Heim verpflichtet sich jedoch vertraglich, nach durchgeführter Analyse und gemäss den neuen Zielvereinbarungen, die Massnahmen umzusetzen.

Analyse und Würdigung

Die erwähnte Ableitung des SOLL ist aus wissenschaftlicher Sicht unhaltbar, und zwar aus mehreren Gründen: Ins Gewicht fällt erstens ein wissenschaftstheoretisches Argument. Das SOLL ist immer mehr und kategorial anders als eine demoskopisch erhobene Antwort auf die Frage nach der empirischen Wichtigkeit. Letztlich findet es seine Begründung in Prinzipien, Werten, professionellen Standards und theoretisch begründeten Vorgaben. Zustimmung im Rahmen einer Befragung kann nie ein SOLL begründen; sie kann höchstens ein methodisch korrekt abgeleitetes SOLL stützen. Die Sozialwissenschaften wie die Sozialethik sind sich einig, dass aus einem Sein kein Sollen abgeleitet werden kann, und lehnen eine solche Konsequenz als «naturalistischen Fehlschluss» klar ab.[46]

---

44 Dokumentation OptiHeim, a. a. O., Teil 1, S. 5.
45 Mündliche Information des Geschäftsführers der OptiSysteme AG vom 13. September 2000.
46 G. E. Moore, Principia Ethica, Stuttgart 1970, S. 39 ff. und S. 48 ff.

Sodann geht OptiHeim in der Erhebung der Wichtigkeit methodisch nicht korrekt vor. In Kapitel 11 wurde darauf aufmerksam gemacht, dass solche Aussagen nur dann valide und reliabel sind, wenn sie durch die Theorien zu den kognitiven Voraussetzungen für die Urteilsbildung abgestützt und operationalisiert sind. Über diese Voraussetzungen zur Urteilsbildung gibt OptiHeim keine Auskunft. Deswegen weiss der Anwender nie, ob die Urteile mehr oder weniger zufällig gefällt worden sind. Ein Zeitvergleich sowie ein überbetrieblicher Vergleich sind folglich unmöglich. Daran ändert sich auch dann nichts, wenn die Durchschnittswerte mehrerer Heime zu einem neuen Durchschnittswert zusammengezogen werden. Übersehen wird bei diesen Vergleichen ausserdem, dass nur Gleiches mit Gleichem verglichen werden kann. Diese Voraussetzung ist bei OptiHeim nicht erfüllt, es sei denn, man definiert Gleiches mit dem Standort im gleichen geographischen oder politischen Raum. Diese Definition verbietet sich allerdings aus der Sicht des «risk adjustment».

Ferner ist es messtheoretisch unhaltbar, anzunehmen, das arithmetische Mittel sei eine geeignete Abbildung der Einzelmessungen. Weder die verwendete Skala noch die zu vermutende Streuung der einzelnen Werte erfüllen die Bedingungen, die gegeben sein müssen, damit das arithmetische Mittel aussagekräftig ist.[47] Ein weiterer Mangel in der Konstruktion der Fragebogen manifestiert sich darin, dass eine Sechserskala eingesetzt wird, obwohl diese den befragten Bewohnerinnen nicht adäquat ist, weshalb Verzerrungen unumgänglich sind. Die Umfrageforschung zeigt nämlich, dass alte Befragte oft nicht mehr in der Lage sind, «die Frageformulierung, die verbale Benennung der Skalenpunkte und die numerische Zuordnung zu diesen Skalenpunkten miteinander in Verbindung zu bringen.»[48] Nicht berücksichtigt ist auch, dass ältere Befragte ganz allgemein stärker zu sozial erwünschtem Verhalten neigen und entsprechend antworten.[49] Zu erwarten sind also «Response Sets», womit gemeint ist, dass die Fragen unabhängig von ihrem Inhalt beantwortet werden.

Response Sets sind bei OptiHeim zusätzlich wegen der Darbietung der Skalen zu erwarten. Diese verlaufen immer gleich (links aussen immer 1, rechts aussen immer 6). Deshalb ist es wahrscheinlich, dass viele befragte Bewohnerinnen, aber auch Mitarbeitende unabhängig von der Frage an einem einmal gewählten Antwortmuster festhalten. Hätte man nur bei jeder zehnten Frage die Skaladarbietung umgekehrt, wäre eine Kontrolle des Response Set möglich, was für die Qualität und damit Interpretation der Daten wichtig ist. Weil weder Response Set noch die damit verbundene Tendenz zu sozial erwünschten Antworten kontrolliert

---

47 J. Bortz und N. Döring, a. a. O., S. 65 ff.
48 N. Schwarz, zit. nach K. Kühn und R. Porst, a. a. O., S. 8.
49 K. Kühn und R. Porst, a. a. O., S. 9.

werden, wird der Beobachtung, dass die Frage nach dem IST häufiger beantwortet wird als die nach der Wichtigkeit, keine Bedeutung zugemessen. Sie ist aber ein Indiz dafür, dass beide Phänomene – Response Set wie Tendenz zu sozial erwünschten Antworten – durch das Instrument OptiHeim zusätzlich gefördert werden. Im Übrigen ist der Fragebogen für Betagte mit 167 Fragen zu lang.

Diese inhaltlichen wie methodischen Mängel wiegen schwer und begründen, warum der Ansatz von OptiHeim als wissenschaftlich unhaltbar beurteilt wird. Gestützt wird dieses Urteil durch eine Reihe von anderen Mängeln von Opti-Heim. Bis die Rücklaufquote von 80 % erreicht ist, wird mündlich u. a. in Form von Gruppeninterviews nachgefragt. Die Durchführung von Gruppeninterviews ist an eine Reihe von Voraussetzungen gebunden, wie Homogenität der Gruppe, Kontrolle der Gruppenprozesse usw.[50], die in Pflegeheimen nicht generell vorzufinden sind. Weiter enthalten die konkreten Fragen, die gestellt werden, eine Reihe von schwer verständlichen oder dehnbaren, unbestimmten Begriffen, welche die Tendenz, sozial erwünschte Antworten zu geben, verstärken oder zu Antwortverweigerungen führen. Beispiele für Adjektive, die eine unpräzise Wertung enthalten, wie «zweckmässig», «praktisch», «klar», oder Beispiele für Nomen, die vieldeutig sind, wie «Sozialkompetenz» oder «Fachkompetenz», lassen sich unschwer finden. Schliesslich widerspricht die Definition der Anzahl Befragten – die sich aus der Zahl der Plätze eines Heimes ergibt – allen methodischen Forderungen zum Stichprobenumfang. Dieser ergibt sich aus den Anforderungen an die Qualität der erhobenen Daten, wie Irrtumswahrscheinlichkeit, Effektgrösse, Teststärke usw.[51] Die Gleichsetzung von Stichprobenumfang und Anzahl Plätzen bei OptiHeim findet wissenschaftlich keine Stützung und überdeckt in ihrer Pseudologik die nahe liegende Frage, welche Zuverlässigkeit und Gültigkeit die so erhobenen Daten überhaupt haben.

12.5 Produkt oder Konzept?

Einleitend zu diesem Kapitel ist skizziert worden, warum jede Qualitätssicherung im Heim theoriegeleitet sein muss. Das gilt sowohl für die Bestimmung des SOLL wie für die Feststellung des IST. Der Begriff «theoriegeleitet» verweist darauf, dass es nie um eine dogmatische Festlegung gehen kann. Denn Theorien besitzen immer nur vorläufig Geltung und haben sich in der Praxis insofern zu bewähren, als sie dazu beitragen, Probleme zu lösen. Diese Postulate bilden die (wissenschaftstheoretische) Basis der hier vertretenen Auffassung von Qualitätssiche-

---

50 J. Bortz und N. Döring, a. a. O., S. 221 f.
51 ebenda, S. 566–567, S. 574–589.

rung. Auf Grund dieser Postulate ist sie offen angelegt: offen für neue theoretische Einsichten, offen für die Bewährung in der Praxis. Zum Ausdruck kommt diese Konzeption von Qualitätssicherung in der Konsequenz des «gemeinsamen Lernens». Der Massstab für die Bewährung in der Praxis wie für neue theoretische Einsichten ist das Wohlbefinden der Bewohnerinnen.

Das Verständnis von Qualitätssicherung als Konzept betont nicht nur die Offenheit des konkreten Vorgehens. Es thematisiert ebenso die für Handeln konstitutiven Elemente: handlungsleitende Interessen, Angemessenheit der Mittel und Reflexion der ethischen und politischen Dimensionen. Diese drei Aspekte sind sowohl bedeutungsvoll für die Entwicklung von Instrumenten zur Qualitätssicherung wie für ihre Anwendung im Heim.

Diesem umfassenden Verständnis von Qualitätssicherung steht ein instrumentelles gegenüber. Um ein bestimmtes Problem anzugehen oder zu lösen, wird ein Instrument benötigt. Ein rein instrumentelles Problemverständnis ist überwiegend produktorientiert und fragt nicht reflektiert nach den handlungsleitenden Interessen, der Angemessenheit der Mittel und den ethischen sowie politischen Implikationen. Im Zentrum steht vielmehr die instrumentell-technische Problemlösung mit Hilfe entsprechender Instrumente, die aus dieser Optik vernünftig und verantwortbar sind. Die Probleme bei der Produktion von Instrumenten werden nicht oder kaum reflektiert. Eine so verstandene Art von Instrumenten zur Qualitätssicherung wird hier mit dem Begriff «Produkt» bezeichnet.

Die Unterscheidung von Konzepten und Produkten zur Qualitätssicherung ist bedeutsam, weil sie klar zum Ausdruck bringt, dass mit dem Erwerb eines Produktes zur Qualitätssicherung nicht nur ein Messinstrument für Qualität eingekauft wird, sondern mit eingeschlossen ist eine Definition oder Auffassung von Qualität. Diese Definition ist immer auch Ausdruck der handlungsleitenden Interessen, der Angemessenheit der Mittel und der ethischen und politischen Implikationen bei der Entwicklung des Produktes.

Handlungsleitende Interessen drücken sich u. a. darin aus, für wen die Produzenten das Produkt letztlich konzipieren. Sind es die Heimleitungen, die Aufsichtskommission, das Personal oder die Bewohnerinnen? Für wen wollen sie Qualität schaffen? Welche Bedürfnisse bestimmen in ihrer Optik die Qualität? Es sind die Heimleitungen, die in der Regel ein solches Produkt beschaffen.

Von daher ist es plausibel, bei der Produktherstellung eine Optik zu wählen, die derjenigen der Heimleitungen entspricht. Wird davon ausgegangen, dass diese den relativ reibungslosen Ablauf der Organisation gleichsetzen mit dem Wohlbefinden der Bewohnerinnen (also: je klarer die Strukturen, je reibungsärmer die Abläufe und je geregelter die Handlungen, desto grösser das Wohlbefinden), würde das zumindest teilweise die vorzufindende Präferenz für bürokratisch-technische Systeme erklären. Fragebogen, Formulare, Dokumentationen dominieren. Die entscheidende Frage, ob und wie klare Strukturen, reibungsarme

Abläufe und geregelte Handlungen mit dem Wohlbefinden der Bewohnerinnen gleichzusetzen sind, kommt so nicht ins Blickfeld.

Jedes Produkt enthält eine implizite Vorstellung von Qualität. Somit wäre bei seiner Produktion – wie einleitend zu diesem Kapitel gezeigt worden ist – eine intensive Auseinandersetzung auf wissenschaftlicher Basis mit den Handlungs-konditionen, -restriktionen und -dynamiken im Heim unabdingbar. Eine solche Auseinandersetzung ist zeit- und damit kostenintensiv. Nach einer üblichen Logik der Produktion besteht eine Tendenz darin, den dafür notwendigen Aufwand zu minimieren, was wiederum nahe legen kann, ein für die Wirtschaft mit ihren spezifischen Handlungsbedingungen entwickeltes Produkt auf das Heim zu über-tragen. Die Folge davon ist eine Selbstbestätigung des konkreten Handelns im Heim.

Die tatsächlichen Herausforderungen (das Wohlbefinden der Bewohnerinnen) rücken nicht oder nur ungenügend ins Zentrum. Verstärkt wird dieser Aspekt zusätzlich durch die Annahme, dass Instrumente zur Qualitätssicherung «fertige Produkte» seien. Wissenschaftliche Erkenntnisfortschritte wie Bewährung in der Praxis müssen bei dieser Annahme zu kurz kommen. Wichtige Fragen, etwa «Was ist unter der Qualität eines Heimes zu verstehen?», «Wie wird dieses Verständnis begründet?», «Wie ist man dazu gekommen?» usw. stehen somit nicht im Vorder-grund. Die konzeptuellen Lücken dieses Vorgehens finden dann ihren Ausdruck in einem Verständnis von Wohlbefinden der Bewohnerinnen, das nicht dem ent-spricht, was möglich wäre. Ja, letztlich – dazu wurde schon argumentiert – müsste es den Bewohnerinnen im «Produkt»-Heim gut gehen, wenn der gesundheitliche Status besser und wenn die Einsicht in die für sie unternommenen Anstrengungen präsent wäre.

Allerdings stehen beim Einkauf eines Produktes zur Qualitätssicherung kaum solche Überlegungen im Vordergrund. Vielmehr geht es darum, ein Problem zu lösen, und dieses Problem besteht darin, dass Qualitätssicherung ein Auftrag des KVG ist. Ein solches Mandat, verbunden mit einer Qualitätsbeurteilung von aussen, löst nicht selten Angst und Abwehr aus. Diese Reaktionen verlangen nach Sicherheit – eine Sicherheit, die in Analogie zum Alltag mit dem Kauf eines Produktes vermeintlich erreicht werden kann.

Wird das Produkt dann noch entsprechend angeboten, verlieren andere Über-legungen an Bedeutung. Entspricht das dargestellte instrumentelle Verständnis des Produktes ausserdem dem im Alltag gewohnten, kann wahrscheinlich prak-tisch jedes Produkt erfolgreich vertrieben werden. Die dadurch gewonnene Sicherheit ist trügerisch, und sie findet ihre Komplementarität und damit Stüt-zung in den Reaktionen der Öffentlichkeit. Diese nimmt wohlwollend zur Kennt-nis, dass ein Produkt zur Qualitätssicherung beschafft und eingesetzt wurde und Resultate erbrachte, die nun bearbeitet und instrumentell optimiert werden. Was will man da noch mehr?

Dass das Wohlbefinden der Bewohnerinnen nicht dem entspricht, was möglich wäre, verschwindet im Hintergrund eines Fachdiskurses, der Regeln gehorcht, die nicht denen entsprechen, die in der Öffentlichkeit und damit politisch relevant sind. Das ethisch Richtige gerät so unter die Räder des politisch Machbaren, das seine Dignität durch eine instrumentell verstandene Qualitätssicherung bestätigt sieht.

Und wenn dann noch der Heimverband Schweiz und das Forum stationäre Altersarbeit Schweiz ein Produkt absegnen, kann man behaupten, es sei KVG-konform – etwas, das für die Bewohnerinnen und Bewohner von Pflegeheimen tatsächlich keine essenzielle Bedeutung hat. Da die Versicherer über die Paritätische Kommission (siehe Kap. 14.4) als Verbündete erscheinen und die zuständigen kantonalen Departemente/Direktionen sich in der mantrahaften Beschwörung des Marktes (Wahlmöglichkeiten!) oder im Schweigen ergehen, ist mit der Produktewahl «die Sache» erledigt. Von überall her erfolgte die Bestätigung, dass man daran ist, die Aufgabe zu erfüllen.

Wo bleibt Artikel 32 KVG (siehe Einführendes Vorwort zur 2., überarbeitete und ergänzte Auflage, Abschnitt «Krankenversicherungsgesetz baute für Pflegeheime auf falscher Ausgangslage»)? Was bedeuten Zweckmässigkeit und Wirksamkeit mit Bezug auf Leben, Leiden und Sterben im Pflegeheim, wenn ein Produkt vorhanden ist, das jene, welche ihre letzten Jahre in eben diesem Pflegeheim verbringen, nur am Rande berücksichtigt?

13. Qualitätsmanagement

13.1 Einführung

Die Spezialbibliothek für Betriebswissenschaft der ETH-Zürich besitzt über 140 Bücher, die «Qualitätsmanagement» im Titel führen. Viel mehr befassen sich damit, ohne den Begriff ausdrücklich zu nennen. Dennoch schreibt H. D. Seghezzi in seinem 1996 erschienenen und inzwischen zum Standardwerk im deutschsprachigen Raum gewordenen Buch «Integriertes Qualitätsmanagement» als ersten Satz: «Qualitätsmanagement ist als Disziplin erst im Entstehen.»[1]

Die meisten Bücher sind Darstellungen des Qualitätsmanagements, die seine Hintergründe, Aufgaben und Prinzipien erklären; viele beschreiben spezifische Qualitätsmanagementsysteme von ISO bis TQM, meistens produkteorientiert. Viel seltener befassen sich Arbeiten mit Dienstleistungen, und in dieser Gruppe konnte keine Arbeit gefunden werden, die sich systematisch mit der Frage der Wirkung des Qualitätsmanagements auseinandersetzt. Dass das Qualitätsmanagement etwas nützt, wird offenbar als selbstverständlich angenommen, denn Qualität entsteht nicht von alleine, sondern es muss etwas unternommen werden, um sie zu erstellen, zu sichern und weiterzuentwickeln.

Der Begriff Qualitätsmanagement enthält die beiden Komponenten «Qualität» und «Management» und suggeriert damit, dass mit Hilfe des Managements Qualität hergestellt werden kann. Das ist jedoch an mindestens vier Voraussetzungen geknüpft, die im Folgenden eingehender betrachtet werden sollen:

1. Man weiss, was Qualität ist.

2. Man weiss, welche Massnahmen ergriffen werden müssen, um Qualität herzustellen.

3. Man verfügt über die methodischen, instrumentellen, personellen und finanziellen Ressourcen, um die nötigen Massnahmen durchzuführen.

4. Man ist in der Lage, die Wirkung der Massnahmen nachzuweisen.

---

1 H. D. Seghezzi, Integriertes Qualitätsmanagement: das St. Galler Konzept, München 1996, S. V.

13.2 Wissen, was Qualität ist

In diesem Buch wird Qualität über das Verhältnis von IST zu SOLL definiert. Das Hauptproblem liegt bei der Bestimmung des SOLL, das im Heimbereich keine ontologische Grösse sein kann, sondern immer das Resultat einer Vereinbarung auf Zeit ist, die auf mehr oder weniger gesichertem Wissen beruht und an der mehrere Akteure beteiligt sind. An Bemühungen, ein übergeordnetes SOLL zu bestimmen, besteht im Heimwesen kein Mangel: Neben den rein formalen Definitionen nach dem ISO-Muster (Qualität als «Gesamtheit der Eigenschaften und Merkmale einer Dienstleistung, die sich auf deren Eignung zur Erfüllung festgelegter oder vorausgesetzter Erfordernisse beziehen»[2]) gibt es eine ganze Reihe von Versuchen, prägnant zu formulieren, was unter Heimqualität zu verstehen ist. Im Folgenden seien nur einige der in diesem Buch an anderen Stellen zu Wort kommenden Exponenten erwähnt:

- Nirje formulierte die aus dem Normalisierungsprinzip abgeleiteten SOLL-Vorgaben in Form von acht Rechten.[3]

- Wolfensberger nennt als Ziel der Social Role Valorization den Zugang zu «the good things of life».[4]

- Im britischen Konzept «Homes for Living in» werden sechs Prinzipien als Orientierung für Qualität aufgestellt.[5]

- Und die UNO hat die Regierungen der Mitgliedländer aufgefordert, fünf Prinzipien in ihre Programme für ältere Menschen aufzunehmen.[6]

Festzuhalten ist, dass in all diesen Definitionen – und andere vermöchten beigefügt zu werden – der gleiche Kern von Werten enthalten ist. Sie können mit den Begriffen Individualität, Menschenwürde, Autonomie, Selbstbestimmung, Sicherheit, Integration umschrieben werden.

---

2 Deutsches Institut für Normung e. V., Hrsg., Qualitätsmanagementsysteme DIN ISO 9004 Teil 2, Berlin 1994, S. 192.
3 Übersetzung nach B. Nirje, How I came to formulate the Normalization principle, in R. J. Flynn und R. A. Lemay, Hrsg., A Quarter Century of Normalization and Social Role Valorization: Evolution and Impact, Ottawa 1999, S. 17.
4 S. Thomas und W. Wolfensberger, An overview of Social Role Valorization, in R. J. Flynn und R. A. Lemay, a. a. O., S. 134.
5 R. Harris et al., Heime zum Leben, a. a. O.
6 A. T. Hoffmann, Globale Trends in der Pflegeindustrie, in H. Blonski, Hrsg., Qualitätsmanagement in der Altenpflege, Hagen 1998, S. 32–33.

Auf dieser grundsätzlichen Ebene von Werten besteht weitgehend Konsens darüber, was Qualität bestimmt. Werte wie Menschenwürde, Autonomie, Sicherheit usw. können allerdings nicht direkt beobachtet werden. Beobachtbarkeit ist aber Voraussetzung für Messung. Dafür muss theoretischen Begriffen Beobachtbares zugeordnet werden. Dieses Verfahren der Zuordnung wird Operationalisierung genannt. Bezüglich der Operationalisierung der weitgehend konsensuellen Werte ist in der Literatur zur Qualität von Heimen kein Konsens festzustellen. In der Regel wird bei der Operationalisierung so verfahren, dass angenommen wird, diese sei durch die Formulierung von Fragen in entsprechenden Instrumenten zur Qualitätsbeurteilung geleistet. Übersehen wird zweierlei: Zum einen, dass diese Formulierung nicht so einfach ist, soll die Messung reliabel und valide sein. Beide Bedingungen müssen aber erfüllt sein, damit die Messung personenunabhängig und objektivierbar ist (siehe Kap. 11). Zum andern wird nicht beachtet, dass die Operationalisierung von theoretischen Begriffen anspruchsvoll ist und eine Vielzahl von wissenschaftstheoretischen und methodischen Aspekten und Postulaten berücksichtigt werden müssen, die das Resultat einer langandauernden wissenschaftlichen Debatte darstellen. Vielleicht macht folgendes Beispiel die Schwierigkeiten beim Operationalisieren deutlich. In der Mannheimer Ehescheidungsstudie[7], welche auf der grössten bis heute in Deutschland vorgenommenen Befragung zu den Ehescheidungsursachen basiert, wurden von einer grösseren Forschergruppe drei Jahre Forschungsarbeit für die Operationalisierungen verwendet.[8] Weitere Beispiele, die den Aufwand verdeutlichen, der mit der Operationalisierung verbunden ist, lassen sich problemlos finden. Die naive, unreflektierte Formulierung von Fragen wie auch der Einsatz von Fragebogen zur Erfassung der Qualität vernachlässigen aber die Probleme des Operationalisierens systematisch und müssen deshalb in die Irre führen. Sehr wahrscheinlich stimmen die Operationalisierungen in der Praxis des Qualitätsmanagements selbst bei elementaren Kategorien nicht überein, wie ein Bericht von M. Runge verdeutlicht: Erfahrene Pflegedienstleiterinnen wurden aufgefordert, Fachbegriffe wie «sitzen können», «gehen können» oder «Patient ist mobilisiert» inhaltlich zu beschreiben. Praktisch jede Befragte schrieb den Begriffen eine eigene, sich mehr oder weniger von den andern unterscheidende Bedeutung zu.[9] Unterschiedliche Operationalisierungen von Werten wie Menschenwürde, Autonomie usw. müssen zur Messung von

---

7 T. Klein und J. Kopp, Hrsg., Scheidungsursachen aus soziologischer Sicht, Würzburg 1999.

8 Persönliche Mitteilung von H. Esser, Universität Mannheim, vom 12.12.2000.

9 M. Runge, Die Messung von Ergebnisqualität in der Langzeitbetreuung geriatrischer Patienten, in T. Klie, Hrsg., Kooperative Qualitätssicherung in der geriatrischen Rehabilitation, Freiburg 1998, S. 32.

unterschiedlichen empirischen Phänomenen führen, die unter Umständen mit dem intendierten Wert wenig bis nichts gemeinsam haben.

Dieses Buch ist nicht der Ort, um auf die Probleme des Operationalisierens detaillierter einzugehen. Entscheidend ist, dass diese Probleme mit entsprechendem Aufwand lösbar sind. Es ist deshalb auch nicht richtig, aus dem Fehlen einer akzeptierten, validierten und reliablen Diagnostik der Qualität von Heimen auf das Fehlen eines Konsenses über die wichtigsten Qualitätsdimensionen in der Literatur zu schliessen.[10] Allerdings ist es unumgänglich, eine andere Strategie bei der Entwicklung dieser Diagnostik einzuschlagen. Ausgangspunkt ist dabei die Einsicht, dass jedes SOLL eine Konvention darstellt. Der Inhalt dieser Konvention ergibt sich zum einen aus den Wünschen, Bedürfnissen, Zielen, Vorstellungen der Betroffenen. Das sind die Bewohnerinnen des Heimes. Ihre Wünsche, Bedürfnisse usw. sind zunächst individuell formuliert, fliessen dann aber in einer allgemeinen, überindividuellen (aggregierten) Form in das SOLL ein. Im Einzelfall muss dieses individualisiert interpretiert werden. Zum andern wird die Konvention bestimmt durch die gesamtgesellschaftlich üblichen und akzeptierten Deutungen von Werten. Sie unterliegen sozialem Wandel und sind in diesem Sinne nie auf Dauer festgelegt. Man kann diese drei Aspekte mit bedürfnisadäquat, personenadäquat und gesellschaftsadäquat benennen. Die im SOLL ausgedrückten Konventionen bestimmen sich aber nicht durch das angenommene, subjektive Alltagswissen über das vermeintlich Bedürfnisadäquate, das Personenadäquate und das Gesellschaftsadäquate. Dieses muss durch das Wissen der Gerontologie und Geriatrie veröbjektiviert und entsubjektiviert werden. Beispiele für Formulierungen des SOLL, in das zum einen die drei soeben genannten Aspekte, zum andern Wissen der Geriatrie und der Gerontologie einflossen, werden in den Kapiteln 7 und 8 vorgestellt. Sie verdeutlichen, dass mit Hilfe des Wissens der Geriatrie und der Gerontologie eine innerwissenschaftliche Antwort auf die ausserwissenschaftliche Herausforderung der Wertorientierung von Pflegeheimen möglich ist. Damit werden Handlungsanleitungen in einer Formulierung von Konventionen geleistet, die den Ansprüchen der Bewohnerinnen, deren Anpassung an individuelle Ausprägungen und den gesellschaftlich akzeptierten Deutungen von Werten, aber auch den Ansprüchen an die Validität und Reliabilität genügen.

Wie aus dieser Konzeption zu entnehmen ist, sind also weder die Heime noch die Wissenschaft je allein fähig, die richtigen Fragen zu stellen und die entsprechenden Antworten zu geben. Jeder der beiden Bereiche stellt für den andern gleichzeitig eine Herausforderung und eine Ressource dar. In einem Prozess des gemeinsamen Lernens ist es möglich, der Herausforderung, welche die Formulie-

---

10 z. B. M. Heiner, Qualitätsentwicklung durch Evaluation, in F. Peterander und O. Speck, Hrsg., Qualitätsmanagement in sozialen Institutionen, München 1999, S. 63–88.

rung des SOLL darstellt, gerecht zu werden. Offen ist trotz dieser Zuversicht die organisatorische Gestaltung dieses Lernprozesses. Als Konsequenz aus der Kritik am Anspruchsgruppenkonzept bzw. an der Tatsache, dass die verschiedenen Akteure mit Ausnahme der im Heim Beschäftigten nicht als Gruppen gelten können, wird in Kapitel 7 dafür plädiert, die Bestimmung der SOLL-Vorgaben sei Aufgabe des Staates (der sie delegieren kann, wenn er Sicherheit über die Kompetenz der zu Beauftragenden besitzt), solange die Heimbewohnerinnen selber – als Gruppe – dazu nicht in der Lage sind. In der Regel geschieht dies dann «nur» im Sinne von Mindestanforderungen. Zudem unterliegt dieses Verfahren der Gefahr, dass Faktoren, die über dem beschränkten Sachverstand der Akteure liegen (und insbesondere in der Fachliteratur anzusiedeln sind), ausgeblendet werden, dass ökonomische Argumente dominieren, oder dass das Niveau der gerade noch tolerierbaren Institutionen übernommen wird. Das folgende Beispiel aus der Schweiz ist nicht geeignet, diese Aussagen zu widerlegen: Das Bundesamt für Sozialversicherung, Abteilung Invalidenversicherung, hat für stationäre Institutionen für erwachsene Behinderte 19 sog. «Qualitative Bedingungen» festgelegt, deren Erfüllung in Zukunft von Zertifizierungsinstanzen überprüft und als Voraussetzung der Beitragsberechtigung gewertet werden soll. Eine dieser Bedingungen lautet: «Es ist im Betriebs- oder Betreuungskonzept definiert, wie die Autonomie der KlientInnen respektiert wird.»[11] Als Niveau, das zu erreichen ist, gilt: «vorhanden».

Faktisch ist diese Art der SOLL-Definition eine Rückdelegation an die Heime. Damit wird der Staat seiner Aufgabe zweifellos nicht gerecht. Wie im Kapitel über die Qualitätsbeurteilung in den USA argumentiert wurde, liegt die Lösung auch kaum in der Forcierung des Detaillierungrades mit 185 Beurteilungsgegenständen – immerhin sind diese wenigstens so operationalisiert, dass sie überprüfbar und messbar sind und deshalb als Gegenstände für ein Qualitätsmanagement tauglich werden. In der Schweiz jedenfalls hat der Staat diese Konsolidierungsaufgabe noch zu leisten. Kommt er dieser Aufgabe nicht nach, ist weiterhin zu erwarten, dass Heime letztlich ihre SOLL-Vorgaben selber formulieren, diesen selbstverständlich entsprechen und damit der Selbstreferentialität, zu der jede Organisation ohnehin tendiert[12], Vorschub geleistet wird.

In diesem Buch ist an verschiedenen Stellen von der Längerfristigkeit der Aufgaben zu lesen. Das Eruieren von SOLL-Vorgaben ist eine solche langfristige Herausforderung, nicht nur weil sich der Wissensstand in den relevanten Wissen-

---

11 Bundesamt für Sozialversicherungen, Abteilung Invalidenversicherung, Anhang zum Rundschreiben 2/99, Bern 1999.

12 z. B. H. Esser, Soziologie, Spezielle Grundlagen, Band 5: Institutionen, Frankfurt a. M. 2000, S. 237 ff.

schaftsfeldern wandelt, sondern weil dazu mit der Praxis immer wieder Dialog gesucht werden muss. Die praktischen Erfahrungen aus Heimbeurteilungen sind als Rückmeldung zum IST ernst zu nehmen. Bewohnerinnen ist mit Hegels Diktum, wenn die Praxis nicht mit der Theorie übereinstimme, sei dies schlimm für die Praxis, überhaupt nicht gedient. Und zur Fristigkeit der Qualitätssicherung will kein Horizont festgelegt werden – sichern kann man nur etwas, das sich als tauglich erwiesen hat. Von der «Reduktion der Komplexität über die Zeit» ist ebenfalls mehr als einmal zu lesen. Tatsächlich geht es mit den Arbeiten an einer authentischen Qualitätsförderung hier zuerst um die Erhöhung der Komplexität, wie gerade auch das vorliegende Kapitel anzeigt: Statt mit Quality Management die Bedeutung der eigenen Position zu markieren, muss grundsätzlicher unter Beteiligten und Betroffenen danach gefragt werden, welche SOLL-Vorgaben Zentrales mit Bezug auf die Qualität anzeigen.

13.3 Wissen, welche Massnahmen geeignet sind, um Qualität herzustellen

Lange bevor es den Begriff Qualitätsmanagement überhaupt gab, wurden in Heimen Massnahmen ergriffen, von denen die Beteiligten annahmen, dass sie gut und richtig seien, und häufig traf dies auch zu. Im Fall von Dienstleistungsbetrieben im Gesundheits- und Sozialwesen bestand die wichtigste Qualität bis vor nicht allzu langer Zeit in ihrer Existenz – es war gut, dass es sie überhaupt gab. Massnahmen wurden entsprechend auf die Strukturen ausgerichtet: Gebäude, Einrichtungen, Stellenpläne, Betriebsmittel sollten gute betriebliche Voraussetzungen für die Betreuung und Pflege der Bewohnerinnen schaffen. Erst später begann man sich auch mit den Prozessen zu befassen. Den Massnahmen auf der Ebene der Strukturen und der Prozesse entspricht das Finanzierungssystem: Mit Investitionsbeiträgen wird dafür gesorgt, dass geeignete Strukturen errichtet werden können. Auch Betriebsbeiträge, oft in Form von Defizitgarantien, haben eine dominant strukturelle Komponente (z. B. Sicherung eines ausreichenden Stellenplans), sie ermöglichen aber auch eine Prozessentwicklung – man will, dass mit den Strukturen etwas Gutes gemacht wird. Die Input-Finanzierung, die traditionelle Heimaufsicht, die Bindung an den lokalen oder regionalen Rahmen sowie die im allgemeinen gute wirtschaftliche Lage haben im dritten Quartal des 20. Jahrhunderts ein praktisch flächendeckendes Netz stationärer Angebote für pflegebedürftige alte Menschen entstehen lassen. Dies ist nicht wenig mit Bezug auf gewisse Voraussetzungen für eine akzeptable Struktur- und Prozessqualität.

Dass finanzielle Mittel aber noch keine Garantie für Qualität bieten, zeigt der Blick auf Prozesse und Ergebnisse. Parallel zur Entwicklung des Heimwesens hat nämlich der Wunsch, gerade nicht in ein Pflegeheim eintreten und dort die letzten Jahre bis zum Tod verbringen zu müssen, seit zwei Jahrzehnten fast ideologischen Charakter angenommen. Diese Ablehnung durch ihre potentiellen Kundinnen oder allenfalls ihre Akzeptanz lediglich als «notwendiges Übel» hätte die Heime eigentlich zunehmend unter Beweiszwang setzen sollen: Sind sie überhaupt in der Lage, ihren Bewohnerinnen eine individuelle, gute und würdevolle letzte Lebensphase, also gute Ergebnisqualität zu verschaffen? Dazu ist es aber geraume Zeit lang nicht gekommen. Ein Markt, der dafür sorgen könnte, existiert bis heute kaum, und solange die Angebotsorientierung dominiert, ist aus Sicht der Heime keine besondere Dringlichkeit geboten. Aber auch die Wissenschaft, aus der schon früh die Forderung nach «Outcome Measurement» erhoben worden war, konnte wenig bieten, weder auf der konzeptionellen Ebene noch durch schlüssige Ergebnisse empirischer Untersuchungen.[13]

Erst die Probleme der öffentlichen Finanzen, die nicht zuletzt auch auf die Zunahme der Kosten im Gesundheits- und Heimwesen zurückgeführt wurden, brachten die Ergebnisqualität stärker ins Blickfeld: Es sollte gespart werden, ohne dass die Qualität der Leistungen abnahm. Dieser Kerngedanke kann als Motor der Bestrebungen zum Umbau der öffentlichen Verwaltung nach den Prinzipien des New Public Managements (NPM) gelten. Da in der Vergangenheit von den Leitenden (nicht nur im Heimwesen) versäumt wurde, Qualität zu definieren, geriet die Ausrichtung der NPM-Bemühungen auf den sog. Kundennutzen in eine Art Vakuum, konnte sich dort breit entfalten und beeinflusst seit Beginn der neunziger Jahre die Qualitätsdiskussion. Inzwischen gibt es kaum noch eine öffentliche Administration, in der nicht ein oder mehrere «wif»- bzw. «wof»-Projekte (wirkungsorientierte Verwaltungsführung) durchgeführt wurden und werden. Das Ziel der Erhaltung oder Erhöhung des Kundennutzens wird in der Regel prominent herausgestellt. Damit diese Botschaft in den Köpfen der Ausführenden verankert wird, werden zwei Instrumente eingesetzt: Leistungsauftrag und Output- oder Outcome-Finanzierung in Form einer Normkostenabgeltung (z. B. Fallkostenpauschale) oder eines Globalbudgets. Damit soll ein Markt simuliert werden: Der Auftraggeber Staat kauft bei der Verwaltung oder bei der Trägerschaft eines Pflegeheims eine in Menge und eben auch Qualität von ihr zu verantwortende Leistung zu einem bestimmten Preis ein. Mindestens theoretisch schwingt dabei mit, dass der Leistungserbringer zu Gunsten eines anderen, z. B. privaten Anbieters ausgewechselt werden könnte, wenn die vereinbarten Leistungsziele nicht erfüllt werden. Die Grundidee leuchtet ein, auch wenn in der Praxis häufig einfach das in die Leistungsaufträge aufgenommen wird, was man vorher schon getan hat.

---

13 F. Porell und F. G. Caro, Facility-Level Outcome Performance Measures for Nursing Homes, in The Gerontologist, vol. 38, 1998, S. 665.

Für unser Thema entscheidend ist aber, dass NPM nicht ohne Definition der Ergebnisqualität auskommt. Sobald nicht mehr die Produktionsvoraussetzungen, sondern die Produkte (Dienstleistungen) im Zentrum des Interesses stehen, rücken die Qualität des Ergebnisses und die Massnahmen, mit denen sie erreicht werden soll, ins Zentrum. Beitragsempfänger auf allen Ebenen müssen ihren zielgerichteten Mitteleinsatz und gute Ergebnisqualität nachweisen.

Daraus wiederum ergibt sich für die öffentliche Hand der Bedarf bzw. die Notwendigkeit zur Steuerung oder zum Controlling, denn ihre Leistung besteht darin, die ihr zur Verfügung stehenden Mittel optimal einzusetzen. Das hat sie zu rechtfertigen, und sie kann dies nicht mehr über die Korrektheit des Mitteleinsatzes wie bei der Input-Finanzierung, sondern nur durch den Beleg, dass mit den eingesetzten Mitteln ein gewolltes Ergebnis erreicht wurde. Da die öffentliche Hand überfordert wäre, müsste sie die Steuerung auf jedes einzelne Ergebnis beziehen, setzt sie Gesamt- oder Rahmenziele und zieht sich auf die instrumentelle Ebene zurück: Neben dem Abschluss von Leistungsvereinbarungen ist dies vor allem die Vorschrift, ein formalisiertes und vom Auftraggeber anerkanntes Qualitätsmanagementsystem einzuführen. Vom Einsatz solcher Instrumente wird angenommen, dass sie zu den gewünschten quantitativen und qualitativen Ergebnissen – mindestens zu den Leistungen, im optimalen Fall auch zu den Wirkungen – führen. Damit wird zwar faktisch wieder über den Input, nämlich Strukturen und Prozesse des Qualitätsmanagementsystems gesteuert, neu aber mit der als zwingend bezeichneten Forderung, den Zielerreichungsgrad zu evaluieren. Die Resultate der Evaluation sollen dann in die neue Planung bzw. Zielsetzung einfliessen und so den sog. Controlling-Kreislauf schliessen.

Im weiter vorne erwähnten Rundschreiben macht das Schweizerische Bundesamt für Sozialversicherungen (BSV) seine Beiträge an stationäre Einrichtungen für erwachsene Behinderte davon abhängig, dass die Institutionen über ein Qualitätsmanagement (QM) verfügen. Was das BSV darunter versteht, wird wie folgt erläutert: «Unter Qualitätsmanagement (QM) verstehen wir im Folgenden Qualitätsmanagement-Systeme, Qualitätsmanagement-Modelle und Qualitätssicherungs-Verfahren. (…) Damit die vom BSV gewünschte Qualität gewährleistet werden kann, muss das QM folgende Anforderungen erfüllen:

a) Das QM ist in das Führungs- und Organisationssystem integrierbar und gewährleistet die Einhaltung der vom BSV, Abteilung IV, verlangten qualitativen Bedingungen. Die Erfüllung der Bedingungen wird nachgewiesen.

b) Das QM ist prozessorientiert und unterstützt eine kontinuierliche Entwicklung der Institution und deren Qualität. Die Entwicklungen sind in geeigneter Form nachgewiesen.

c) Das QM regelt die periodische Beurteilung der erbrachten Dienstleistungen (mind. einmal jährlich), verfügt über die dazu notwendigen Instrumente und Regelungen und beschreibt auch das Vorgehen bei Abweichungen von den qualitativen Bedingungen und/oder anderer Qualitätsziele.

d) In die Beurteilung der Dienstleistungen sind insbesondere die Klientinnen und die Klienten der Institution einbezogen.

e) Das QM ist in geeigneter Form dokumentiert und überprüfbar.»[14]

In der für erwachsene Behinderte zuständigen Heimszene machte sich einige Unruhe breit, weil die Heimleitungen nach mehrjährigem Warten auf Führung seitens des Bundesamtes in Bezug auf die von diesem geforderte Einführung des Qualitätsmanagements im gleichen Rundschreiben mit der Feststellung vertröstet wurden: «Das Angebot im Qualitätsmanagement-Bereich ist vielfältig. (…) Auf Grund der uns zur Verfügung gestellten Unterlagen können wir davon ausgehen, dass die überwiegende Mehrheit der von uns geprüften AnbieterInnen in der Lage ist, ein QM einzuführen, das den Anforderungen des BSV genügt.»[15] Da auch der zuständige Verband nicht viel mehr Unterstützung bot, waren und sind die Heime gezwungen, die rund 30 aufgelisteten Qualitätsmanagementsysteme zu evaluieren und das für sie geeignete auszuwählen.

Wie einführend erwähnt, ist Literatur zu den Wirkungen des Qualitätsmanagements im Bereich der Dienstleistungen sehr rar. Die Komplexität der Qualität macht einfache Kausalketten von der Ursache zur Wirkung a priori unmöglich – in Bezug auf einzelne Massnahmen und erst recht auf das Heim als Ganzes. Oberholzer[16] beschreibt ausführlich das Scheitern eines auf den ersten Blick plausiblen, da a prima vista sinnvollen und zudem von allen Beteiligten gewollten Massnahmenbündels. Mit diesem sollten Heime für erwachsene Behinderte neu als Dienstleistungssysteme konzipiert werden, die den Bewohnerinnen, die dauernd auf Pflege durch Dritte angewiesen sind, individuellen und gemeinschaftlichen Wohn- und Lebensraum anbieten. Aufeinander abgestimmte soziale, medizinische, therapeutische und bauliche Massnahmen sowie moderne Technologie wurden eingesetzt, um die Autonomie der Bewohnerinnen und ihre Fähigkeiten möglichst zu erhalten oder noch zu stärken. Oberholzer begleitete von der Anfangsanalyse über die Datenerhebungen, die Tiefeninterviews von Leistungserbringern und «Kunden» bis zur Auswertung und zum Feedback in einer ersten

---

14 Bundesamt für Sozialversicherungen, a. a. O.
15 ebenda.
16 D. Oberholzer, Komplexitätsmanagement neuer Dienstleistungen für behinderte und chronisch kranke Menschen, Bern 1999.

Phase ein Heim, danach vier weitere Institutionen, die nach vergleichbaren Prinzipien arbeiteten. Schon der Einstieg in das Projekt brachte eine erste Ernüchterung: «Bei Beginn der Untersuchungstätigkeit zeigte sich bereits ein sehr problematisches Bild. Qualitative Untersuchungen zeigten grosse Probleme der Zusammenarbeit in der Institutionsleitung und Frustration, Unsicherheit, Enttäuschung sowie Unmut bei den Kunden (…) und den Mitarbeitern. Grosse Teile des Dienstleistungsangebots und der Unterstützungskonzeption waren nicht umgesetzt worden. Gegenüber dem neuen Konzept respektive dessen Realisierbarkeit bestand tiefes Misstrauen.» [17]

Für einen Teil der anstehenden Probleme wurden in der Folge Lösungen gefunden, das neu konzipierte Dienstleistungssystem begann zu arbeiten. Von April 1992 bis September 1993 wurde eine Reihe von Untersuchungen durchgeführt, deren Ergebnisse direkt anschliessend oder in zwei grösseren Zwischenberichten an die Institution zurückgemeldet und besprochen wurden. Nach Abschluss dieser ersten Phase bezeichnete Oberholzer die Umsetzung der Konzepte in die Praxis als völlig ungenügend. «Zufriedenstellende Ergebnisse erzielte vornehmlich der Bereich der pflegerischen Unterstützungsleistungen. Dies bedeutet, dass das Dienstleistungssystem zwar die Ziele traditioneller Pflegeinstitutionen erreichte, die verbesserte Infrastruktur jedoch nicht zur angestrebten Unterstützung der Klienten und der Normalisierung ihrer Lebenssituation nutzen konnte. Aus dem Dienstleistungssystem war – mit Blick auf die hervorragende Infrastruktur des Wohnheimes – ein Pflegeheim für Privilegierte geworden.» [18]

In der zweiten Phase kamen auch andere Institutionen hinzu – die Ergebnisse waren ähnlich. Interessant ist nun aber, worauf die Probleme bei der Umsetzung der grundsätzlich von allen Beteiligten anerkannten Massnahmen zur Verbesserung der Qualität in den betreffenden Institutionen zurückgeführt wurden: «Die Ergebnisse der Untersuchungen waren verblüffend. Abgesehen von bestimmten unterschiedlichen Gewichtungen zeichneten die Untersuchungsergebnisse ein absolut homogenes Bild der Unterstützungssituationen in allen untersuchten Dienstleistungssystemen. Die Aussagen in den Tiefeninterviews waren sich dabei so ähnlich bezüglich der thematisierten Arbeitsbereiche und bezüglich der Themeninhalte, dass eine Unterscheidung kaum mehr möglich war.» [19] Problematisiert wurden folgende Themenbereiche:

- ungenügende Konzepte und fehlende Leitbilder,

- Leitung,

---

17 ebenda, S. 69.
18 ebenda, S. 111.
19 ebenda, S. 118.

- Führungsstil und Organisation,

- Informations-, Kommunikations- und Entscheidungsstrukturen,

- Zusammensetzung der Mitarbeiterschaft,

- belastende Vergangenheit resp. Anfangsphase der sozialen Dienstleistungssysteme.

«Am gravierendsten sind jedoch die Aussagen der Mitarbeiter zur Kunden- resp.
Bewohnergruppe. Diese fallen vor allem in den Dienstleistungssystemen A, B und
D besonders hart aus: Acht von zehn Mitarbeitern sind der Meinung, dass die
Bewohnergruppe nicht dem intendierten Zielklientel entspricht.»[20] Oberholzer
kommentiert dies wie folgt: «Diese Annahme geht aber mitunter davon aus, dass
es grundsätzlich möglich wäre, der Konzeption oder den Vorstellungen entsprechende Bewohner zu finden. Dem ist mit Bestimmtheit nicht so: Wie eingehende
Abklärungen deutlich gemacht haben, ist es für einen Grossteil der neuen Dienstleistungssysteme illusorisch, beim Bestimmen ihres Zielklientels von jungen, psychisch gesunden, handlungsfähigen und sozial integrierten Menschen auszugehen. Diese Zielgruppe existierte zwar noch vor etwa zehn Jahren als mögliche
Kundengruppe. Der stete Ausbau der ambulanten Dienste im Gesundheitswesen
ermöglicht es dieser Menschengruppe heute, weitgehend selbständig in eigenen
Wohnungen, in kleineren Wohngemeinschaften oder in ihren Familiensystemen
zu leben.»[21]

Das bedeutet für Oberholzer, dass neue soziale Dienstleistungssysteme, die
Lebens- und Wohnraum institutionell anbieten, auf Menschen treffen, die ihre
Angebote nicht mehr ohne Hilfe wahrnehmen können. Selbst wenn dies nicht so
wäre, stehen solche Institutionen vor dem unlösbaren Problem der anhaltenden,
hohen Zufriedenstellung der Gesamtkundschaft. Daraus schliesst er auf die «Unmöglichkeit genereller institutionsinterner Normalisation» und entwickelt ein
Konzept der individuumzentrierten und lebenslauforientierten Unterstützungs-
tätigkeit.[22]

Die Frage, ob es möglich ist, die Gesamtergebnisqualität einer Institution auf
Massnahmen eines Qualitätsmanagements zurückzuführen, hat auch amerikanische Forscher beschäftigt. Aber selbst in den USA gibt es nur relativ wenige überzeugend angelegte Studien, in denen die Strukturen und Prozesse in Pflegeheimen

---

20 ebenda, S. 123.
21 ebenda, S. 140.
22 ebenda, S. 187.

mit den Outcomes verknüpft wurden. Zu diesem Urteil kommt W. D. Spector.[23] Er hat auf Grund der ihm zugänglichen Untersuchungen einige typische Probleme identifiziert: Konzeptionelle Probleme, statistische Probleme, weil es sich oft um kleine Institutionen und seltene Fälle handelt. Vor allem aber registrierte er Probleme, weil die Grundkenntnis über die Wirksamkeit der Pflege fehlt.[24] Im Zentrum stand und steht in den USA die Frage, wie Änderungen des (Gesundheits-)Zustandes von Heimbewohnerinnen auf bestimmte Pflegeleistungen zurückgeführt werden können. Solche Änderungen werden von ganz unterschiedlichen Faktoren hervorgerufen bzw. beeinflusst: Der Alterungsprozess verursacht Änderungen der Gesundheit im Laufe des Lebenszyklus; Unfälle, Krankheiten, Behinderungen können die Lebenserwartung verkürzen; demographische Variablen, wie Geschlecht oder Rasse, können auch Auswirkungen auf die Gesundheit haben; das Selbstpflegeverhalten und die informelle Betreuung durch Angehörige und Freunde beeinflussen das gesundheitliche Wohlbefinden. Und dazu kommen nun noch die pflegerischen, medizinischen, rehabilitativen, sozialen Massnahmen der Institution. Spector sieht sich und seine Kollegen trotz Fortschritten am Anfang des Versuchs, diese Faktoren in ein multidimensionales Modell einzubauen, das es erlaubt, die Ergebnisqualität auf klar abgrenzbare und damit im Sinne eines Qualitätsmanagements beeinflussbare Strukturen, Prozesse und Massnahmen zurückzuführen.[25]

13.4 Verfügbarkeit der Ressourcen für die Massnahmen zur Herstellung von Qualität

J. F. Schnelle hat ein weiteres Element des Qualitätsmanagements bzw. der Ergebnisqualität untersucht, nämlich die Dauerhaftigkeit von Praxisänderungen. In einem Programm mit inkontinenten Heimbewohnerinnen konnte durch geeignete Massnahmen die Häufigkeit des Einnässens mit der Unterstützung durch das Forschungsteam, das den technischen Support für die Aufrechterhaltung der Interventionen lieferte, während sechs Monaten deutlich gesenkt werden. Obwohl seine Wirkung bei allen Beteiligten anerkannt war und auf die getroffenen Massnahmen zurückgeführt werden konnte, gelang es nach dem Ausstieg des Forschungsteams nicht, das Programmniveau und entsprechend die Ergebnisqualität

---

23 W. D. Spector und D. B. Mukamel, Using outcomes to make inferences about nursing home quality, in Evaluation & The Health Professions, vol. 21, 1998, S. 291–315.
24 ebenda, S. 309.
25 ebenda, S. 299.

aufrecht zu erhalten.[26] Ein analoges Resultat zeigte sich bei einem Programm, in dem in verschiedenen Heimen alternative Methoden zur Einschränkung der Bewegungsfreiheit von sich gefährdenden Bewohnerinnen erprobt wurden. Obwohl erfolgreich, kehrte das Pflegepersonal nach Abschluss der Begleitung durch die Forscherinnen zu seiner alten Praxis zurück.[27]

Wenn selbst Massnahmen, deren Wirkung anerkannt ist, d. h. welche die Ergebnisqualität nachweislich verbessern, nicht mit Sicherheit in das «Repertoire» eines Heimes übernommen werden und zu einer anhaltenden Praxisänderung führen, dann ist die Prognose für weniger oder nicht anerkannte Massnahmen des Qualitätsmanagements noch schlechter. Schnelle führt dies teilweise darauf zurück, dass Standards aufgestellt werden, ohne dass sie von entsprechenden Pflege- oder Betreuungstechniken sowie von Analysen über die Ressourcen begleitet werden, die nötig sind, um die Praxisänderung herbeizuführen bzw. über die Zeit aufrechtzuerhalten. Nach Prüfung einer grösseren Anzahl Studien erhärtete sich bei Schnelle der Verdacht, dass der Druck neuer Rating- und Finanzierungs- modelle, Praxisänderungen bzw. eine bessere Ergebnisqualität ausweisen zu müs- sen, zur sog. «Paper Compliance» führen kann, das heisst, dass Praxisänderungen nur auf dem Papier vollzogen werden.[28] Beispielsweise konnte gezeigt werden, dass Klientinnen gemäss ihren Dossiers deutlich öfter auf die Toilette begleitet wurden, als dies in Wirklichkeit der Fall war. Wenn in den Krankengeschichten und Patientinnendokumentationen Ergebnisse registriert werden, die eher dem Wunsch als der Wirklichkeit entsprechen, so führt dies zu noch mehr Proble- men.

13.5 Nachweisen können, dass die Massnahmen des Qualitätsmanagements wirken

Mit dem «Outcome Measurement» befasste sich u. a. Dana Mukamel. Sie wollte herausfinden, ob auf Grund der Ergebnisqualität in einem Bereich auf die Gesamt- qualität eines Heimes (Facility-Level-Outcome) geschlossen werden kann.[29] Zum andern suchte sie eine wenig aufwendige Möglichkeit, Heime untereinander ver-

26 J. F. Schnelle et al., Policy Without Technology: A Barrier to Improving Nursing Home Care, a. a. O., bes. S. 528.
27 ebenda, S. 530.
28 ders., Can Nursing Homes use the MDS to Improve Quality?, in Journal of the Ameri- can Geriatrics Society, vol. 45, 1997, S. 1027–1028.
29 D. B. Mukamel, Risk-Adjusted Outcome Measures and Quality of Care in Nursing Homes, in Medical Care, vol. 35, 1998, S. 367–385.

gleichbar zu machen.[30] Sie analysierte über fünf Jahre (1986 bis 1990) die Daten der Bewohnerinnen von 550 Heimen im Bundesstaat New York: Änderungen im Status der Patientinnen in den ersten sechs Monaten nach Heimeintritt in Bezug auf die Indikatoren Dekubitus, Aktivitäten des täglichen Lebens (ADL), Einschränkungen der Bewegungsfreiheit wurden gemessen, als Ergebnisse der Leistungen des Heims festgehalten und bewertet. Obwohl kritisiert werden kann, dass Mukamel sich trotz der durchschnittlichen Aufenthaltsdauer von vier Jahren auf die ersten sechs Monate konzentrierte, kam die Analyse zu interessanten Ergebnissen. Es zeigten sich generell niedrige und meist insignifikante Korrelationen zwischen den gemessenen Ergebnisqualitäten. Das führte Mukamel zu dem Schluss, dass die Ergebnisse, die eine Institution in einem Bereich (z. B. ADL) erzielt, kaum etwas über ihren Erfolg in anderen Bereichen aussagen, und dass auf diese Weise keine Gesamtbeurteilung eines Heims zu gewinnen ist.

Da die Ergebnisqualität als Massstab für die Gesamtqualität einer Institution ohnehin nur dann aussagekräftig ist, wenn sie mit derjenigen anderer Institutionen verglichen werden kann, setzte Mukamel das umfangreiche Analysematerial zusätzlich ein, um mittels statistischer Methoden alle Faktoren zu neutralisieren, die nicht mit der Leistung eines Heimes zusammenhängen, aber dennoch die Ergebnisqualität beeinflussen (Risk Adjustment). Dazu gehören insbesondere die mit den Bewohnerinnen selbst verbundenen Risikofaktoren, wie Alter und physischer oder psychischer Gesundheitszustand bei Eintritt in das Heim. Wenn diese Neutralisierung nicht gelingt, so werden nicht nur die Ergebnisse verfälscht, sondern die Heime, die am meisten Menschen mit schlechter Gesundheit und hohem Pflegebedarf aufnehmen, schneiden systematisch am schlechtesten ab, werden quasi bestraft. Die Entwicklung von drei Indikatoren der Ergebnisqualität (Dekubitus, ADL, Einschränkungen der Bewegungsfreiheit) wurde sechs Monate nach Heimeintritt überprüft, und das Ergebnis wurde mit den Prognosen verglichen, die auf Grund des Assessments beim Heimeintritt für die einzelnen Bewohnerinnen erstellt worden waren. Dabei wurden verschiedene Methoden zur statistischen Neutralisierung von Risikofaktoren auf ihre Prognosekraft in Bezug auf die Ergebnisqualität verglichen. Die Untersuchung kam zum Schluss, dass unterschiedliche Methoden der Risikoneutralisierung bei sonst gleichen Bedingungen zu unterschiedlichen Werten der Ergebnisqualität führen.[31]

---

30 D. B. Mukamel und C. A. Brower, The Influence of Risk Adjustment Methods on Conclusions About Quality of Care in Nursing Homes Based on Outcome Measures, in The Gerontologist, vol. 38, 1998, S. 695–703.

31 ebenda, S. 699.

R. L. Kane hat die steigende Bedeutung der externen Steuerung des Heimwesens über Leistungs- und Wirkungsindikatoren thematisiert.[32] Abgesehen von den Schwierigkeiten, Indikatoren richtig zu konstruieren, betont er, wie stark ihre Aussagekraft bzw. Validität davon abhängt, ob es gelingt, die Unterschiede unter den Bewohnerinnen adäquat zu erfassen. Nebenbei erwähnt er die Gefahr, dass Indikatoren innovationshemmend wirken können, wenn sie unreflektiert eingesetzt werden. Gerade das kann aber nicht als sicher angenommen werden. J. P. Newhouse stellt in einem Überblick über den Stand der Kenntnisse fest, dass die aktuellen Bemühungen, eine allgemein akzeptable Methode des «Risk Adjustment» zu finden, generell als inadäquat empfunden werden, dass es aber schwierig ist, bessere Methoden zu finden.[33] D. B. Petitti weist überdies anhand einer Zusammenstellung der gängigen Ansätze von «Outcome Measurement» und «Risk Adjustment» sowie der Erfahrungen mit dem verbreiteten System von Leistungsindikatoren «Health Plan Employer Data and Information Set» (HEDIS)[34] auf systeminhärente Schwierigkeiten: Selbst wenn es gelingt, Indikatoren zu standardisieren, exakt zu beschreiben und über mehrere Jahre konstant zu halten, ergeben sich u. a. im Zeitvergleich Probleme auf Grund der Verbesserung der Messmethoden und der Datenqualität.[35]

In einer mit der von Mukamel vergleichbaren, aber noch komplexer angelegten Studie untersuchten Frank Porell und Kollegen von 1991 bis 1993 die vierteljährlich routinemässig erhobenen Patientinnendaten von über 500 Pflegeheimen in Massachusetts. Als Indikatoren für die Ergebnisqualität (Outcome Measures) wurden Überlebensrate, ADL-Status, Verhalten, kognitiver Status und Inkontinenz sowie fünf zusätzliche Indikatoren, nämlich Dekubitus, Einschränkungen der Bewegungsfreiheit, Kontraktionen, Unfälle und Gewichtsveränderungen gewählt.[36] Die individuellen Daten für jede Heimbewohnerin (total rund 60 000 Quartalsdatensätze) wurden über verschiedene Stufen aggregiert und die individuellen Risiken statistisch ausgeglichen, um so zu einer Aussage über die Qualität auf der Ebene der Institutionen zu gelangen. Die Resultate von Mukamel wurden im Wesentlichen bestätigt. Die empirischen Befunde sind allerdings darüber hi-

---

32 R. L. Kane, Assuring Quality in Nursing Home Care, in Journal of the American Geriatrics Society, vol. 46, 1998, S. 232–237.
33 J. P. Newhouse, Risk Adjustment: Where Are We Now?, in Inquiry, vol. 35, 1998, S. 122–131.
34 National Committee for Quality Assurance (NCQA), Health Plan Employer Data and Information Set (HEDIS), 1993/1995/1997.
35 z. B. D. B. Petitti und A. Amster, Measuring the Quality of Health Care, in R. C. Brownson und D. B. Petitti, Hrsg., Applied Epidemiology. Theory to Practice, New York 1998, S. 299–321.
36 F. Porell und F. G. Caro, a. a. O., S. 668.

naus geeignet, einige vorgefasste «Wahrheiten» in Frage zu stellen. So gelang es beispielsweise – anders als in der Akutpflege – nicht, einen Zusammenhang zwischen höherem Stellenplan für qualifiziertes Pflegepersonal (Registered Nurses) und besserem gesundheitlichem Status der Heimbewohnerinnen zu finden. Es zeigte sich auch kein systematischer Einfluss der Art der Trägerschaft (gewinnorientiert oder gemeinnützig) auf die Ergebnisqualität.[37] Generell fand die Gruppe um Porell nur schwache Beziehungen zwischen den strukturellen Voraussetzungen von Pflegeheimen und ihren Ergebnissen in Bezug auf die Gesundheit der Bewohnerinnen. Bedauerlicherweise war es trotz der breiten Datenbasis nicht möglich, auch den Einfluss der Prozesse auf die Ergebnisqualität zu untersuchen. Auf Grund dieser Schwierigkeit, schliessen Porell et al. den Bericht über ihr Projekt mit der Warnung, «outcome measures» auf der Ebene der Institutionen einzusetzen, bevor validierte Aussagen zu den Prozess-Ergebnissen gemacht werden können. Dies ist eine wissenschaftliche Bedingung, alles andere wäre Statistikhuberei.

13.6 Ein Fazit

Damit schliesst sich der Kreis, und das Bild, das sich nach der Auseinandersetzung mit den vier Voraussetzungen für das Qualitätsmanagement zeigt, ist betrüblich: Zu oft sind die SOLL-Vorgaben auf der operationellen Ebene, die für das Qualitätsmanagement die wesentliche ist, ungenügend; welche Massnahmen wirksam sind, ist unsicher, selbst dort, wo Qualitätsziele klar formuliert sind; in der Praxis fehlen häufig geeignete Methoden, und auch die für eine nachhaltig wirksame Qualitätsverbesserung nötigen Ressourcen stehen oft nicht zur Verfügung. Die vierte Voraussetzung, nach der die Ergebnisse evaluierbar sein müssen, bleibt entsprechend oft im wörtlichen Sinne gegenstandslos. In solchen, gemäss den vorhandenen Untersuchungen häufig vorkommenden Fällen dürfte man eigentlich nicht von Qualitätsmanagement sprechen. Der Staat – in diesem Buch aktuell als einzige Instanz bezeichnet, die neben den Bewohnerinnen legitimiert ist, Qualitätsstandards festzulegen – und mit ihm Gesetzgeber, Verwaltungen, aber auch Krankenversicherer betreiben im besten Fall symbolische Politik, sofern sie lediglich Qualitätssicherung, -förderung, -management vorschreiben, ohne die unerlässlichen Vorgaben, Methoden, Instrumente und Ressourcen anzuzeigen.

Wenn hier vorsichtig formuliert wird, dass in bestimmten Fällen eigentlich nicht von Qualitätsmanagement gesprochen werden dürfte, so hängt das selbstverständlich damit zusammen, dass seit einiger Zeit bereits Qualitätsmanage-

---

37 ebenda, S. 673.

mentsysteme auf dem Markt und eine beträchtliche Zahl von Qualitätsmanagerinnen in Heimen tätig sind. Seghezzis eingangs dieses Kapitels zitierter Satz, dass in der Anwendung des Qualitätsmanagements die Praxis gegenüber der Wissenschaft einen Vorsprung habe, gilt auch im Heimbereich. Es soll hier nicht behauptet werden, dass diese Praxis unnütz oder gar schlecht sei – die Auseinandersetzung mit dem Thema Qualität lohnt sich immer. Aber die bisher verfügbaren Belege weisen doch darauf hin, dass die Vorstellung von der Machbarkeit der Qualität in Pflegeheimen vorläufig noch bescheideneren Zielen weichen sollte. Total Quality scheint jedenfalls nicht in Griffnähe des Qualitätsmanagements zu sein, Continuous Quality Development schon eher. In klug gewählten Teilbereichen sind die vier Voraussetzungen erfüllbar – als Test für die Fokussierung und die Auswahl der Instrumente gilt, ob zu leisten ist, was das zukünftige Qualitätsmanagement von den herkömmlichen Massnahmen unterscheiden soll: Der Nachweis seiner Wirkung - Evaluation.

Der aktuelle Stand der Kenntnisse führt überdies zum Schluss, dass Indikatorenmodelle und, darauf aufbauend, ergebnisorientierte Finanzierungssysteme aus methodischen Gründen auf absehbare Zeit noch Gefahr laufen, die Mittel falsch zu lenken. Es ist also höchste Vorsicht geboten, wenn Leistungsindikatoren im Heimwesen als Steuerungsinstrumente eingesetzt werden.[38]

---

38 F. Porell et.al., A Longitudinal Analysis of Nursing Home Outcomes, in Health Services Research, vol. 33, 1998, S. 861.

14. Ein grober Ton

14.1 Einführung

Die Kapitelüberschrift lehnt sich an «Der grobe Ton» von Thomas Steinfeld an.[1] Der Autor zeigt, dass man im wissenschaftlichen Diskurs ein gütliches Auskommen miteinander pflegt. Selten genug wird auf dem Primat der Wahrheit beharrt: «In der Vielfalt, in der Vervielfältigung der Methoden gibt es, da alle nichts anderes zu tun vorgeben, als sich die Hände zu reichen und unendlich vergeblich nach einem allgemein gültigen Begriff ihres Gegenstandes zu streben, nur nützliche, nur positive Beiträge.» Alle Gedanken sind ein wenig wahr, sogar wenn sie sich etwas widersprechen. Fragen zu stellen ist wichtiger als Antworten zu haben. Das mag den Umgang untereinander erleichtern. Wir halten es aber mit Steinfeld und folgen nicht einem bestimmten Kompendium des gelehrten Anstandes. Wir meinen nicht nur, die Wahrheit zu sagen, sondern möchten auch gerne Recht behalten. Nachgeben würde der gleichen «Logik» folgen wie der von Steinfeld gerade der vorangehenden Passage angehängten Überlegung von Charles Fort mit Bezug auf den amerikanischen Bürgerkrieg: «Ganz gleich, welche Seite gewann, es war in jedem Fall ein amerikanischer Sieg» (S. 83 f.).

Parallelen der Kritik von Steinfeld zur Amicabilis compositio in Sektoren schweizerischer Politik sind fast zu greifen: Alles ist ein bisschen wahr und taugt letztlich zu etwas Gutem. Tatsächlich geht es auch uns um Ideen, welche allerdings bei unserem Thema die fatale Eigenschaft haben, zu Handlungen und Strukturen zu gerinnen, die jene systematisch benachteiligen, in deren Namen man öfters antritt, den hochbetagten Bewohnerinnen und Bewohnern, die zumeist unter den Konditionen des Pflegeheimes chronisch krank sind und vielleicht in einem Heim früher sterben, als wenn sie in der vertrauten Umgebung bis zum Tod gepflegt würden. Wenn wir für authentische Qualitätssicherung plädieren und in diesem Kapitel gegen den verfehlten Start in der Deutschschweiz antreten, so geht es uns letztlich nicht um das eine oder andere Vehikel zur Qua-

---

1 Steinfeld, T., Der grobe Ton. Kleine Logik des gelehrten Anstandes, Frankfurt a. M., 1991.

litätsbeurteilung, nicht um transparentere Mechanismen zur Qualitätsförderung, nicht um eine neue Definition der Qualitätssicherung und um eine ernsthaftere Auseinandersetzung mit «Qualitätsmanagement». Es geht um die Bewohnerinnen, für die Besseres für ihre letzten Monate oder Jahre zu suchen und zu realisieren ist.

14.2 Heile Welt Pflegeheim?

In den USA herrscht die verbreitete Überzeugung, dass Heime gravierende Schwächen aufweisen, die behoben werden müssen. In der Schweiz besteht die sichere Überzeugung, dass man über gute und sehr gute Heime verfügt. Ist es nicht ein schönes Alters- und Pflegeheim? Das ist es tatsächlich oft. Der Vergleich mit Pflegeheimen in Bezug auf Elemente der Strukturqualität in vergleichbaren Ländern fällt mit Sicherheit zu Gunsten von Heimen in der Schweiz aus. Diese Beobachtung möchte nicht banalisiert werden. Ein architektonisch sich gediegen präsentierendes Heim trägt zur Rollenvalorisation (W. Wolfensberger) bei: Das neue Zuhause («wie ein Hotel») darf vorgezeigt werden. Und ganz sicher hat keine Deutschschweizerin und kein Deutschschweizer darauf hinzuweisen, das Heim präsentiere sich schäbig, weil «die Besitzer» – wie in Nordamerika – von ihren Investitionen profitieren wollen.

Das schöne Heim steht auch für die Bewohner des grossen Dorfes und der Kleinregion. Es ist sichtbarer Ausweis dafür, dass «man sich nicht lumpen lässt». Vor Generationen hat man eine Kirche gebaut, auf die noch heute manche stolz sind, und schon vor dem Ersten Weltkrieg stimmte die Bürgerschaft für ein Schulhaus, welches die Schulhäuser in der Nachbarschaft in den Schatten stellte. Auch «unsere Alten» hatten ein Asyl, um das man dieses regionale Zentrum beneidete. Als der Bund aus Mitteln der Alters- und Hinterlassenenversicherung (Art. 101 AHVG) noch 1,7 Milliarden Schweizer Franken für den Bau von Altersheimen (aber nicht für den Bau von Pflegeheimen!) zur Verfügung stellte, fielen mindestens drei Fliegen auf einen Schlag: Statt Bundesgelder in Bern herumliegen zu lassen, wurde das schöne Altersheim auch mit Teilfinanzierung über den Investitionsfonds gebaut. Das lokale Gewerbe konnte davon profitieren. (Man denke im Übrigen wegen der vorangehenden Hinweise nicht, dass nur öffentliche Heime anvisiert seien. Private Heime sind immer mitgedacht.)

Was wie einiges im Gesundheits- und Sozialwesen eine Realsatire (T. Weber) scheint, ist nicht so gemeint. Vielmehr will auf eine Perspektive, den Stolz der Bürgerschaft, gezeigt werden, der auch im finanziellen Engagement zu begründen ist. Dies ist eine andere Voraussetzung als in den USA, welche auch darum als Gegenpol relativ ausführlich präsentiert wurde. Die Überzeugung, man tue in den Heimen Gutes für die Alten, kann eine Barriere für qualitätsförderndes Engagement sein. J. J. Rohde hat dies im ganz anderen Kontext des Akutspitals scharfsinnig beschrieben. Unter den Konditionen des deklarierten Dienstleistungsbetriebes mit der Ideologie von Kunden, Marktnähe, Abgeltung gemeinwirtschaftlicher Lasten usw. gelten Rohdes Beobachtungen aktuell mit Sicherheit aber nicht mehr. Trotzdem sind sie cum grano salis für die Analyse der Heime vor dem Start zur Qualitätssicherung in den hier interessierenden Kantonen unserem Dafürhalten nach tauglich. Dort war der Chefarzt, der Tag und Nacht sein Bestes gab, von den Schwestern sahen einige ältere ihren Lebenszweck in der Betreuung der Betagten, opferten sich auf usw. Dieses Krankenhaus war «gleichsam per definitionem und per se (…) eine humanitäre Institution.»[2] Humanität wurde der Institution und den Handelnden zugeschrieben und beansprucht. Unter diesen Umständen hatte sich der Patient dem Krankenhaus anzupassen. Das Spital war für alle da und nicht für jedes einzelne Individuum (Salus aegroti suprema lex esto). Der Einzelne hatte sich, im Vertrauen darauf, dass alle nur das Beste wollen, unterzuordnen.

Solche Ausprägungen wie beim damals prestigeträchtigen Bezirksspital waren in Alters- und Pflegeheimen in den letzten 50 Jahren – aus Gründen, welche hier nicht ausgelegt werden können – kaum je anzutreffen. Aber Rohdes These kann etwas abgewandelt hier trotzdem übernommen werden: Das Pflegeheim hat tendenziell Mühe mit der Qualitätssicherung, weil ihm in der Deutschschweiz praktisch generell Qualität zugeschrieben wird. Es kommt ja auch einem Mantra gleich, dass zum Gesundheitswesen immer wieder verkündet wird, es sei zugebenermassen sehr teuer, aber von einer anerkannt hohen Qualität. Das Heimwesen darf sich eingeschlossen fühlen. Die hohen Kosten sind evident, also nimmt man auch die Qualität als evident an – was viel kostet, muss gut sein.

Die in der Deutschschweiz unbewusst gepflegte Immunisierungsstrategie zur Qualität kommt immer wieder an die Oberfläche. Es ist also auf Symptomatisches aufmerksam zu machen; ein konzeptueller Rahmen für die Beweisführung ist nicht gesucht, auch Kategorisierung ist nicht angestrebt: Der Vertreter einer der beiden grossen gesamtschweizerischen Heimverbände konnte am 6. Juli 1996 im Vorstand der Konferenz der Kantonalen Fürsorgedirektoren (Sozialministerkonferenz) seine Anliegen vortragen. Er begann wie folgt: «Die Heime sind meist unverdient unter Beschuss gekommen. Es braucht dringlich etwas auf dem Gebiet der Qualitätssicherung.» Ein Regierungsrat (Minister) meinte anlässlich des Abschlusses der baulichen Sanierung eines Alters- und Pflegeheimes: «Wenn das Krankenversicherungsgesetz Qualitätssicherung verlangt, so haben wir mit der Sanierung des Heimes nun ein im wahrsten Sinne des Wortes glänzendes Beispiel

---

2 J. J. Rohde, Strukturelle Momente der Inhumanität einer humanen Institution, a. a. O.,
   S. 19.

dafür.» Und der Präsident der Aufsichtskommission: «Bei uns hat man es gut. Andere Gemeinden beneiden uns um dieses Heim.» Ein Legislativpolitiker, dem wir Respekt für seinen Einsatz in einer Abstimmung zollen, sagte im Grossen Rat: «(...) sieht die Notwendigkeit einer Qualitätssicherung im Interesse der Bewohnerinnen und Bewohner grundsätzlich ein. Eine Qualitätssicherung soll aber verhältnismässig sein und das Heimpersonal nicht zu sehr von seiner eigentlichen Aufgabe absorbieren.» Das Forum stationäre Altersarbeit Schweiz, eine Verbindung aller Vertreter von Heimen, organisierte am 26. Februar 1999 eine Tagung «Heime sind gut – und keiner weiss es.» Der Geschäftsführer des Forums für stationäre Altersarbeit Schweiz hielt fest: «Der Ruf nach Qualitätssicherung ist heute in vielen Bereichen schon fast zu einer Mode geworden, und das Thema steht auch bei den Heimen ganz oben auf der Traktandenliste. Man vergisst dabei ein wenig, dass sehr viele Heime schon lange ‹kundenorientiert› sind, die Anliegen der Bewohnerinnen und Bewohner ernstnehmen und sich ihren geänderten Wünschen und Lebensgewohnheiten anpassen».[3] H. Schönenberg, Delegierter von H+ im Forum stationäre Altersarbeit hielt in der gleichen Tonlage fest: «Die einzelnen Heimverbände und Institutionen haben sich schon vor Einführung des KVG mit zum Teil grossem Engagement mit Qualitätsmanagement befasst, bis zur Zertifizierung einzelner Betriebe».[4] Die Beispiele könnten multipliziert werden.

In der Akutmedizin kann die Vorstellung, dass alles zum Wohl und Vorteil von Patienten funktioniert, seit einiger Zeit nicht mehr aufrechterhalten werden. (Im Gegensatz zu den Schweizern ist den Amerikanern bekannt, dass das Spital «ein gefährlicher Ort» ist.) Kritische Beiträge sind in allen wissenschaftlichen Fachzeitschriften zur Akutmedizin zu finden. Diese Feststellung gilt auch für die drei prominentesten *peer-reviewed* Zeitschriften, welche sich mit Herausforderungen in Pflegeheimen auseinandersetzen (The Gerontologist, Journal of the American Geriatrics Society und Journal of Gerontology). Weil aber in den deutschsprachigen Ländern nach internationalen Standards keine Fachzeitschriften existieren resp. keine auf die Heime in den deutschsprachigen Ländern bezogene gerontologische Forschung das Bedürfnis nach einer Fachzeitschrift stimuliert, können unsere Heime ihre Ideologie in Übereinstimmung mit der für sie relevant scheinenden Umgebung weiter pflegen.

Vielleicht müssen Beteiligte die «Heile Welt Pflegeheim» sogar zu ihrer Homöostase perpetuieren: Man hat sich daran zu gewöhnen (d. h. auszuhalten), dass das Arbeiten für die Pflegenden eine Begleitung in der Endstrecke des Lebens ist.

---

3 J. Rohner, Neue Herausforderungen für Alters- und Pflegeheime, NOVA, Heft 12, 1999, S. 7
4 H. Schönenberg, Qualitätssicherung und Qualitätsförderung im Langzeitpflegebereich, Managed Care, Heft 2, 2000, S. 21

Erfolgserlebnisse sind bescheiden und recht oft wird man sich dieses Bescheidenen gewahr. Aber weil man/frau sich helfend einsetzt, kann es so schlecht auch nicht sein. Der Stress, von dem in Zeitschriften und Zeitungen Mitteilung gemacht wird, ist objektivierbar, wird erlebt, erlitten. Da bleibt als einer der Auswege, dass man sich, wie vor langer Zeit, auf die positive Konnotation des Helfens besinnt.

Auf der Ebene der Heimleitung hat man am ehesten Kontakt mit anderen Heimen. Auffällig ist dabei für den aussenstehenden Beobachter, wie oft man sich bei diesen Gelegenheiten gegenseitig bestätigt, dass die Aufgaben zwar schwieriger werden, dass man sie aber gut mache. Damit ist ein Beitrag zur weiter vorne erwähnten zugeschriebenen Qualität perpetuierbar. Wenn dann noch «Management» zum Guten addiert wird, dann haben einige Heimleiter ihre Führungsaufgaben auch bei der neuen Aufgabe markiert – was ihnen prompt durch das immer wieder präsentierte Axiom garantiert wird: «Die Verantwortung für Qualität liegt beim obersten Management.» Unter diesen Umständen können die Antworten von deutschen Heimleitern auf die Frage, wo sie sich von der «Einführung von Qualitätssicherungsmassnahmen» Verbesserungen erhoffen, nicht mehr überraschen:

- 84 % bei den Arbeitsabläufen,

- 77 % beim Management des Heimes,

- 64 % bei der Arbeitseinstellung und Motivation des Personals,

- 62 % beim Arbeitserfolg und bei der Effizienz des Personals,

- 60 % beim Ruf des Hauses und, darauf musste man lange warten,

- 60 % bei der Pflegequalität für die Bewohner.[5]

Total Quality Management (TQM) muss unter diesen Umständen emotionale Appellkraft besitzen. Fleming et al. haben im Detail die Parallelen der Prädikatzuschreibungen und Präsentationen für TQM mit der Verbreitung der «Frohbotschaft»[6] ausgelegt (zitiert werden dabei nicht nur die Evangelien, sondern auch die Briefe des Apostels Paulus an die Korinther und an die Philipper). Was sicher keine Manipulation von Seiten der TQM-Propheten war, gewinnt aber auf dem realen deutschschweizerischen Hintergrund Bedeutung: Wo wenig Anstrengungen zum Gewinn von Wissen gemacht werden, kommt dem Glauben grosse Bedeutung zu.

---

5 B. Klein, DIN ISO, QAP & Co., in Altenheim, vol. 37, Heft 10, 1998, S. 14.

6 S. T. Fleming et al., Spreading the «good news» of total quality management: Faith, conversion, and commitment, in Health Care Management Review, vol. 18, Heft 4, 1993, S. 29–33.

14.3 Heimverbände

In diesem Kapitel interessieren nur der Heimverband Schweiz (HVS), der Verband christlicher Institutionen (VCI) und der Verband Bernischer Alterseinrichtungen (VBA) und diese auch nur mit Bezug auf das Mandat aus dem Krankenversicherungsgesetz (Art. 58 KVG, Art. 77 KVV). Wenn ein grober Ton angeschlagen wird, so bezieht sich dieser exklusive auf das Verhalten mit Bezug auf die Umsetzung des gesetzlichen Auftrages und nicht auf die vielfältigen anderen Tätigkeiten, wo nach bewährter Tradition in der Schweiz (Vorbild sind die Mandate an den Schweizerischen Bauernverband) manche Aufgaben an diese übertragen werden und, zum Beispiel mit Bezug auf die Aus- und Fortbildung, offensichtlich auch zur Zufriedenheit der Beteiligten erfüllt werden. Das massive Versagen in dem einzigen hier interessierenden Bereich darf also nicht auf alle Tätigkeitsfelder der erwähnten Verbände übertragen werden. Es besteht primär darin, dass keiner der Heimverbände versucht hat, die Bedeutung der gesetzlichen Vorgaben für seine Mitglieder auszuloten und nie vertieft strategische und taktische Konsequenzen festgelegt hat. Wir haben nicht die Absicht, diese vernachlässigte Aufgabe nachzuholen und wollen mit einer einzigen Überlegung die potenzielle Brisanz der nicht stattgefundenen Auseinandersetzung anzeigen.

Die vorparlamentarischen Beratungen und die parlamentarischen Verhandlungen zu Art. 58 KVG demonstrieren ohne jeden Zweifel, dass die Spitäler mit Bezug auf qualitative Dimensionen anvisiert waren. Die Auseinandersetzung mit Qualität in den Pflegeheimen ist aber sehr verschieden von jener in den Spitälern, so wie sie sich in den Beratungen zum KVG präsentiert und prompt von den Heimverbänden nie aufgearbeitet wurde. Im Gegensatz zur Qualität in Spitälern ist die essentielle Dimension für Pflegeheime, dass Leistungen notwendig sind, klar gegeben. Bei Spitälern stellt sich dagegen zum Beispiel das Problem, dass Überversorgung resultieren kann. Bei den Pflegeheimen müsste die Gefahr der Überversorgung primär auf ganz anderer Ebene gebannt werden, bei der Pflegeheimplanung resp. über die Pflegeheimlisten (Art. 39 KVG), welche in die ausschliessliche Kompetenz der Kantone fallen. Selbstverständlich besteht auch für Heime die zwingende Bedingung zum sparsamen Einsatz der Mittel (u. a. Art. 32 KVG); aber die personale Leistungserbringung hat im Pflegeheim eine andere Position als im Spital. Hier können z. B. zusätzliche radiologische Abklärungen und Laboranalysen mit minimalem zusätzlichem Personaleinsatz geleistet werden. Generierung von Aufwand zum Beispiel durch «unnötige» invasive diagnostische Eingriffe, die Verlängerung des Aufenthaltes um einige wenige Tage, den Einsatz von nicht zwingend notwendigen Medikamenten usw. ist kostentreibend, was in einem Heim kaum je zur Diskussion steht. Während in der stationären Akutmedizin für einen nennenswerten Bereich des medizinischen Handelns – innerhalb von «Bandbreiten» – auf Grund des medizinischen Wissensbestandes angezeigt werden kann, ob eventuell von Unter- oder Überversorgung zu sprechen ist, ist dies in der stationären Langzeitpflege der deutschsprachigen Länder (sofern die Pflegestufen vorläufig festgelegt wurden) nur angesichts von Vorstellungen über die zu erwartenden Vorteile für eine Bewohnerin und damit über Vorstellungen zum Personaleinsatz zu beurteilen.

Verkürzt argumentiert kann dies mit einem Hinweis auf «Freiheit und Sicherheit», die überzeugend gestalteten Richtlinien zur Anwendung freiheitsbeschränkender Massnahmen bei der Behandlung und Pflege betagter Personen der Schweizerischen Gesellschaft für Gerontologie (Bern, Januar 1999), erklärt werden. Nach der Präsentation der ersten beiden von uns integral unterstützten Richtlinien werden folgende Bedingungen gesetzt: «Die Anwendung dieser Richtlinien setzt regelmässig evaluierte und optimierte Betreuungsstrukturen und -prozesse voraus. Die Betreuungsstruktur muss auf alle Fälle dem Betagten individuell gerecht werden in den Bereichen: bauliche Gegebenheiten, Personal (Anzahl, Qualifikation, regelmässige Fortbildung), sicheres Material, Anwendungsbestimmungen für Psychopharmaka» (S. 4). Die Formulierung von Richtlinien selbst macht das erwähnte Dokument noch nicht zu einer wertvollen Handlungsanleitung, sondern die Verbindung der Richtlinien mit den erwähnten Kontextbezügen. Und diese zeigen auf die von uns anvisierte Dimension: Die Diskussion der personellen Dotierung in Pflege und Betreuung ist für die Bestimmung der Basis von der vom KVG geforderten Qualitätssicherung unabdingbar.

Dass die Heimverbände diese sehr wichtige Dimension nicht analysierten, führt zu einer impliziten Zementierung des Status quo in den Heimen. Mit der Anerkennung des Status quo ist dann – ohne dass dies je auch nur einigermassen fundiert analysiert worden wäre – auch die aktuelle Ausprägung der Qualität der Leistungen in Pflegeheimen akzeptiert. Zu unseren impressionistisch angelegten Hinweisen, in der Deutschschweiz herrsche die Überzeugung vor, die Qualität der Leistungen sei gut, vielfach sehr gut, gehört nun die von Heimverbänden wohl nicht bewusst – weil nie thematisierte – geleistete Bestätigung. Das Fehlen einer fundierten Auseinandersetzung über Besonderheiten der Qualität, Qualitätsförderung und Qualitätssicherung in Pflegeheimen hat für uns mit hoher Wahrscheinlichkeit auch eine gewisse Zementierung des wirtschaftlichen Rahmens für eben diese Pflegeheime impliziert: Immer wieder wurde betont, dass unsere Pflegeheime gute und sehr gute qualitative Ausprägungen haben, und zugleich wurde nie darüber nachgedacht, ob eben unter den speziellen Konditionen eines Pflegeheimes die Behebung von noch vorhandenen Nachteilen nicht Personalkosten zeitigen würde. Warum soll man auch über qualitative Konditionen reden, wenn doch fast alles gut oder sogar bestens ist?

Gegenüber dieser gravierenden Konsequenz nehmen sich andere fast bescheiden aus: Das Fehlen einer fundierten Auseinandersetzung mit den Spezifika der Heimwelt verhinderte das Angebot zielgerichteter Fortbildung im weiteren Feld von Qualitätsförderung und Qualitätssicherung. Die Absenz der Analyse hat aber z. B. auch dazu geführt, dass Heime nie davor bewahrt wurden, wenig sinnvolle Befragungen von Bewohnerinnen (wie das KVG fokussieren wir immer auf die Pflegeheimdimension) durchzuführen. Und immer gehört auch die Unterlassung in ihrer Konsequenz markiert. Vielleicht hätte überlegte Beschäftigung mit der Materie sogar dazu geführt, dass mit Fachleuten an einem Konzept für Befragungen gearbeitet worden wäre.

Keiner der Heimverbände hat in den letzten Jahren eine grössere Aufgabe in Bearbeitung genommen, welche Perspektiven für eine Diskussion über authentische Dimensionen der Qualität gezeitigt hätte. Diese Behauptung gilt sogar für den vorher kurz angetönten Zusammenhang von qualitativen Ausprägungen und finanziellem Aufwand. Dieses sozial- und gesundheitspolitische Dauerthema verdient rigoroserer Bearbeitung, als dies erfolgte – es könnte ja sein, dass «Qualität» nicht in jedem Fall kostspieliger ist.[7]

Die drei Heimverbände bieten je ein Produkt im Feld von Qualitätsbeurteilung und Qualitätsförderung an. Der guten Ordnung halber ist zu erwähnen, dass sich keiner der Verbände auf Exklusivität versteift hat. Der VCI hat früher als die beiden andern ein Produkt zur internen Qualitätsförderung erarbeitet, das Heimen bei den anstehenden Aufgaben Hilfe bieten kann (siehe im Anhang Impuls 60). Die beiden anderen Verbände empfehlen ihren Mitgliedern Produkte, welche in ihrer Konstruktion nicht behebbare Mängel aufweisen. Wir hören die Gegenargumentation, dass hier Konkurrenzneid vorliege. Man lese Kapitel 12 und im Anhang die Hinweise zu QAP – diese bilden das Terrain für allfällige Auseinandersetzungen und nichts anderes. Um den wissenschaftlichen Diskurs ist uns nicht bange, und dabei soll Thomas Steinfeld in Erinnerung bleiben.

Heime, welche ein Produkt mit nicht behebbaren Mängeln eingesetzt haben, werden sich melden und zum Beispiel behaupten: «In unserem Heim haben wir aber gute Erfahrungen gemacht», «Die Mitarbeiterinnen haben davon profitiert» usw. Solche Urteile können nicht widerlegt werden. Basis für die weitere Argumentation bleiben aber trotzdem die von uns zu den jeweiligen Produkten gemachten Feststellungen – auf dem Weg zur Professionalisierung hat man zu lernen, objektivierbare Informationen zu verarbeiten. An die Stelle des Meinens ist vorläufiges Wissen zu setzen. In diesem Sinne haben Verbände und einzelne Heime einzusehen, dass der Rasen um das Pflegeheim nicht mit einer Nähmaschine gemäht wird.

---

7 D. B. Mukamel und W. D. Spector, Nursing Home Costs and Risk-Adjusted Outcome Measures of Quality, in Medical Care, vol. 38, 2000, S. 78–89.

14.4 Paritätische Kommission Forum/KSK für die Qualitätssicherung in Pflegeheimen

Artikel 77 der Verordnung über die Inkraftsetzung und Einführung des Bundesgesetzes vom 18. März 1994 über die Krankenversicherung enthält folgende Passage: «Die Leistungserbringer oder deren Verbände erarbeiten Konzepte und Programme über die Anforderungen an die Qualität der Leistungen und die Förderung der Qualität. Die Modalitäten der Durchführung (Kontrolle der Erfüllung und Folgen der Nichterfüllung der Qualitätsanforderungen sowie Finanzierung) werden in den Tarifverträgen oder in besonderen Qualitätssicherungsverträgen mit den Versicherern oder deren Verbänden vereinbart.»

Hier liegt die Basis dafür, dass sich Leistungserbringer und Versicherer zusammensetzen, um die «Qualitätsanforderungen» für Pflegeheime zu beschliessen. Von Seiten der Leistungserbringer erfolgt die Vertretung durch das Forum stationäre Altersarbeit Schweiz. In diesem sind acht Verbände vertreten: ARODEMS, FRADIPA, H+, HVS, Pro Senectute, SIPP, VBA und VCI. Sechs (später fünf) davon versuchen, zusammen mit den Vertretern des Konkordates der Schweizerischen Krankenversicherer (KSK) den oben erwähnten Artikel 77 umzusetzen.

Bis dahin wurde nie in der Öffentlichkeit darüber argumentiert, was denn Krankenversicherer im Feld der Qualität von Pflegeheimen zu suchen haben – wenn unsere knappen Hinweise auf das mehr als mangelhafte Arbeiten der Paritätischen Kommission (PK) gelesen sind, dann hoffen wir darauf, dass nach der realen Legitimation der Krankenversicherer in diesem Feld gefragt wird: Sie zahlen zwischen einem Viertel und einem Fünftel der (kalkulatorischen) Vollkosten eines Heimaufenthaltes. Dass sie zur Wirtschaftlichkeit etwas zu sagen haben, wenn sie es zu sagen gelernt haben, dürfte unbestritten sein. Eine weitergehende Legitimation fehlt ihnen, es sei denn, sie wollten sich zum Vertreter der Bewohnerinnen machen. Bevor sie das tun können, sind diese Bewohnerinnen anzufragen, ob sie dies wünschen. Wenn in Deutschland aus der Perspektive der Pflegeversicherung argumentiert werden kann, die Pflegekasse werde zum «Anwalt der Pflegebedürftigen»[8], so ist auf grundsätzlich andere Konditionen in einem anderen Sozialversicherungskontext aufmerksam zu machen. Für die Schweiz sehen wir die Kantone an der Stelle der Versicherer, wie im letzten Teil von Kapitel 7 argumentiert wurde. Im Fall der Kantone kann über parlamentarische Vorstösse mit Sicherheit Öffentlichkeit hergestellt werden – die Versicherer benötigen dagegen keine demokratische Legitimation, sie operieren in einem ganz anderen Feld.

---

8 H. Kesselheim, Qualitätssicherungsinstrumente in der Pflegeversicherung, in H. Braun et al., Hrsg., Zukunft der Pflege, Melsungen 1994, S. 440 f.

Der «Rahmenvertrag» betreffend Qualitätssicherung zwischen dem Forum stationäre Altersarbeit Schweiz und dem Konkordat der Schweizerischen Krankenversicherer vom 10. Dezember 1998 ist dem Wortlaut nach nicht zu kritisieren. Zu lesen ist u. a.: «Im Zentrum der Bemühungen der Qualitätsentwicklungen, -förderung und -sicherung soll das Wohlbefinden der Heimbewohnerinnen und -bewohner stehen.» Und: «Die Vertragsparteien definieren gemeinsam, welches die Grundlagen zur künftigen Beurteilung der Struktur-, Prozess- und Ergebnisqualität beim Erbringen pflegerischer Leistungen in Heimen sein sollen. Sie legen fest, innert welcher Frist und auf welcher Ebene diese Grundlagen umzusetzen sind.»

Etwas überraschend ist, dass schon im Rahmenvertrag Ausblick auf zügiges Handeln geboten wird: «(…) in einem zweiten Schritt die Kriterien definieren, nach denen die Qualität in Pflegeheimen beurteilt werden soll.» Der erste Schritt hätte in der vorher erwähnten gemeinsamen Definition der Beurteilungsgrundlagen bestanden. Dies ist nie erfolgt. In der Sitzung der Arbeitsgruppe Qualitätssicherung des Forums (d. h. Sitzung nur der Vertreter der Heimverbände in der Paritätischen Kommission) vom 19. Januar 1999 wird bedauert, «dass das KSK nicht auf den Vorschlag eingegangen ist, eine erste Sitzung der gemeinsamen Kommission für eine Auslegeordnung und für die Diskussion der groben Linien abzuhalten. Der Ton im Papier ‹Anforderungen an die Leistungserbringer betr. Qualitätskonzept› befremdet.» Die Misere der Arbeiten der PK war damit programmiert. In den bisher zwei Jahren der Tätigkeit (erste Sitzung am 15. April 1999) wurde nie fundiert darüber diskutiert, wie das erwähnte Zentrum der Bemühungen der Qualitätsentwicklung, «das Wohlbefinden der Heimbewohnerinnen und -bewohner», zu fokussieren sei, nie wurden Mittel und intervenierende Variablen in eine strukturierte Auslegeordnung gebracht, um z. B. die Stärken von Elementen eines Ansatzes gegenüber anderen Möglichkeiten systematisch zu erfassen.

In der PK haben bis zum Abschluss des Buchmanuskriptes nie systematische Ziel-Mittel-Diskussionen, nie Mittel-Ziel-Analysen stattgefunden. Es scheint von allem Anfang an klar gewesen zu sein, dass eine Qualitätsberichterstattung des Heimes dazu geeignet sei, das deklarierte Ziel des Wohlbefindens der Heimbewohnerinnen und -bewohner zu fördern. Schon ein halbes Jahr vor der gegenseitigen Unterzeichnung des Rahmenvertrages hatte der Verwaltungsratsausschuss des KSK die «Anforderungen an die Leistungserbringer betr. Qualitätskonzept» mit zehn Punkten und zusätzlich vier «weiteren Auflagen der Krankenversicherer» am 1. Juli 1998 verabschiedet. Hier wurden die hauptsächlichen Konditionen festgelegt, an die sich die Vertreter der Leistungserbringer in der Zukunft zu halten hatten, und an die sie sich bis heute auch in geistiger Devotheit gehalten haben.

Nicht ganz alles, was der Verwaltungsratsausschuss des KSK beschloss, wurde dann zu realisieren getrachtet. So kam ISO nie auf den Scheiterhaufen, obwohl dezidiert festgehalten war: «Die Krankenversicherer sind ausdrücklich gegen ISO-Normen als Grundlage der Qualitätssicherung.» Der gerade für Pflegeheime brisante Punkt 10 «Anforderung an das Qualitätskonzept» stand beim Zusammensitzen der PK nie zur Debatte: «Alle ökonomischen Konsequenzen aufzeigen, die durch die einzelnen Qualitätssicherungsmassnahmen ausgelöst werden.» Hier ist eine weitere Illustration für die angebotene Vermutung, dass für Heime Nachteile aus Unterlassung resultieren können. Wie schon weiter vorne behauptet, ist bei der Langzeitpflege der Zusammenhang zwischen Personalaufwand und Qualitätsförderung enger als in der stationären Akutpflege. Mittelfristig betrachtet vermuten wir deshalb finanzielle Nachteile für Heime, welche sich intensiv für die Qualitätsförderung einsetzen. Damit sollte Heimen aber auch klar werden, dass nicht alles harmlos ist, was in der PK behandelt oder eben nicht behandelt wird. In der jüngeren Vergangenheit haben sich mehrere Heimleitungen nicht zu Sinn oder Unsinn der PK äussern wollen, weil man ja nur mit einem Fragebogen belästigt werde.

An dieser Stelle geht es nicht darum, die Geschichte des Fehlstartes der deklarierten Qualitätssicherung oder die Geschichte der Dominanz der Krankenversicherer in der PK zu schreiben. Wir beschränken uns auf zwei Tatbestände: die Problematik der Bestandesaufnahme und den penetranten Ruf nach Indikatoren. Dem schliessen wir dann unsere Diagnose über unethisches Verhalten an.

Es ist legitim, in Erfahrung bringen zu wollen, wo Heime zu einem bestimmten Zeitpunkt stehen. Bevor aber an 1500 Heime gelangt wird, sollten mindestens drei Konditionen erfüllt sein:

1. Es müssen Vorstellungen darüber erarbeitet werden, was als Basis angesichts der zu erhebenden Informationen gelten soll.

2. Es muss eine Vorausplanung der Auswertung vorhanden sein.

3. Die Umfrage hat kunstgerecht angelegt zu sein.

Keine der drei Konditionen wurde von der PK erfüllt. Statt die Herausforderungen in einem konzeptuellen Rahmen zu erfassen, wurde schon früh über Sanktionen gegen Heime, welche nicht mitmachen würden, diskutiert: «Allfällige Sanktionen hingegen müssten jedoch trotzdem zentral und einheitlich durch die PK festgelegt werden».[9] Wenn so wichtig von Sanktionen – wohlgemerkt: an mehreren Sitzungen – gesprochen wurde, tönt es wie ein Hohn, wenn dann im Anhang 2 «Qualitätskonzept Forum/KSK – Programm zur Umsetzung des Qualitätskonzeptes Forum/KSK» von anfangs März 2000 zu lesen ist: «Das interne Qualitätsmanagement ist Sache der Pflegeheime. Die Schaffung eines Qualitäts-

---

9 Sitzung vom 24.6.1999, S. 2.

bewusstseins unter Einbezug aller Beteiligten in den Betrieben hat prioritären Charakter» (S. 3). Hätte nicht eine der herausfordernden propädeutischen Arbeiten darin bestehen sollen, intensiv danach zu suchen, wie der Ansatz zu einem System vorläufig anzulegen sei, um viele Heime (ja, alle Heime) dazu zu motivieren, dass mit Bezug auf Qualität, Qualitätsförderung und Qualitätssicherung Gutes geleistet wird? Bewusst wurde «Ansatz» und «vorläufig» geschrieben, weil nach unserem Verständnis immer wieder Zwischenevaluationen nötig wären. Man kann und soll Reaktionen der Heime antizipieren; weil aber Wesentliches auch von den von der PK ausgehenden Stimuli abhängt, sind Zwischenevaluationen notwendig. Dass nach Sanktionen gesucht wird, ohne dass ein konzeptueller Ansatz systematisch erarbeitet worden ist, lässt für die nächste Zukunft die Vermutung zu, dass Macht auszuüben versucht wird, Inhalte hin oder her.

Wie konzeptionslos vorgegangen wurde, zeigte sich auch an der 9. Sitzung vom 23. November 1999, als Korrekturen an Vorstellungen über Elemente der 1. Qualitätsberichterstattung unter dem Titel «Vorschläge KSK: ‹Indikatoren: Strukturqualität für Heime›» gemacht wurden: «‹Die Qualifikation der Heimleitung›, wird wieder gestrichen. Das Pflegeheim sollte mindestens über eine qualifizierte Pflegekraft verfügen (100 % Abdeckung = 2,7 Stellen Mindestanforderung). Die regengeschützte Zufahrt für Rettungswagen wird gestrichen. Für mehrstöckige Gebäude muss ein Personenlift oder auch ein Treppenlift vorhanden sein. (…) Das Vorhandensein eines PC's wird vorläufig nicht als Minimalanforderung aufgenommen.»

Auch die zweite Kondition, dass eine Vorausplanung (und eben in erster Linie Vorstellungen) über die Auswertung vorhanden sein muss, wurde nicht eingehalten. Wer nicht Vorstellungen über die Auswertung (z. B. Prüfung von Vermutungen zu kausalen Zusammenhängen) entwickelt, wird zwangsläufig zu wenige oder zu viele Informationen erheben. Dies will an einem einzigen Beispiel erklärt werden: Bis zur Sitzung vom 8. Dezember 1999 war vorgesehen, die durchschnittlichen Kosten für Medikamente in einem Heim zu erheben. (Was heisst denn da «durchschnittlich»?) Wäre diese Information tatsächlich angefordert worden, so hätte z. B. auch danach gefragt werden müssen, wie hoch die durchschnittlichen Medikamentenkosten für das Septil mit dem höchsten Aufwand waren. Andernfalls hätte ein Ansatz zu einem Vergleich noch weniger gebracht. Solche Überlegungen sind aber auf einem Niveau, zu dem die PK keinen Zugang hat.

Praktisch jede Erhebung braucht eine Vorausplanung. Am 30. November 2000, als die Fragebogen schon hätten zurückgeschickt sein sollen, war in der PK dann «Auswertungskonzept Bestandesaufnahme» traktandiert: «NN[10] schlägt vor, das

---

10 Von uns werden keine Namen genannt. Dagegen werden wir die Akten Interessierten zur Verfügung stellen, damit man sich überzeugen kann, dass unsere Darstellung fair ist.

Auswertungskonzept erst weiter zu bearbeiten, wenn die Daten der Bestandesaufnahme vorhanden sind. Danach soll festgelegt werden, welche Fragen vertieft
ausgewertet werden.» Dieser Vorschlag wurde angenommen. Es dürfte jedem
Leser einleuchten, dass eine Planung über die Auswertung nach Eingang der Fragebogen, da zu spät, nicht kunstgerecht ist. An der gleichen Sitzung wurde
moniert, «dass die Themenbereiche ‹Hygienekonzept› und ‹Inkontinenzkonzept›
verschiedentlich in Frage gestellt wurden. Zudem stelle sich die Frage, was mit den
Antworten der Heime passiere, was man auswerten könne und welche Rück-
schlüsse daraus zu ziehen seien? Auch wurden die Sanktionen noch nicht beschlossen.» Und: «NN informiert über Reaktionen, dass der kontinuierliche Qua-
litätssicherungsprozess zu wenig ausgeprägt sei. Es frage sich, wie korrekt der
Fragebogen in Heimen ausgefüllt werde. Die Angst sei da, sich schlecht zu qualifi-
zieren. Heime, welche in Qualitätsmanagement eingebunden sind, seien unsicher,
ob sie im Forum mitmachen sollten oder nicht.»

Damit ist auf die Befragung «Bestandesaufnahme 2000 zur Pflegequalität in
Pflegeheimen» verwiesen. Es ist uns ganz einfach zuwider, die Unsorgfältigkeiten
der Erhebung hier aufzuführen oder die einzelnen Fragen zu kritisieren. Da wir in
Einführungsvorlesungen zur empirischen Sozialforschung mitgearbeitet haben,
belassen wir es bei der Feststellung, dass die Mitglieder der PK bei einer Prüfung
über den Wissensstoff der Einführungsveranstaltung durchgefallen wären. Der
PK ist zugute zu halten, dass sie es sich mit den eingeholten Offerten (z. B. von
H+) zur Durchführung dieser Erhebung nicht leicht machte. Finanziell über-
rissene Offerten wurden konsequent ausgeschieden. Allerdings muss eine tiefer-
gehende Relation herangezogen werden: Für eine ganz und gar unprofessionell
angelegte Umfrage sind eben auch 20 000 Schweizer Franken zuviel Geld.

Fairness verlangt, darauf aufmerksam zu machen, dass im heimpolitischen Feld
einiges stranden kann, dass zum Beispiel Einschätzungen über Folgewirkungen
fast zwangsläufig Fehler enthalten, dass Rückmeldungen aus der Praxis – teilweise
im Gegensatz zu Spitälern und Kliniken – wegen der Komplexität der Verhältnisse
schwierig zu interpretieren sein können. Ansprüche an konsequent zweckrationa-
les Handeln möchten nicht zuletzt auch darum nicht rigoros verfolgt werden, weil
wir selber mit dem Q-Plan über längere Zeit mehrere Fehler machten, u. a. die
Betonung des Produktcharakters akzeptierten, Konzessionen mit Bezug auf die
vorzulegenden Dokumente machten usw. Aus zwei Gründen ist Nachsicht für die
bisherige Tätigkeit der PK nicht angezeigt. Dieser Institution kommt insbesondere wegen der direkten Verbindung mit den Versicherern Quasi-Monopol-
charakter zu, und zudem sind keine Ansätze, Mechanismen oder erklärte Regeln
eruierbar, welche ein Lernen in Aussicht stellen. Es ist im Gegenteil faszinierend in
Erfahrung zu bringen, mit welcher Sturheit Vertreter des KSK die Vorstellung von
Qualitätsausweisen über Indikatoren verfolgen und die Vertreter der Heime dank
dieser Sturheit immer gläubiger wurden. Der Verwaltungsratsausschuss des KSK

hatte bei seinen «Anforderungen an die Leistungserbringer betr. Qualitätskonzept» am 1. Juli 1998 als Punkt 4 festgehalten: «Definition von Qualitätsindikatoren, mit denen die angestrebte Qualität messbar und für interne wie für externe Zwecke vergleichbar werden.» (Dieser Punkt wurde ein halbes Jahr vor der Unterzeichnung des Rahmenvertrages zwischen Forum und KSK vom erwähnten Verwaltungsratsausschuss festgelegt.)

Und schon an der 1. Sitzung der PK am 15. April 1999 kam das Thema zur Sprache: «Die Diskussion dreht sich insbesondere um die Frage von Kennzahlen und um die Berücksichtigung der Indikationsqualität (Angemessenheit und Notwendigkeit des Pflegeaufwands).» Diese «Indikationsqualität», eine Kreation des Mediziners auf der Seite des KSK, stand als Vorgabe der Versicherer unabänderlich: «Die Vertreter KSK sind mit dem Vorschlag des Forums nicht einverstanden und möchten grundsätzlich messbare Indikatoren im Bericht haben. Demgegenüber vertreten die Forumsvertreter die Meinung, dass durchaus auch weichere und nicht absolut messbare Indikatoren im Bericht Eingang finden sollten. Es wird beschlossen, dass jede Seite für die nächste Sitzung ihre Definition von Qualität und Ideen zu geeigneten Indikatoren im Bericht Eingang finden sollten» (Sitzung vom 4. 8. 1999).

«Definitionen» kamen viel später. Bis zu diesem Zeitpunkt wurde herumgefragt, wo es denn Indikatoren geben könnte. In den Niederlanden? In Österreich? Beim VBA? … An der Sitzung vom 27. Juni 2000 «wird beschlossen, folgende Ergebnisindikatoren des Maryland-QI-Projekts für Pilotprojekte anzugehen: Stürze, Infektionen, Dekubiti, freiheitsbeschränkende Massnahmen, Bewohnerzufriedenheit» (Im Protokoll fett und eingerahmt). Man vergleiche, welche «Indikatoren: Langzeitversorgung/Pflege» tatsächlich im QiP verwendet werden: «Gewichtsänderungen, Prävention von Dekubitalulzera, dokumentierte Stürze, unvorhergesehene Überweisungen in eine Akutstation, Inzidenz nosokomialer Infektionen». Diese «Indikatoren LTC» liegen in deutscher Fassung mit den jeweiligen Teilelementen (z. B. deren acht bei «Unvorhergesehene Überweisungen in eine Akutstation») vor. In der PK wurde behauptet, es gebe keine deutsche Übersetzung. Das systematische Beschaffen und erst recht die gezielte Aufarbeitung von Überlegungen sind der PK fremd, sonst hätte sofort auffallen müssen, dass die Indikatoren der Maryland Hospital Association für die Zwecke der PK nicht in Frage kommen.[11]

Man würde es sich zu leicht machen, wenn man die Mitglieder der PK als Ignoranten im hier interessierenden Feld bezeichnen würde. Es steht schlimmer, wie die Reaktionen der anderen Mitglieder der PK auf die Darstellung des erwähnten

---

11 The Maryland Hospital Association, Guidebook for Quality Indicator Data: A Continuous Improvement Model, Lutherville 1990.

Mediziners zur Qualität und zu Indikatoren zeigen. Dabei wurden «Indikatoren» mit «Kriterien» gleichgesetzt, also «als besonders geeignete Kriterien zur Messung der Qualität». Diese Argumentation will nur mit zwei extrem kurzen Hinweisen markiert werden: Wenn «besonders geeignete Kriterien» verwendet werden, dann müssten «weniger geeignete Kriterien» ausgeschieden werden. Sind es vielleicht jene, welche von der «kleinen Arbeitsgruppe» mit Beschluss vom 30. August 1999 zusammengestellt wurden? Dort findet sich u. a. «Die Bewohner können im Notfall sofortige Hilfe herbeirufen (Alarmierungsmöglichkeiten in allen Wohnräumen, Toiletten und Nasszellen, Gemeinschaftsräumen, Liften)», «Ein Alarm erreicht in jedem Fall unmittelbar eine anwesende Pflegekraft», «Die primäre Alarmreaktion geschieht innerhalb von maximal 5 Minuten», «Zu jeder Zeit ist ein Arzt erreichbar, der in maximal 30 Minuten am Ort des Geschehens ist», «Für den Notfallarzt ist eine Parkmöglichkeit am Heim reserviert», «Es existiert eine regengeschützte Krankenwagenanfahrt für Liegendtransporte».

Diese Hinweise sind Indikatoren (!) für die konfuse Arbeit. Sie sind bedenklich, aber sehr bedenklich wurde es, als in der PK von objektiver und subjektiver Qualität die Rede war: «Die subjektive Qualität wird primär durch die Wahrnehmung des Patienten bestimmt. Dabei handelt es sich um ein individuelles Qualitätsniveau bei unterschiedlichen persönlichen Erwartungen und Ansprüchen.» Dagegen: «Um die objektive Qualität zu messen, sind Kriterien oder Indikatoren (diese beiden Begriffe werden vielerorts als Synonyme verwendet) geeignet.» Qualitative Indikatoren seien dagegen: «Meinungen; Beispiel: öffentliche Meinungen über die Qualität einer Versorgungsinstitution (durch Befragungen)». Die objektive Qualität wird auch als «objektive, leistungsbezogene Qualität» bezeichnet.

Die Trennung zwischen objektiver und subjektiver Qualität für Pflegeheime ist ungeheuerlich: Wenn die objektive Qualität stimmt, dann muss ja auch die subjektive stimmen – sonst liegt es eben bei den Bewohnerinnen! Dies ist eine groteske Verkennung der Totalität in den Pflegeheimen, wo die personale Beziehung, die Resonanzbeziehung (E. Grond), Entscheidendes ausmacht. Das gesamte Heim ist rollstuhlgängig, in allen von Bewohnerinnen benützten Räumen sind Notrufanlagen vorhanden, es existieren alle von der PK verlangten schriftlichen Unterlagen, die bettlägerigen Bewohnerinnen werden regelmässig umgelagert, es existieren «Projekte zur Qualitätsverbesserung» usw. Wem es da nicht passt, der hat offensichtlich falsche Vorstellungen über Qualität, weiss subjektive Qualität nicht von objektiver Qualität zu trennen. Unter diesen Umständen erhält die von Bewohnerinnen oft vorgetragene Feststellung eine neue, beschämende Dimension: «Man muss zufrieden sein.»

Wir baten Personen, welche uns beim Verfassen dieses Kapitels begleitet haben, um ihr Urteil über das Verhalten der Mitglieder der PK. Neben Äusserungen, welche aus der Mundart nicht gediegen übersetzt werden können, resultierten «narzisstisches» und «absolutistisches» Verhalten. Narzisstisch darum, weil die PK nur sich im Spiegel sehe und zu unrealistischen Grössenphantasien neige. Absolutistisch, weil ein Zustand des Losgelöstseins dieser Herrschaftsordnung diagnostiziert werden müsse. Zwar dürfe angenommen werden, die Anordnungsgewalt sei nicht aus «Gottes Gnade legitimiert». Das KVG sei offensichtlich unter säkularen Bedingungen die oberste Instanz. Auf die Kennzeichnung mit dereistischem Denken wurde ebenfalls verzichtet, weil es sich um einen Begriff aus der Psychopathologie handelt.

Als verantwortliche Autoren dieses Buches sehen wir eine andere Charakterisierung des Arbeitens über zwei Jahre. Es geht hier nach unserem Dafürhalten um unethisches Handeln: Wer sich dem Wissen verweigert und auf dem Nicht-Wissen-Wollen beharrt, der verharrt nicht nur im Irrtum, sondern begeht eine Verfehlung. Wenn zudem über Andere gerichtet werden soll (und das will die PK), dann ist es unethisch, sich nicht über den Kontext des Handelns, Handlungsalternativen und Konsequenzen umfänglich zu informieren.

An dieser Stelle platzieren wir Hinweise über die Fachliteratur zu Indikatoren[12] und ihrem Einsatz in der gerontologischen Forschung.[13] Man möge dies als Dienstleistung an die PK betrachten, wobei die Geste nicht so verstanden werden darf, dass wir der Auflösung dieses Gremiums nachtrauern würden. Ganz im Gegenteil: Das Gremium muss aufgelöst werden, um den Unsinn zu stoppen. An der letzten in diesem Buch noch berücksichtigten Sitzung der PK von anfangs April 2001 insistierte der Exponent der Krankenversicherer darauf, dass RAI zur Qualitätssicherung mandatiert werden müsse, nachdem er erst vor einem guten halben Jahr zum ersten Mal mit dem im Anhang kurz skizzierten Instrument konfrontiert wurde. (Wir können dagegen auf unsere Intervention vom 14. Mai 1996 aufmerksam machen, als wir den Präsidenten der Konferenz der Kantonalen Für-

---

12 z. B. R. Schnell et al., Methoden der empirischen Sozialforschung, 6. Aufl., München und Wien 1999, S. 125 ff.; J. Bortz und N. Döring, a. a. O., S. 132 ff.

13 z. B. J. J. Holloway und J. W. Thomas, Measuring the Quality of Care Received by Elderly Patients, in J. C. Romeis und R. M. Coe, Hrsg., Quality and Cost Containment in Care of the Elderly, New York 1991, S. 67–86; Joint Commission on Accreditation of Healthcare Organizations, The Measurement Mandate, Oakbrook Terrace 1993; E. R. DeLong et al., Comparing Risk-Adjustment Methods for Provider Profiling, in Statistics in Medicine, vol. 16, 1997, S. 2645–2664; D. R. Berlowitz et al., Reducing Random Variation in Reported Rates of Pressure Ulcer Development, in Medical Care, vol. 36, 1998, S. 818–825; D. B. Mukamel und C. A. Brower, The Influence of Risk Adjustment Methods on Conclusions About Quality of Care in Nursing Homes Based on Outcome Measures, in The Gerontologist, vol. 38, 1998, S. 695–703; T. R. Lied et al., Impact of Risk Adjusted Clinical Outcomes Methodology – Quality Measures on Hospital Mortality Data: A Statistical and Case Study Approach, in American Journal of Medical Quality, vol. 14, 1999, S. 255–261.

sorgedirektoren und eine Reihe von Regierungsräten angeschrieben haben, damit MDS/RAI einer vertieften Evaluation unterzogen werde.) Wie kann der fetischartige Umgang mit Produkten der Qualitätssicherung gebannt werden, wenn die mandatierte Instanz selber nichts anderes als Fetischismus kennt und betreibt?

14.5 Und die Kantone?

Zu Beginn des Abschnittes über die Heimverbände wurde die Einschränkung gemacht, dass nur Aspekte des Handelns mit Bezug auf das gesetzliche Mandat zur Qualitätssicherung angeleuchtet würden. Es bietet sich an, für Kantone Ähnliches zu notieren. Um analytischer Stringenz willen ist aber darauf aufmerksam zu machen, dass eine solche Herauslösung mit Bezug auf die Kantone nicht sachgerecht wäre: Was ein Kanton im weiteren Feld der Alterspolitik mitzugestalten trachtet, hat oft mindestens latenten Einfluss auf die Qualität von Pflegeheimen. Wenn nun trotzdem nicht auf den gesamten Politikbereich mit seinen zahlreichen Schnittstellen eingegangen werden kann – so nötig dies für eine gediegene Würdigung wäre –, so ist auf unsere nicht ausreichenden Kenntnisse politologischer Deutungsmuster aufmerksam zu machen. Einfacher gesagt: Uns fehlt hier der Sachverstand, obwohl aus vielfältigen Kontakten fast alle kantonalen Verwaltungen in etwa bekannt sind. Wegen dieses Unvermögens auf unserer Seite können auch nicht solide Verallgemeinerungen zur Alterspolitik und ihren Bezügen zur «Qualitätspolitik» der uns wichtigen kantonalen Instanzen gewagt werden. Vermutet wird (und um mehr als Vermutungen darf es sich nicht handeln), dass in manchen Kantonen in jüngerer Zeit die Alterspolitik unter allen Politikbereichen einen tiefen Stellenwert einnimmt. Gestaltender Wille zu Innovationen oder auch nur notwendigen Anpassungen ist selten zu eruieren. Bestehendes wird verwaltet. Kantone, welche ambulante und stationäre Langzeitpflege an die Gemeinden abtraten, haben sich nie fundierte Überlegungen dazu gemacht, wie unter neuen Bedingungen trotzdem gemeinsames Lernen und ein Vorausschauen zu ermöglichen sei.

Jede Spekulation über die aktuelle Rolle der Kantone kommt nicht darum herum, auf die für manche Kantone grosse Arbeitsbelastung durch das neue Krankenversicherungsgesetz und die angebrachten oder auch abstrusen, immer aber juristisch legitimen Interventionen von Krankenversicherern zu verweisen. Die gleichen Departemente, welche mit Arbeiten insbesondere zu Tarifen und zur Spitalliste belastet waren, haben vielleicht keine Kraft mehr gehabt, um Anstösse im Bereich der stationären Langzeitpflege zu formulieren. Aber es wäre falsch, uns des Pessimismus zu bezichtigen. Der Kanton Graubünden, welcher als erster den Einschluss von Angehörigen in die Spitex-Dienste ermöglichte, bietet seit Neuem die breitesten Möglichkeiten für sog. komplementäre Betreuungsformen für Betagte. Und der Kanton Bern startete behutsam mit sehr langfristig angelegten

Anpassungen stationärer und ambulanter Angebote für Betagte, auf einem Weg, der in der Schweiz neu ist (angelehnt an Elemente der Innovationsforschung). Im übrigen sind nicht nur Innovationen zu beachten. Die Stadt Zürich hat seit längerer Zeit einen stadtärztlichen Dienst, der auch für die medizinische Betreuung in den städtischen Heimen zuständig ist und über einen geriatrischen Sachverstand verfügt, welcher wahrscheinlich in Europa an der Spitze steht – hier geht es nicht um die Würdigung der kontinuierlich implementierten Neuerungen, sondern um die Würdigung des Haltens der Spitzenposition.

Es überrascht nicht, dass kein einheitlicher Nenner für das Verhalten der Kantone mit Bezug auf die über Artikel 58 KVG mandatierte Qualitätssicherung für Pflegeheime zu eruieren ist. Wir unterscheiden vier Gruppen:

1. Ein Teil der Kantone (z. B. Aargau, Basel-Landschaft) befasste sich überhaupt nicht mit den erwähnten Verpflichtungen. Tendenziell sind es jene Kantone, welche sich Vorgaben dadurch verwehrten, dass sie Alters- und Pflegeheime zur Sache der Gemeinden machten.

2. Ein Teil der Kantone, wir vermuten, dass dazu die Mehrheit gehört, hat sich zur Marktideologie bekannt; aber dabei nicht nur auf Vorgaben verzichtet, sondern es bei sog. Leistungsaufträgen (die vage genug sind) belassen oder sogar auf diese verzichtet (z. B. Glarus, Obwalden).

3. Ganz wenige Kantone scheinen Vorgaben zu Produkten gemacht zu haben, wobei dies in Abstimmung mit dem relevanten kantonalen Zusammenschluss der Alters- und Pflegeheime geschah (z. B. Nidwalden und Wallis).

4. Es sind uns nur zwei Kantone bekannt, in denen Vorgaben inhaltlicher Natur gesetzt wurden: Im Kanton Graubünden wurden Anforderungen an potenziell einzusetzende Produkte gemacht und bestimmt, dass mindestens sechs Heime ein Produkt zu übernehmen hätten, sofern dieses den Bedingungen der Regierung entspräche. Der Kanton setzte dabei einen weiteren Rahmen als die beiden Heimverbände, welche ein einzelnes Produkt (beide das gleiche) befürworteten. Der Kanton St. Gallen wird in einer Fallstudie relativ ausführlich behandelt werden (siehe Abschnitt 14.6.1).

Obwohl vor Verallgemeinerungen gewarnt wurde, scheinen doch folgende Momente auf (fast) alle Kantone zuzutreffen: Die ganz überwiegende Mehrheit der Kantone hat im Zusammenhang mit der Qualitätssicherung nie Art. 50 KVG beachtet. Dort resp. in Art. 49 Abs. 7 wird auf Betriebsvergleiche verwiesen. Zwar wird im Gesetz nur die Kostendimension angesprochen. Es besteht aber einige Sicherheit, dass über die Zeit der Vergleich der Kosten Beteiligten und Betroffenen nicht genügen wird. Es ist dann wahrscheinlich, dass über die Personaldotation zu rechten sein wird, und damit werden auch qualitative Dimensionen zu traktandieren sein. (Der guten Ordnung halber machen wir sofort darauf aufmerksam, dass wir nie eine lineare Beziehung zwischen der personellen Ausstattung und qualitativen Ausprägungen postulieren würden.)

Unseres Wissens nach hat sich keiner der Kantone je solide mit Art. 43 Abs. 6 KVG auseinandergesetzt: «Die Vertragspartner und die zuständigen Behörden achten darauf, dass eine qualitativ hochstehende und zweckmässige gesundheitliche Versorgung zu möglichst günstigen Kosten erreicht wird.» Fast alle Kantone haben die Ideologie des Marktes mit Bezug auf allfällig in den Heimen einzusetzende Produkte gepflegt. Kein Kanton hat nach unserem Wissen explizit gemacht, warum der Markt mit Bezug auf diese Produkte nicht funktionieren kann. Und noch kein Kanton hat Bedenken zum Ablasshandel mit Zertifikaten angemeldet.

14.6 Fallstudie zum Kanton St. Gallen

Das Handeln des Departementes des Innern des Kantons St. Gallen ist vom Gestaltungswillen her sehr viel ansprechender als das eines Kantons, der behauptete, es herrsche ein Markt für Produkte resp. Systeme zur Qualitätssicherung und damit müsse sich der Kanton nicht mehr um die Qualitätssicherung in den Heimen kümmern. Die Wertschätzung der Anstrengungen des für Heime zuständigen Departementes resultiert primär daher, dass die Verpflichtung einzulösen getrachtet wurde, welche wir im letzten Teil von Kapitel 7 auslegten. Es ist uns also nicht leicht gefallen, gerade über diese Anstrengungen eine Fallstudie zu schreiben. Die Fallstudie schien uns aber wegen der aus dem Vorgehen des erwähnten Departementes resultierenden unglücklichen Folgen notwendig.

Das Sozialhilfegesetz des Kantons St. Gallen vom 27. September 1998 überträgt in Artikel 28 den Gemeinden die Pflicht, für ein bedarfsgerechtes Angebot an Plätzen in stationären Einrichtungen zur Betreuung und Pflege von Betagten zu sorgen. Die Gemeinden müssen – gestützt auf kantonale Werte – den Bedarf planen (Artikel 29) und dürfen Aufwendungen für ihr Heim dann nicht in ihren Gesamtsteuerbedarf resp. Gesamtfinanzbedarf aufnehmen, wenn sie die kantonalen Richtwerte überschreiten (Artikel 30). Sache des Kantons ist es, die stationären Einrichtungen periodisch auf ihre Qualität zu überprüfen (Artikel 30) und den Gemeinden (sofern sie Träger des Heimes sind) darüber Bericht zu erstatten.

Konkretisiert werden diese Vorschriften im Bericht einer kantonalen Arbeitsgruppe über «Qualitätsziele und Qualitätssysteme für den stationären Langzeitbereich»,[14] der verbindliche Ziele und Vorgehensweisen für Heime im Kanton

---

14 Amt für Soziales des Kt. St. Gallen, Qualitätsziele und Qualitätssysteme für den stationären Langzeitbereich, St. Gallen 2000.

St. Gallen vorgibt. Dieser Bericht will die Qualitätssicherung und -förderung im Kanton St. Gallen strukturieren, nach einheitlichen Regeln implementieren und ist im Sinne von «Richtlinien, Leitplanken» in Kraft.[15] Er ist wie folgt aufgebaut: Zunächst werden in Abschnitt 1 fünf Grundsätze zur Ausgestaltung der Qualitätsförderung aufgestellt (im Zentrum steht die Bewohnerin; Qualität ist umfassend zu interpretieren; viele Methoden sind zur Erreichung von Qualität geeignet; Qualität muss mess- oder zumindest objektivierbar sein; der Prozess der Qualitätsförderung muss eigenmotiviert sein, ergänzt durch ein externes, massstabsetzendes Controlling).[16] In Abschnitt 2 werden 10 Qualitätsziele formuliert (Erhalten und Fördern der Autonomie der Bewohnerinnen, ihrer Integration und ihrer Würde; individualisierte Pflege und Betreuung; Anlagen und Infrastrukturen müssen vollständig und zweckmässig sein; Wohnlichkeit des Heimes; Qualität des Essens usw. [S. 5]). Die zehn Ziele werden in Unterzielen und Kriterien konkretisiert (S. 6–15). Anschliessend werden acht Systeme zur Qualitätssicherung und Qualitätsförderung sowie Kriterien zur Beurteilung solcher Systeme vorgestellt. Diese reichen von Umfang/Reichweite über Definition von Qualität und Art und Weise ihrer Messung zu Benchmarking, dem Prozess der Qualitätsförderung, Aufwand, Verbreitung und Anbieter (S. 16–21). Anhand dieser Kriterien werden die acht Systeme resp. Produkte eingehender dargestellt (S. 23–49). Den Heimen wird empfohlen, mit einem System zu arbeiten (S. 22).

Auffallend an diesem Bericht sind seine Widersprüche. Das, was die Qualitätslehre verlangt, ist teilweise berücksichtigt, wird dann aber sofort wieder relativiert. So wird in den Grundsätzen gefordert, dass die erreichte Qualität mess- oder zumindest objektivierbar sein soll. Konsequenterweise wird von den Systemen zur Qualitätssicherung und -förderung verlangt, dass sie valide und reliabel messen müssen (S. 17). Nimmt man diesen Anspruch ernst, hiesse das, die vorgestellten Produkte nach diesem Kriterium zu beurteilen und einige auszuschliessen. Davon ist nichts zu finden. Vielmehr dominiert plötzlich der Wettbewerb zwischen den Anbietern von Systemen, der erwünscht sei. Aber ein solcher kann wohl nur zwischen Systemen stattfinden, die Qualität tatsächlich messen und das nicht nur behaupten!

Ein anderer Widerspruch besteht darin, dass unter dem Qualitätsziel 4, individualisierte Pflege und Betreuung, das Unterziel «Heime verfügen über medizinische und pflegerische Standards, welche interdisziplinär erarbeitet wurden» formuliert ist, das dann explizit Standards bezüglich des Umganges mit Verwirrten und Dementen, im Umgang mit Schmerzen, Inkontinenz, Depressionen usw. verlangt (S. 9). Dieser Forderung wird aber wiederum bei der Vorstellung und

---

15 Mündliche Auskunft des Amtes für Soziales des Kantons St. Gallen vom 26.3.2001.
16 Amt für Soziales des Kt. St. Gallen, a. a. O., S. 2.

Diskussion der Systeme zu wenig Beachtung geschenkt. Somit bleibt unerwähnt, dass einige dieser Produkte (beispielsweise ISO oder QAP) die Qualität der Pflege und Betreuung zwar erwähnen, zu den verlangten Standards aber keine Aussagen enthalten. Ein weiterer Widerspruch ist, dass zwar zehn Qualitätsziele, unterteilt in beinahe 90 Unterziele, formuliert werden, diese Aussagen aber inhaltlich entleert werden, indem gesagt wird, es gebe keinen allgemeinen Konsens darüber, was Heimqualität ausmacht (S. 17).

Entweder haben diese zehn Qualitätsziele und ihre Unterziele etwas mit der Qualität von Heimen zu tun, und dann besteht soweit Konsens, oder sie haben mit etwas anderem zu tun. Es ist aber nicht logisch, gleichzeitig beides zu behaupten. Widersprüchlich ist auch, das «Benchmarking» als Kriterium für die Beurteilung der Systeme aufzuführen und dann eine weitere Diskussion über die Auswirkungen dieses Kriteriums auf die Beurteilung der Systeme zu unterlassen. Eine vertiefte Auseinandersetzung mit «Benchmarking» hätte verdeutlicht, dass bei Elementen ein «Risk Adjustment» vorgenommen werden muss, damit Gleiches mit Gleichem verglichen wird. Von einem «Risk Adjustment» kann aber bei den von den St. Gallern beurteilten Systemen, die den Anspruch erheben, ein «Benchmarking» zu ermöglichen, nicht die Rede sein. Sie vergleichen vielmehr den gleichen Betriebstyp (etwa gemischtes Alters- und Pflegeheim oder ausschliesslich Pflegeheim) oder die Heime im gleichen geographischen Raum miteinander. Von einem gleichen Betriebstyp oder von der Lage im gleichen geographischen Raum auf die Gleichheit der Risiken zu schliessen, ist unzulässig. Ohne Anspruch auf Vollständigkeit ist als letzter Widerspruch zu erwähnen, dass die Bewohnerinnen im Zentrum stehen sollen und damit die Erfassung ihrer Wünsche und Zufriedenheit bei der Beurteilung der Systeme wesentlich zu gewichten wäre. Die Instrumente, welche der Erfassung der Wünsche und der Zufriedenheit in einzelnen der Produkte dienen, werden nicht hinterfragt. Der Verweis auf Fragebogen genügt nicht, ist sogar irreführend.

Diese Widersprüche hätten den Experten, die das Amt für Soziales des Kantons St. Gallen zur Erarbeitung des Berichtes beizog, auffallen müssen. Sie hätten verdeutlichen müssen, dass es wenig sinnvoll ist, klare Anforderungen an Qualitätssicherungssysteme zu stellen und diese dann in einer Art und Weise konkret auf Systeme anzuwenden, welche vernebelt und damit wieder alles offen lässt. Dieser Argumentation kann mit zwei Hinweisen begegnet werden. Der eine ist der auf den (gewollten) Wettbewerb zwischen Systemen. Der andere ist der auf den Prozess. Das erste Argument greift zu kurz. Es übersieht, dass der postulierte Wettbewerb seine heilsame Wirkung nur dann entfalten kann, wenn er bestimmten Regeln unterworfen ist. Diese Regeln sind im Grundlagenpapier des Kantons St. Gallen formuliert (Standards und deren valide und reliable Messung), werden dann aber nicht klar und konsequent genug angewendet. So muss der postulierte Wettbewerb an ein Rennen zwischen einem Formel-1-Wagen und einem 2CV

(«Ente») erinnern, nur dass hier immer der 2CV gewinnt, weil das bestätigt wird, was seit langem schon bekannt war – hier: unser Heim ist gut. Das zweite Gegenargument ist der Verweis auf den Prozess. Dieser ist bedeutungsvoll und wird auch in diesem Buch dementsprechend gewichtet und als gemeinsames Lernen konzipiert. Lernen ist sinnvoll nur dann möglich, wenn der Lernprozess Ziele hat und strukturiert ist. Formal hat der St. Galler Ansatz Ziele. Strukturiert wird der Prozess durch die zum Einsatz gelangenden Systeme. Und da liegt die Krux. Weil die Systeme teilweise nicht Qualität messen resp. die für Heime relevanten Qualitätsdimensionen nicht oder nur unzureichend erfassen, ist zu befürchten, dass mit grossem Aufwand etwas getan wird, was wenig für die Qualität in den Bereichen bringt, die für die Bewohnerinnen relevant sind, und so die Idee der Qualitätssicherung und -förderung desavouiert wird. Der Verweis auf den Prozess kann in diesem Zusammenhang letztlich nur bedeuten, dass in einiger Zeit einiges anders sein werde. Das sei nicht bestritten. Anders heisst aber nicht besser.

Im Kanton St. Gallen sind auf Grund des gewählten Vorgehens folgende Konsequenzen abzusehen: Die Systeme, die angewendet werden, sind bezüglich ihres Ansatzes, des Vorgehens, der eingesetzten Instrumente (z. B. Skalen), der SOLL-Vorgaben, der Qualitätsdaten usw. nicht vergleichbar. Damit sind es auch die Resultate nicht. Selbst wenn die zur Anwendung gelangenden Systeme vergleichbar wären, die Heime sind es nicht. Damit entsteht vor dem Hintergrund des Prinzips der rechtlichen Gleichbehandlung die Situation, dass der Kanton bezüglich seiner Konsequenzen, die er aus den vorgelegten Daten zieht, alle Heime gleich behandeln muss, obwohl diese ihrer Ausgangssituation nach nicht vergleichbare Daten vorlegen. Deshalb wird dem Kanton nichts anderes übrig bleiben, als mit einer Reihe von Zusatzannahmen dieser Situation Rechnung zu tragen. Diese Zusatzannahmen tragen zum einen den unterschiedlichen Systemen Rechnung, zum andern der Verschiedenartigkeit der Heime. Den tatsächlichen Gehalt und die Evidenz beider Gruppen von Zusatzannahmen kann der Kanton nicht überprüfen. Vielmehr ist er auf entsprechende Informationen der Anbieter der Systeme resp. der Heimleitungen angewiesen. Diese Informationen kann der Kanton bezüglich ihrer Plausibilität und auf Grund bekannter Informationen überprüfen. Weitergehende fachliche Kenntnisse, ein entsprechendes «Knowhow» sowie ein gesicherter Bestand an Wissen fehlen ihm aber. Will er sich nicht dem Ruch der Willkür aussetzen, ist demzufolge anzunehmen, dass er die Informationen der Anbieter von Qualitätssicherungssystemen wie der Heimleitungen weitgehend übernehmen muss. Deshalb ist zu erwarten, dass sich die Interventionen des Kantons auf jene Fälle beschränken, in denen ein unterstes Niveau nicht erreicht wird. Dieses unterste Niveau wird sich nicht stark von dem unterscheiden, das durch die Vorschriften bezüglich Gesundheitspolizei, Hygiene, bau- und feuerpolizeilichen Aspekten usw. resp. andern kantonalen Vorschriften, die im Rahmen der Gemeindeaufsicht relevant sind, gegeben ist.

Den veränderungsunwilligen Heimen stehen gegenüber dem Kanton zwei Strategien offen. Entweder behaupten sie, festgestellte Qualitätsmängel seien auf das Messsystem zurückzuführen, das sich von andern in diesen und jenen Punkten unterscheidet, oder sie behaupten, ihre Situation sei eine andere als die von Heimen, die das gleiche System einsetzen, und die diese Mängel nicht aufweisen. Das Vorgehen des Kantons führt zu einer «Win-lose»-Situation, in der die Heime – selbst bei ungenügender Qualität – praktisch immer die Gewinner sind, der Kanton praktisch immer der Verlierer. Es ist deshalb angebracht, von einer Art Immunisierungsstrategie zu sprechen, da das Veränderungspotential von Qualitätssicherung durch die gewählte Implementation faktisch minimiert wird und so die Heime gegen Veränderungen bezüglich Qualität immun werden. Das heisst nicht, dass in Heimen nicht mehr oder weniger grosse Anstrengungen zur Qualitätssicherung unternommen werden.

Die aus den Vorgaben der St. Galler resultierenden Probleme hätten den beigezogenen Beratern bekannt sein müssen. Sie hätten auch Folgendes verhindern müssen: Den Verweis auf die minimalen Erfordernisse an eine systematische Qualitätsförderung, wie sie im Bericht auf Seite 22 festgehalten sind. Hier wird das bereits weitgehend Relativierte noch zusätzlich entleert. Verlangt wird die schriftliche Fixierung der Aufbau- und Ablauforganisation bezüglich der Qualitätsförderung, die regelmässige Erhebung der Angehörigen- und Bewohnerinnenzufriedenheit, die schriftliche Dokumentation wichtiger Prozesse (Eintritt, Todesfall), der Fort- und Weiterbildung im Kontext der Qualitätsförderung und der qualitätsfördernden Massnahmen sowie eine Evaluation auf allen Führungsebenen. Nicht auch nur ansatzweise gelöst sind die damit verbundenen Probleme: Wie wird Zufriedenheit der Bewohnerinnen und Angehörigen erfasst? Bei wem wird sie erfasst? Wie reliabel und valide sind die dafür eingesetzten Instrumente? Was wird unter Evaluation verstanden, und wie wird dabei vorgegangen? Der Katalog der minimalen Erfordernisse liest sich wie eine Einladung zum Dilettantismus resp. zur Produktion von Papieren und überlässt die Heime einer Verantwortung, die sie nicht wahrnehmen können.

15. Plädoyer für gemeinsames Lernen

15.1 Qualitätssicherung

Da in allen vorangehenden Kapiteln wenig zum Begriff der Qualitätssicherung notiert wurde und der Begriff im Titel des Buches erscheint, ist es notwendig darzulegen, welche Überlegungen dabei leitend sind. Überschneidungen mit der Erklärung des Begriffes Qualitätsmanagement sind evident (siehe Kap. 13).

Qualitätssicherung ist die Marginalie zu Artikel 58 des Krankenversicherungsgesetzes. Wer diesen Artikel liest, weiss nach der Lektüre nicht mehr über Qualitätssicherung als vorher. Der Begriff Qualitätssicherung dürfte der ISO-Terminologie entlehnt sein. ISO 9001, 9002 und 9003 trugen je den Titel «Qualitätssicherungssysteme»; ISO 9000 führte als Titel «Qualitätsmanagement- und Qualitätssicherungsnormen», ISO 9004 «Qualitätsmanagement und Elemente eines Qualitätssicherungssystems». «Qualitätssicherung» ist dann in ISO 8402 wie folgt umschrieben: Alle geplanten und systematischen Tätigkeiten, die innerhalb des Qualitätsmanagementsystems verwirklicht sind, um ausreichendes Vertrauen zu schaffen, dass die Qualitätsforderung erfüllt wird. In den neuesten von uns zitierten Leitfäden der Schweizerischen Vereinigung für Qualitäts- und Management-Systeme (SQS) erscheint dann der Begriff Qualitätssicherung nicht mehr – es ist nur noch von Qualitätsmanagement die Rede.

In den USA wird Qualitätssicherung im Gesundheits- und Sozialwesen schon seit längerer Zeit oft mit Qualitätsmanagement gleichgesetzt, wie etwa der Verweis in der weit verbreiteten Publikation der National Association for Healthcare Quality anzeigt: Manche der Aktivitäten, welche früher Qualitätssicherung genannt wurden, sind in dem ähnlichen aber akzeptierteren und dynamischen Prozess des Qualitätsmanagements enthalten.[1] Zusätzlich zu ISO findet man eine Fülle von Definitionen der Qualitätssicherung. So präsentiert zum Beispiel Kaltenbach eine

---

1 The National Association for Healthcare Quality, Guide To Quality Management, 3. Aufl., Skokie 1993, S. 76.

sehr allgemeine Umschreibung: «Qualitätssicherung umfasst demnach alle Massnahmen zur Erzielung der geforderten Qualität.»[2] Hauke betont das dynamische Element etwas mehr: «Es ist nun Aufgabe des Qualitätssicherungsprozesses, durch Evaluation die erbrachten Leistungen zu beurteilen und das Ausmass der Qualität festzulegen.»[3] Görres legt sich nicht auf eine eigentliche Definition fest, erwähnt dafür aber, welche Aspekte die Realisierung beeinflussen: «Erstens: Die Notwendigkeit, ein institutionsspezifisches Wertesystem zu entwickeln. Zweitens: Die Entwicklung eines Evaluationssystems, das von allen Beteiligten mitgetragen wird. Drittens: Die Schaffung eines Feedback-Systems, das für die Initiierung qualitätsverbessernder Massnahmen notwendig ist.»[4] Die Präsentation von Umschreibungen und Definitionen könnte länger ausfallen; wichtig ist an dieser Stelle primär der Hinweis darauf, dass die über dem entsprechenden Gesetzesartikel stehende Bezeichnung in der Fachliteratur nicht durchwegs gleich verstanden wird.

Wir stützen uns auf R. A. und R. L. Kane, welche mit rund 40 Publikationen im Bereich von Qualität und Pflegeheimen mehr als jeder andere Autor publiziert haben. Sie verzichten sowohl auf eine Nominal- wie eine Realdefinition und beschreiben dafür, wie der Prozess zu verlaufen hat[5]: Zuerst müsse unter Würdigung des vorhandenen Wissens und unter Einschluss «der Prioritäten» von Bewohnerinnen ein vorläufiger Konsens über Qualität in Pflegeheimen gewonnen werden. (Dass die Vorstellungen von Bewohnerinnen noch sehr unzulänglich gewonnen werden können, ist den beiden Autoren selbstverständlich bekannt – auf das Mandat zur in der Zukunft liegenden Erfüllung dieser Verpflichtung wollen sie nicht verzichten.) Wenn die dann gewonnenen relevanten Ausprägungen der Qualität in Pflegeheimen feststünden, müsse mit interner und externer Qualitätsbeurteilung die Zielerreichung eruiert werden. Auf die Qualitätsbeurteilung folgt dann die Verpflichtung, festgestellte Mängel zu beheben: «Das entscheidende Glied in der Kette der Qualitätssicherung in der Langzeitpflege ist die Verbesserung von Mängeln.»[6] Qualitätssicherung ist damit die Korrektur von Schwächen, und Schwächen sind die Differenz zwischen dem IST und den SOLL-Vorgaben. Dieser Aufgabe ist zudem eigen, dass Vorkehrungen getroffen werden, damit sich in der Zukunft diese Schwächen (das Defizit, das Manko) nicht wiederholen. Die

---

2 T. Kaltenbach, Qualitätsmanagement im Krankenhaus, 2. Aufl., Melsungen 1993, S. 63.

3 E. Hauke, Qualitätssicherung im Krankenhaus – eine Notwendigkeit nicht erst für die Zukunft, in E. Hauke, Hrsg., Qualitätssicherung im Krankenhaus, 2. Aufl., Wien 1994, S. 11.

4 St. Görres, a. a. O., S. 65.

5 R. A. Kane und R. L. Kane, Long-Term Care: Variations on a Quality Assurance Theme, in Inquiry, vol. 25, 1988, S. 132–146.

6 ebenda, S. 139.

Autoren wünschen, dass die von ihnen erwähnten Schritte in einem Regelkreis betrachtet werden.

Aus verschiedenen Gründen, auf die hier nicht eingegangen wird, gelingt es nicht allen Pflegeheimen, qualitative Schwächen umfänglich zu beheben resp. die Vorkehren für die Prävention zur Wiederholung von qualitativen Mängeln konsequent so zu gestalten, dass keine Schwächen mehr resultieren. Dies zeigt an, dass Qualitätsbeurteilungen periodisch zu wiederholen sind. Es kommt dazu, dass sich die Ansprüche an die Qualität in Pflegeheimen ändern, und sei es nur dadurch, dass über die externe Beurteilung ein gewisser Überblick über neuere Entwicklungen geboten wird. Kane und Kane insistieren an dieser Stelle auf der Forschung resp. auf Resultaten der Forschung, welche die Heime auf Veränderungen bei Schwächen und bei Stärken aufmerksam machen können.

15.2 Hinweise zur Zusammenarbeit

Ab Kapitel 5 wurde sporadisch ein Zusammenhang mit Q-Plan und Q-Star hergestellt. Dabei war es für Leserinnen und Leser ausgeschlossen, einen Eindruck vom System zu gewinnen, wenn man nicht schon etwas mit der Akkreditierung vertraut war. In diesem Kapitel geht es nun darum, mehr Informationen zur Akkreditierung in der Ausgabe von Q-Star zu präsentieren. Es konnte sich allerdings nicht darum handeln, den ganzen Befragungsordner im Anhang wiederzugeben. Wir haben schon erlebt, dass versucht wurde, einzelne Gegenstände in leicht abgeänderter Ausgabe zu übernehmen. Dabei handelt es sich um den Ausdruck eines Missverständnisses über die Anlage des Systems: Wahrscheinlich hat kein Gegenstand eine definitive Ausgabe gefunden. Grundsätzlich befindet sich alles in Bearbeitung, weil das Mitlernen der Partner in den Heimen periodisch zu Veränderungen führen muss.

Damit ist einmal mehr darauf aufmerksam gemacht, dass die Konstrukteure des Systems nur einen Teil der SOLL-Vorgaben zu präsentieren vermögen. In der Vergangenheit handelte es sich primär darum, Forschungsresultate aus dem weiteren Feld der Gerontologie als Gegenstände aufzuarbeiten. Diese Herausforderung bleibt auch in der Zukunft bestehen. Allerdings werden mehr und mehr engagierte Vertreterinnen von Pflegeheimen bei dieser Aufgabe eingeschlossen werden. In diesem Sinne ist die Vorstellung, auf der einen Seite finde man jene, welche SOLL-Vorgaben setzen, auf der anderen Seite die Heime, welche diese Vorgaben zu erfüllen hätten, grundsätzlich falsch. Unter den aktuellen Bedingungen ergibt sich in der Deutschschweiz zwangsläufig, dass Aussenstehende Vorarbeiten mit Bezug auf die Aufarbeitung der fachlichen Anforderungen zu erbringen haben.

Das Beispiel der Erarbeitung von Standards für die sog. Akkreditierungsgespräche in Akutspitälern und -kliniken zeigt aber auf die real existierende Basis möglicher Partnerschaft. Die besonders in der Deutschschweiz verankerte Vereinigung für Qualitätssicherung und Qualitätsförderung im Gesundheitswesen VQG will die Akkreditierung von Spitälern (siehe Kap. 6) zur Erfüllung der gesetzlichen Verpflichtung zur Qualitätssicherung einführen. Dabei stützt man sich auf den international anerkannten Rahmen der Akkreditierung, ohne aber ein einzelnes System (zum Beispiel jenes von Australien oder jenes von Frankreich) zu kopieren. Die VQG wählte ein stufenweises Vorgehen, ähnlich jenem, welches wir für Pflegeheime skizzierten. Die Stufen heissen bei der VQG «Akkreditierungs-Gespräche». Die Akkreditierung selbst soll erst nach drei Akkreditierungsgesprächen erfolgen. Diese stufenweise Entwicklung zeigt auf gemeinsames Lernen: Mit den in Spitälern und Kliniken gemachten Erfahrungen können die Standards zunehmend komplexer angelegt werden. «Gespräche» ist dabei ein wenig prätentiöses Namenselement – es dürfte wohl mit «Dialog» gleichgesetzt werden.

Im Gegensatz zu den Pflegeheimen konnten bei den Spitälern von Anfang an Standards eingesetzt werden, weil Exponenten aus der Spitalwelt bei der Erarbeitung der SOLL-Vorgaben mitgearbeitet haben. Die entscheidende Bedingung für das Mitarbeiten liegt im Fachwissen des oberen Kaders. Chef- und Leitende Ärzte und einige Pflegedienstleiterinnen sowie Verwaltungsdirektoren kennen die internationale Fachliteratur. Je näher ein Standard bei der ärztlichen Tätigkeit plaziert war (z. B: Diabetes mellitus), desto souveräner haben Spitalärzte Leitlinien beurteilen können. Der Start der Akkreditierung mit den sog. Akkreditierungsgesprächen verlief dann auch problemlos.

15.3 Gegenstände im Q-Star[*] – Beispiele

Beim Q-Plan handelt es sich um jenes Instrument, welches bei der ersten Qualitätsbeurteilung eingesetzt wird. In der ursprünglichen Ausgabe umfasste der Q-Plan 50 Gegenstände. Diese Zahl konnte kontinuierlich auf 42 gesenkt werden. Die Beurteilung mit dem Q-Star verzichtet auf mehrere Gegenstände, welche zum Q-Plan gehören, und fügt zudem neue Gegenstände ein. Weil es nicht sinnvoll ist, im Rahmen einer zweiten Beurteilung (welche idealerweise zwei bis zweieinhalb Jahre nach der initialen Beurteilung mit dem Q-Plan erfolgt) wieder auf die Lage, Struktur und Grösse des Heimes und auf architektonische Bedingungen einzugehen, kann auf diese Gegenstände verzichtet werden. Dagegen muss in der zweiten Beurteilung auf zwischenzeitlich vorgenommene Veränderungen, auf die Organisation der Qualitätsförderung und auf Elemente der Qualitätssicherung einge-

---

[*] Der Verfasser dieses Beitrages ist Teilhaber der Firma Q-Star.

gangen werden. Der Q-Star, auf den wir uns von nun an beschränken, enthält seit anfangs 2002 die folgenden 38 Gegenstände:

1. Essen, Trinken, Diät

2. Benützung allgemein zugänglicher Dienste

3. Soziale Integration

4. Angebote des Heimes

5. Pflege – die Struktur

6. Pflege – der Prozess

7. Besondere Anstrengungen des pflegenden Personals

8. Demente Bewohnerinnen

9. Rehabilitation

10. Ärztliche Versorgung

11. Alterspsychiatrische Patientinnen und Patienten

12. Personalaus-, Weiter- und Fortbildung

13. Eingehen auf Wünsche und Bedürfnisse

14. Altersgemässer Besitz

15. Rechte

16. Heimeintritt

17. Palliative Pflege – Sterben – Sterbebegleitung – Tod – Trauer

18. Einbezug von Angehörigen, Verwandten und Bekannten

19. Aufsichtskommission/Stiftungsrat und Qualitätsmanagement

20. Qualitätssicherungssystem

21. Dokumentation des Qualitätssicherungssystems

22. Verankerung von Werten und Normen der Qualitätssicherung

23. Erste Ansätze zur Überprüfung der Resultatqualität

24. Planung der Qualitätssicherung und Qualitätsförderung

25. Evaluation als Prinzip

26. Urteile von Bewohnerinnen und Bewohnern

27. Autonomie

28. Stiftungsrat/Aufsichtskommission/Betriebskommission

29. Planung zum Umbau des Heimes und Umgebungsgestaltung

30. Leitbild

31. Strategische Planung und Heimkonzept

32. Zusammenarbeit mit Spitälern, Spitex-Diensten sowie privaten und öffentlichen Diensten/Organisationen

33. Führung und Personalbetreuung

34. Teilnahme der Mitarbeiterinnen/Mitarbeiter an Entscheidfindungen im Heim

35. Kommunikation im Heim

36. Qualität als gemeinsame Aufgabe

37. Prüfen und Umsetzen von Neuerungen – Innovationsmanagement

38. Dokumentation der Wirtschaftlichkeit

Präsentiert werden nun vier Gegenstände, welche in der Anlage substanziell verschieden sind. Insbesondere wenn die Beschreibung des Gegenstandes selber knapp ausfällt, werden unter dem Titel «Orientierung» Erläuterungen zum Gegenstand präsentiert.

15.3.1 Benützung allgemein zugänglicher Dienste

Gegenstand

Es handelt sich darum, das vorhandene Angebot öffentlicher und privater Art an allgemein zugänglichen Diensten und Dienstleistungen festzustellen, um dann die tatsächliche Inanspruchnahme des Angebotes in Erfahrung zu bringen.

Orientierung

1. Die Benutzbarkeit von öffentlichen und allgemein zugänglichen Dienstleistungen aller Art ist zu fördern: Gemeindeverwaltung, Sozialdienst, Ärzte, Post, Bank, Restaurants, Lebensmittelgeschäfte, andere Einkaufsmöglichkeiten usw.

2. Im Vordergrund stehen folgende Kriterien: Bemühungen, dass diese Dienste benützt werden. «Hinausgehen» ist oft besser als im Heim zu «konsumieren» – nur wenn dies ausgeschlossen ist, sind Dienste für Betagte ins Haus zu holen.

3. Einbeziehung von Transportdiensten, freiwilligen Helfern usw., um die integrative Wirkung zu erhöhen.

15.3.2 Pflege – der Prozess

Gegenstand

Der Pflege liegt ein Pflegemodell zu Grunde, welches die Orientierung und das Handeln der Pflegenden stützt.

Die fünf Funktionen der Gesundheits- und Krankenpflege werden konsequent umgesetzt und die Schlüsselqualifikationen intensiv zu entwickeln getrachtet.

Pflegestandards sind eingeführt.

Das Kader hat sich Übersicht über Klassifikationsmöglichkeiten (z. B. Pflegediagnosen) verschafft, um Bewohnerinnen und Bewohner situationsgerecht, kürzer- und mittelfristig unterstützen zu können.

Die Pflegedokumentation ist aussagekräftig und handlungsleitend.

Sicherheit und Wohlbefinden von Bewohnerinnen und Bewohnern wie auch Wirksamkeit und Wirtschaftlichkeit des pflegerischen Handelns werden periodisch überprüft.

15.3.3 Personalausbildung, Weiter- und Fortbildung

Gegenstand

Das Heim muss Mitarbeiterinnen und Mitarbeiter auf jeder Stufe gezielt und innerhalb eines konzeptuellen Rahmens zur Fort- und Weiterbildung ermuntern und ihnen dabei helfen.

Es existieren eine rollende mittelfristige Planung und die dazugehörende Wirkungsbeurteilung.

Das Heim soll sich in der Ausbildung engagieren.

Orientierung

1. Der Einsatz in der Aus-, Weiter- und Fortbildung wird positiv gewürdigt, wenn ein Heim zeigen kann, welche Massnahmen getroffen wurden, um die Lernenden bei der Erreichung ihrer Ziele zu unterstützen und für das Heim positive Auswirkungen zu sichern.

2. Sozial-, Fach- und Selbstkompetenz werden überlegt zu fördern getrachtet.

3. Aufzubauen ist ein wirkungsvolles Ausbildungs-, Weiter- und Fortbildungs-programm.

4. Die Aus-, Weiter- und Fortbildung von Personal muss qualitativ und quantita-tiv grosszügig und zielgerichtet geplant werden.

5. Der Evaluation interner und externer Schulungen ist hohe Bedeutung beizu-messen, da nur so eine zielgerichtete «rollende» Planung möglich ist.

6. Auf innovatives Vorgehen ist zu achten (beispielsweise: mehrere Heime erstel-len gemeinsame Programme oder Elemente von Programmen).

15.3.4 Autonomie

Gegenstand

Unter Autonomie soll zuerst das Recht auf Selbstverfügung verstanden werden, das der Bewohnerin grundsätzlich im gleichen Ausmass wie jedem andern Men-schen zusteht. Diese Selbstverfügung findet ihre Grenze in der Selbstverfügung anderer (z. B. der Mitbewohnerin, der Pflegenden usw.) und in der Fähigkeit einer Bewohnerin, sich für das für sie Gute zu entscheiden.

Das allgemeine Verständnis, wonach Autonomie mit Entscheidungs- und Handlungsfreiheit gleichgesetzt wird, hilft im Pflegeheim nicht weiter, denn ge-rade eine durch Krankheit, funktionale Beeinträchtigungen und zerebrale Störun-gen beeinträchtigte Autonomie ist massgebend für den Eintritt ins Heim. Daraus darf unter keinen Umständen der Schluss gezogen werden, Autonomie sei im Pflegeheim nicht mehr möglich, und die im Heim Beschäftigten hätten für die Bewohnerinnen zu entscheiden.

Das bedeutet, dass das Recht auf Autonomie für alle gleich ist, nicht aber die Möglichkeit, dieses Recht wahrzunehmen. Deswegen ist das Heim verpflichtet, die Möglichkeit zur Selbstverfügung immer zu individualisieren. Voraussetzung dazu ist, dass die Bewohnerinnen nicht zuerst oder sogar ausschliesslich mit ihren Defiziten gesehen werden, sondern mit ihren Fähigkeiten. Zu fragen ist also, wel-che Entscheidungs- und Handlungskompetenzen vorhanden sind und wie diese gestärkt und erhalten werden können.

So verstandene Autonomie sucht das Verhältnis zwischen den unvermeid-lichen Verlusten, die mit dem Leben im Heim verbunden sind, und den mög-lichen Gewinnen durch das Leben im Heim optimal zu gestalten. Daraus ergibt sich zweierlei: Zum einen geht es nur um die Verluste, die tatsächlich unvermeid-lich sind. Damit ist gesagt, dass das Heim gefordert ist, alle Anstrengungen zu unternehmen, diese möglichst gering zu halten. Dazu gehören entscheidend auch die strukturellen Rahmenbedingungen des Heimes als Institution. Diese sind ständig darauf zu überprüfen, ob sie die Autonomie der Bewohnerinnen fördern. Zum andern sind möglichst viele Handlungsalternativen für die Bewohnerinnen zu schaffen. Dabei ist zu beachten, dass die Zustimmung der Bewohnerin zu einer Handlung nie von Dauer sein kann. Es gibt immer nur eine situative Zustimmung, die unter den Bedingungen gewisser Beschreibungen (z. B. von andern Möglichkeiten) und Informationen gemacht wird. Dies setzt nicht nur den Willen des Heimes, individuell zu informieren und zu beschreiben, sondern auch entsprechende Zeit und kommunikative Kompetenz voraus. Schliesslich ist die Autonomie einer Bewohnerin nie eine feststehende Grösse. Daraus ergibt sich die Konsequenz, dass Heime nicht nur die Autonomie zu respektieren, sondern auch individuell zu fördern haben.

Orientierung

Aktuell gilt für die Erfüllung der Verpflichtungen aus diesem Gegenstand die Umsetzung der vom Schweizer Berufsverband der Krankenschwestern und Krankenpfleger publizierten «Qualitätsnormen für die Pflege und Begleitung von alten Menschen».

Für die Präsentation wurden unterschiedlich konzipierte Gegenstände ausgewählt. «Benützung allgemein zugänglicher Dienste» ist bis zur 1. Ausgabe des Q-Plans zurückzuverfolgen. Der Gegenstand ist in Anlehnung an Wolfensberger (siehe Kap. 4) konzeptualisiert worden. «Pflege – der Prozess» wäre dagegen in Wolfensbergers Vorlage nicht zu finden gewesen. Für die Begründung dieses Gegenstandes ist auf Kapitel 8 zu verweisen. «Personalaus-, Weiter- und Fortbildung» ist dann ein Gegenstand, der in verschiedenen Ausgaben in den Standardwerken von Akkreditierungsinstanzen zu finden ist. «Autonomie» präsentiert am deutlichsten den von uns postulierten Prozess des gemeinsamen Lernens. Zusammen mit den Heimen ist über die Zeit eine authentische «Qualitätssicherung» zu diesem essentiellen Element der Qualität zu finden.

Die vier Gegenstände liegen unterschiedlich nahe bei der zukünftigen Umsetzung in Standards. «Benützung allgemein zugänglicher Dienste» und «Personalaus-, Weiter- und Fortbildung» werden kaum Probleme zur Transformation bieten. Für «Pflege – der Prozess» zeichnet sich die Formulierung von mehreren Standards ab. Es sei wieder betont: Die Standards müssen für die Ausgabe zur Akkreditierung zusammen mit Pflegedienstleiterinnen und in engem Bezug zur umfangreichen Literatur erarbeitet werden. Wie in der näheren Zukunft der Gegenstand «Autonomie» als Standard zu konzeptualisieren ist, kann und will von den Autoren nicht prognostiziert werden. Der Konfrontation mit dem Gestaltungswillen, den anzulegenden Chancen, den real noch vorhandenen Barrieren und den noch zu findenden Problemen bei der Umsetzung in Heimen kommt entscheidende Bedeutung zu.

Einmal mehr ist darauf aufmerksam zu machen, dass die vorgestellen Gegenstände nicht zwingend in ein gemeinsam zu erarbeitendes Akkreditierungskonzept einzugehen haben – und erst recht nicht in einer Ausgabe, wie der hier präsentierten. Dagegen ist sehr wahrscheinlich, dass zum gemeinsamen Lernen eine Basis als Diskussionsgrundlage vorhanden sein muss. So möchten wir die vorangehend skizzierten Elemente verstanden haben.

15.4 Abläufe

Der Q-Plan wird innerhalb eines Tages durchgeführt; für Q-Star werden aktuell knapp anderthalb Tage eingesetzt. Wir machen bewusst einen Ausblick auf Q-Star II, auch damit man einen Eindruck von der Belastung für das Heim gewinnt. Hier werden Abläufe bei Q-Star II skizziert, so wie wir sie uns vorstellen. Es muss nach der bisherigen Lektüre klar geworden sein, dass auch über Abläufe und Organisation der Beurteilung Konsens mit den engagierten Heimen gefunden werden muss.

Spätestens 18 Tage vor der Beurteilung soll das Heim die Dokumente an die drei Beurteiler verschicken. Dieser Ordner umfasst die durch die Arbeitsgruppen im Heim vorgenommene Selbstbeurteilung und die zur jeweiligen Beurteilung eines Gegenstandes gehörenden Dokumente. Zudem werden der Jahresbericht, eine detaillierte Übersicht über die Mitarbeiterinnen (u. a. berufliche Qualifikation, Dauer der Tätigkeit im Heim, Beschäftigungsgrad usw.), eine Auflistung der Bewohnerinnen (u. a. Ausmass der Pflegebedürftigkeit, Alter, Eintrittsdatum) usw. verlangt. Das Zusammenstellen des Ordners wird je nach Vorarbeit des Heimes mehr oder weniger Aufwand erfordern. Erwartet werden zwischen 100 und 170 Seiten Umfang.

Die Beurteilung, welche durch drei Personen durchgeführt wird, erfolgt an zwei aufeinanderfolgenden Tagen. Pro Tag stellt das Beurteilungsteam neun Stunden zur Verfügung; damit resultieren jeden Tag 27 Stunden Einsatz (für Heime mit über 80 Bewohnerinnen resultieren einige zusätzliche Stunden, für Heime mit unter 40 Bewohnerinnen einige Stunden weniger). Die erwähnten 27 Stunden pro Beurteilungstag werden wie nachstehend beschrieben eingesetzt.

1. Tag

- 4 Stunden Diskussion über die erhaltenen Dokumente mit dem Leitungsteam,

- 13 Stunden teilnehmende Beobachtung und Kontakt mit Bewohnerinnen,

- 3 Stunden Besprechung der aktuellen Herausforderungen im Heim mit Heimleitung und Vertretern der Betriebskommission,

- 4 Stunden Analyse der Pflegedokumentation und notwendige Nachfragen,

- 3 Stunden Besprechung der gemachten Beobachtungen im Beurteilungsteam.

Sowohl das Mittag- wie das Abendessen wird mit Bewohnerinnen eingenommen. Dafür muss vorangehend das Einverständnis der Tischnachbarinnen eingeholt werden. Ein Beurteiler/eine Beurteilerin isst mit Bewohnerinnen, welche nicht im Speisesaal essen.

2. Tag

- 15 Stunden Diskussion der Selbstbeurteilung des Heimes, jeweils mit der für den Gegenstand verantwortlichen Arbeitsgruppe,

- 4 Stunden Gruppendiskussion mit Bewohnerinnen und Angehörigen (das Heim hat frühzeitig zu Kaffee und Kuchen am früheren Nachmittag des 2. Beurteilungstages einzuladen – bei dieser Diskussion sind keine Vertreter des Heimes anwesend),

- 2 Stunden Gruppendiskussion mit Mitarbeiterinnen, welche keine Kaderposition einnehmen und Einladung zum Ausfüllen des standardisierten Fragebogens,

- 6 Stunden Beschlussfassung im Beurteilungsteam.

Am zweiten Beurteilungstag nimmt das Beurteilungsteam das Mittagessen alleine ein. Bei dieser Gelegenheit wird besprochen, welche Fragen noch pendent sind.

Wie hat man sich den Einsatz der Beurteiler vorzustellen? Bei der vorhin erwähnten Gruppendiskussion mit Mitarbeiterinnen wird nur der Teamleiter anwesend sein. Er setzt dafür zwei Stunden ein. Die anderen beiden Beurteiler treffen in dieser Zeit die Bewohnerinnen und die von ihnen eingeladenen Angehörigen. Ein weiteres Beispiel zum Verständnis: Die Pflegedienstleiterin im Beurteilungsteam wird sich während drei bis dreieinhalb Stunden der Analyse der Pflegedokumentation widmen; ein weiteres Mitglied des Beurteilungsteams wird zwischen einer halben und einer Stunde einen Einblick in die gleichen Unterlagen gewinnen, damit sich nicht eine Beurteilerin alleine eine Meinung bildet.

15.5 Beurteilung

Das Ausmass der Erfüllung der Anforderungen bei einem Gegenstand wird auf einer der vier Stufen (A, B, C, D) angezeigt. Eine Summierung dieser nicht-parametrischen Stufen ist ausgeschlossen. Während bei der Akkreditierung durch die Joint Commission ein numerischer Wert, z. B. 730 Punkte, resultiert, wird beim Q-Star keinerlei Addition versucht. Dafür wird einem Heim bei jedem einzelnen Gegenstand erklärt, wo Schwächen oder Stärken liegen, damit die Beurteilten eine Orientierungshilfe für das weitere Arbeiten erhalten. Zu jeder Einstufung schreibt der Teamleiter also einen kurzen Kommentar. Und am Schluss des Berichtes notiert er gestützt auf den Beschluss des Beurteilungsteams eine, zwei oder höchstens drei Empfehlungen.

Das resultierende Dokument wird der Heimleitung innerhalb von 16 Tagen nach der Beurteilung zur Stellungnahme zugeschickt. Bei dieser Stellungnahme kann es sich nicht darum handeln, Einstufungen zu verändern, sondern es geht einzig darum, in Erfahrung zu bringen, ob die kurzen Kommentare verständlich waren, und ob sich nicht ein offensichtlicher Fehler in das Dokument eingeschlichen hat.

Ein Vertreter des Beurteilungsteams steht dann dem beurteilten Heim für einen halben Tag zur Verfügung, wobei das Heim den Zweck des Besuches bestimmt: Einige Heime wünschen den Besuch schon relativ kurz nach den Beurteilungstagen. Der Zweck ist dann, dass Elemente des Berichtes vorgestellt und Fragen beantwortet werden. Es gibt aber auch Heime, welche einen sehr viel späteren Besuch wünschen, und zum Beispiel nach einem halben Jahr den Vertreter des Beurteilungsteams um Auskünfte darüber angehen, wie er/sie die vom Heim in Aussicht genommenen Anstrengungen für qualitative Verbesserungen beurteilt.

Die Heime erhalten schon ab Q-Star I eine Diskette mit den Beurteilungsgrundlagen. Für die Durchführung von Q-Star II bestimmen die Heime bei jedem Gegenstand selber, was ins Zentrum gerückt werden muss. Dabei haben sie zu begründen, warum das gewählte Element ihnen für die Qualitätsförderung beim jeweiligen Gegenstand zentral erschien.

15.6 Schwächen

Neben der an anderem Ort schon erwähnten Schwäche, dass man zu wenig und erst relativ spät (ab 1998) auf die Langfristigkeit der Arbeiten zur Akkreditierung aufmerksam machte, wurde öfters bemängelt, dass man keine Hilfe bei der Umsetzung von Veränderungen im Heim offeriert. Ein Teil der Heime hat sich in dem Sinne alleine gefühlt, als die Massnahmen zur Qualitätsförderung nicht auf

Hilfe von aussen zählen konnten. Ohne die Kritik abschwächen zu wollen, ist auf unseren frühen Entscheid aufmerksam zu machen, dass der Einsatz von Q-Plan und Q-Star nie zur «Arbeitsbeschaffung» verwendet werden dürfe. Das Beispiel der Joint Commission, welche in einem grossen Land einen riesigen Umsatz generiert, war abschreckend.

Zweifellos muss auch als Schwäche gewertet werden, dass Aspekten der Reliabilität nicht genügend Aufmerksamkeit geschenkt werden konnte. In Aussicht steht, dass eine universitäre Diplomarbeit sich dieses wichtigen Aspektes annimmt. Kritik an einzelnen Gegenständen war dagegen äusserst selten. Die überwiegende Mehrheit der beurteilten Heime scheint der Überzeugung zu sein, dass Zentrales zu qualitativen Ausprägungen erhoben wird.

15.7 Einzelne Postulate

An dieser Stelle ist zur Darstellung des Qualitätssicherungszyklus von R. A. und R. L. Kane zurückzukehren. Die von ihnen beschriebenen Elemente werden von uns zur Darstellung einzelner Postulate verwendet.

15.7.1 Vorläufiger Konsens über Qualität im Pflegeheim

Die SOLL-Vorgaben bieten immer nur einen vorläufigen Konsens über zu beurteilende Tatbestände, welche in ihrem Ensemble zwar nicht die Qualität eines Heimes anzeigen, wohl aber wichtige qualitative Ausprägungen anvisieren. Die SOLL-Vorgaben sind in diesem Sinne eine Konvention. Die Herausforderung besteht darin, die Fachliteratur kontinuierlich vorurteilslos darauf zu prüfen, ob Hinweise für Neufassungen für einzelne SOLL-Vorgaben resultieren. Die Heime haben ihrerseits anzuzeigen, wie Teile eines Gegenstandes so zu überarbeiten sind, dass den Bewohnerinnen und den Mitarbeiterinnen besser Genüge getan werden kann. Unter Würdigung aller Perspektiven und des notwendigen Diskurses ist der Q-Star dann alle zwei Jahre zu revidieren.

15.7.2 Einschluss der «Prioritäten» von Bewohnerinnen

Gegen den Schluss von Kapitel 11 wurde skizziert, welche Neuerungen notwendig sind, um über die Zeit zu jenem Wissensstand zu kommen, der den Einschluss von dementen Bewohnerinnen in die Beurteilung ermöglicht. Dabei wird nicht postuliert, dass zu warten sei, bis aus Fachpublikationen eine Vorlage resultiert. Es sollen schon jetzt Versuche in einem strukturierten Rahmen unter Einschluss mehrerer Heime gemacht werden.

Gerade bei der Aufgabe, dass nicht nur das Urteil jener, welche ohne grössere Probleme zu befragen sind, eingeholt wird, zeigt sich, dass die Vorstellung vom Einkauf eines Produktes obsolet ist. In der näheren Zukunft ist diese wichtige Aufgabe nur einigermassen befriedigend zu bearbeiten, wenn sich eine Gruppe von Heimen unter fachkompetenter Hilfe für Versuche engagiert.

15.7.3 Interne Beurteilung der Qualität

In der Regel wird das Führen von Qualitätszirkeln empfohlen. Tatsächlich ist aber bei der überwiegenden Mehrheit der Definitionen von Qualitätszirkeln die Freiwilligkeit ein konstitutives Merkmal. Freiwilligkeit mit Bezug auf die interne Beurteilung der Qualität hat Limiten. Nicht selten geht es gerade auch um die Urteile jener, welche ein Mitwirken in Qualitätszirkeln für sich ausschliessen.

Es sind Mittel und Wege zu finden, wie gegebene Ziele mit möglichst geringem personellen Aufwand erreicht werden können. Auffällig ist, dass sehr selten eine Zusammenarbeit über mehrere Heime hinaus gesucht wird, um miteinander zu lernen, wie das Postulat der notwendigen Wirtschaftlichkeit realisiert werden kann. Während an Tagungen und Konferenzen von Spitälern und Kliniken immer wieder präsentiert wird, über welche Mittel und Wege Veränderungen zu erreichen getrachtet werden, fehlt im Heimwesen diese partielle Öffentlichkeit praktisch vollständig.

15.7.4 Externe Beurteilung der Qualität

Bei den etablierten Akkreditierungssystemen trifft man auf folgendes Phänomen: Beurteilerinnen und Beurteiler werden fast ausschliesslich von Heimen kritisiert, deren qualitative Ausprägungen anlässlich einer Beurteilung «unter dem Durchschnitt» lagen. Dies ist ein nicht so leicht zu deutendes Phänomen, wie es auf den ersten Blick erscheint. Uns gibt es Anlass zum Anliegen, dass das Beurteilungsteam immer von den hauptsächlich Involvierten beurteilt wird. Voraussetzung für eine faire Beurteilung ist dann aber, dass in allen Heimen ein vertieftes und facettenreiches Verständnis für die Komplexität des Akkreditierungskonzeptes vorhanden ist.

15.7.5 Beheben qualitativer Schwächen

Wichtig ist vorab, dass eine systematische Übersicht darüber erstellt wird, bei welchen Qualitätsausprägungen Heime gehäuft und in substanziellem Ausmass qualitative Defizite ausweisen. Eine solche Zusammenstellung sollte jährlich erfolgen, um dann vertieft zu analysieren, welche Anstrengungen erfolgversprechend sind, um Remedur zu schaffen.

Bis anhin hat die Mehrzahl der Heime nur für sich selber gewirkt und zum Beispiel nicht von anderen zu erfahren versucht, was zur Mängelbehebung taugt und was nicht.

Dieser Tatbestand ist auch damit in Verbindung zu bringen, dass nur wenige Heime Literatur konsultieren. Die Beurteilung der Tauglichkeit mancher Publikationen könnte einer grösseren Gruppe von Heimen zugänglich gemacht werden.

16. Nachwort

Thomas Klie

16.1 Ein wichtiges Buch – Warum?

A. Gebert und H.-U. Kneubühler haben mit ihrem Buch «Qualitätsbeurteilung und Evaluation der Qualitätssicherung in Pflegeheimen» grosse Resonanz im deutschsprachigen Raum und in der sich dort erst mühsam qualifizierenden Qualitätssicherungsdiskussion gefunden. Wichtige Bücher tangieren Meinungsführerschaften und dahinter stehende Interessenlagen. In produktiver Weise kommt dem Buch von Gebert und Kneubühler «Irritationsqualität» zu, eine besondere Qualität aus systemischer Perspektive. Was macht die «Irritationsqualität» des Buches aus?

16.1.1 Die Internationalisierung der Qualitätssicherungsdiskussion

Zu oft werden die Standards und Indikatoren, welche die Grundlagen für Qualitätsbewertungen und Sicherungsmassnahmen bilden, national diskutiert: Als gäbe es keinen internationalen Diskussionsstand, keine referenzfähige wissenschaftliche Diskussion etwa in der Pflege. Zu sehr ist gerade die Qualitätssicherungsdiskussion im deutschsprachigen Raum von einer gewissen Beliebigkeit gekennzeichnet, was adaptierte Erkenntnisstände, ausformulierte Standards und Akzentuierungen von Themenbereichen der Qualitätssicherungsdiskussion in Bezug auf Pflege und Pflegeheime anbelangt: Diakoniestandards dort, Stösserstandards hier. In unzähligen Standardentwicklungsprozessen in Verbänden und einzelnen Einrichtungen in Deutschland wurden Handbücher erstellt und lediglich auf die Institution bezogene Standards formuliert. Gerade im Bereich der Pflege entwickeln sich wegweisende Perspektiven und Wege. Die ersten nationalen Pflegestandards zu Dekubitusprophylaxe und zur Pflegeüberleitung sind Produkte eines neuen Niveaus der Standarddiskussion in der professionellen Pflege.[1]

---

1 D. Schiemann und M. Moers, Nationaler Expertenstandard Dekubitusprophylaxe in der Pflege, in: G. Igl, D. Schiemann, B. Gerste und J. Klose (Hrsg.), Qualität in der Pflege, Stuttgart 2002, S. 205–225.

Das Deutsche Netzwerk für Qualitätsentwicklung in der Pflege (DQNP) – eingebunden in ein europäisches Netzwerk – weist den richtigen Weg der Qualitätssicherungsdiskussion und Standardentwicklung: Fachwissenschaftliche Erkenntnisse müssen in den nationalen Diskursen, in Legitimität stiftenden Verfahren (auf Zeit) verbindlich formuliert werden.

Für Deutschland ist in den nächsten Jahren mit der Entwicklung weiterer zentraler Standards für den Bereich der Pflege zu rechnen. Was im Ausland recht weit erprobt und etabliert ist, beginnt auch im deutschsprachigen Raum Akzeptanz und Unterstützung zu gewinnen. Die Qualitätssicherungsdiskussion in der Pflege darf aber mitnichten nur als eine fachwissenschaftliche, disziplinäre verstanden und «inszeniert» werden. Es haben sich vielmehr weltweit so etwas wie qualitätswissenschaftliche Erkenntnisstände, aber auch «Standards» hinsichtlich der Implementierung von Qualitätssicherungs- und -entwicklungsprogrammen herausgebildet. Die in diesem Zusammenhang in dem Buch referierten Ansätze, etwa aus den USA oder aus Kanada, verweisen auf einen internationalen Diskussionsstand und Diskurs in methodischer Hinsicht, an dem man auch im deutschsprachigen Raum nicht mehr vorbei kann. Von daher ist es verdienstvoll, die an der Qualitätssicherungsdiskussion Interessierten in notwendig kursorischer Weise mit den Diskussionsständen und -ansätzen der in Qualitätssicherungsfragen führenden Länder vertraut zu machen.

Die Internationalisierung der Qualitätssicherungsdiskussion mag bei ernsthaft geführter Diskussion ein Garant dafür sein, dass Sackgassen vermieden werden und die Qualitätssicherungsdiskussion sowie die Einführung von Qualitätssicherungsmassnahmen nicht interessengeleitet instrumentalisiert werden. Genau diese Gefahr besteht. Sei es, dass in einer strategisch eher unklugen Weise Einrichtungsträger und grosse Verbände die Qualitätssicherung im Wesentlichen als eine Möglichkeit verstehen, Unternehmens- und Verbandsprofile zu entwickeln und zu kommunizieren, um ihre Marktchancen zu erhöhen. Sei es, dass Kostenträger über die Qualitätssicherungsdiskussion und die Verankerung von Qualitätssicherungsaufgaben in ihrem Zuständigkeitsbereich die Qualitätssicherungsaufgaben in eigenen Händen monopolisieren und auf problematische Art und Weise Kostensteuerungsaufgaben mit denen der Qualitätssicherung vermengen. Auch die Professionen sind nicht dagegen gefeit, berufsständische Strategien der Verteidigung oder Besetzung von Domänen mit Mitteln der Qualitätssicherung zu verfolgen. Ein Blick auf den Diskussionsstand in Sachen Qualitätssicherung im internationalen Diskurs weist auf die Gefahren und die Untauglichkeit derart vereinnahmender Formen des Umgangs mit der «Qualitätssicherung» hin.

Nun kann weltweit die Qualität in der Versorgung und Begleitung von Pflegebedürftigen in Heimen nicht befriedigen. Es gibt Länder mit einem hoch entwickelten Qualitätssicherungsdiskussions- und Methodenstand, aber unzureichender Qualität im Alltag der Pflege. Genau dieser Sachverhalt aber sollte alle

Beteiligten in der Qualitätssicherungsdiskussion bescheiden stimmen. Auch die Perfektionierung von Qualitätssicherungsansätzen garantiert nicht, dass menschenwürdige Pflege und der «state of the art» der internationalen Fachdiskussion im Alltag der Pflege beherzigt wird. Qualitätssicherungsmethoden haben dienenden Charakter: Sie dienen der Realisierung von den Menschen dienenden Wissensbeständen in der Pflege, sie dienen der Entwicklung und Etablierung ökonomischer und wirkungsvoller Betreuungs- und Pflegekonzepte, sie dienen weiterhin der verbindlichen Beteiligung unterschiedlicher Akteure im Feld der Pflege und Betreuung an dem Projekt der Qualitätssicherung und Qualitätsentwicklung in Pflegeheimen. Es sei den Autoren gedankt dafür, dass sie eine Idee von dem, worum es in der Qualitätssicherung gehen muss, vermitteln und Qualitätssicherung nicht auf feinsinnige Methoden zur Überprüfung und Sicherung evidenzbasierter Pflegetechniken beschränken. Die Internationalisierung der Qualitätssicherungsdiskussion und der spürbare Erfahrungshintergrund der Autoren leisten ihre Dienste.

16.1.2 Qualitätssicherung und Deinstitutionalisierung

Was wird heute auf der Führungsebene in Unternehmen des Sozial- und Gesundheitswesens gelehrt: Sozialmanagement, im Wesentlichen betriebswirtschaftlich orientiert. Dabei dürfen die Qualitätssicherung als wichtiges Thema und vor allen Dingen das Total Quality Management nicht fehlen. Im Total Quality Management finden sich wertvolle Grundhaltungen und Strategien: etwa die, dass Fehlerquellen stets Anlass zum Lernen bieten, dass die Grenzen einer Organisation nicht die Grenzen der Qualitätsverantwortung des Unternehmens signalisieren, dass ein Unternehmen in der Tradition des normativen Managements[2] jeweils seinen Beitrag zur Produktion des Gemeinwohls und zur nachhaltigen Sicherung der Lebensqualität auf der Welt zu leisten hat.

Diese Grundphilosophie geht aber häufig verloren, wenn TQM-Ansätze in Unternehmen des Sozial- und Gesundheitswesens in die Praxis eingeführt werden. In teuren Coachingprozessen und Zertifizierungsverfahren werden Betriebsabläufe rationalisiert, Handbücher mit unzähligen Verfahrensanweisungen und ggf. auch Standards entwickelt, welche – positiv gewertet – die Dienstleistungen eines Unternehmens als reflektierte und stets erwartbare verstehen, negativ gewendet aber zur Perfektionierung von personenunabhängig geltenden Regeln beitragen können.

---

2 K. Bleicher, Normatives Management, St. Galler Management-Konzept, 5. Aufl. Frankfurt a. M. 1994.

Institutionen sind – soziologisch betrachtet – Regelsysteme. Regelsysteme werden von latenten, ihnen inhärenten Gefahren begleitet: dass sich die Regeln über diejenigen hinweg setzen, für die sie einmal aufgestellt wurden, gewissermassen eine Selbstreferenzialität entwickeln. Das soll gewiss im Feld der Pflege und den Qualitätssicherungsbemühungen dort nicht geschehen, geschieht aber gleichwohl. In fast schon subversiver Weise stellen die Autoren die in der Tat sehr wertvollen Erkenntnisse von Ursula Koch-Straube aus ihrer Studie «Fremde Welt Pflegeheim» an den Anfang ihres Buches.[3] Die ethno-methodologisch motivierte Herangehensweise von Koch-Straube an die Wirklichkeit der Pflegeheime lädt ein, die so verborgenen Regeln, die wichtigen existenziellen Themen der Menschen in Pflegeheimen und die Bedingungen von Kommunikation und Interaktion – die zentralen Dimensionen der «Produktion» von Qualität – zu erkennen.

Einer solchen «dichten Beschreibung» und einem derart tiefen Verständnis des Wesens der Pflege und der Kultur des Pflegeheimes werden all die gepriesenen Zertifizierungsverfahren, etwa nach DIN ISO 9000-2000 aber auch EFQM-Ansätze, kaum gerecht. Eine konsequente Individualisierung und Normalisierung der Alltagsgestaltung, Versuche der Dominanz des Körpers zu widerstehen[4], werden kaum mit den klassischen Formen und Verfahren der Qualitätssicherung zu erreichen sein. Da wirken viele Bemühungen interner und vor allem auch externer Qualitätssicherung wie eine zynische Karikatur. Nicht mit der Perfektionierung von Betriebsabläufen mit unendlich vielen Standards im Hintergrund wird man dem einzelnen Menschen und den Normalisierungsanliegen gerecht. Es gilt vielmehr die verantwortbare Fragilität von Institutionen professionell zu gestalten, um die Subjekthaftigkeit des einzelnen Pflegebedürftigen, das Angewiesensein auf Mitglieder der Gesellschaft als Interaktionspartner und die Zugehörigkeit pflegebedürftiger Menschen zur Gesellschaft als Ziele weiterverfolgen zu können.[5]

In Deutschland wurde die Einrichtung einer «Enquête Heime» gefordert.[6] Nicht die Abschaffung von Pflegeheimen als ausserfamiliäre Versorgungsform Pflegebedürftiger wird dort diskutiert werden müssen, sondern die Notwendigkeit, ein Leben mit Pflegebedürftigkeit und Institutionen für diese Menschen neu zu denken. Die Perfektionierung der Pflege in Grosseinrichtungen mit mehreren Hundert Bewohnern und durchrationalisierten Betriebsabläufen kann nicht die

3 U. Koch-Straube, Fremde Welt Pflegeheim, Bern u. a. 1996.

4 U. Koch-Straube, Qualität im Altenpflegeheim – eine bewohnernahe Perspektive, in G. Igl, D. Schiemann, B. Gerste und J. Klose (Hrsg.), Qualität in der Pflege, Stuttgart 2002, S. 147–158.

5 Th. Klie (Hrsg.), Wohngruppen für Menschen mit Demenz, Hannover 2002.

6 B. Röttger-Liepmann und E. Hopfmüller, Initiative zur Einrichtung einer «Enquête der Heime». Dokumentation einer Tagung am 21.3.2002, Bielefeld 2002.

Lösung und Perspektive der Qualitätssicherungsdiskussion sein und vermittelt auch keine kulturellen Perspektiven für neue Formen der kulturellen Bewältigung von Pflegebedürftigkeit. Es geht um Deinstitutionalisierung.[7]

Der von Goffman eingeführte Terminus der totalen Institution, in diesem Buch zurecht aufgegriffen, beinhaltet ein ganzes Aktionsprogramm zur Qualitätssicherung in der Pflege mit dem Ziel der Deinstitutionalisierung. Nicht die Definitionsmacht der Professionellen in der Pflege, nicht die selten frei von Eitelkeit entfalteten Qualitätsmanagementkonzepte in Sozialunternehmen weisen den Weg zur Deinstitutionalisierung. Es sind vielmehr Bilder gelingenden Lebens mit Pflegebedürftigkeit, Bilder von lebens- und menschenfreundlichen Rahmenbedingungen der Pflege und Bereitschaften, sich an diesem Qualitätsprojekt in gemeinsamer Verantwortung zu beteiligen: Profis, Angehörige, Bürger, Politiker und Wirtschaft. Gebert und Kneubühler infizieren mit ihrer deutlich kritischen Auseinandersetzung mit den Institutionen der Pflege in Vergangenheit und Gegenwart mit dem Gedankengut der Deinstitutionalisierung.

16.1.3 Kulturelle Herausforderungen von Qualität und Qualitätssicherung in der Pflege

In Deutschland rechnet man im Jahre 2050 mit 2,9 bis 5,3 Millionen Pflegebedürftigen.[8] Die grosse Differenz zwischen unterem und oberem Wert der Pflegebedürftigkeitsprognosen hängt zusammen mit einer Reihe von Variablen, u. a. der Berechtigung der Medikalisierungs- oder Kompressionshypothese, jeweils viel diskutiert in der Gerontologie. Fast alle Gesellschaften der Welt stehen vor der Herausforderung, den demographischen Wandel ökonomisch, politisch und vor allem kulturell zu verarbeiten und die normativen Orientierungen der Gesellschaft – Menschenwürde, Lebensrecht, Schutz von Gesundheit und seelischer und körperlicher Integrität – gerade mit Bezug auf pflegeabhängige Menschen einer Bewährungsprobe zu unterziehen.

Qualitätssicherungsstrategien sind Rationalisierungsstrategien, zumindest im herkömmlichen Verständnis und können damit auch der Legitimation von Rationierungen dienen, die schon heute im Verborgenen praktiziert werden. Nimmt sich allein der Staat der Qualitätssicherungsaufgaben an, so besteht die besonders grosse Gefahr, wenn sich der Staat im Wesentlichen als ein gewährender, Transferleistungen organisierender Sozialstaat versteht, dass sich eben dieser Staat angesichts der Begrenztheit seiner Möglichkeiten als gewährender Staat Rationalisierungs- und Rationierungsnotwendigkeiten ausgesetzt sieht.

---

7   W. Jantzen (Hrsg.), Qualitätssicherung und Deinstitutionalisierung: niemand darf wegen seiner Behinderung benachteiligt werden, Berlin 1999.
8   Deutscher Bundestag (Hrsg.): Enquête-Kommission Demographischer Wandel, 2002.

Nehmen sich lediglich Unternehmen, die sich in betriebswirtschaftlichen Kategorien orientieren, der Qualitätssicherungsdiskussion an, und beanspruchen sie diese für sich allein, so besteht ebenfalls die Gefahr, dass sie Risikoselektion betreiben, dass Unternehmens- und vor allem auch ökonomische Ziele in den Vordergrund rücken und Qualitätssicherungsansätze die Grenzen der Leistungsfähigkeit von Institutionen reflektieren und legitimieren. Nehmen die Professionen die Qualitätssicherungsdiskussion als Domänesicherungsstrategien für sich in Anspruch, so besteht ebenfalls die Gefahr, dass sie die Leistungs- und Verstehensgrenzen ihrer Profession im Rahmen der Qualitätssicherung verfestigen und ggf. legitimieren. Zu Recht gibt das Sozialgesetzbuch XI, die gesetzliche Grundlage der deutschen Pflegeversicherung in Deutschland, als Leitmaxime für die Sicherung der Pflege in der Zukunft aus, sie sei in die gemeinsame Verantwortung der Gesamtgesellschaft gestellt, § 8 SGB XI.

Und in der Tat, die Bewältigung von Pflegebedürftigkeit ist eine gesellschaftliche und kulturelle Herausforderung ersten Ranges. Wenn es nicht gelingt, ein Leben mit Pflegebedürftigkeit glaubhaft als lebenswert zu vermitteln, Pflege auch in beruflicher Hinsicht als eine erfüllende Aufgabe zu etablieren und ökonomische Strategien für die Tragung der mit der Bewältigung von Pflegebedürftigkeit entstehenden Kosten zu entwickeln, so steht zu befürchten, dass die auch mit Methoden der Qualitätssicherung produzierte Exklusion von Menschen aus dem Gesundheitssystem und aus der sozialstaatlichen Solidarität führt, der die Menschen durch eine selbstbestimmte Zustimmung zum Behandlungsabbruch oder gar zur aktiven Euthanasie ent- oder zuvorkommen können. Es ist die Angst vor Exklusion und nicht primär der Wunsch nach Selbstbestimmung, der in der Breite die Zustimmung zur aktiven Euthanasie erklärt.[9]

Eine Qualitätssicherungsdiskussion hat im öffentlichen Diskurs gerade für diejenigen Zuversicht zu vermitteln, deren Lebensphase von Pflegebedürftigkeit gekennzeichnet ist, die gerade nicht autonom sind und die zu den Schwachen gehören: An ihnen misst sich das Würdekonzept, das nicht einseitig dem Fetisch des Autonomieethos der Moderne folgen darf. Ansonsten verabschiedet sich die Gesellschaft von ihrer Solidaritätszusage gegenüber den Abhängigen, den auf Hilfe Angewiesenen, denen, welche die Chance geben, Verbundenheit zu leben und sich der Angewiesenheit der Menschen aufeinander angesichts der Begrenztheit des Lebens zu vergewissern.

Die Beispiele, die Gebert und Kneubühler anführen, etwa aus dem Ausland, veranschaulichen z. T. diese kulturelle Dimension der Qualitätssicherungsdiskus-

---

9 vgl. B. Blinkert und Th. Klie, Pflegekulturelle Orientierungen in der Zukunft und die Verankerung der Solidarität in der Sozialstruktur der Gesellschaft, Freiburg 2002 (unveröffentl. Manuskript).

sion in der Pflege. Sie müsste insbesondere die Organisationen des Tertiären Sektors einladen, in Aufnahme ihrer Wurzeln in der Geschichte, etwa der Deutschen Wohlfahrtsverbände, nicht den «Geschäftsbereich Pflege» mit Mitteln der Qualitätssicherung wettbewerbsfest zu machen, sondern die gesellschaftliche Aufgabe der Solidarität gegenüber Pflegebedürftigen mit Mitteln der Qualität und Strategien der Qualitätssicherung nachhaltig zu entwickeln und zu sichern.

16.1.4 Qualitätssicherung mehrdimensional

Die Qualitätssicherung in der Pflege hat in jedem Land unterschiedliche Motoren. Sind es in den USA u. a. die Befürchtungen, haftungsrechtlich in Anspruch genommen zu werden, sind es in Australien die inzwischen verpflichtend gemachten Zertifizierungen und Akkreditierungen, so sind es in Deutschland die gesetzlichen Vorgaben vor allem sozialrechtlicher Art, die der Qualitätssicherungsdiskussion zu ihrer Konjunktur verholfen haben. Es besteht dabei jeweils die Gefahr, dass die Mehrdimensionalität der Qualitätssicherungsdiskussion und vor allem des Qualitätsbegriffes vernachlässigt wird. Es kann nicht darum gehen, lediglich ein neues Zertifikat oder Akkreditierungsschild an der Tür befestigen zu können oder eine Prüfung bestanden zu haben. Qualität ist mehrdimensional. Diese Mehrdimensionalität kommt in guter Weise in den verschiedenen Beiträgen in diesem Buch zum Tragen.

Einen Zugang zur Komplexität der Qualitätssicherungsdiskussion vermitteln die «fünf Dimensionen der Qualität.»[10] In diese Dimensionen finden unterschiedliche Qualitätsdefinitionen und Sichtweisen Eingang, welche die Mehrdeutigkeit des Qualitätsbegriffs veranschaulichen:

1. Qualitätsdimension «mustergültig»: «Qualität ist die Gesamtheit von Eigenschaften und Merkmalen eines Produkts oder einer Dienstleistung, die sich auf die Erfüllung festgelegter oder vorausgesetzter Erfordernisse bezieht (DIN ISO 9004–8042).» Bei dieser Qualitätsdimension geht es darum, bestimmte Dienstleistungen oder Produkte nach exakt vorgegebenen Standards zu erbringen oder zu produzieren, damit sie in einen arbeitsteiligen Produktionsprozess «passen». Die Zertifizierungsdiskussion um DIN ISO 9000 ff. definiert ihre Verordnung in der Dimension «mustergültig».

2. Qualitätsdimension «besttauglich»: In dieser Sichtweise von Dimension steht die subjektive Komponente der Qualität im Vordergrund. Die Qualität liegt weniger im Produkt selbst als in der Wahrnehmung des Kunden. Die Kunden haben individuelle Ansprüche an die Produkte, wobei diejenigen Produkte

---

10 W. Damkowski et al., Ambulante Pflegedienste, Hannover 1997, S. 66.

und Dienstleistungen, welche die Bedürfnisse am besten befriedigen, die beste Qualität besitzen. Unter diese Sichtweise fällt auch die Definition von Juran: «*Quality is fitness for USA*».[11] Die Befragung von Klienten und Kunden der Pflege und ihre Zufriedenheit mit sozialen Dienstleistungen findet hier in der Dimension «besttauglich» ihren Platz.

3. Qualitätsdimension «preiswert»: Qualität kann auch als die Übereinstimmung mit den Anforderungen des Kunden bezüglich Funktion, Preis, Lieferzeit, Kosten, Beratung verstanden werden. Hier wird Qualität durch das Verhältnis von Preis und Leistung ausgedrückt, ist insofern wertorientiert. Qualität resultiert aus einem für den Kunden günstigen Preis-Leistungs-Verhältnis. Angesichts der mehr oder weniger unschlüssigen Tauschbeziehung zwischen Dienstleistungserbringer und Kunde fordert der Finanzierer sozialer Dienstleistungen das günstige Preis-Leistungs-Verhältnis unter dem Gesichtspunkt der Wirtschaftlichkeit.

4. Qualitätsdimension «förderlich»: In dieser Qualitätsdimension findet eine dynamische und prozessorientierte Seite sozialer Dienstleistungen ihre Entsprechung und Abbildung in der Qualitätssicherungsdiskussion. Geht es doch gerade im Bereich der Pflege um gelingende Aushandlungsprozesse, Koproduktion und Förderung von Entwicklungspotenzialen, die nicht statisch messbar und in hohem Mass subjektorientiert sind. Auch beziehen sich die Bemühungen der Pflege auf Kompetenzerwerb und Erhaltung (Entfaltungsoptionen) der jeweiligen Menschen. Hier erscheint die Qualitätsdimension «förderlich» in besonderer Weise angemessen.

5. Qualitätsdimension «ausserordentlich»: «Qualität braucht nicht definiert zu werden. Man versteht sie ohne jede Definition und auch vor jeder Definition. Qualität ist eine unmittelbare Erfahrung, unabhängig von intellektuellen Definitionen und diesen vorausgehend. Qualität ist eine primäre empirische Wirklichkeit der Welt.»[12] Qualität ist in dieser Dimension etwas Einzigartiges, Herausgehobenes, hermeneutisch Erschliessbares.

Diese kursorische Erschliessung der Qualitätsdimensionen eröffnet einerseits aufs Neue den Blick für die Komplexität dessen, was Qualität heisst und meint und weist die aktuelle Qualitätssicherungsdiskussion in der Pflege im Kontext sozialpolitischer und -rechtlicher Umsteuerung als eindimensional aus.

---

11 J. M. Juran, Juran's quality control handbook, New York 1988, S. 22.
12 R. M. Pirsig, Lila oder ein Versuch über Moral, Frankfurt 1992, S. 76.

Anders in diesem Buch. Hier wird eingeladen, dem Thema Qualität aus unterschiedlichen Blickwinkeln auf die Spur zu kommen: eher feinfühlig, deutend, aber durchaus auch mit auf Vergleichen (benchmarking-orientiert) angelegten Aspekten.

16.1.5 Qualitätssicherung strategisch

Der Begriff «Qualitätssicherung» und die ihm verbundenen Massnahmen und Methoden werden von höchst unterschiedlichen Akteuren und in wiederum verschiedenen Zusammenhängen benutzt und strategisch genutzt. Da sind zunächst der Staat und hier insbesondere die Sozialleistungsträger, die mit Mitteln der Qualitätssicherung sowohl Deregulierungsanliegen in einem (bestimmten) Sinn und gleichzeitig Nivellierungen, Rationalisierungen und Leistungsbegrenzungen mit Ansätzen der Qualitätssicherung verfolgen.

Die neuen deutschen Statuierungen und Regulierungen sind keineswegs in jeder Hinsicht konsistent. So lassen sich neben der Qualitätssicherung im Rahmen sozialrechtlicher Steuerungen Qualitätssicherungsimpulse im Rahmen des Ordnungsrechts finden, etwa im Heimgesetz, im Betreuungsrecht mit einer deutlichen Bürgerrechts- und Subjektorientierung, in einem sich langsam auch im Feld des Sozialrechts entfaltenden Verbraucherschutzrecht, etwa wenn die Transparenz in Verträgen zwischen Diensten und Einrichtungen auf der einen und Klienten auf der anderen Seite kontrolliert wird, und schliesslich im Haftungsrecht, wo die Verantwortlichkeit der Akteure ernst genommen wird und fachliche Standards in Bezug genommen werden. Überall wird hier inzwischen die Vokabel «Qualitätssicherung» im Munde geführt.

In der entsprechenden verwaltungswissenschaftlichen Literatur und Diskussion werden die Akteure der Qualitätssicherung im staatlichen Kontext eingeladen, ihr Verwaltungshandeln und ihre Aktionen auf die Wirksamkeit hin zu überprüfen und sich in diesem Zusammenhang um Synergien zwischen freiwilligen Qualitätssicherungsmassnahmen und hoheitlicher Kontrolle zu bemühen. In anderer Weise wird das Thema Qualitätssicherung im Kontext von Professionalisierungsbemühungen im Bereich der Sozialen Arbeit und Pflege genutzt. Hier lassen sich im Zusammenhang mit der Qualitätssicherung Bemühungen um einheitliche Ausbildung, um Standards der Ausbildungen und Erarbeitung von Kompetenzprofilen nachzeichnen. Qualitätssicherung kann dazu dienen, in einem mehr oder weniger klassischen Professionskonzept Einflüsse und Domänen oder auch nur die Autonomie für bestimmte Aufgaben und Arbeitsfelder sichern zu helfen.

In dieser Weise ist es aus der Sicht von Professionen gelungen, in die üblichen Qualitätssicherungskonzepte, etwa im SGB XI, professionsspezifische Wissensbestände zu zentralen Massstäben der zu sichernden Qualität als solche zu verankern. Weiterhin und in besonderer Weise wird Qualitätssicherung als Unternehmensstrategie entfaltet, als ein Bestandteil von umfassenden Qualitätsmanagementsystemen. Auch hier geht es, ähnlich wie im staatlichen Sektor, um Rationalisierungsbemühungen, in deren Dienst die Qualitätssicherungsmassnahmen gestellt werden, seien sie nun partizipativ orientiert oder nicht. Qualitätssicherung dient der Optimierung der Betriebsergebnisse.

Qualität wird nach aussen als Profil des Unternehmens kommuniziert und nach innen zum Massstab betrieblicher Aktionen. Qualitätssicherungsmassnahmen in Betrieben und Unternehmen machen nicht Halt vor gewachsenen Domänen bestimmter Berufsgruppen, so dass sich infolge der Einführung von Qualitätssicherungsmassnahmen De-skilling-Effekte ausmachen lassen.

Qualitätssicherung kann schliesslich Bestandteil von Zivilisierungs- und Demokratisierungsstrategien werden, wenn ein öffentlicher, zivilgesellschaftlicher Diskurs über Qualitätsmassstäbe von Produkten und Dienstleistungen installiert wird.

Dies gilt auch und gerade für den Bereich des Sozialen und der Gesundheit, wo durch Professionalisierungstendenzen die Definitionsmacht von Experten und die Macht von Institutionen eine öffentliche Kontrolle und eine Kontrolle durch die Kunden sozialer Dienstleistungen weitgehend reduziert haben. Diese Skizze mag deutlich machen, wie unterschiedlich die Interessen und Anliegen, aber auch die strategischen Optionen im Umgang mit dem Thema und was Massnahmen und Methoden der Qualitätssicherung sind.

In diesem hieraus resultierenden Spannungsverhältnis liegt auch – positiv betrachtet – die Dynamik, welche die Qualitätssicherungsdiskussion im Sozial- und Gesundheitswesen aktuell entfalten kann.[13] Qualitätssicherung als strategisches Geschäft zu verstehen, setzt eine gewisse Distanz zu Techniken und Methoden, zu Zertifizierungs- und Akkreditierungsverfahren voraus. Viele Manager von Pflegeheimen können sich vor den täglichen Angeboten, sich von irgendjemandem zertifizieren zu lassen, nicht retten. Wem dient die Qualitätssicherung? Dient sie dem Unternehmen Heim, den Professionen oder Verbänden, die ja jeweils ihre eigenen strategischen Ziele verfolgen? Das Buch von Gebert und Kneubühler lädt ein, sich genau darüber Gedanken zu machen.

---

13 vgl. Th. Klie, Die Qualitätssicherungslandschaft in der Pflege in Deutschland – eine Skizze, in H. Blonski (Hrsg.), Qualitätsmanagement in der Altenpflege, Hagen 1998, S. 13–20.

16.2 Deutsche Wege und Irrwege in der Pflegequalitätssicherung

Zwei Schweizer schreiben ein Buch über Qualitätssicherung, das vorwiegend in Deutschland gelesen wird und in Deutschland gelesen werden sollte. Warum? In Deutschland hatte die Qualitätssicherungsdiskussion in den vergangenen zehn Jahren Konjunktur, nicht zuletzt durch die Einführung der Pflegeversicherung, aber auch durch die stete Berichterstattung in den öffentlichen Medien über Skandale und Substandards in deutschen Pflegeheimen.[14] Das Bewusstsein in der Bevölkerung für Qualitätsprobleme in der Pflege ist deutlich gestiegen, und damit auch das Vertrauen bzw. die Einsicht, dass Professionelle in der Pflege gefragt sind, und dass es der Qualitätssicherung – insbesondere durch den Staat (?) – bedarf.

Die Diskussion ist an sich nicht neu. Schon die Einführung des Heimgesetzes in Deutschland 1975 kannte Qualitätsmängel als Hintergrund und wurde gerade durch diese provoziert.[15] Schon damals in den hohen Zeiten der Diskussion um die Reform der Psychiatrie hatte sich eine beachtlich entfaltete Diskussion um Fragen der Qualität, der Menschenrechte, der Gefahren totaler Institutionen in Alten- und Pflegeheimen etabliert.[16] Die Diskussion um Abschaffung versus Humanisierung der Heime hat auch viele praktische Reformfrüchte in der stationären Altenhilfe getragen, die zu einer relativ bunten Heimlandschaft in Deutschland geführt haben, mit fortbestehenden Qualitätsproblemen, denen auch die unterausgestattete Heimaufsicht in der Fläche nicht wirksam begegnen konnte: Grenzen staatlicher Kontrollen zeigen sich in fast allen öffentlichen Aufgabenbereichen.

Durch die demographische Entwicklung, durch die Einführung der Pflegeversicherung, aber auch durch die neuen Erkenntnisse in der Medizin und einer sich professionalisierenden Pflege wurden die Anforderungen in den Pflegeheimen deutlich höher, der Bewohnerkreis hinsichtlich der Merkmale von Multimorbidität und Pflegebedürftigkeit homogener und damit auch die Qualitätsprobleme trotz deutlicher Verbesserungen struktureller Standards relevanter.

Die Pflegeversicherung reagierte mit zunächst völlig unscharfen Formulierungen von Qualitätsaufgaben für die kostenträgernahe Sachverständigeninstanz

---

14 R.D. Hirsch und C. Fussek (Hrsg.), Gewalt gegen pflegebedürftige alte Menschen in Institutionen: Gegen das Schweigen, 2. (korrigierte) Aufl., Bonn 1999.

15 vgl. zur Geschichte und zu den Wirkungen des Heimgesetzes Th. Klie, Heimaufsicht. Praxis, Probleme, Perspektiven. Eine rechtstatsächliche Untersuchung zur Aufgabenwahrnehmung der Heimaufsicht nach dem Heimgesetz, Hannover 1988.

16 vgl. etwa K. Hummel, Öffnet die Altersheime, 3. erw. Aufl., Weinheim 1988.

«Medizinischer Dienst der Krankenversicherungen».[17] Im Jahre 2001 wurde ein Pflegequalitätssicherungsgesetz verabschiedet, das den Auftrag der Pflegekassen und der von ihnen finanzierten Sachverständigen, des MDK, deutlicher formuliert, und eine Antwort sein soll auf die nicht abreissenden Meldungen über Substandards in der Pflege und von den Zielsetzungen her hoch ambitioniert auf Qualitätssicherung und Qualitätsentwicklung setzt.

Richtigerweise wird die Qualitätsmanagementverantwortung bei den Unternehmen angesiedelt. Als ein «Zitat» der internationalen Qualitätssicherungsdiskussion lässt sich werten, dass Pflegeeinrichtungen ein Qualitätsmanagementsystem implementieren müssen. Das Konzept der Qualitätsnachweise, inzwischen vom Bundesrat gestoppt, stellte sich lediglich als dritte verkappte hoheitliche Prüfung neben Heimaufsicht und MdK Prüfungen dar und unterstreicht den hoheitlichen Zugriff auf die Qualitätssicherungs- und -entwicklungsdiskussion in der vollstationären Pflege.

Dieser Ansatz ist so unbekannt im Ausland nicht. Dort, wo die Professionen schwach sind, die gesellschaftliche «awareness» unterausgeprägt ist, kommt dem Staat eine besonders wichtige Rolle zu, die Qualitätssicherungsfragen virulent zu halten und auch für Qualitätssicherung Verantwortung zu übernehmen. Dabei ist die Interessenslage auch der staatlichen Instanzen aber eine durchaus ambivalente: Zu viel kosten darf der Sektor der Pflege auch nicht. Ein Blick nach Australien zeigt etwa, dass die Qualitätssicherungsdiskussion dort und auch die staatlichen Regulierungen auf einem deutlich niedrigeren Qualitätsniveau für die Betroffenen angesiedelt sind als etwa im Gesundheitswesen.

Nicht nur in Deutschland und in deutschsprachigen Ländern stellt sich die Frage, wie viel Aufmerksamkeit, aber auch wie viel ökonomische Ressourcen den Aufgaben der Pflege zugeordnet werden sollen und können. Genau in der Gefangenschaft dieser Ambivalenz steht zumindest strukturell der deutsche Qualitätssicherungsansatz, der durch das Pflegequalitätssicherungsgesetz verbindlich gemacht wurde. Eine für kaum einen anderen Wirtschaftsbereich denkbare Menge von Detailregelungen wird ohne verbindliche Referenz zum jeweiligen Stand der Fachdiskurse, aber auch des qualitätswissenschaftlichen Diskurses normersetzend festgelegt und von kostenträgernahen Sachverständigeninstitutionen umgesetzt und dies in einer Zeit, da die deutschen Kranken- und Pflegekassen vor einem kaum zu verkraftenden Kostendruck stehen, für den es bislang auch politisch kaum Antworten gibt.

Mit mehr Staat und mehr Kontrolle lässt sich nicht mehr Qualität in Einrichtungen und Diensten der Pflege erreichen, zumindest nicht nachhaltig und in der

---

17 vgl. Th. Klie, Pflegeversicherung und Qualitätssicherung in der Pflege, 2. erw. Aufl., Melsungen 1996.

Breite. Die deutsche Pflegequalitätspolitik ist nicht Ergebnis und Ausdruck gestaltender Pflegepolitik, sondern vielmehr ein Rückzug der Politik aus der Pflege zu Gunsten mehr staatlicher Reglementierungen. Anlässe für eine solche Strategie gibt es genug: In der Breite sind Qualitätsmängel zu beklagen, etwa massenhaft Einschränkungen der Freiheitsrechte von Heimbewohnern, für die es in Deutschland vor geschichtlichem Hintergrund eine besondere, die Schweizer Mentalität weit übersteigende Sensibilität gibt.[18]

Zu Recht wird die mangelhafte Umsetzung pflegefachlicher Erkenntnisse, etwa der Pflegeprozessplanung und Pflegedokumentation, in deutschen Pflegeheimen beklagt. Eklatante Substandards in der Pflege sind auch nicht nur Einzelfälle, und die zunehmende Beteiligung von ökonomisch interessierten Akteuren in der Pflege lässt auch nicht in jeder Hinsicht auf Selbststeuerungsansinnen in den beteiligten Unternehmen schliessen – man denke nur an die vielfältigen ökonomischen Turbulenzen bei den grössten kommerziellen Pflegeanbietern in der Bundesrepublik Deutschland.

Gleichwohl können eine Entwicklung der Qualität in der Pflege und die Sicherung verbindlicher Standards nicht primär durch staatliche Instanzen erfolgen. Dies würde eine eigenständige Weiterentwicklung der Professionen in der Pflege behindern, die gesellschaftliche Mitverantwortung für Qualität in der Pflege nicht als notwendig kommunizieren und die Etablierung sich selbst steuernder Strukturen in der Pflege auf regionaler, aber auch auf Bundesebene behindern. Gerade die in diesem Buch referierten Beispiele aus dem Ausland machen deutlich, dass dort, wo Qualitätssicherungs- und -entwicklungsaufgaben in der Pflege sich auf nationaler Ebene produktiv haben entwickeln lassen, diese zwar staatlich supervidiert, gefördert und verstetigt, nicht aber selbst vom Staat wahrgenommen wurden.

Es ist ein latent staatsorientierter Politikansatz, der hinter dem deutschen Ansatz der Pflegequalitätspolitik steht, österreichische Vertreter nannten ihn gar in ihrem Jargon «neofaschistisch»: Qualität wird nicht diskursiv entwickelt, die Verantwortung der Qualität nicht plural verteilt, sondern es wird Definitionsmacht in nichtoffenen Strukturen mit hoheitlichen Kompetenzen verbunden und dies in der Nähe fiskalischer Steuerungsinteressen. Jede Qualitätssicherungsstrategie muss sich auch der Ressourcen bewusst sein, Pflegestandards etwa können nicht einseitig von der Fachwissenschaft definiert werden. Stets bedarf es auch der Aushandlungsprozesse, welche aber offen, breit, diskursiv und Legitimation herstellend sein müssen. Dabei muss auch die nationale Ebene verlassen werden, gerade in einem zusammenwachsenden Europa. In der Qualitätssicherungsdiskussion in der Pflege werden internationale Wissensbestände in eine

---

18 Th. Klie und Th. Pfundstein, Freiheitsentziehende Maßnahmen in Pflegeheimen der Landeshauptstadt München, Freiburg/München 2002 (unveröff. Manuskript).

internationale Diskussion über Sozialpolitik führen. Ein etwa der Agenda 21 verpflichteter Politikansatz wird sich einer nachhaltigen, auf soziale Gerechtigkeit hin orientierten Pflegepolitik verpflichtet wissen. Gebert und Kneubühler kommunizieren gewissermassen mit ihrem Buch eine so ausgerichtete politische Qualitätssicherungsdiskussion.

Das Buch von Gebert und Kneubühler hat in der Schweiz eine breite Resonanz gefunden, ist ausgezeichnet worden und wird von den Autoren mitgenutzt, um einen breiter in die Öffentlichkeit reichenden Diskurs über Qualität in der Pflege zu befördern. Hierzu wurde auch ein international besetzter Beirat zu Qualitätssicherungsfragen eingerichtet. Auf dem ersten Symposium wurde in einer gerade für die deutsche Diskussion wichtigen Weise das Thema Qualität in der Pflege diskutiert. Die Fragestellung lautete: Wie kann Qualität in der Pflege zum «Issue» werden? Gerade die Geschichte der jüngsten deutschen Qualitätssicherungsdiskussion und des Zustandekommens des Pflegequalitätssicherungsgesetzes erscheinen hier besonders interessant.

Es ist eine Geschichte aus dem Lehrbuch der Kommunikationswissenschaft. Zum Glück gibt es die Medien und ihre seismographische Funktion für gesellschaftliche Problemfelder. Sie haben sich des Themas Pflegeheim angenommen, vornehmlich unter dem Aspekt des Leidens Pflegebedürftiger. Insbesondere im Münchener Raum hat die Berichterstattung über Pflegeheime ihren festen Platz in der regionalen Presse erhalten. Auch die Fernsehsender haben sich des Themas angenommen: Das ZDF strahlte 2002 eine 5-teilige Serie zur besten Sendezeit aus. Es ist gelungen, Aufmerksamkeit für das Thema Pflege zu generieren. Und dies ist gar nicht so einfach, seitdem sich die Medien in ihrer Selektion von Nachrichten an den Bedürfnissen des Medienpublikums orientieren: Was wollen die Leser, die Zuschauer, die Hörer?

Es ist ein Erfolg von Einzelpersonen, wie etwa Claus Fussek, aber auch von Institutionen, wie etwa dem Kuratorium Deutsche Altershilfe, die mediale Aufmerksamkeit auf das Wichtige, häufig vernachlässigte Thema Pflege gelenkt zu haben. Es ist auch im Sinne der «Empörungsbewirtschaftung» gelungen, das Thema dauerhaft zu verankern, und dies trotz des gesellschaftlich niedrigen Status derer, um die es geht: Die Pflegebedürftigen, aber auch die Pflegenden sind zum prominenten Thema geworden.

Dem konnte sich die Politik nicht entziehen. Sie hat sich mit dem Thema Pflege und Pflegequalität, mit Missständen und Defiziten in der Pflege befasst. Sie nahm sich des Themas an, es gelangte in den politischen Machtbereich, und man suchte nach Lösungen. An den Staat waren auch die Forderungen adressiert: mehr Personal, mehr Kontrolle. So wie auf die Angst in der Bevölkerung vor Kriminalität mit mehr Polizei, ggf. mit härteren Strafen reagiert wird, so auch die Reaktion in der Pflege. Das politische System reagiert auf jeden Fall mit dem Steuerungsmedium Recht, mit allgemein verbindlichen Regelungen: im Fall der Pflege mit

dem sog. Pflege-Qualitätssicherungsgesetz und einer Novellierung des Heimgesetzes. Eine Kampagne hatte Erfolg. Nur, führen Pflege-Qualitätssicherungs-
und Heimgesetz nachhaltig zu einer besseren Qualität in der Pflege? Man soll die
Hoffnung nicht aufgeben, aber die Voraussetzungen hierfür sind nicht optimal.

Das Thema Qualität der Pflege in Heimen trifft in der Öffentlichkeit, beim
Einzelnen, aber auch bei politischen Akteuren auf eine ausgeprägte Ambivalenz.
Ein langes Leben in Pflegeheimen gehört nicht zu den Wunschvorstellungen der
Bürger. Ein schneller Tod wenn schon, eine kurze Lebensfrist im Krankenhaus
oder Pflegeheim wenn es sein muss. Die Auseinandersetzung mit dem Thema
Pflegebedürftigkeit als Lebensabschnitt, Demenz als Lebensform, sie hat in der
Breite nicht stattgefunden und wird auch nicht Platz greifen. Es bestehen nicht
nur Befürchtungen vor einem unwürdigen Leben, es sind auch ökonomische Ge-
sichtspunkte, die eine Rolle spielen: «Ich möchte nicht Eigentum und Vermögen
aufs Spiel setzen durch langes Siechtum und die Kosten hierfür, ich möchte
meinen Angehörigen nicht zur Last fallen, ihnen nicht mit meiner Hilflosigkeit in
Erinnerung bleiben.» Auch Angehörige sehen potenziell das Erbe bedroht oder
haben die Belastung vor Augen, auf Jahre hin Solidaritätsaufgaben gegenüber
Angehörigen übernehmen zu müssen, deren Lebensstandard zu gefährden, ihr
eigenes Leben und ihre Beziehungen aufs Spiel zu setzen.

Die Zustimmungsrate zur aktiven Euthanasie ist in der bundesdeutschen
Bevölkerung hoch und nährt sich auch aus der Angst vor Pflegebedürftigkeit, vor
Demenz und vor dem Heim.[19] Die Finanzierung der Pflege wird auch im öffentlichen Diskurs als soziale Last interpretiert: Jeder halbe Prozentpunkt Lohnne-
benkosten für die Sicherung der Pflege wird breit diskutiert – anders als etwa in
der Krankenversicherung. Auch die öffentlichen Haushalte sollen nicht durch die
Kosten für die Pflegebedürftigkeit weiter belastet werden. Im öffentlichen Diskurs, von Politkern, aber auch von Bürokraten in den Ministerialverwaltungen
wird auch weniger der professionelle Herausforderungsgehalt der Bewältigung
von Pflegeaufgaben in den Mittelpunkt gestellt, sondern Pflege als eine allgemeine
Solidaritätspflicht verstanden, mit partieller öffentlicher Unterstützung und
Regulierung dort, wo es Not tut.

Die öffentliche Thematisierung von Missständen in Pflegeheimen ist überdies
in anderer Weise funktional: Heime behalten ihre Abschreckungsfunktionen,
werden nicht als die einfache Lösung der Bewältigung von Pflegeaufgaben kommuniziert. So kann die eh schon ansteigende Nachfrage nach Heimen durch die
Perpetuierung moralischer Skrupel in der Bevölkerung in begrenzter Weise regu-
liert werden. Pflegeheime dürfen gar nicht so gut sein, als dass sie als die einfache

---

19 B. Blinkert und Th. Klie, Die Verankerung von Solidarität in der Sozialstruktur, Kassel/
Freiburg 2002 (unveröffentl. Manuskript).

Alternative zur häuslichen Pflege und innerfamiliären Solidaritätsaufgabe daste-hen. Die Missstände in Pflegeheimen erscheinen schnell im Kontext der versagten innerfamiliären Unterstützung für Pflegebedürftige und enthalten so nicht nur einen Vorwurf gegen die Heime und Pflegekräfte, sondern auch gegen die immer unsolidarischer werdende Gesellschaft – obwohl niemals im geschichtlichen Zu-rückdenken so viel an innerfamiliärer Pflege geleistet wurde wie gerade jetzt.

Würde ein Euthanasie legalisierendes Gesetz, wie in den Niederlanden oder jüngst in Belgien, der insgeheimen Befindlichkeit in der Bevölkerung mehr Rech-nung tragen als ein Gesetz, welches das «Leiden» in Pflegeheimen verlängert? Nun soll man die familiären Bindungen und die affektive Qualität der Beziehungen auch gegenüber Pflegebedürftigen nicht unterschätzen. Selbstverständlich wünscht man seinen Angehörigen lebensfreundliche und menschenwürdige Bedingungen des Lebens und ist auch bereit, sich für diese einzusetzen. Auch gibt es die Hoff-nung, zuversichtlich auf eine möglicherweise eigene Pflegebedürftigkeit und Demenz blicken zu können, wenn sie denn schon unvermeidbar und ein schnel-ler Tod so oder so nicht als sicherer Ausweg «verfügbar» ist. Auch die Politik, auch die Heimträger, auch die Professionen, sie alle verteidigen den Anspruch auf humane Pflege – aber nicht um jeden Preis. Die Ambivalenz dem Thema Qualität in der Pflege gegenüber ist ein schwieriger Hintergrund für politische Aktivitäten, für ambitionierte, Engagement voraussetzende Gesetze.

Das Thema Sicherung der Qualität in der Pflege ist auch auf der politischen Ebene in die Ambivalenz des Themas eingebunden. Die Suche nach Antworten rechtlicher Art auf das Qualitätsproblem in der Pflege wurde der Bürokratie- und der Arbeitsebene zur Umsetzung der Pflegeversicherung überlassen. Die Politik hatte nicht den Mut zu einem wirklich politischen Wurf. Genauso wie das Bundes-gesundheitsministerium hatte man an sich andere Erfahrungen, die verfügbar ge-wesen wären, etwa im Bereich der gesetzlichen Krankenversicherung: KTQ, AQS.

Internationale Diskurse über Qualitätssicherung und Entwicklung im Gesund-heits- und Pflegewesen weisen auf andere Wege der Qualitätssicherung, die etwa den Funktionären der Wohlfahrtsverbände bekannt sind. Nach dem Scheitern eines Teils des Pflegequalitätssicherungsgesetzes ist daraufhin die Folge, dass sich die Verantwortlichen im Bereich der Langzeitpflege um andere Qualitätssiche-rungsstrategien und intelligentere Mischungen zwischen staatlichen Gewährleis-tungsauftrag und Anstößen zur Selbstregulation bemühen. Es ist gut, in einer sol-chen Politiksituation und angesichts der Ambivalenz, die das Thema bei fast allen Akteuren auslöst, sich über die nationalen Grenzen hinweg Rückmeldungen über den jeweils wahrgenommenen Stand der Diskussion in der Qualitätssicherung zu geben. Gebert und Kneubühler sind hier derartige Diskursbeförderer. Qualität in der Pflege – schwierig daraus ein «Issue» werden zu lassen.

16.3 Perspektiven

Qualitätssicherung und -entwicklung ist ein Lernprojekt für alle Beteiligten. Für die Professionellen, wie fachwissenschaftliche Wissensbestände, wissenschafts- und evidenzbasiert dem einzelnen Menschen dienlich in der Praxis der alltäglichen Pflege in ihren Aushandlungs- und Koproduktionsbedingungen umgesetzt werden können. Für Unternehmen, wie sie sich, weniger dem Dienstleistungsparadigma folgend, denn als Mitproduzenten und Ermöglicher von menschenwürdiger Pflege, zu Institutionen entwickeln können, die den Alltag von Pflegebedürftigkeit normalisieren, ihn mit Hilfe von Bürgern und Angehörigen konvivial gestalten und wie dabei Risiken in medizinisch-pflegerischer Hinsicht vorgebeugt, Risiken der Institutionalisierung begegnet und Risiken der Exklusion der Bewohner entgegengetreten werden kann. Isolierte Hochglanzbroschüren, die ganzheitliche Pflege versprechen und ein Unternehmen als Dienstleistungsunternehmen, das für alle Bedürfnisse sorgt, darstellen, ausserhalb des High-End-Bereichs, sind gerade kein Qualitätsausweis sondern eher Beweis für nicht einzulösende Versprechen.

Für staatliche Akteure stellt sich die Aufgabe der Qualitätssicherung als Gratwanderung zwischen Beförderung und Ermöglichung qualitätsfähiger und -entwickelnder Strukturen und Arbeitsformen dar, unter Garantie von verbindlich zu kontrollierenden Qualitätsindikatoren, die ggf. auch mit staatlichen Mitteln in ihrer Verbindlichkeit verteidigt werden müssen. Für die Gesellschaft stellt das Thema Qualitätssicherung in der Pflege und in Pflegeheimen ebenfalls einen Lernprozess dar. Die Bereitschaft, Angehörige in die Hände von Pflegeheimen zu geben, steigt deutlich: Auf knapp 2 Millionen wird die Nachfrage nach Heimplätzen im Jahre 2050 geschätzt. Der Vorrang ambulant vor stationär wird in seiner ideologischen Basis mit Recht zunehmend in Frage gestellt.

Gleichzeitig sind Angehörige aber auch Bürger und weiterhin in ihrer (Mit-) Verantwortungsbereitschaft für die Qualität in der Pflege gefragt: als Mitproduzenten von Lebensqualität pflegebedürftiger Menschen, als Qualitätssicherungsakteure, wie etwa aus Kanada bekannt, aber auch als Lobby, die sich in vielfältiger Weise dafür einsetzt, dass die entsprechenden Ressourcen im Bereich der Pflege zur Verfügung stehen. Ohne die Bürger, ohne Angehörige in der Mitverantwortung für die Pflege in Institutionen, d. h. auch ohne die zivilgesellschaftliche Dimension in der Qualitätssicherungsdiskussion wird es keine Deinstitutionalisierung, keine Perspektive für Zuversicht auf menschenwürdige Lebensbedingungen für Pflegebedürftige in der Breite geben. Eine solche Sicht der Dinge weist auch über die in diesem Buch dargestellten Qualitätssicherungsansätze hinaus. Die Ausrichtung des Buches kennt aber genau diese Perspektive: man spürt sie gewissermassen heraus. Für Deutschland wird derzeit an einem nationalen Qualitätssicherungs- und -entwicklungskonzept für Pflege und Betreuung gearbeitet, das die Bundeskonferenz Qualitätssicherung im Gesundheits- und Pflegewesen (BUKO) moderiert. Es führt gewissermassen viel von dem zusammen, was auch auf handwerklicher Ebene in diesem Buch vereint wurde. Die Analyse aber auch die Konzeption dieses BUKO-Ansatzes soll in 12 Thesen vorgestellt werden, welche die Ausrichtung einer zukunftsorientierten Qualitätspolitik skizzieren.[20]

1. Die Politik in Deutschland hat sich in den vergangenen Jahren mit einer Reihe von Gesetzen der Weiterentwicklung der Sicherung von Qualität in Pflege und Betreuung angenommen. In der Öffentlichkeit sind für dieses Thema unter dem Gesichtspunkt des Verbraucherschutzes Sensibilität und Aufmerksamkeit gewachsen.

2. Die Sicherung von Qualität in Pflege und Betreuung ist ein Thema von hoher gesellschaftspolitischer Relevanz geworden. Qualitätssicherung hat neben gesundheits- und sozialpolitischen auch arbeitsmarkt- und berufspolitische Bezüge.

3. Sollen die von der Politik verfolgten Ziele erreicht und die Herausforderungen in der Zukunft bewältigt werden, müssen systemübergreifende, sektorale und disziplinäre Bemühungen um die Qualitätsentwicklung und -sicherung dringend zusammengeführt werden.

4. Zu den zentralen Anforderungen an ein System der Qualitätsentwicklung und -sicherung gehören:
   • Konsens über die Niveaus der Qualität in der Pflege und Betreuung,
   • Messbarkeit und Überprüfbarkeit von Qualitätsmassstäben,
   • Offenheit für neue Erkenntnisse und Entwicklungen,
   • Neutralität in der Festlegung und Kontrolle von Qualitätsniveaus,
   • Orientierung auf ständige Qualitätsverbesserung.

5. Voraussetzung für die Etablierung eines international anschlussfähigen Qualitätskonzepts in Deutschland ist die Verständigung darauf, dass Qualitätsniveaus und -massstäbe wissenschaftlich fundiert auf der Basis unabhängigen Sachverstandes zu formulieren sind. Hierzu bedarf es einer akteursübergreifenden Verständigung und einer politischen Rahmensetzung.

6. Erst auf einer unabhängigen Basis konsentierte Qualitätsniveaus schaffen die notwendigen Bezugsmassstäbe für
   • die Vereinbarungspartner im Leistungsrecht,
   • die Qualitätsnachweise der Unternehmen,
   • die Sorgfaltsmassstäbe im Berufs- und Zivilrecht und
   • die Aufsichtstätigkeit zuständiger Behörden.

---

20 http://www.buko-qs.de

7. Ein auf dieser Grundlage basierender Prozess der Qualitätsentwicklung und Qualitätssicherung kann durch die neuen gesetzlichen Vorgaben nur begrenzt initiiert werden. Die Vorgaben in den verabschiedeten Gesetzen sollten in der aktuellen Umsetzung deshalb Vorläufigkeitscharakter haben.

8. Das Feld der Pflege und Betreuung zeichnet sich wegen der Verschränkung professioneller und lebensweltlicher Hilfen durch hohe Komplexität und durch eine Vielzahl rechtlicher Steuerungen aus. Die Übertragbarkeit bereits entwickelter Instrumente und Vorgehensweisen aus dem Bereich der Krankenversicherung ist in diesem Sektor deshalb nicht ohne weiteres möglich.

9. Die Analyse der Desiderata in der Qualitätsentwicklung und Qualitätssicherung in Deutschland aus anderen Politikbereichen kommt sowohl im Gesundheitswesen als auch im Sozial- und Jugendhilfewesen zu fast identischen Befunden wie im Bereich Pflege und Betreuung:
   - Die Entscheidungshoheit über Qualitätsanforderungen wird den Wettbewerbern überlassen.
   - Unabhängige nationale Qualitätssicherungsinstanzen fehlen.
   - Qualitätsmassstäbe werden nicht evidenzbasiert formuliert.

10. Auch internationale Erfahrungen legen es nahe, in Deutschland eine unabhängige Institution zu schaffen, die insbesondere folgende Aufgaben übernimmt:
   - Moderation der Formulierung von Qualitätsniveaus auf der Basis unabhängigen Sachverstands;
   - Konsentierung von Verfahren zur Akkreditierung von Agenturen zur Zertifizierung von ambulanten und stationären Einrichtungen,
   - Entwicklung von Kriterien für das Verfahren zur Zertifizierung von unabhängigen Sachverständigen,
   - Dokumentation und Informationssammlung sowie Berichterstattung über die Entwicklung im Feld,
   - strategische Politikberatung zur (Weiter-)Entwicklung eines in der Anwendung und Umsetzung nachhaltig wirksamen Qualitätssicherungssystems.

11. Angesichts der aktuellen Umsetzungserfordernisse insbesondere im SGB XI, Heimgesetz, BSHG und in der Verschränkung zum SGB V ist kurzfristig eine Verständigung der beteiligten Akteure auf ein abgestimmtes und abgestuftes Vorgehen bei der Umsetzung der gesetzlichen Vorgaben geboten. Dies gilt auch für die berufsrechtlichen Regelungen. Die skizzierte Weichenstellung in der Qualitätsentwicklung in Deutschland ist nur möglich, wenn nicht vorzeitig Strukturen unumkehrbar festgelegt werden, die auch im Feld auf wenig Akzeptanz stossen.

12. Die Verantwortung für die Sicherung der Qualität in der Pflege und Betreuung durch den Staat wird mehr durch politische Moderation sowie Unterstützung von Rahmenbedingungen als durch gesetzliche Detailsteuerung eingelöst. Im Sinne eines modernen Staatsverständnisses ist hierfür aktueller Handlungsbedarf gegeben.

Qualitätssicherung in der Pflege bedarf zweierlei: der ganz konkreten Schritte, der präzisen Evaluation, der funktionalen Definition von Qualitätskriterien und -standards, der intelligenten Verfahren interner und externer Qualitätssicherung mit Self Assessment und Peergruppenreview und ggf. staatlich sanktionierter Akkreditierung. Sie bedarf aber gleichzeitig der Vision und der Vorstellung, wie eine nachhaltige Pflegesicherung in der modernen Gesellschaft aussehen kann und welcher Rahmenbedingungen es hierfür bedarf. Vision und konkrete Aktion, Beschreibung konkreter Erfahrungen und Ausrichtung auf eine nachhaltige Pflegepolitik, dies ist der gemeinsame Lernprozess in der Qualitätssicherung und in diesem Buch.

Literaturverzeichnis

Aaronson, W.E. et al., 1994: Do For-Profit and Not-For-Profit Nursing Homes Behave Differently? In: The Gerontologist, vol. 34, S. 775–786.

Abraham, J. et al. (Hrsg.), 2001: Pflegestandards für die Versorgung alter Menschen, Bern/Göttingen.

Adams, A.S. et al., 1999: Evidence of self-report bias in assessing adherence to guidelines. In: International Journal for Quality in Health Care, vol. 11, S. 187–192.

Agency for Health Care Policy and Research, 1993: Quick Reference Guide for Clinicians, Management of Cancer Pain: Adults, Rockville, AHCPR Pub. No 94-0593.

Agency for Health Care Policy and Research, 1996: Characteristics of Nursing Home Residents – 1996, Rockville.

Agich, G.J., 1993: Autonomy and Long-Term Care, New York/Oxford.

AGS, 1998: Panel on Chronic Pain in Older Persons, The Management of Chronic Pain in Older Persons. In: Journal of the American Geriatrics Society, vol. 46, S. 635–651.

AGS Panel on Persistent Pain in Older Persons, 2002: The Management of Persistent Pain in Older Persons. In: Journal of the American Geriatrics Society, vol. 50, Supplement, S. 205–224.

AHCPR, 1992: Acute Pain Management: Operative or Medical Procedures and Trauma, Rockville, AHCPR Pub. No. 92-0032.

AHCPR, 1992: Clinical Practice Guideline, Pressure Ulcers in Adults: Prediction and Prevention, Rockville, AHCPR Pub. No. 92-0050.

AHCPR, 1992: Clinical Practice Guideline, Urinary Incontinence in Adults, Rockville, AHCPR Pub. No. 92-0038.

AHCPR, 1993: Clinical Practice Guideline, Depression in Primary Care, vol. 1: Detection and Diagnosis, vol. 2: Treatment of Major Depression, beide Rockville, AHCPR Pub. No. 93-0550/93-0551.

AHCPR, 1994: Clinical Practice Guideline, Treatment of Pressure Ulcers, Rockville, AHCPR Pub. No. 95-0652.

Aiken, L.H. et al., 1994: Lower Medicare Mortality Among a Set of Hospitals Known for Good Nursing Care. In: Medical Care, vol. 32, 771–787.

Aiken, L.H. et al., 2000: The Magnet Nursing Services Recognition Program. In: American Journal of Nursing, vol. 100, Heft 3, S. 26–35.

Aiken, L.H. et al., 2002: Hospital staffing, organization, and quality of care: Cross-national findings. In: International Journal for Quality in Health Care, vol. 14, S. 5–13.

Aiken, L.H. et al., 2002: Hospital Nurse Staffing and Patient Mortality, Nurse Burnout, and Job Dissatisfaction. In: JAMA, vol. 288, S. 1987–1993.

ALPHA Agenda, 2000: vol. 1, Heft 2, S. 6 ff.

American Association of Retired Persons AARP, 1998: Reforming the Health Care System: State Profiles 1998, Washington, D. C.

American Nurses Association, 1995: SCOPE and STANDARDS of Gerontological Clinical Nursing Practice, Washington, D. C.

American Pain Society Quality of Care Committee, 1996: Quality Improvement Guidelines for the Treatment of Acute Pain and Cancer Pain. In: JAMA, vol. 274, S. 1874-1880.

American Psychiatric Association, 1997: Practice Guideline for the Treatment of Patients With Alzheimer's Disease and Other Dementias of Late Life. In: American Journal of Psychiatry, vol. 154, Supplement.

Ammentorp, W. et al., 1991: Quality assurance for long-term care providers, Newbury Park/London.

Amt für Soziales des Kantons St. Gallen, 2000: Qualitätsziele und Qualitätssysteme für den stationären Langzeitbereich, St. Gallen.

Andersen, E. M. et al., 1998: Selecting a Generic Measure of Health-Related Quality of Life for Use Among Older Adults. In: Evaluation & The Health Professions, vol. 21, S. 244–264.

Anderson, R. A./McDaniel, R. R., 1999: RN Participation in Organizational Decision Making and Improvements in Resident Outcomes, in Health Care Management Review, vol. 24, S. 7–16.

Anderson, R. T. et al., 1998: The timing of change: Patterns in Transitions in Functional Status Among Elderly Persons. In: Journal of Gerontology, vol. 53, S. S17–S27.

Anderson, T. F./Mooney, G. (Hrsg.), 1990: The Challenges of Medical Practice Variations, Houndmills/London.

Aneshensel, C. S. et al., 1993: Stress, Role Captivity, and the Cessation of Caregiving. In: Journal of Health and Social Behavior, vol. 34, S. 54–70.

Aneshensel, C. S. et al., 1995: Profiles in Caregiving: The unexpected career, San Diego.

Aneshensel, C. S. et al., 2000: The Transition From Home to Nursing Home Mortality Among People With Dementia. In: Journal of Gerontology, vol. 55, S. S152–S162.

Arling, G. et al., 1997: Risk Adjustment of Nursing Home Quality Indicators. In: The Gerontologist, vol. 37, S. 757–766.

Armstrong, P./Armstrong, H., 1998: Universal Health Care: what the United States can learn from the Canadian experience, New York.

Arnold, S. B., 1991: Measurement of Quality of Life in the Frail Elderly. In: J. E. Birren (Hrsg.), The Concept and Measurement of Quality of Life in the Frail Elderly, San Diego/New York, S. 50–73.

Arntz, K., 1996: Unbegrenzte Lebensqualität? Bioethische Herausforderungen der Moraltheologie, Diss. Universität Münster, S. 15.

Atteslander, P./Kneubühler, H. U., 1976: Verzerrungen im Interview. Beitrag zu einer Fehlertheorie des Interviews, Opladen.

Avorn, J. et al., 1989: Use of Psychoactive Medication and the Quality of Care in Rest Homes. In: New England Journal of Medicine, vol. 320, S. 227–232.

Avorn, J./Gurwitz, J. H., 1995: Drug Use in the Nursing Home. In: Annals of Internal Medicine, vol. 123, S. 195–204.

Ax, W. et al., 1998: Schrittweise zum Erfolg – gelebtes Qualitätsmanagement im Marienheim in Siegen. In: Altenheim, vol. 37, Heft 9, S. 24–29.

Babakus, E./Mangold, W. G., 1992: Adapting the SERVQUAL Scale to Hospital Services: An Empirical Investigation. In: Health Services Research, vol. 26, S. 767–786.

Baker, F./McPhee, C. B., 1979: Approaches to Evaluating Quality of Health Care. In: H. C. Schulberg/F. Baker (Hrsg.), Program Evaluation in the Health Fields. Volume II, New York, S. 187–204.

Baker, J. J., 1998: Prospective Payment for Long-Term Care. An Annual Guide, Gaithersburg.

Baltes, M. M. et al., 1991: Successful Aging in Long-Term Care Institutions. In: K. W. Schaie/M. P. Lawton (Hrsg.), Annual Review of Gerontology and Geriatrics, vol. 11, New York, S. 311–337.

Baltes, M. M., 1994: Aging Well and Institutional Living: A Paradox? In: R. P. Abeles et al. (Hrsg.), Aging and Quality of Life, New York, S. 185–202.

Baltes, M. M., 1996: The Many Faces of Dependency in Old Age, Cambridge/New York.

Baltes, P. B./Baltes, M. M., 1989: Erfolgreiches Altern: Mehr Jahre und mehr Leben. In: M. M. Baltes et al. (Hrsg.), Erfolgreiches Altern, Bern, S. 5–10.

Baltes, P. B./Baltes, M. M., 1989: Optimierung durch Selektion und Kompensation. Ein psychologisches Modell erfolgreichen Alterns. In: Zeitschrift für Pädagogik, vol. 35, S. 85–105.

Barker, J. C./Lewis, D. E., 1998: Smoking policy in long-term care: a survey of administrators in San Francisco. In: Journal of Health and Social Policy, vol. 10, S. 81–100.

Barker, K. N. et al., 2002: Medication Errors Observed in 36 Health Care Facilities, in Archives of Internal Medicine, vol. 162, S. 1897–1903.

Baugut, G. et al., 1986: Qualitätssicherung pflegerischer Arbeit im Krankenhaus, Beilage zur Deutschen Krankenpflege-Zeitschrift, vol. 39, Heft 1.

Baum, D. J., 1977: Warehouses for Death, Don Mills.

Beck, M. (Hrsg.), 1998: Evaluation als Massnahme der Qualitätssicherung, Tübingen.

Beers, M. et al., 1991: Explicit Criteria for Determining Inappropriate Medication Use in Nursing Home Residents. In: Archives of Internal Medicine, vol. 151, S. 1825–1832.

Beland, F. et al., 1998: Patterns of visits to hospital-based emergency rooms. In: Social Science & Medicine, vol. 47, S.165–179.

Bellelli, G. et al., 1998: Special Care Units for Demented Patients: A Multicenter Study. In: The Gerontologist, vol. 38, S. 456–462.

Berger, A., 2001: Palliative Care In Long-Term-Care Facilities – A Comprehensive Model. In: Journal of the American Geriatric Society, vol. 49, S. 1570-1571.

Berger, G./Gerngross-Haas, G., 1997: Wo liegen die Stärken und Schwächen? Von der Qualitätsdiagnose zur Qualitätssicherung. In: Altenheim, vol. 36, Heft 3, S. 28 ff.

Berger, J. T./Majerovitz, D., 1998: Stability of Preferences for Treatment Among Nursing Home Residents. In: The Gerontologist, vol. 38, S. 217–223.

Berger, P. L./Luckmann, T., 1982: Die gesellschaftliche Konstruktion der Wirklichkeit, Eine Theorie der Wissenssoziologie, Frankfurt a. M.

Berliner Memorandum der Bundeskonferenz für Qualitätssicherung im Gesundheits- und Pflegewesen, 2000, Berlin.

Berlowitz, D. R. et al., 1996: Evaluating Pressure Ulcer Occurence in Long-Term Care: Pitfalls in Interpreting Administrative Data. In: Journal of Clinical Epidemiology, vol. 49, S. 289–292.

Berlowitz, D. R./Halpern, J., 1997: Evaluating and Improving Ulcer Care: The VA Experience with Administrative Data. In: Joint Commission Journal of Quality Improvement, vol. 23, S. 424–433.

Berlowitz, D. R. et al., 1998: Reducing Random Variation in Reported Rates of Pressure Ulcer Development. In: Medical Care, vol. 36, S. 818–825.

Berlowitz, D. R. et al., 2001: Clinical Practice Guidelines in the Nursing Home. in American Journal of Medical Quality, vol. 16, S. 189–195.

Beske, F. et al., 1988: Qualitätssicherung im Krankenhaus in der Bundesrepublik Deutschland, Publikation des Institutes für Gesundheits-System-Forschung, Kiel.

Bettal Quality Consultancy/Fraunhofer-Institut für Arbeitswirtschaft und Organisation, 1998: Gemeinschaftsprojekt – Handbuch zur Qualitätssicherung, Pilota – Mobiles Fortbildungsteam Altenhilfe: Handbuch Selbstbewertungssystem für stationäre Einrichtungen der Altenhilfe, Stuttgart/Frankfurt a. M.

Birren, J. E. et al. (Hrsg.), 1991: The Concept and Measurement of Quality of Life in the Frail Elderly, San Diego/New York.

Blau, P. M./Meyer, M. W., 1971: Bureaucracy in modern society, New York.

Bliesmer, M./Earle, P., 1993: Nursing Home Quality Perceptions. In: Journal of Gerontological Nursing, vol. 19, S. 27–34.

Bliesmer, M. M. et al., 1998: The Relationship Between Nursing Staffing Levels and Nursing Home Outcome. In: Journal of Aging and Health, vol. 10, 1998, S. 351–371.

Blonski, H., 1998: Service-Mangement in der Pflege, Hagen.

Bohigas, L. et al., 1996: Accreditation programs for hospitals: funding and operation. In: International Journal of Quality in Health Care, vol. 8, S. 583–589.

Bohigas, L. et al., 1998: A comparative analysis of surveyors from six hospital accreditation programmes and management issues. In: International Journal for Quality in Health Care, vol. 10, S. 7–13.

Böhm, E., 1994: Alte verstehen. Grundlagen und Praxis der Pflegediagnose, Bonn.

Bond, S./Thomas, L. H., 1991: Issues in Measuring Outcomes of Nursing. In: Journal of Advanced Nursing, vol. 16, S. 1492–1502.

Borg, I., 2000: Affektiver Halo in Mitarbeiterbefragungen, ZUMA-Arbeitsbericht 2000/03, Mannheim.

Borson, S./Doane, K., 1997: The impact of OBRA-87 on psychotropic drug prescribing in Skilled nursing facilities. In: Psychiatric Services, vol. 48, S. 1289–1296.

Bortz, J./Döring, N., 1995: Forschungsmethoden und Evaluation, Berlin.

Böttcher, K. et al., 1994: Risiko der chirurgischen Therapie des Magenkarzinoms in Deutschland. In: Der Chirurg, vol. 65, S. 298–306.

Bowers, B. J. et al., 2001: Care-as-Service, Care-as-Relating, Care-as-Comfort: Understanding Nursing Home Residents' Definitions of Quality. In: The Gerontologist, vol. 41, S. 539–545.

Bowker, L. H., 1982: Humanizing Institutions for the Aged, Lexington/Toronto.

Branch, L. G., 1997: Commentary: Nursing Home Placement and Subsequent Morbidity and Mortality. In: S. L. Willis et al., Societal Mechanisms for Maintaining Competence in Old Age, New York, S. 138 und S. 140.

Brannon, D. et al., 2002: An Exploration of Job, Organizational, and Environmental Factors Associated With High and Low Nursing Assistant Turnover. In: The Gerontologist, vol. 42, S. 159–168.

Bravo, G. et al., 2002: Relationship Between Regulatory Status, Quality of Care and Three Years Mortality in Canadian Residential Care Facilities: A Longitudinal Study. In: Health Services Research, vol. 37, S. 1181–1996.

Brocklehurst J./Dickinson, E., 1996: Autonomy for Elderly People in Long-term Care. In: Age and Ageing, vol. 25, S. 329–332.

Brown, M. N. et al., 2002: The Management of Depression in Older Nursing Home Residents. In: Journal of the American Geriatric Society, vol. 50, S. 69–76.

Buchan, J., 1999: Still attractive after all these years? Magnet hospitals in a changing health care environment. In: Journal of Advanced Nursing, vol. 30, S. 100–108.

Bucher-Wachter, B., 1997: Lebensqualität im Altersheim: Vorstellungen des Personals und der Bewohnerinnen im Vergleich, Seminararbeit am Pädagogischen Institut der Universität Zürich, Zürich.

Buerhaus, P. I. et al., 2002: Strengthening Hospital Nursing. In: Health Affairs, vol. 21, Heft 5, S. 123–132.

Bundesamt für Sozialversicherungen, Abteilung Invalidenversicherung, 1999: Anhang zum Rundschreiben 2/99, Bern.

Bundesministerium für Gesundheit, 1994: Massnahmen der Medizinischen Qualitätssicherung in der Bundesrepublik Deutschland – Bestandsaufnahme. Band 38, Schriftenreihe des Bundesministeriums für Gesundheit, Baden-Baden.

Bundesregierung der Bundesrepublik Deutschland, 2000: Entwurf eines Dritten Gesetzes zur Änderung des Heimgesetzes, Berlin.

Bundesregierung der Bundesrepublik Deutschland, 2000: Vorblatt zum Entwurf eines Gesetzes zur Qualitätssicherung und zur Stärkung des Verbraucherschutzes in der Pflege (Pflege-Qualitätssicherungsgesetz – PQsG), Berlin.

Burger, S. G. et al., 2000: Malnutrition and Dehydration in Nursing Homes: Key Issues in Prevention and Treatment. National Citizens' Coalition for Nursing Home Reform, New York.

Burla, S., 1989: Rationales Management in Nonprofit-Organisationen, Bern/Stuttgart.

Burrows, A. B. et al., 2000: Development of a Minimum Data Set-based depression rating scale for use in nursing homes. In: Age and Ageing, vol. 29, S. 165–172.

Büse, F., 1996: DIN ISO für Heime, Hannover.

Cadogan, M. P. et al., 1999: Barriers to Effective Communication in Skilled Nursing Facilities: Differences in Perception between Nurses and Physicians. In: Journal of the American Geriatrics Society, vol. 47, S. 71–75.

Canadian Council on Health Services Accreditation (CCHSA), 1995: Standards for Acute Care Organizations. A Client-centred Approach, Ottawa.

Canadian Council on Health Services Accreditation (CCHSA), 1996: A Guide to the Development and Use of Performance Indicators, Ottawa.

Canadian Council on Health Services Accreditation (CCHSA), 1997: Standards for Long Term/Continuing Care Organizations. A Client-centred Approach, Ottawa.

Canadian Medical Association, 1994: A Compendium of Quality of Care Developments in Canada, Ottawa.

Canadian Medical Association, 1994: Guidelines for Canadian Clinical Practice Guidelines, Ottawa.

Capezuti, E. et al., 1998: The Relationship Between Physical Restraint Removal and Falls and Injuries among Nursing Home Residents. In: Journal of Gerontology, vol. 53, S. M47–M52.

Capezuti, E., 2000: Preventing Falls and Injuries While Reducing Siderail Use. In: Annals of Long-Term Care, vol. 8, S. 57–62.

Carcagno, G./Kemper, P., 1988: An Overview of the Channeling Demonstration and Its Evaluation. In: Health Services Research, vol. 23, S. 1–22.

Castle, N. G. et al., 1997: Risk Factors for Physical Restraint Use in Nursing Homes: Pre- and Post-Implementation of the Nursing Home Reform Act. In: The Gerontologist, vol. 37, S. 737–747.

Castle, N. G., 1998: The Effects of For-Profit and Not-for-Profit Facility Status on the Quality of Care for Nursing Home Residents with Mental Illnesses. In: Research on Aging, vol. 20, S. 246–263.

Castle, N. G., 1999: Changes in resident and facility risk factors for psychotropic drug use in nursing homes since the Nursing Home Reform Act. In: Journal of Applied Gerontology, vol. 18, S. 77–98.

Castle, N. G., 2000: Deficiency Citations for Physical Restraint Use in Nursing Homes. In: Journal of Gerontology, vol. 55, S. S33–S40.

Castle, N. G., 2001: Deficiency Citations for Mental Health Care in Nursing Homes. In: Administration and Policy in Mental Health, vol. 29, S. 157–171.

Castle, N. G., 2002: Nursing Homes with Persistent Deficiency Citations for Physical Restraint Use, in Medical Care, vol. 40, S. 868–878.

Castle, N. G./Mor, V., 1998: Physical Restraints in Nursing Homes: A Review of the Literature Since the Nursing Home Reform Act of 1987. In: Medical Care Research and Review, vol. 55, S. 139–170.

Chassin, M. R. et al., 1998: The Urgent Need to Improve Health Care Quality. In: JAMA, vol. 280, S. 1000–1005.

Chen, L.W./Shea, D. G., 2002: Does Prospective Payment Really Contain Nursing Home Costs? In: Health Services Research, vol. 37, S. 251–271.

Chodosh, J. et al., 2001: Quality Indicators for Pain Management in Vulnerable Elders. In: Annals of Internal Medicine, vol. 135, pt. 2, Supplement, S. 731–735.

Cicourel, A.V., 1964: Method and Measurement in Sociology, Glencoe.

Clauser, S. B./Fries, B. E., 1992: Nursing Home Resident Assessment and Case-Mix Classification: Cross-National Perspectives. In: Health Care Financing Review, vol. 13, Heft 4, S. 135–155.

Coburn, A. F. et al., 1996: Variations in Outcomes of Care in Urban and Rural Nursing Facilities in Maine. In: Journal of Applied Gerontology, vol. 15, S. 202–223.

Cohn J./Sugar, J. A., 1991: Determinants of Quality of Life in Institutions: Perceptions of Frail Older Residents, Staff, and Families. In: J. E. Birren et al. (Hrsg.), The Concept and Measurement of Quality of Life in the Frail Elderly, San Diego/New York, S. 28–49.

Coleman, E. A. et al., 2002: Pressure Ulcer Prevalence in Long-Term Nursing Home Residents Since the Implementation of OBRA '87, in Journal of the American Geriatrics Society, vol. 50, S. 728–732.

Coleman, J. S., 1986: Die asymmetrische Gesellschaft, Weinheim/Basel.

Collier, M. W. et al., 1994: Families as Monitors of Quality of Care in Nursing Homes. In: Psychological Reports, vol. 75, S. 1242–1246.

Collopy, B. J., 1988: Autonomy in Long Term Care: Some Crucial Distinctions. In: The Gerontologist, vol. 28, Supplement.

Collopy, B. J., 1995: Power, Paternalism, and the Ambiguities of Autonomy. In: L. M. Gamroth et al. (Hrsg.), Enhancing Autonomy in Long-Term Care, New York, S. 3–14.

Congress of the United States. Office of Technology Assessment, 1988: The Quality of Medical Care: Information for Consumers, OTA-H-386, Washington, D. C.

Conrad, K. J. et al., 1991: A Quality Assessment and Improvement System for VA Contract Nursing Homes, SDR # 88-001, Chicago.

Cook, A. et al., 1998: Qualität durch Selbstbewertung. In: Altenheim, vol. 37, Heft 4, S. 18 ff.

Cook, A. K. et al., 1999: Assessing the Pain of People with Cognitive Impairment. In: International Journal of Geriatric Psychiatry, vol. 14, S. 421–425.

Couch, J. B., 1989: The Joint Commission on Accreditation of Healthcare Organizations. In: N. Goldfield und D. B. Nash (Hrsg.), Providing Quality Care, Philadelphia, S. 201–224.

Coye, M. J., 2001: No Toyotas in Health Care: Why Medical Care Has Not Evolved to Meet Patients' Needs. In: Health Affairs, vol. 20, Heft 6, S. 44–56.

Cramer, G. W. et al., 2000: A Drug Use Evaluation of Selected Opioid and Nonopioid Analgesics in the Nursing Facility Setting. In: Journal of the American Geriatrics Society, vol. 48, S. 398–404.

Crichton, A./Hsu, D., 1990: Canada's Health Care System: Its Functioning and Organization, Ottawa.

Damkowski, W. et al., 1997: Ambulante Pflegedienste, Hannover.

David, D., 1990: Autonomy in Health Care for Elders. In: S. M. Stahl (Hrsg.), The Legacy of Longevity, Newbury Park/London, S. 217–231.

Davis, M. A. et al., 1997: Measuring Quality of Nursing Home Service: Residents' Perspective. In: Psychological Reports, vol. 81, S. 531–542.

Day, K. et al., 2000: The Therapeutic Design of Environments for People With Dementia: A Review of the Empirical Research. In: The Gerontologist, vol. 40, S. 397–416.

DeCoster, C. et al., 1999: Assessing the Extent to Which Hospitals are Used for Acute Care Purposes. In: Medical Care, vol. 37, Supplement, S. JS151–JS166.

DeLong, E. R. et al., 1997: Comparing Risk-Adjustment Methods for Provider Profiling. In: Statistics in Medicine, vol. 16, S. 2645–2664.

Department of Health, 1993: Clinical Audit: Meeting and Improving Standards in Health Care, London.

Department of Health, 1993: The Patient's Charter, London.

DePoy, E./Archer, L., 1992: The meaning of quality of life to nursing home residents: A naturalistic investigation. In: Topics in Geriatric Rehabilitation, vol. 7, S. 64–74.

Desbiens, N. A./Wu, A. W., 2000: Pain and Suffering in Seriously Ill Hospitalized Patients. In: Journal of the American Geriatrics Society, vol. 48, S. S183–S186.

Deutsches Institut für Normung e. V. (Hrsg.), 1994: Qualitätsmanagementsysteme DIN ISO 9004, Teil 2, Berlin.

Deutsches Krankenhausinstitut Düsseldorf, 1981: Effektivitätsmessung und Qualitätsbeurteilung im Gesundheitswesen. Der Bundesminister für Arbeit und Sozialordnung (Hrsg.), Forschungsbericht, 51 Gesundheitsforschung, Bonn.

Deutschmann, M., 2001: Interventions to Nurture Excellence in the Nursing Home Culture. In: Journal of Gerontological Nursing, vol. 27, Heft 8, S. 37–43.

Diamond, T., 1992: Making Gray Gold, Chicago/London.

Diekmann, A., 2000: Empirische Sozialforschung, Reinbek bei Hamburg.

Dixon, S., 1991: Autonomy and Dependency in Residential Care, London.

Domenighetti, G., 1994: Marché de la santé: Ignorance ou adéquation?, Lausanne.

Donabedian, A., 1966: Evaluating the Quality of Medical Care. In: Milbank Memorial Fund Quarterly, vol. 44, Heft 3, Supplement, S. 166–206.

Donabedian, A., 1968: Promoting Quality Through Evaluating the Process of Patient Care. In: Medical Care, vol. 6, S. 181–202.

Donabedian, A., 1968: The Evaluation of Medical Care Programs. In: Bulletin of The New York Academy of Medicine, vol. 44, Heft 2, S. 117–124.

Donabedian, A., 1969: Evaluating the Quality of Medical Care. In: H. C. Schulberg et al. (Hrsg.), Program Evaluation in the Health Fields, New York, S. 98–122.

Donabedian, A., 1976: Measuring and Evaluating Hospital and Medical Care. In: Bulletin of The New York Academy of Medicine, vol. 52, Heft 1, S. 51–59.

Donabedian, A., 1988: The Quality of Care. In: JAMA, vol. 260, S. 1747 ff.

Donabedian, A./Rosenfeld, L. S., 1964: Follow-up Study of Chronically Ill Patients Discharged From Hospitals. In: Journal of Chronic Diseases, vol. 17, S. 847–862.

Donabedian, A./Rosenfeld, L. S., 1976: Benefits in Medical Care Programs, Cambridge, Mass./London.

Dozier, A. M., 1998: Professional Standards. Linking Care, Competence and Quality. In: Journal of Nursing Care Quality, vol. 12, Heft 4, S. 22–29.

Dufault, M. A. et al., 1995: Changing nurses' pain assessment practice: a collaborative research utilization approach. In: Journal of Advanced Nursing, vol. 21, S. 634–645.

Dunlop, B., 1979: The Growth of Nursing Home Care, Lexington.

Dunn, J. E. et al., 1993: Do falls predict institutionalization in older persons? In: Journal of Aging and Health, vol. 5, S. 194–207.

Dyllick, T., 1989: Management der Umweltbeziehungen, Wiesbaden.

Easterby-Smith, M. et al. (Hrsg.), 1999: Organizational Learning and the Learning Organization, London.

Eddy, D./Couch, J. B., 1991: The Role of Clinical Practice Policies in Quality Management. In: J. B. Couch (Hrsg.), Health Care Quality Management for the 21st Century, Tampa, S. 139–150.

Eichhorn, S. et al., 1989: Qualitätssicherung in der operativen Gynäkologie, Robert Bosch Stiftung, Materialien und Berichte 31, Stuttgart.

Eichhorn, S. et al., 1989: Qualitätssicherung in der stationären chirurgischen Versorgung, Robert Bosch Stiftung, Materialien und Berichte 24, Stuttgart.

Eichhorn, S., 1987: Krankenhausbetriebslehre, Band III, Köln/Stuttgart.

Elon, R. D., 1995: Medical Practice in Nursing Facilities: Assessing the Impact of OBRA. In: P. R. Katz et al. (Hrsg.), Quality Care in Geriatric Settings, New York, S. 18–36.

Engelter, K., 1999: Entwicklung eines Instrumentes zur Ermittlung des subjektiven Wohn-raumanpassungsbedarfs geriatrischer PatientInnen, Diplomarbeit der Fachhochschule Frankfurt am Main, Fachbereich Pflege und Gesundheit, Frankfurt a. M.

Eppler, E., 1974: Massstäbe für eine humane Gesellschaft: Lebensstandard oder Lebensqualität, Stuttgart, S. 45 (zitiert nach K. Arntz, 1996: Unbegrenzte Lebensqualität? Bioethische Herausforderungen der Moraltheologie, Diss. Universität Münster).

Esser, H., 1993: Soziologie, Allgemeine Grundlagen, Frankfurt a. M./New York.

Esser, H., 1997: Die Entstehung ethnischer Konflikte. In: S. Hradil (Hrsg.), Differenz und Integration, Die Zukunft moderner Gesellschaften, Verhandlungen des 28. Kongresses der Deutschen Gesellschaft für Soziologie in Dresden 1996, Frankfurt a. M./New York, S. 876–894.

Esser, H., 2000: Soziologie, Spezielle Grundlagen, Band 5: Institutionen, Frankfurt a. M./ New York.

European Foundation for Quality Management (EFQM), 2000: The European Quality Award, Brüssel.

Evers, M. M. et al., 2002: The Prevalence, Diagnosis and Treatment of Depression in Dementia Patients in Chronic Care Facilities in the Last Six Months of Life. In: International Journal of Geriatric Psychiatry, vol. 17, S. 464–472.

Fairhurst, E., 1990: Doing Ethnography in a Geriatric Unit. In: Sh. M. Peace (Hrsg.), Researching Social Gerontology, London/Newbury Park, S. 101–114.

Farmer, B. C., 1996: A Nursing Home and its Organizational Climate, Westport/London.

Feder, J. et al., 2000: Long-Term Care In The United States: An Overview. In: Health Affairs, vol. 19 (3), S. 40–56.

Ferrell, B. A. et al., 1995: Pain in Cognitively Impaired Nursing Home Patients. In: Journal of Pain Symptom Management, vol. 10, S. 591–598.

Ferrell, B. A. et al., 2000: The Geriatric Pain Measure: Validity, Reliability and Factor Analysis. In: Journal of the American Geriatrics Society, vol. 48, S. 1669–1673.

Ferrell, B. A., 1995: Pain Evaluation and Management in the Nursing Home. In: Annals of Internal Medicine, vol. 123, S. 681–687.

Field, M. J./Lohr, K. N. (Hrsg.), 1992: Guidelines for Clinical Practice, Washington, D. C.

Fleming, S. T. et al., 1993: Spreading the „good news» of total quality management: Faith, conversion, and commitment. In: Health Care Management Review, vol. 18, Heft 4, S. 29–33.

Foley, D. J. et al., 1999: The Risk of Nursing Home Admission in Three Communities. In: Journal of Aging and Health, vol. 4, S. 155–173.

Foner, N., 1994: The Caregiving Dilemma, Berkeley/Los Angeles.

Foner, N., 1995: Relatives as Trouble: Nursing Home Aides and Patients' Families. In: J. N. Henderson/M. D. Vesperi (Hrsg.), The Culture of Long Term Care, Westport/London, S. 165–178.

Foner, N., 1995: The Hidden Injuries of Bureaucracy: Work in an American Nursing Home. In: Human Organization, vol. 54, S. 229–237.

Foster, G./Anderson, B., 1978: Medical Anthropology, New York.

Fox, P. L. et al., 1999: Prevalence and Treatment of Pain in Older Adults in Nursing Homes and Other Long-Term Care Institutions: a Systematic Review. In: Canadian Medical Association Journal, vol. 160, S. 329–333.

Freidson, E., 1970: Dominant Professions, Bureaucracy, and Client Services. In: W. R. Rosengren/M. Lefton (Hrsg.), Organizations and Clients, Columbus, OH, S. 71–92.

Frey Akademie, 1998: QAP-Handbuch, Zürich.

Friedrichs, J., 1985: Methoden empirischer Sozialforschung, Opladen.

Friedrichs, J./Jagodzinski, W., 1999: Theorien sozialer Integration. In: J. Friedrichs und W. Jagodzinski (Hrsg.), Soziale Integration, Kölner Zeitschrift für Soziologie und Sozialpsychologie, Sonderheft 39, Opladen, S. 9–43.

Fries, B. E. et al., 1991: International Comparison of Long-Term Care: The Need for Resident-Level Classification. In: Journal of the American Geriatrics Society, vol. 39, S. 10–16.

Galias, D., 1996: Quality Assessment and Assurance for Long Term Care Nursing Facilities, Des Moines.

Gamroth, L. M. et al. (Hrsg.), 1995: Enhancing Autonomy in Long-Term Care, New York.

GAO, 1990: Health Care. Criteria Used to Evaluate Hospital Accreditation Process Need Reevaluation, GAO/HRD-90-89, Washington, D. C.

GAO, 1991: Canadian Health Insurance. Lessons for the United States, GAO/HRD-91-90, Washington, D. C.

GAO, 1995: Prescription Drugs and the Elderly. Many Still Receive Potentially Harmful Drugs Despite Recent Improvements, GAO/HEHS-95-152, Washington, D. C.

GAO, 1998: California Nursing Homes. Care Problems Persist Despite Federal and State Oversight, GAO/HEHS-98-202, Washington, D. C.

GAO, 1999: Nursing Homes. Additional Steps Needed to Strengthen Enforcement of Federal Quality Standards, GAO/HEHS-99-46, Washington, D. C.

GAO, 1999: Nursing Homes. Stronger Complaint and Enforcement Practices Needed to Better Assure Adequate Care, T/HEHS-99-89, Washington, D. C.

Gates, P. E., 1995: Think Globally, Act Locally: An Approach to Implementation of Clinical Practice Guidelines. In: Joint Commission Journal on Quality Improvement, vol. 21, S. 71–85.

Gebert, A. J., 1978: Wissenschaftstheorie und Planung im Gesundheitswesen. In: Sozial- und Präventivmedizin, vol. 23, S. 97–100.

Gebert, A. J., 1980: Qualitätskontrolle in der medizinischen Versorgung. In: Patient: Gesundheitswesen? Jahrbuch der Neuen Helvetischen Gesellschaft, Bern, S. 128–145.

Gebert, A. J., 1982: Evaluation als Zwischenstufe zur Qualitätskontrolle. In: F. Gutzwiller/ G. Kocher (Hrsg.), Die Qualität medizinischer Leistungen, Schriftenreihe der SGGP No. 5, Zürich, S. 27–37.

Gebert, A. J., 1995: Konzeptuelle Ansätze in der Qualitätsbeurteilung, Qualitätsförderung und Qualitätssicherung. In: Swiss Surgery, vol. 1, S. 8–14.

Gebert, A. J./Kneubühler, H.-U., 2001: Kosten und Qualität im Gesundheitswesen – speziell in Pflegeheimen. In: Die Volkswirtschaft, vol. 74, Heft 9, S. 24–30.

Geertz, C., 1983: Dichte Beschreibung. Beiträge zum Verstehen kultureller Systeme, Frankfurt a. M.

Glaser, B. G./Strauss, A. L., 1998: Grounded Theory: Strategien qualitativer Forschung, Bern/Göttingen.

Glasser, M. L., 1991: Physician-patient relationships: an annotated bibliography, New York.

Goffman, E., 1963: Stigma: Notes on the management of spoiled identity, Englewood Cliffs.

Goffman, E., 1972: Asyle, Frankfurt a. M.

Goffman, E., 1991: Wir alle spielen Theater: Die Selbstdarstellung im Alltag, München.

Görres, S., 1999: Qualitätssicherung in Pflege und Medizin, Bern/Göttingen.

Grant, L. A., 1998: Beyond the Dichotomy. In: Research on Aging, vol. 20, S. 596–592.

Grau, L. et al., 1995: Nursing Home Residents' Perceptions of the Quality of Their Care. In: Journal of Psychosocial Nursing, vol. 33, S. 34–41.

Greene, F. L. et al., 1991: Reducing Nursing Home Use through Community Long-Term Care: An Optimization Analysis Using Data from the National Channeling Demonstration. Final Report (Revised) for the Office of the Assistant Secretary for Planning and Evaluation, Department of Health and Human Services, Washington, D. C.

Greene, V. L./Ondrich, J. I., 1990: Risk Factors for Nursing Home Admissions and Exits: A Discrete-Time Hazard Function Approach. In: Journal of Gerontology, vol. 45, S. S250–S258.

Grimaldi, P. L., 1999: New Skilled Nursing Facility Payment Scheme Boosts Medicare Risk. In: Journal of Health Care Financing, vol. 25 (3), S. 1–9.

Grond, E., 1984: Die Pflege verwirrter alter Menschen, Freiburg i. Br.

Grond, E., 1993: Praxis der psychischen Altenpflege, München-Gräfeling.

Grond, E., 1997: Altenpflege als Beziehungspflege, Hagen.

Gröning, K., 2000: Entweihung und Scham, Grenzsituationen in der Pflege alter Menschen, Frankfurt a. M.

Gruber, E., 2000: QAP – Qualität als Prozess. In: Fachzeitschrift Heim, vol. 71, S. 451–453.

Guadagnoli, E./Cleary, P. D., 1992: Age Related Item Nonresponse in Surveys of Recently Dicharged Patients. In: Journal of Gerontology, vol. 47, S. 206–212.

Gubrium, J. F. et al., 1994: Constructing the life course, New York.

Gubrium, J. F., 1986: Oldtimers and Alzheimer's: The Descriptive Organization of Senility, Greenwich/London.

Gubrium, J. F., 1988: Gefühlsarbeit und emotionaler Diskurs beim Erleben der Alzheimer Krankheit. In: G. Göckenjan/H. J. Kondratowitz, Alter und Alltag, Frankfurt a. M., S. 351–371.

Gubrium, J. F., 1993: Speaking of life: horizons of meaning for nursing home residents, Hawthorne.

Gubrium, J. F., 1997: Living and Dying at Murray Manor, 2. veränderte Aufl., Charlottesville/London.

Gubrium, J. F./Holstein, J. A. (Hrsg.), 2000: Aging and everday life, Malden.

Gubrium, J. F./Sankar, A. (Hrsg.), 1994: Qualitative methods in aging research, Thousand Oaks/London.

Gurwitz, J. H. et al., 2000: Incidence and Preventability of Adverse Drug Events in Nursing Homes. In: American Journal of Medicine, vol. 109, S. 87–94.

Gustafson, D. H. et al., 1981: Quality of Care in Nursing Homes: The New Wisconsin Evaluation System. In: The Journal of Long-Term Care Administration, vol. 9, Heft 2, S. 40–54.

Gustafson, D. H. et al., 1990: The Quality Assessment Index (QAI) for Measuring Nursing Home Quality. In: Health Services Research, vol. 25, S. 97–127.

Gustafson, D. H., 1992: Lessons Learned from an Early Attempt to Implement CQI Principles in a Regulatory System. In: QRB, vol. 18, S. 333–339.

Hafner, M./Meier, A., 1998: Geriatrische Krankheitslehre, Teil I: Psychiatrische und neurologische Syndrome, 3. vollständig überarbeitete und erweiterte Aufl., 1. Nachdruck 2000, Bern.

Hafner, M./Meier, A., 2000: Geriatrische Krankheitslehre, Teil II: Allgemeine Krankheitslehre und somatogene Syndrome, 2. vollständig überarbeitete und erweiterte Auflage, Bern.

Hajjar, W. J., 1998: Television in the Nursing Home, New York/London.

Halm, E. A. et al., 2000: Understanding Physician Adherence With a Pneumonia Practice Guideline: Effects of Patient, System, And Physician Factors. In: Archives of Internal Medicine, vol. 160, S. 98–104.

Hampel, M. J./Hastings, M. M., 1993: Assessing Quality in Nursing Home Dementia Special Care Units: A Pilot Test Of the Joint Commission Protocol. In: The Journal of Mental Health Administration, vol. 20, S. 236–246.

Harrington, C. et al., 2000: Nursing Home Staffing and Its Relationship to Deficiencies. In: Journal of Gerontology, vol. 55, S. S278–S287.

Harrington, Ch. et al., 1997: The Effect of Certificate of Need and Moratoria Policy on Change in Nursing Home Beds in the United States. In: Medical Care, vol. 35, S. 574–588.

Harrington, Ch. et al., 1999: Stakeholder's Opinions Regarding Important Measures of Nursing Home Quality for Consumers. In: American Journal of Medical Quality, vol. 14, S. 124–132.

Harrington, Ch. et al., 2000: Experts Recommend Minimum Nurse Staffing Standards for Nursing Facilities in the United States. In: The Gerontologist, vol. 40, S. 5–16.

Harrington, Ch. et al., 2000: Nursing Facilities, Staffing, Residents, and Facility Deficiencies, 1992 Through 1998, University of California, San Francisco.

Harrington, Ch., 1994: The Nursing Home Industry: A Structural Analysis. In: Ch. Harrington/C. L. Estes (Hrsg.), Health Policy and Nursing, Boston/London, S. 192–204.

Harrington, Ch., 1996: Nursing Facility Quality, Staffing, and Economic Issues. In: G. S. Wunderlich et al., Nursing Staff in Hospitals and Nursing Homes, Washington, D. C., S. 453–502.

Harrington, Ch./Carrillo, H., 1999: The Regulation and Enforcement of Federal Nursing Home Standards, 1991–1997. In: Medical Care Research and Review, vol. 56, S. 471–494.

Harris, R. et al. (Hrsg.), 1995: Heime zum Leben. Wege zur bewohnerorientierten Qualitätsentwicklung, Hannover.

Hauke, E., 1994: Qualitätssicherung im Krankenhaus – eine Notwendigkeit nicht erst für die Zukunft. In: E. Hauke (Hrsg.), Qualitätssicherung im Krankenhaus, 2. Aufl., Wien.

Hawes, C./Phillips, Ch. D., 1986: The Changing Structure of the Nursing Home Industry and the Impact of Ownership on Quality, Cost, and Access. In: B. H. Gray (Hrsg.), For-Profit Enterprise in Health Care, Washington, D. C., S. 492–541.

Hazan, H., 1980: The Limbo People, London.

Hazan, H., 1988: Körperbild und sozialer Kontext. Über die Konstruktion somatischer Erfahrungen in Alteneinrichtungen. In: G. Göckenjan/H. J. Kondratowitz (Hrsg.), Alter und Alltag, Frankfurt a. M., S. 299–330.

Hazan, H., 1992: Managing Change in Old Age, Albany.

Hazan, H., 1994: Old age: Constructions and Deconstructions, Cambridge/New York.

HCIA und Joint Commission on Accreditation of Healthcare Organizations, 1993: Comparing Quality and Financial Performance of Accredited Hospitals, Baltimore.

Health Care Financing Administration, 1997: Nursing Home Care in the United States. Chart Book, Baltimore.

Health Care Financing Administration, 2000: Appropriateness of Minimum Nurse Staffing Ratios in Nursing Homes. Report To Congress. vol. 1, Baltimore.

Health Care Financing Administration, 2000: Appropriateness of Minimum Nurse Staffing Ratios in Nursing Homes. Report to the Congress. vol. II., Baltimore.

Health Care Financing Administration, 2000: Study of Effectiveness of the Survey and Certification System. Report to the Congress. vol. III., Baltimore, S. 388, 403–451.

Health Care Financing Administration, 2000: Study of Private Accreditation (Deeming) of Nursing Homes, Report to the Congress, vol. III., Baltimore, S. 457.

HealthWatch, 1999: vol. 3, Heft 3, S. 4 ff.

Heater, B. S. et al., 1990: Helping Patients Recover Faster. In: American Journal of Nursing, vol. 90, Heft 10, S. 19–20.

Heckscher, Ch. C./Donnellon, A., 1994: The Post-bureaucratic organization, Thousand Oaks.

Heeg, S./Berger, G., 1992: Qualitätsbeurteilung von Alten- und Pflegeheimen. In: Altenheim, vol. 31, S. 254–266.

Heimverband Schweiz, 1997: Grundlagen für verantwortliches Handeln in Alters- und Pflegeheimen, Zürich.

Heiner, M., 1999: Qualitätsentwicklung durch Evaluation. In: F. Peterander/O. Speck (Hrsg.), Qualitätsmanagement in sozialen Institutionen, München, S. 63–88.

Heller, H. W. et al., 1991: Classic articles: A reflection into the field of mental retardation. In: Education and Training in Mental Retardation, vol. 24, S. 202–206.

Henderson, J. N., 1994: The Culture of Special Care Units: An Anthropological Perspective on Ethnographic Research in Nursing Home Settings. In: Alzheimer Disease and Associated Disorders, vol. 8, Supplement 1, S. S410–S416.

Henderson, J. N., 1995: The Culture of Care in a Nursing Home: Effects of a Medicalized Model of Long Term Care. In: J. N. Henderson/M. D. Vesperi (Hrsg.), The Culture of Long Term Care, Westport/London, S. 37–54.

Hermanek, P. et al., 1994: Langzeitergebnisse der chirurgischen Therapie des Coloncarcinoms. In: Der Chirurg, vol. 65, S. 287–297.

Herzog, A. R./Rodgers, W. L., 1982: Survey of Older Americans.: Some Methodological Investigations. Final Report to the Institute of Aging. Institute for Social Research, New York.

Heston, L. L. et al., 1992: Inadequate Treatment of Depressed Nursing Home Elderly. In: Journal of the American Geriatrics Society, vol. 40, S. 1117–1122.

Hirsch, R. D./Fussek, C., (Hrsg.), 1999: Gewalt gegen pflegebedürftige alte Menschen in Institutionen: Gegen das Schweigen, 2. (korrigierte) Aufl., Bonn, HsM.

Hofer, T. P. et al., 2000: Discussion between reviewers does not improve reliability of Peer Review of Hospital Quality. In: Medical Care, vol. 38, S. 152–161.

Hoffmann, A. T., 1998: Globale Trends in der Pflegeindustrie. In: H. Blonski (Hrsg.), Qualitätsmanagement in der Altenpflege, Hagen, S. 21–34.

Hoffmann, A. T./Klie, T., 1999: Qualitätsmanagement in Einrichtungen der Langzeitpflege. Ein klientenorientierter Ansatz aus Kanada, Kuratorium Deutsche Altershilfe, Köln.

Hoffmann, G. A., 1997: Selbstbewertung in Einrichtungen der Altenhilfe – eine Methode für ein werte-orientiertes Qualitätsmanagement. In: Fraunhofer Institut für Arbeitswirtschaft und Organisation, Sozialministerium Baden-Württemberg, Qualitätskonzepte in der Praxis der Altenpflege, Stuttgart.

Holloway, J. J./Thomas, J. W., 1991: Measuring the Quality of Care Received by Elderly Patients. In: J. C. Romeis und R. M. Coe (Hrsg.), Quality and Cost Containment in Care of the Elderly, New York, S. 67–86.

Holstein M./Cole, Th. R., 1996: The Evolution of Long-Term Care in America. In: R. H. Binstock et al. (Hrsg.), The Future of Long-Term Care, Baltimore/London, S. 17–47.

Hooper, J. H., 2000: Das System ISO 9000. In: Management und Qualität, vol. 30, Heft 7–8, S. 38 ff.

Höpflinger, F./Stuckelberger, A., 1999: Alter, Anziani, Vieillesse, Hauptergebnisse und Folgerungen aus dem Nationalen Forschungsprogramm NFP 32, Bern.

Hopkins, A. (Hrsg.), 1989: Appropriate investigation and treatment in clinical practice, London.

Hopkins, A. (Hrsg.), 1990: Measuring the quality of medical care, London.

Hopkins, A. (Hrsg.), 1992: Measures of the quality of life and the uses to which such measures may be put, London.

Hopkins, A./Costain, D. (Hrsg.), 1990: Measuring the outcomes of medical care, London.

Horgas, A. L./Dunn, K., 2001: Pain in Nursing Home Residents. Comparison of Residents' Self-Report and Nursing Assistants' Perceptions. In: Journal of Gerontological Nursing, vol. 27, Heft 3, S. 44–53.

Horgas, A. L./Tsai, P.-F., 1998: Analgesic Drug Prescription and Use in Cognitively Impaired Nursing Home Residents. In: Nursing Research, vol. 47, S. 235–242.

Hornbrook, M. C. et al., 1993: Seniors' Program for Injury Control and Education. In: Journal of the American Geriatrics Society, vol. 41, S. 309–314.

Hornung, R., 1998: Evaluationsforschung: Aufgaben und Probleme. In: D. Hell et al. (Hrsg.), Qualitätssicherung der psychiatrischen Versorgung, Basel/Freiburg i. Br., S. 23 ff.

Huffman, J. C./Kunik, M. E., 2000: Assessment and Understanding of Pain in Patients With Dementia. In: The Gerontologist, vol. 40, S. 574-581.

Hughes, B., 1990: Quality of Life. In: S. M. Peace (Hrsg.), Researching Social Gerontology, London/Newbury Park, S. 46–58.

Hughes, C. C., 1992: «Ethnography»: What's in the Word – Process? Product? Promise? In: Qualitative Health Research, vol. 2, S. 439–450.

Hughes, C. M. et al., 2000: The Impact of Legislation on Psychotropic Drug Use in Nursing Homes: A Cross-National Perspective. In: Journal of the American Geriatrics Society, vol. 48, S. 931–937.

Hummel, K., 1988: Öffnet die Altersheime, Weinheim, 3. erw. Aufl.

Igl, G. et al., (Hrsg.), 2002: Qualität in der Pflege, Stuttgart.

Imhof, K., 1995: Nationalismus und Gesellschaftstheorie, unveröffentlichtes Manuskript, Zürich.

Imhof, K., 1996: «Öffentlichkeit» als historische Kategorie und als Kategorie der Historie. In: Schweizerische Zeitschrift für Geschichte, vol. 46, Heft 1, Basel, S. 3–25.

Imhof, K., 2000: Öffentlichkeit und Skandal. In: K. Neumann-Braun/S. Müller-Doohm (Hrsg.), Medien- und Kommunikationssoziologie. Eine Einführung in zentrale Begriffe und Theorien, Weinheim, S. 55–68.

Institute of Medicine, 1986: Improving the Quality of Care in Nursing Homes, Washington, D.C.

Institute of Medicine, 1996: Nursing Staff in Hospitals and Nursing Homes. Is It Adequate? Washington, D. C.

Institute of Medicine, 2001: Improving the Quality of Long-Term Care, Washington D. C., S. 244 ff.

Jackson, J. S., 1989: Methodological Issues in Survey Research on Older Minority Adults. In: M. P. Lawton/A. R. Herzog (Hrsg.), Special Research Methods for Gerontology, Amityville, S. 137–161.

Jacobs, J., 1974: Fun City, New York/Chicago.

Jacobs, P. et al., 1997: Financing long-term care in Canada. In: Health Care Management, vol. 3, S. 101–105.

Jantzen, W. (Hrsg.), 1999: Qualitätssicherung und Deinstitutionalisierung: niemand darf wegen seiner Behinderung benachteiligt werden, Berlin.

Jaster, H.-J. (Hrsg.), 1997: Qualitätssicherung im Gesundheitswesen, Stuttgart/New York.

Jette, A. M. et al., 1992: High-risk Profiles for Nursing Home Admission. In: The Gerontologist, vol. 32, S. 634–640.

Johnson, J. et al., 1996: Quality of Care and Nursing Staff in Nursing Homes. In: G. S. Wunderlich et al., Nursing Staff in Hospitals and Nursing Homes: Is It Adequate? Washington, D. C., S. 449 ff.

Joint Commission on Accreditation of Healthcare Organizations, 1993: The Measurement Mandate, Oakbrook Terrace.

Joint Commission on Accreditation of Healthcare Organizations, 1995: 1996 Comprehensive Accreditation Manual for Long Term Care, Oakbrook Terrace.

Joint Commission, 1995: Making Accreditation Decisions for Long Term Care Organizations, Oakbrook Terrace.

Joint Commission, 1997: Using Outcomes to Improve Performance in Long Term Care and Subacute Care Settings, Oakbrook Terrace.

Joint Commission, 1998: Performance Improvement in Long Term Care, Subacute Programs, and Dementia Special Care Units, Oakbrook Terrace.

Joint Commission, 1999: How to Address Common Compliance Issues in Long Term Care, Subacute Programs, and Dementia Special Care Units, Oakbrook Terrace.

Joint Commission, 2000: Assessing Compliance with the New Pain Management Standards, Oakbrook Terrace.

Joint Commission, 2000: Restraint: Minimizing Use, Improving Outcomes in Long Term Care, Oakbrook Terrace.

Jung, K., 1999: Zwischenbilanz. In: Forschungsinstitut der Friedrich Ebert-Stiftung (Hrsg.), Qualitätssicherung in der Pflege, Gesprächskreis Arbeit und Soziales, Nr. 92, Bonn, S. 63–87.

Juran, J. M., 1988: Juran's quality control handbook, New York.

Kaltenbach, T., 1993: Qualitätsmanagement im Krankenhaus, 2. Aufl., Melsungen.

Kamiske, G. F./Bauer, J.-P., 1999: Qualitätsmanagement von A bis Z – Erläuterung moderner Begriffe des Qualitätsmanagements, München.

Kane, R. A. et al., 1991: Adult foster care for the elderly in Oregon: A mainstream alternative to nursing homes? In: American Journal of Public Health, vol. 81, S. 1113–1120.

Kane, R. A. et al., 1997: Everyday Matters in the Lives of Nursing Home Residents: Wish for and Perception of Choice and Control. In: Journal of the American Geriatrics Society, vol. 45, S. 1086–1093.

Kane, R. A. et al., 1998: The Heart of Long-Term Care, New York/Oxford.

Kane, R. A., 1988: The Noblest Experiment of Them All: Learning From the National Channeling Evaluation. In: Health Services Research, vol. 23, S.189–198.

Kane, R. A., 1990: In: R. A. Kane und A. L. Caplan (Hrsg.), Everyday Ethics. Resolving Dilemmas in Nursing Home Life, New York, S. 19 ff.

Kane, R. A., 1991: Personal Autonomy for Residents in Long-Term Care: Concepts and Issues of Measurement. In: J. E. Birren et al. (Hrsg.), The Concept and Measurement of Quality of Life in the Frail Elderly, San Diego/New York, S. 315–334.

Kane, R. A., 1995: Ethical Themes in Long-Term Care. In: P. R. Katz et al. (Hrsg.), Quality Care in Geriatric Settings, New York, S. 130–148.

Kane, R. A./Caplan, A. L. (Hrsg.), 1990: Everyday Ethics. Resolving Dilemmas in Nursing Home Life, New York.

Kane, R. A./Kane, R. L., 1988: Long-Term Care: Variations on a Quality Assurance Theme. In: Inquiry, vol. 25, S. 132–146.

Kane, R. L. et al., 1998: Variation in State Spending for Long-Term Care: Factors Associated with More Balanced Systems. In: Journal of Health Politics, Policy and Law, vol. 23, S. 363–390.

Kane, R. L., 1998: Assuring Quality in Nursing Home Care. In: Journal of the American Geriatrics Society, vol. 46, S. 232–237.

Kane, R. L./Blewett, L. A., 1993: Quality Assurance for a Program of Comprehensive Care for Older Persons. In: Health Care Financing Review, vol. 14 (4), S. 89–110.

Kane, R. A., 2001: Long-Term Care and a Good Quality of Life: Bringing them Closer Together. In: The Gerontologist, vol. 41, S. 293–304.

Kane, R. L./Kane, R. A., 2001: What Older People Want From Long-Term Care, And How They Can Get It. In: Health Affairs, vol. 20, Heft 6, S. 114–127.

Kaplan, A., 1964: The Conduct of Inquiry, Scranton.

Katz, D. A., 1999: Barriers Between Guidelines And Improved Patient Care: An Analysis of AHCPR's Unstable Angina Clinical Practice Guideline. In: Health Services Research, vol. 34, S. 377–389.

Kaufmann, F. X., 1992: Vorwort. In: L. Leisering, Sozialstaat und demographischer Wandel, Frankfurt a. M./New York.

Kayser-Jones, J. S. et al., 1999: Factors Contributing to Dehydration in Nursing Homes: Inadequate Staffing and Lack of Professional Supervision. In: Journal of the American Geriatrics Society, vol. 47, S. 1187–1194.

Kayser-Jones, J. S., 1981: Old, Alone and Neglected, Berkeley/Los Angeles.

Kayser-Jones, J. S., 1997: Inadequate Staffing at Mealtime: Implications for Nursing and Health Policy. In: Journal of Gerontological Nursing, vol. 23, Heft 8, S. 14–21.

Kayser-Jones, J. S./Schell, E., 1997: The Effect of Staffing on the Quality of Care at Mealtime. In: Nursing Outlook, vol. 45, S. 64–72.

Kazis, L. E. et al., 1996: Quality of Life for the Chronically Ill Elderly. In: J. C. Romeis et al. (Hrsg.), Applying Health Services Research to Long-Term Care, New York, S. 43–75.

Keller, R. B., 1988: Enhancing Quality Through Small Area Analysis: The Main Experience. In: E. F. X. Hughes (Hrsg.), Perspectives On Quality In American Health Care, Washington, D. C., S. 163–174.

Kendrick, T., 2000: Why can't GPs follow guidelines on depression? In: British Medical Journal, vol. 320, S. 200 ff.

Kesselheim, H., 1994, Qualitätssicherungsinstrumente in der Pflegeversicherung. In: H. Braun et al. (Hrsg.), Zukunft der Pflege, Melsungen.

Keupp, H., 1994: Empowerment und Frühförderung. In: H. Keupp, Psychosoziales Handeln in der Risikogesellschaft, München.

Kiely, D. K. et al., 1998: Identifying Nursing Home Residents at Risk for Falling. In: Journal of the American Geriatrics Society, vol. 46, S. 551–555.

Kitson, A., 2000: Toward evidence-based quality improvement: perspectives from nursing practice. In: International Journal for Quality in Health Care, vol. 12, S. 461 ff.

Klazinga, N., 2000: Re-engineering trust: the adoption and adaption of four models for external quality assurance of health care services in western European health care systems. In: International Journal for Quality in Health Care, vol. 12, S. 183–189.

Klein, B., 1997: Qualitätssysteme und Kostendruck. In: Fraunhofer Institut Arbeitswirtschaft und Organisation (Hrsg.), Qualitätskonzepte in der Praxis der Altenpflege, Stuttgart, S. 66 ff.

Klein, H. J., 1998: Alltag. In: B. Schäfers (Hrsg.), Grundbegriffe der Soziologie, Opladen, S. 10–12.

Klein, T./Kopp, J. (Hrsg.), 1999: Scheidungsursachen aus soziologischer Sicht, Würzburg.

Klie, T., 1996: Bürgerrechtskatalog für Pflegeheime. In: Altenheim, vol. 35, S. 888–894.

Klie, T., 1997: Qualitätskontrolle. Die zukünftige Rolle der Heimaufsichtsbehörden. In: Fraunhofer Institut Arbeitswirtschaft und Organisation, (Hrsg.), Qualitätskonzepte in der Praxis der Altenpflege, Stuttgart, S. 56 ff.

Klie, T., 2001: Qualität in gemeinsamer Verantwortung? Das Pflege-Qualitätssicherungsgesetz zwischen reaktiver und gestaltender Pflegepolitik. In: Altenheim, vol. 40, Heft 1, S. 17–21.

Klie, Th., 1988: Heimaufsicht. Praxis, Probleme, Perspektiven. Eine rechtstatsächliche Untersuchung zur Aufgabenwahrnehmung der Heimaufsicht nach dem Heimgesetz, Hannover.

Klie, Th., 1996: Pflegeversicherung und Qualitätssicherung in der Pflege, Melsungen, 2. erw. Aufl.

Klie, Th., 1998: Die Qualitätssicherungslandschaft in der Pflege in Deutschland – eine Skizze. In: Blonski, H., (Hrsg.), Qualitätsmanagement in der Altenpflege, Hagen, S. 13–20.

Klie, Th., (Hrsg.), 2002: Wohngruppen für Menschen mit Demenz, Hannover.

Kneubühler, H. U., 1999: Qualitätssicherung im Kanton Luzern. Ergebnisse einer Befragung von Heimleitungen, Manuskript, Luzern.

Kneubühler, H. U., 1998: Heime – eine halbierte Moderne? In: F. Hirner/H. P. Merz (Hrsg.), Wertorientiert, Zeitbewusst, Praxisbezogen, Beiträge zur Sozialpädagogik, Luzern, S. 125–146.

Koch-Straube, U., 1997: Fremde Welt Pflegeheim, Bern/Göttingen.

Kohli, M., 1987: Ruhestand und Moralökonomie. Eine historische Skizze. In: K. Heinemann (Hrsg.), Soziologie wirtschaftlichen Handelns, Kölner Zeitschrift für Soziologie und Sozialpsychologie, Sonderheft 28, Opladen, S. 393–416.

Kolkmann, F. W., KTQ (Kooperation für Transparenz und Qualität), 2001: Ein massgeschneidertes Modell für das Gesundheitswesen in Deutschland. In: 5. Internationales Symposium Qualität im Gesundheitswesen, Qualität bewegt. Tagungsband, Wien, S. 19–22.

Kovner, C. T. et al., 2002: Who Cares for Older Adults? In: Health Affairs, vol. 21, Heft 5, S. 78–89.

Kovner, C. T., 2002: Nurse Staffing and Postsurgical Adverse Events: An Analysis of Administrative Data From a Sample of U. S. Hospitals, 1990-1996. In: Health Services Research, vol. 37, S. 611–619.

Kramer, M., 1990: The Magnet Hospitals. In: Journal of Nursing Administration, vol. 20, Heft 9, S. 35–44.

Kranz, M. R., 1998: The Nursing Home Choice, Boston, S. 73–86.

Krichbaum, K. E. et al., 2000: Better Care in Nursing Homes: Advanced Practice Nurses' Strategies for Improving Staff Use of Protocols. In: Clinical Nurse Specialist, vol. 14, Heft 1, S. 40–46.

Krohwinkel, M., 1993: Der Pflegeprozess am Beispiel von Apoplexiekranken. Eine Studie zur Erfassung ganzheitlicher rehabilitierender Prozesspflege, Schriftenreihe des Bundesministeriums für Gesundheit, Band 16, Baden-Baden.

Kühn, K./Porst, R., 1999: Befragung alter und sehr alter Menschen: Besonderheiten, Schwierigkeiten und methodische Konsequenzen. Ein Literaturbericht, ZUMA-Arbeitsbericht 99/03, Mannheim.

Kuhn, T. S., 1967: Die Struktur wissenschaftlicher Revolutionen, Frankfurt a. M.

Kuratorium Deutsche Altershilfe, 1998: KDA – Qualitätshandbuch Wohnen und Heim, Wege zu selbstbestimmtem und selbständigem Leben, Köln.

Kuratorium Deutsche Altershilfe, 2001: Qualitätshandbuch – Leben mit Demenz, Köln.

Kurlowicz, L. H./NICHE Faculty, 1997: Nursing Standard of Practice Protocol: Depression in Elderly Patients. In: Geriatric Nursing, vol. 18, S. 192–200.

Laird, C., 1979: Limbo, Novato, Cal.

Landolf Wild, S., 1999: Qualität als Führungsaufgabe in Heimen, Diss. Universität St. Gallen, Bamberg.

Lankenau, K./Zimmermann, G., 1998: Empirische Sozialforschung. In: B. Schäfers (Hrsg.), Grundbegriffe der Soziologie, Opladen, S. 57–61.

Lavizzo-Mourey, R. J. et al., 1992: Ability of Surrogates to Represent Satisfaction of Nursing Home Residents with Quality of Care. In: Journal of the American Geriatrics Society, vol. 40, S. 39–47.

Lawton, M. P. et al., 1982: Aging and the Environment: Theoretical Approaches, New York.

Lawton, M. P. et al., 1994: A Balanced Stimulation and Retreat Program for a Special Care Dementia Unit. In: D. Holmes et al. (Hrsg.), Special Dementia Care: Research, Policy, and Practice Issues, Alzheimer Disease and Associated Disorders, vol. 8, Supplement 1, S. S133–S138.

Lawton, M. P. et al., 1998: A Stimulation-Retreat Special Care Unit for Elders With Dementing Illness. In: International Psychogeriatrics, vol. 10, S. 379–395.

Lawton, M. P. et al., 1998: Psychometric Characteristics of the Minimum Data Set II: Validity. In: Journal of the American Geriatrics Society, vol. 46, S. 736–744.

Lawton, M. P. et al., 2000: Professional Environmental Assessment Procedure for Special Care Units for Elders With Dementing Illness and Its Relationship to the Therapeutic Environment Screening Schedule. In: Alzheimer Diesease & Associated Disorders, vol. 14, S. 28–38.

Lawton, M. P., 1977: Evaluation research in fluid systems. In: U. S. Department of Health, Education and Welfare, Evaluative Research on Social Programs for the Elderly, (OHD) 77-20120, Washington, D. C., S. 5–15.

Lawton, M. P., 1986: Environment and Aging, Albany.

Lawton, M. P./Rubinstein, R. L., (Hrsg.), 2000: Interventions in Dementia Care: Toward Improving Quality of Life, New York.

Lawton, M. P./Salthouse, T. A. (Hrsg.), 1998: Essential Papers on the Psychology of Aging, New York.

Lazarus, R. St./Folkmann, S., 1984: Stress, Appraisal and Coping, New York.

Lebowitz, B. D. et al., 1997: Diagnosis and Treatment of Depression in Late Life. Consensus Statement Update. In: JAMA, vol. 278, S. 1186–1190.

Lee, D. T. et al., 2002: Effects of a Care Protocol on Care Outcomes in Older Nursing Home Patients with Chronic Obstructive Pulmory Disease. In: Journal of the American Geriatrics Society, vol. 50, S. 870–876.

Lee, J. A. B., 1994: The Empowerment approach to social work practice, New York.

Lee, J. L. et al., 1999: Does What Nurses Do Affect Clinical Outcomes for Hospitalized Patients? A Review of the Literature. In: Health Services Research, vol. 34, S. 1011–1032.

Lee, Y., 2000: The predictive value of self assessed general, physical, and mental health on functional decline and mortality in older adults. In: Journal of Epidemiology and Community Health, vol. 54, S. 123–129.

Leipzig, R. M. et al., 1999: Drugs and Falls in Older People: A Systematic Review and Metaanalysis: I. Psychotropic Drugs. In: Journal of the American Geriatrics Society, vol. 47, S. 30–39.

Leisering, L., 1992: Sozialstaat und demographischer Wandel, Frankfurt a. M./New York.

Leland, J. Y., 1999: Chronic pain: Primary care treatment of the older patient. In: Geriatrics, vol. 54, S. 23–35.

Leopoldt, B./Steinmetz-Ehrt, C., 1998: QAP – Qualitätsanalyse-Instrument und Zertifizierung auf Basis des Europäischen Qualitätssystems EFQM. In: H. Blonski (Hrsg.), Qualitätsmanagement in der Altenpflege, Hagen, S. 155–164.

Leplège, A./Hunt, S., 1997: The Problem of Quality of Life in Medicine. In: JAMA, vol. 278, S. 47–50.

Lessenich, S., 1999: Ein unmoralisches Angebot: Reziprozitätsfiktionen im modernen Wohlfahrtsstaat. In: C. Honegger et al. (Hrsg.), Grenzenlose Gesellschaft, Verhandlungen des 29. Kongresses der Deutschen Gesellschaft für Soziologie, Teil 1, Opladen, S. 153–168.

Liao, S./Ferrell, B. A., 2000: Fatigue in an Older Population. In: Journal of the American Geriatrics Society, vol. 48, S. 426–430.

Lidz, C. W. et al., 1992: The Erosion of Autonomy in Long-Term Care, New York/Oxford.

Liebl, F., 1996: Strategische Frühaufklärung, München.

Lied, T. R. et al., 1999: Impact of Risk Adjusted Clinical Outcomes Methodology – Quality Measures on Hospital Mortality Data: A Statistical and Case Study Approach. In: American Journal of Medical Quality, vol. 14, S. 255–261.

Liehr, P./Smith, M. J., 1999: Middle Range Theory: Spinning Research and Practice to Create Knowledge for the New Millenium. In: Advances in Nursing Science, vol. 21, Heft 4, S. 81–91.

Lindgren, C. L./Linton, A. D., 1991: Problems of Nursing Home Residents: Nurse and Resident Perceptions. In: Applied Nursing Research, vol. 4, S. 113–121.

Llorente, M. D. et al., 1998: Use of Antipsychotic Drugs in Nursing Homes: Current Compliance with OBRA Regulations. In: Journal of the American Geriatrics Society, vol. 46, S. 198–201.

Lohr, K. N. (Hrsg.), 1990: Medicare. A Strategy for Quality Assurance, vol. I und vol. II, Washington, D. C.

Lustbader, W., 1991: Counting on Kindness, New York/Toronto.

Lynn, M. R./McMillen, B. J., 1999: Do Nurses Know What Patients Think is Important in Nursing Care? In: Journal of Nursing Care Quality, vol. 13, Heft 5, S. 65–74.

Maas, M. L. et al., 1996: Nursing Staff and Quality of Care in Nursing Homes. In: G. S. Wunderlich et al., Nursing Staff in Hospitals and Nursing Homes: Is It Adequate? Washington, D. C., S. 361–425.

Macdonald, K. M., 1995: The Sociology of the Professions, London/Thousand Oaks.

Magretta, J., 2002: What Management Is, New York und London.

Marcuse, H., 1968: Der eindimensionale Mensch, Neuwied.

Maryland Hospital Association, 1990: Guidebook for Quality Indicator Data: A Continuous Improvement Model, Lutherville.

Mattiasson, A.-C./Andersson, L., 1997: Quality of nursing home care assessed by competent nursing home patients. In: Journal of Advanced Nursing, vol. 26, S. 1117–1124.

Mattimore, T. J. et al., 1997: Surrogate and Physician Understanding of Patients' Preferences for Living Permanently in a Nursing Home. In: Journal of the American Geriatrics Society, vol. 45, S. 818–824.

Matul, C., 1995: Stationäre Einrichtungen der Altenhilfe. Lösungsvorschläge zur Erfolgsmessung und Qualitätsbeurteilung in Alten- und Pflegeheimen, Wien.

Mayring, P., 1990: Qualitative Inhaltsanalyse, Grundlagen und Techniken, Weinheim, S. 94 ff.

McAllister, C. L./Silverman, M. A., 1999: Community Formation and Community Roles Among Persons with Alzheimer's Disease: A Comparative Study of Experiences in a Residential Alzheimer's Facility and a Traditional Nursing Home. In: Qualitative Health Research, vol. 9, S. 65–86.

McCallion, P. et al., 1999: Educating Nursing Assistants to Communicate More Effectively With Nursing Home Residents With Dementia. In: The Gerontologist, vol. 39, S. 546–558.

McCann, J. J. et al., 1997: Concordance Between Direct Observation and Staff Rating of Behaviour in Nursing Home Residents With Alzheimer's Disease. In: Journal of Gerontology, S. P63–P72.

McClure, M. L./Hinshaw, A. S., 2002: Magnet Hospitals Revisited: Attraction and Retention of Professional Nurses, Washington D. C.

McCracken, A. et al., 1998: Dementia care in Australia. In: American Journal of Alzheimer's Disease, vol. 13, S. 40–45.

McLean, A./Perkinson, M., 1995: The Head Nurse as Key Informant: How Beliefs and Institutional Pressures Can Structure Dementia Care. In: J. N. Henderson/M. D. Vesperi (Hrsg.), The Culture of Long Term Care, Westport/London, S. 127–148.

Medical Care, 1993: vol. 31, Supplement.

Medizinischer Dienst der Sozialversicherung (MDS e.V.), 2000: MDK-Anleitung zur Prüfung der Qualität nach § 80SGB XI in der stationären Pflege, Essen.

Meier, D., 1995: Lebensqualität im Alter, Bern.

Meister, C./Boyle, C., 1996: Perceptions of Quality in Long-Term Care: A Satisfaction Survey. In: Journal of Nursing Care Quality, vol. 10, Heft 4, S. 40–47.

Meister, U./Meister, H., 1998: Kundenzufriedenheit im Dienstleistungsbereich, München/Wien.

Midgley, G., 1996: Evaluating Services for People with Disabilities. In: Evaluation, vol. 2, S. 67–84.

Miller, E. A./Weissert, W. G., 2000: Predicting Elderly People's Risk for Nursing Home Placement, Hospitalization, Functional Impairment, and Mortality: A Synthesis. In: Medical Care Research and Review, vol. 57, S. 259–297.

Ministry of Health, Welfare and Sport, 1997: Documentation, Nr. 2, Den Haag.

Mobily, P. R. et al., 1994: An Epidemiologic Analysis of Pain in the Elderly. In: Journal of Aging and Health, vol. 6, S. 139–153.

Monane, M./Avorn, J., 1996: Medications and Falls. Causation, Correlation, and Prevention. In: Clinics in Geriatric Medicine, vol. 12, S. 847–850.

Monking, H. S./Hornung, W. P., 1998: Prävalenz und Behandlung von depressiven Syndromen in Altenheimen. Erhebung in einem ländlichen Versorgungssektor. In: Psychiatrische Praxis, vol. 25, S. 183–185.

Moody, H. R., 1976: Philosophical presuppositions of education for old age. In: Educational Gerontology, vol. 1, S. 1–16.

Moore, G. E., 1970: Principia Ethica, Stuttgart.

Moos, R. H., 1983: Evaluating Treatment Environments – A social ecological approach, New York.

Moos, R. H./Lemke, S., 1994: Group Residences For Older Adults – Physical Features, Policies, and Social Climate, New York/Oxford.

Moos, R. H./Lemke, S., 1996: Evaluating Residential Facilities, Thousand Oaks/London.

Morgan, D. L., 1982: Failing Health and the Desire for Independence: Two Conflicting Aspects of Health Care in Old Age. In: Social Problems, vol. 30, S. 40–50.

Morris, J. N. et al., 1997: A Commitment to Changes: Revision of HCFA's RAI. In: Journal of the American Geriatrics Society, vol. 45, S. 1011–1016.

Moser, H., 1995: Grundlagen der Praxisforschung, Freiburg i. Br.

Moss, F., 1995: Risk management and quality of care. In: C. Vincent (Hrsg.), Clinical Risk Management, London, S. 88–102.

Moss, F./Halamandaris, V., 1977: Too Old, Too Sick, Too Bad: Nursing Homes in America, Germantown, S. 48 ff.

Moss, M. S., 2000: End of Life in Nursing Homes. In: M. P. Lawton, Hrsg., Annual Review of Gerontology and Geriatrics, vol. 20, New York, S. 224–258.

Moulding, N. T. et al., 1999: A framework for effective management of change in clinical practice: dissemination and implementation of clinical practice guidelines. In: Quality in Health Care, vol. 8, S. 177–183.

Moving Forward on Quality Health Services: Systems Alignment. The Report, 1995, Ottawa.

Mukamel, D. B., 1998: Risk-Adjusted Outcome Measures and Quality of Care in Nursing Homes. In: Medical Care, vol. 35, S. 367–385.

Mukamel, D. B./Brower, C. A., 1998: The Influence of Risk Adjustment Methods on Conclusions About Quality of Care in Nursing Homes Based on Outcome Measures. In: The Gerontologist, vol. 38, S. 695–703.

Mukamel, D. B./Spector, W. D., 2000: Nursing Home Costs and Risk-Adjusted Outcome Measures of Quality. In: Medical Care, vol. 38, S. 78–89.

Mullins, L. C. et al., 1998: An Examination of Nursing Home Personnel's Perceptions of Residents' Autonomy. In: The Journal of Applied Gerontology, vol. 17, S. 442–461.

Mulrow, C. D. et al., 1993: Effects of Physical Therapy on Functional Status of Nursing Home Residents. In: Journal of the American Geriatrics Society, vol. 41, S. 326–328.

Murray, M. K., 2002: The Nursing Shortage. In: Journal of Nursing Administration, vol. 32, Heft 2, S. 79–84.

Murtaugh, C. M. et al., 1990: The Risk of Nursing Home Use in Later Life. In: Medical Care, vol. 28, S. 952–962.

Mustard, C. A./Mayer, T., 1997: Case-Control Study of Exposure to Medication and the Risk of Injurious Falls Requiring Hospitalization Among Nursing Home Residents. In: JAMA, vol. 277, S. 738–745.

National Association for Health Care Quality, 1993: Guide to Quality Management, 3. Aufl., Skokie.

Näf, A., 1998: Effektivität und Effizienz öffentlicher Einrichtungen am Beispiel stationärer Altersbetreuung und -pflege, Anleitung zur ganzheitlichen, wirkungs- und entwicklungsorientierten Evaluation, Bern.

National Committee for Quality Assurance (NCQA), Health Plan Employer Data and Information Set (HEDIS), 1993/1995/1997.

Naughton, B. J./Mylotte, J. M., 2000: Treatment Guideline for Nursing Home-Acquired Pneumonia Based on Community Practice. In: Journal of the American Geriatrics Society, vol. 48, S. 82–88.

Naylor, C. D., 1999: Health Care In Canda: Incrementalism Under Fiscal Duress. In: Health Affairs, vol. 18, Heft 3, S. 9–26.

Nederland. Ministerium für Gesundheit, Gemeinwohl und Sport, 1996: Fact Sheet 01-D-1996.

Needleman, J. et al., 2002: Nurse-Staffing Levels And The Quality Of Care In Hospitals. In: New England Journal of Medicine, vol. 346, S. 1715–1722.

Nederlandse Vereniging voor Verpleeghuiszorg, 1999: Kwaliteitsbulletin verpleeghuis-sector, Utrecht.

Neidhardt, F. (Hrsg.), 1994: Öffentlichkeit, öffentliche Meinung, soziale Bewegungen, Kölner Zeitschrift für Soziologie und Sozialpsychologie, Sonderheft 34, Opladen.

Neufeld, R. R. et al., 1999: Restraint Reduction Reduces Serious Injuries among Nursing Home Residents. In: Journal of the American Geriatrics Society, vol. 47, S. 1202–1207.

Neumann, J., 1999: 40 Jahre Normalisierungsprinzip – von der Variabilität eines Begriffs. In: Geistige Behinderung, vol. 38, S. 6 ff.

New York State Department of Health, 1995: Bureau of Long Term Care Services, Guidebook for Nursing Homes. Dementia Projects: Description and Results, Albany.

New York State Moreland Act Commission, 1975: Regulating Nursing Home Care: The Paper Tigers, Albany.

Newcomer, R. et al., 1999: Effects of the Medicare Alzheimer's Disease Demonstration on Caregiver Burden and Depression. In: Health Services Research, vol. 34, S. 669–714.

Newhouse, J. P., 1998: Risk Adjustment: Where Are We Now? In: Inquiry, vol. 35, S. 122–131.

Nikolaus, Th., 1997: Assessment chronischer Schmerzen bei älteren Menschen. In: Therapeutische Umschau, vol. 54, S. 340–344.

Nirje, B., 1969: The Normalization principle and its human management implications. In: R. B. Kugel/W. Wolfensberger (Hrsg.), Changing patterns in residential services for the mentally retarded, President's Committee on Mental Retardation, Washington, D. C., S. 179–195.

Nirje, B., 1999: How I came to formulate the Normalization principle. In: R. J. Flynn/R. A. Lemay (Hrsg.), A Quarter Century of Normalization and Social Role Valorization: Evolution and Impact, Ottawa, S. 17 ff.

Noerkel, L. S./Harel, Z., 2001: Linking Quality of Long-Term Care and Quality of Life, New York.

North East Thames Regional Health Authority, 1993: Patient's charter checklist.

North Essex Health Authority, 1994: Patient's Charter Achievements in North Essex.

Nullmeier, F./Rüb, F. W., 1994: Erschöpfung des Sozialversicherungsprinzips? Gesetzliche Rentenversicherung und sozialstaatlicher Republikanismus. In: B. Riedmüller und T. Olk (Hrsg.), Grenzen des Sozialversicherungsstaates, Leviathan, Sonderheft 14, Opladen, S. 59–80.

Oberholzer, D., 1999: Komplexitätsmanagement neuer Dienstleistungen für behinderte und chronisch kranke Menschen, Bern.

Office of the Inspector General, 1999: DHHS, Nursing home Survey and certification: Deficiency trends, Washington, D. C.

Ohio General Assembly Nursing Home Commission, 1977: A Program in Crisis: An Interim Report, Columbus.

Oliver, M. J., 1999: Capitalism, disability, and ideology: A materialist critique of the Normalization principle. In: R. J. Flynn/R. A. Lemay (Hrsg.), A Quarter Century of Normalization and Social Role Valorization: Evolution and Impact, Ottawa, S. 163–173.

Ollenschläger, G. et al., 1998: Ärztliche Leitlinien in Deutschland – aktueller Stand und zukünftige Entwicklungen. In: Zeitschrift für ärztliche Fortbildung und Qualitätssicherung, vol. 92, S. 273–280.

OptiHeim der Tertianum OptiSysteme AG, 2000: Dokumentation OptiHeim der Tertianum OptiSysteme AG, Stand September 2000, Schaffhausen.

Osusky, M./Bucher-Wachter, B./Frey, K., 1995: Lebensqualität in Altersheimen, Kriterien und Schwerpunkte. In: Fachzeitschrift Heim, vol. 66, S. 206–208.

Ouslander, J. G., 1997: The Resident Assessment Instrument (RAI): Promise and Pitfalls. In: Journal of the American Geriatrics Society, vol. 45, S. 975–976.

Palmer, L. et al., 1999: Reducing inappropriate restraint use in Colorado's long-term care facilities. In: Joint Commission Journal on Quality Improvement, vol. 25, S. 78–94.

Parmelee, P. A. et al., 1992: Incidence of Depression in Long-Term Care Settings. In: Journal of Gerontology, vol. 47, S. M189–M196.

Parmelee, P. A. et al., 1998: The Structure of Depression among Elderly Institution Residents: Affective and Somatic Correlates of Physical Frailty. In: Journal of Gerontology, vol. 53, S. M155–M162.

Parmelee, P. A./Lawton, M. P., 1990: The design of special environments for the aged. In: J. E. Birren/K. W. Schaie (Hrsg.), Handbook of the Psychology of Aging, New York, S. 465–488.

Patton, M. Q., 1978: Utilization-Focused Evaluation, Beverly Hills/London.

Patton, M. Q., 1988: Integrating Evaluation into a Program for Increased Utility and Cost-Effectiveness. In: J. A. McLaughlin et al. (Hrsg.), Evaluation Utilization. New Directions for Program Evaluation, No. 39, San Francisco/London, S. 85 ff.

Patton, M. Q., 1997: Toward Distinguishing Empowerment Evaluation and Placing It In A Larger Context. In: Evaluation Practice, vol. 18, S. 162 ff.

Patton, M. Q., 1997: Utilization-Focused Evaluation. The New Century Text, 3. Aufl., Thousand Oaks/London.

Patton, M. Q., 1998: Die Entdeckung des Prozessnutzens. Erwünschtes und unerwünschtes Lernen durch Evaluation. In: M. Heiner (Hrsg.), Experimentierende Evaluation, Weinheim/München, S. 55–66.

Peace, S. et al., 1997: Re-evaluating residential care, Buckingham/Philadelphia.

Pearson, A. et al., 1993: Quality of care in nursing homes: From the resident's perspective. In: Journal of Advanced Nursing, vol. 18, S. 20–24.

Peterson, M. A., 1997: The Limits of Social Learning: Translating Analysis into Action. In: Journal of Health Politics, Policy and Law, vol. 22, S. 1077–1114.

Petitti, D. B./Amster, A., 1998: Measuring the Quality of Health Care. In: R. C. Brownson/D. B. Petitti (Hrsg.), Applied Epidemiology. Theory to Practice, New York, S. 299–321.

Petrie, K. J./Weinmann, J. A. (Hrsg.), 1997: Perceptions of health and illness: current research and applications, Amsterdam.

Pilling, D./Watson, G. (Hrsg.), 1995: Evaluating Quality in Services for Disabled and Older People, London/Bristol.

Pirsig, R. M., 1992: Lila oder ein Versuch über Moral, Frankfurt.

Piwernetz, K. et al., 1991: «Vertrauen durch Qualität»: Das Münchner Modell der Qualitätssicherung im Krankenhaus. In: Das Krankenhaus, vol. 11, S. 558 ff.

Popejoy, L. L. et al., 2000: Improving Quality of Care in Nursing Facilities. Gerontological Clinical Nurse Specialist as Research Nurse Consultant, in Journal of Gerontological Nursing, vol. 26, Heft 4, S. 6–13.

Porell, F. et al., 1998: A Longitudinal Analysis of Nursing Home Outcome. In: Health Services Research, vol. 33, S. 835–865.

Porell, F./Caro, F. G., 1998: Facility-Level Outcome Performance Measures for Nursing Homes. In: The Gerontologist, vol. 38, S. 665, 668, 673.

Preuss, R., 1999: Entwicklung eines Instrumentes zur Ermittlung des objektiven Wohnraumanpassungsbedarfs geriatrischer PatientInnen, Diplomarbeit der Fachhochschule Frankfurt am Main, Fachbereich Pflege und Gesundheit, Frankfurt a. M.

Province, M. A. et al., 1995: The Effects of Exercise on Falls in Elderly Patients. A Preplanned Meta-Analysis of the FICSIT Trials. Frailty and Injuries: Cooperative Studies of Intervention Techniques. In: JAMA, vol. 273, S. 1341–1347.

Pruchno, R. A. et al., 1995: Competence of Long-Term Care Residents to Participate in Decisions About Their Medical Care: A Brief, Objective Assessment. In: The Gerontologist, vol. 35, S. 622–629.

Race, D. G., 1999: Social role valorization and the English experience, London.

Radzey, B. et al., 2001: Qualitätsbeurteilung der institutionellen Versorgung und Betreuung dementiell Erkrankter (Literatur-Expertise). Band 207.1, Schriftenreihe des Bundesministeriums für Familie, Senioren, Frauen und Jugend, Stuttgart.

Rantz, M. J. et al., 1996: Assessing Quality of Nursing Home Care: The Foundation for Improving Resident Outcomes. In: Journal of Nursing Care Quality, vol. 10, Heft 4, S. 1–9.

Rantz, M. J. et al., 1999: Nursing Home Care Quality: A Multidimensional Theoretical Model Interpreting The Views of Consumers and Providers. In: Journal of Nursing Care Quality, vol. 14, Heft 1, S. 16–37.

Rappaport, J., 1985: Ein Plädoyer für die Widersprüchlichkeit: Ein sozialpolitisches Konzept des «Empowerment» anstelle präventiver Ansätze. In: Verhaltenstherapie und psychosoziale Praxis, vol. 17, S. 269 ff.

Ray, W. A. et al., 1990: A study of antipsychotic drug use in nursing homes. In: American Journal of Public Health, vol. 70, S. 485–491.

Reidy Aebischer, U., 2000: Finanzierung von Alterspflegeheimen aus ökonomischer und sozialpolitischer Sicht, Bern.

Reinardy, J. R., 1999: Autonomy, choice, and decision making: How Nursing Home Social Workers view their Role. In: Social Work in Health Care, vol. 29, Heft 3, S. 59–77.

Reinhardt, U. E., 1991: Breaking American Health Policy Gridlock. In: Health Affairs, vol. 10, Heft 2, S. 96–103.

Rempusheski, V. F., 1999: Quantitative Research and Alzheimer Disease. In: Alzheimer Disease and Associated Disorders, vol. 13, Suppl. 1, S. S45–S49.

Reynolds, Ch. F. et al., 1999: Behavioral and Pharmacologic Interventions for Depression in Later Life. In: R. Schulz et al. (Hrsg.), Annual Review of Gerontology and Geriatrics, vol. 18, New York, S. 48–72.

Richter, R., 2001: Das PQsG und seine Folgen. In: Altenheim, 40. Jg., Heft 1, S. 12–16.

Roberts, J. S. et al., 1992: The New Accreditation System. In: R. P. Wenzel (Hrsg.), Assessing Quality Health Care, Baltimore, S. 17–23.

Robertson, J. F. et al., 1994: Long-term Care: Retention of Nurses. In: Journal of Gerontological Nursing, vol. 20, Heft 11, S. 4–10.

Rogers, J. C. et al., 1999: Improving Morning Care Routines of Nursing Home Residents with Dementia. In: Journal of the American Geriatrics Society, vol. 47, S. 1049–1057.

Rohde, J. J., 1962: Soziologie des Krankenhauses, Stuttgart.

Rohde, J. J., 1993: Strukturelle Momente der Inhumanität einer humanen Institution. In: O. Döhner (Hrsg.), Arzt und Patient in der Industriegesellschaft, Frankfurt a. M., S. 13–35.

Roos, L. L. et al., 1990: Variations in Outcomes Research. In: T. F. Andersen/G. Mooney (Hrsg.), The Challenges of Medical Practice Variations, Houndmills/London, S. 36–58.

Roos, N. P., 1992: Hospitalization Style of Physicians in Manitoba: the disturbing lack of logic in medical practice. In: Health Services Research, vol. 27, S. 361–384.

Roper, J. M./Shapira, J., 2000: Ethnography in Nursing Research, Thousand Oaks/London

Rossi, P. H./Freeman, H. E., 1999: Evaluation. A Systematic Approach, Thousand Oaks/London.

Rossides, D. W., 1997: Professions and Disciplines, Upper Saddle River.

Rothman, J./Thomas, E. J. (Hrsg.), 1994: Intervention Research: Design and Development for Human Services, New York.

Rovner, B. W. et al., 1996: A Randomized Trial of Dementia Care in Nursing Homes. In: Journal of the American Geriatrics Society, vol. 44, S. 7–13.

Rovner, B. W. 1997: Depression and Growing Old. In: R. L. Rubinstein/M. P. Lawton (Hrsg.), Depression in Long Term and Residential Care, New York, S. 118–127.

Royal College of Anaesthesists, 1991: Audit in anaesthesia and the quality of practice committee, London.

Royal College of Physicians of London, 1989: The management of stroke, London.

Rubenstein, L. Z./Wieland, D. (Hrsg.), 1993: Improving Care in the Nursing Home. Comprehensive Reviews of Clinical Research, Newbury Park/London.

Rubinstein, R. L., 2000: Resident Satisfaction, Quality of Life, and «Lived Experience» as Domains to Be Assessed in Long-Term Care. In: J. Cohen-Mansfield et al. (Hrsg.), Satisfaction Surveys in Long-Term Care, New York, S. 13–28.

Runge, M., 1998: Die Messung von Ergebnisqualität in der Langzeitbetreuung geriatrischer Patienten. In: T. Klie (Hrsg.), Kooperative Qualitätssicherung in der geriatrischen Rehabilitation, Freiburg, S. 32.

Ruthemann, U., 1992: Einflussmöglichkeiten des Heimbewohners. In: Altenheim, vol. 31, S. 234–245.

Ryden, M. B. et al., 2000: Value-Added Outcomes: The Use of Advanced Practice Nurses in Long-Term Care Facilities. In: The Gerontologist, vol. 40, S. 654–662.

Sainfort, F. et al., 1995: Conceptual and Methodological Sources of Variation in the Measurement of Nursing Facility Quality: An Evaluation of 24 Models and an Empirical Study. In: Medical Care Research and Review, vol. 52, S. 60–87.

Saliba, D. et al., 2001: The Vulnerable Elders Survey: A Tool for Identifying Vulnerable Older People in the Community. In: Journal of the American Geriatrics Society, vol. 49, S. 1691–1699.

Salis Gross, C., 1998: Sterben und Tod im Altersheim, Diss. Universität Bern, Selbstverlag, Bern.

Salis Gross, C., 2001: Der ansteckende Tod, Frankfurt/New York.

Saup, W., 1984: Übersiedlung ins Altenheim, Weinheim/Basel.

Saup, W./Schröppel, H., 1993: Wenn Altenheimbewohner selbst bestimmen können, Möglichkeiten und Grenzen der Interventionsgerontologie, Augsburg.

Savishinsky, J. S., 1991: The Ends of Time, New York/Westport,Conn.

Scardina, S. A., 1994: SERVQUAL: A tool for evaluating patient satisfaction with nursing care. In: Journal of Nursing Care Quality, vol. 8, S. 38–46.

Schäfers, B., 1994: Einführung in die Gruppensoziologie, Heidelberg/Wiesbaden.

Schimank, U., 2000: Das «stahlharte Gehäuse der Hörigkeit», revisited – James Colemans «asymmetrische Gesellschaft». In: U. Schimank/U. Volkmann (Hrsg.), Soziologische Gegenwartsdiagnosen I, Opladen, S. 239–254.

Schneider, H.-D., 1985: Kleingruppenforschung, Stuttgart.

Schneider, H.-D., 1990: Die Aufgaben des Heimes in der sozialen und gesundheitlichen Versorgung hochbetagter Menschen. In: A. Hoffmann (Hrsg.), Die Hochbetagten – eine Herausforderung an die Sozialpolitik der neunziger Jahre in Europa, Hamburg, S. 84–103.

Schneider, M. et al., 1993: Gesundheitssysteme im internationalen Vergleich. Ausgabe 1992, Augsburg.

Schnell, R. et al., 1999: Methoden der empirischen Sozialforschung, 6. Aufl., München/ Wien.

Schnelle, J. F. et al., 1992: Reducing and Managing Restraints in Long-Term Care Facilities. In: Journal of the American Geriatrics Society, vol. 40, S. 381–385.

Schnelle, J. F. et al., 1995: Methods for Measuring Consumer Satisfaction in Nursing Homes, unveröffentlichtes Manuskript.

Schnelle, J. F. et al., 1996: Exercise with Physically Restrained Nursing Home Residents: Maximizing Benefits of Restraint Reduction. In: Journal of the American Geriatrics Society, vol. 44, S. 507–512.

Schnelle, J. F. et al., 1997: Can Nursing Homes use the MDS to Improve Quality? In: Journal of the American Geriatrics Society, vol. 45, S. 1027–1028.

Schnelle, J. F. et al., 1997: Policy Without Technology: A Barrier to Improving Nursing Home Care: In: The Gerontologist, vol. 37, S. 527–532.

Schnelle, J. F. et al., 1998: Developing Rehabilitative Behavioral Interventions for Long-term care. In: Journal of the American Geriatrics Society, vol. 46, S. 771–777.

Schnelle, J. F., 1993: Maintaining Continence in Nursing Home Resident through the Application Industrial Quality Control. In: The Gerontologist, vol. 33, S. 114–121.

Schonfeld, L. et al., 1999: The Florida Care College: A Training Program for Long-Term Care Staff Working With Memory-Impaired Residents. In: Journal of Mental Health and Aging, vol. 5, S. 187–199.

Schumacher, J. et al., 1997: Depressivität und kognitive Beeinträchtigungen bei Alten-pflegeheim-Bewohnern. In: Zeitschrift für Gerontologie und Geriatrie, vol. 30, S. 46–53.

Schuntermann, M. F., WHO, 1998: Internationale Klassifikation der Schäden, Aktivitäten und Partizipation, Genf/Frankfurt.

Schwartz, C. E. et al., 1994: Can a Survey Influence Quality of Care in Nursing Homes? In: Journal of Aging and Health, vol. 6, S. 549–572.

Schwarz, N., 1998: Self-Reports of Behaviors and Opinions: Cognitive and Communicative Processes, Washington, D. C. (zitiert nach K. Kühn/R. Porst, 1999: Befragung alter und sehr alter Menschen: Besonderheiten, Schwierigkeiten und methodische Konsequenzen. Ein Literaturbericht, ZUMA-Arbeitsbericht 99/03, Mannheim, S. 8).

Schwarz, N./Sudman, S. (Hrsg.), 1992: Context Effects in Social and Psychological Research, New York.

Schwarz, N./Sudman, S. (Hrsg.), 1996: Answering Questions, Methodology for Determining Cognitive and Communitative Processes in Survey Research, San Francisco.

Schwoerbel, W. et al., 1995: Ethik, Köln.

Scott, J. G. et al., 1999: Review of Magnet Hospital Research. In: Journal of Nursing Administration, vol. 29, Heft 1, S. 9–19.

Scottish Office, 1993: National Health Service in Scotland, Clinical Guidelines, Edinburgh

Scrivens, E., 1995: Accreditation, Buckingham/Philadelphia, S. 11 ff., 106.

Scrivens, E., 1995: Recent Developments in Accreditation. In: International Journal for Quality in Health Care, vol. 7, S. 427–433.

Scrivens, E., 1997: Putting continuous quality improvement into accreditation: improving approaches to quality assessment. In: Quality in Health Care, vol. 6, S. 212–218.

Seago, J. A., 2002: The California Experiment. In: Journal of Nursing Administration, vol. 32, Heft 1, S. 48–58.

Seghezzi, H. D., 1996: Integriertes Qualitätsmanagement: das St. Galler Konzept, München.

Seghezzi, H. D., 2000: Die Wirkung der neuen ISO- und EFQM-Modelle. In: Management und Qualität, vol. 30, Heft 4.

Selbmann, H.-K., 1989: Qualitätssicherung in der Geburtshilfe, Robert Bosch Stiftung, Materialien und Berichte 25, Stuttgart.

Semla, T. P. et al., 1994: Effect of the Omnibus Reconciliation Act 1987 on Antipsychotic Prescribing in Nursing Home Residents. In: Journal of the American Geriatrics Society, vol. 42, S. 648–652.

Shaw, C. D., 1993: Quality Assurance in the United Kingdom. In: Quality Assurance in Health Care, vol. 5, S. 107–118.

Shaw, F. E./Kenny, R. A., 1998: Can falls in patients with dementia be prevented? In: Age and Ageing, vol. 27, S. 7–9.

Sherif, M., 1967: Group conflict and co-operation, London.

Sherwood, S. (Hrsg.), 1975: Long-Term Care: A Handbook for Researchers, Planners, and Providers, New York.

Shield, R. R., 1988: Uneasy Endings, Ithaca/London.

Shulha, L. M./Cousins, J. B., 1997: Evaluation Use: Theory, Research, and Practice Since 1986. In: Evaluation Practice, vol. 18, S. 197 ff.

Siegler, E. L. et al., 1997: Effects of a Restraint Reduction Intervention and OBRA 87 Regulations on Psychoactive Drug Use in Nursing Homes. In: Journal of the American Geriatrics Society, vol. 45, S. 791–796.

Siegler, I. C., 1997: Commentary: The Role of Physical Health in Understanding Societal Mechanisms for Maintaining Competence in Old Age. In: S. L. Willis et al., Societal Mechanisms for Maintaining Competence in Old Age, New York.

Simmons, S. F./Schnelle, J. F., 1999: Strategies to Measure Nursing Home Residents' Satisfaction and Preferences Related to Incontinence and Mobility Care: Implications for Evaluating Intervention Effects. In: The Gerontologist, vol. 39, S. 345–355.

Sketris, I., 1988: Health Service Accreditation – An International Overview, London.

Sloane, P. D. et al., 1995: Evaluating Alzheimer's Special Care Units: Reviewing the Evidence and Identifying Potential Sources of Study Bias. In: The Gerontologist, vol. 35, S. 103–111.

Sloane, P. D. et al., 2002: The Therapeutic Environment Screening Survey for Nursing Homes (TESS-NH): An Observational Instrument for Assessing the Physical Environment of Institutional Settings for Persons With Dementia. In: Journal of Gerontology, vol. 57, S. 69–78.

Sloane, P. D. et al., 2002: Inappropriate Medication Prescribing in Residential Care/ Assisted Living Facilities. In: Journal of the American Geriatric Society, vol. 50, S. 1001–1011.

Sloss, E. M. et al., 2000: Selecting Target Conditions for Quality of Care Improvement in Vulnerable Older Adults. In: Journal of the American Geriatrics Society, vol. 48, S. 363–369.

Smith, P. W. (Hrsg.), 1994: Infection Control in Long-Term Care Facilities, Albany.

Smith, R., 1992: The ethics of ignorance. In: Journal of Medical Ethics, vol. 18, S. 117–134.

Smith, R., 1992: The unending pursuit. In: Quality in Health Care, vol. 1, Supplement 1, S. 45–47.

Snowden, M./Roy-Byrne, P., 1998: Mental illness and nursing home reform: OBRA-87 ten years later. In: Psychiatric Services, vol. 49, S. 229–233.

South Essex Health, 1993: Be Healthwise! The Patient's Charter.

Sozialministerium Baden-Württemberg (Hrsg.), 1996: Regionale Qualitätssicherung in der Pflege, Abschlussbericht zum Modellversuch in Heilbronn, Stuttgart.

Sozialministerium Baden-Württemberg, 1998: SIESTA. Qualitätsdiagnose in Pflegeheimen. Pilotstudie Baden-Württemberg. Synthesebericht, Stuttgart.

Sozialministerium Baden-Württemberg, 1999: SIESTA – Pilotstudie Baden-Württemberg, Modul D: Befragung der Angehörigen, Stuttgart.

Specht, J. P. et al., 1999: Relocating Elderly Persons With Dementia: The Experience of Special Care Units. In: E. Swanson und T. Tripp-Reimer (Hrsg.), Life Transitions in the Older Adult, New York, S. 73–88.

Spector, W. D./Drugovich, M. L., 1989: Reforming Nursing Home Quality Regulation. In: Medical Care, vol. 27, S. 789–801.

Spector, W. D./Fortinsky, R. H., 1998: Pressure Ulcer Prevalence in Ohio Nursing Homes. In: Journal of Aging and Health, vol. 10, S. 62–80.

Spector, W. D./Mukamel, D. B., 1998: Using outcomes to make inferences about nursing home quality. In: Evaluation & The Health Professions, vol. 21, S. 291–315.

Spector, W. D./Takada, H. A., 1991: Characteristics of Nursing Homes that Affect Residents Outcomes. In: Journal of Aging and Health, vol. 3, S. 427–454.

Spore, D. L. et al., 1997: Inappropriate Drug Prescriptions for Elderly Residents of Board and Care Facilities. In: American Journal of Public Health, vol. 87, S. 404–409.

SQS, 2000: Qualitätsmanagement im Heim- und Sozialwesen, Zollikofen.

Ständiger Ausschuss der Krankenhäuser der E. U., 2000: The Working Party on Quality Care in Hospitals of the Sub-Commitee on Co-Ordination, The Quality of Health Care/Hospital Activities, Leuven.

Standing Committee on Postgraduate Medical Education, 1990: Medical audit, the educational implications, London.

Steffen, T. M./Nystrom, P. C., 1997: Organizational Determinants of Service Quality in Nursing Homes. In: Hospital & Health Services Administration, vol. 42, S. 179–191.

Steinbrook, R., 2002: Nursing In The Crossfire. In: New England Journal of Medicine, vol. 346, S. 1757–1766.

Steinfeld, T., 1991: Der grobe Ton, Kleine Logik des gelehrten Anstandes, Frankfurt a. M.

Street, A. F., 1992: Inside nursing: A critical ethnography of clinical nursing practice, Albany.

Streubert, H. J./Carpenter, D. R., 1999: Qualitative Research in Nursing, 2. Aufl., Philadelphia/New York.

Strumpf, N. E. et al., 1998: Restraint-free Care: Individualized Approaches for Frail Elders, New York.

SUPPORT Principal Investigators, 1996: A Controlled Trial to Improve Care for Seriously Ill Hospitalized Patients. In: JAMA, vol. 274, S. 1591–1598.

Sutton, G. C. et al., 1998: Clinical audit in nursing homes has proved ineffective. In: British Medical Journal, vol. 316.

Swertz, P. et al., 1998: Akkreditierung und Zertifizierung von Krankenhäusern im Ausland. Schriftenreihe des Bundesministeriums für Gesundheit, Band 108, Baden-Baden.

Teasley III, C. E., 1996: Where's the best medicine? The hospital rating game. In: Evaluation Review, vol. 20, S. 568–579.

Tengs, T. O./Wallace, A., 2000: One Thousand Health-Related Quality-of-Life Estimates. In: Medical Care, vol. 38, S. 583–637.

Teresi, J. et al., 1993: Evaluation of Primary Care Nursing in Long-Term Care. In: Research in Aging, vol. 15, S. 414–432.

Teresi, J. A. et al., 2000: Commentary. The Therapeutic Design of Environments for People With Dementia: Further Reflections and Recent Findings From the National Institute on Aging Collaborative Studies of Dementia Special Care Units. In: The Gerontologist, vol. 40, S. 417–421.

Teresi, J. A. et al., 2001: Prevalence of Depression and Depression Recognition in Nursing Homes. In: Social Psychiatry and Psychiatric Epidemiology, vol. 36, S. 613–620.

Teski, M., 1981: Living together: An Ethnography of a Retirement Hotel, Washington, D. C.

Thapa, P. B. et al., 1998: Antidepressants And The Risk Of Falls Among Nursing Home Residents. In: New England Journal of Medicine, vol. 339, S. 875–882.

The President's Advisory Commission on Consumer Protection and Quality in the Health Care Industry, 1998: Quality First: Better Health Care for All Americans. Final Report to the President of the United States, Washington D. C.

Thomas, M. R., 1999: The Changing Nature of Pain Complaints over the Lifespan, New York.

Thomas, S./Wolfensberger, W., 1999: An Overview of Social Role Valorization. In: R. J. Flynn/R. A. Lemay (Hrsg.), A Quarter Century of Normalization and Social Role Valorization: Evolution and Impact, Ottawa, S. 134–159.

Tinetti, M. E. et al., 1993: Yale FICSIT: Risk Factor Abatement Strategy for Fall Prevention. In: Journal of the American Geriatrics Society, vol. 41, S. 315–320.

Tisdale, S., 1987: Harvest Moon: Portrait of a Nursing Home, New York.

Touzinsky, L., 1998: Validation Therapy: Restoring communication between persons with Alzheimer's disease and their families. In: American Journal of Alzheimer's Disease, vol. 13, S. 96–101.

U. S. Department of Health and Human Services, 1986: Health Care Financing Administration, Medicare Hospital Mortality Information 1984, Washington, D. C.

U. S. Department of Health and Human Services, 1987: Health Care Financing Administration, Medicare Hospital Mortality Information 1986, Washington, D. C.

Uman, G. C. et al., 2000: Satisfaction Surveys with the Cognitive Impaired. In: J. Cohen-Mansfield et al. (Hrsg.), Satisfaction Surveys in Long-Term Care, New York.

Uman, G. C., 1997: Where's Gertrude? In: Journal of the American Geriatrics Society, vol. 45, S. 1025–1026.

Unruh, L., 2003: Licensed Nurse Staffing and Adverse Events in Hospitals. In: Medical Care, vol. 41, S. 142–152.

Van den Hombergh, P. et al., 1999: Practice visits as a tool in quality improvement: acceptance and feasibility. In: Quality in Health Care, vol. 8, S. 167–171.

Van Gennip, E. M. S. J./Sillevis Smitt Sr., P. A. E., 2000: The Netherlands Institute for Accreditation of Hospitals. In: International Journal for Quality in Health Care, vol. 12, S. 259–262.

Van Haitsma, K. et al., 2000: Does Segregation Help or Hinder? Examining the Role of Homogenity in Behavioral and Emotional Aspects of Quality of Life for Persons with Cognitive Impairment in the Nursing Home. In: D. Holmes et al. (Hrsg.), Special Care Units, Research & Practice in Alzheimer's Disease (RPAD), vol. 4, Paris/New York, S. 163–177.

Vereinigung für Qualitätssicherung und Qualitätsförderung im Gesundheitswesen VQG, 1998: Standards für Akkreditierungs-Gespräche in Akutspitälern und -kliniken, Bern.

Vladeck, B. C., 1980: Unloving Care: The Nursing Home Tragedy, New York.

Vladeck, B. C., 1988: Quality Assurance Through External Controls. In: Inquiry, vol. 25, S. 105 ff.

Vladeck, B. C., 1990: Quality Assurance Through External Controls. In: N. O. Graham (Hrsg.), Quality Assurance in Hospitals, Rockville, S. 31–43.

Volicer, L. et al., 1999: Fluid Deprivation and Research Ethics. In: Journal of the American Geriatrics Society, vol. 47, S. 1269–1270.

Wagner, A. M. et al., 1997: Pain Prevalence and Pain Treatments for Residents in Oregon Nursing Homes. In: Geriatric Nursing, vol. 18, S. 268–272.

Wagner, P. S., 1996: Quality Management Challenges in Canadian Health Care. In: J. A. Schmele (Hrsg.), Quality Management in Nursing and Health Care, Albany, S. 245–277.

Walshe, K., 2001: Regulating U. S. Nursing Homes: Are We Learning From Experience? In: Health Affairs, vol. 20, Heft 6, S. 128–144;

Walshe, K./Harrington, C., 2002: Regulation of Nursing Facilities in the United States: An Analysis of Resources and Performance of State Survey Agencies. In: The Gerontologist, vol. 42, S. 475–487.

Warshaw, G. et al., 2001: Infections in Nursing Homes: Assessing Quality of Care. In: Journal of Gerontology, vol. 56, S. M120–M126.

Waugh, E., 1994: Tod in Hollywood, Zürich.

Weber, M., 1973: Einleitung in die Wirtschaftsethik der Weltreligionen. In: Soziologie, Universalgeschichtliche Analysen, Politik, Stuttgart, S. 398–440.

Weick, K. E., 1985: Der Prozess des Organisierens, Frankfurt a. M.

Weinberg, A. D., 1998: Risk Management in Long-Term Care, New York.

Weiner, D. et al., (Hrsg.), 2002: Persistent Pain in Older Adults: An Interdisciplinary Guide for Treatment, New York.

Weiss, C. H., 1972: Evaluation Research, Englewood Cliffs.

Weiss, H. R., 1998: A Call for Change. In: Balance, vol. 2, S. 6.

Weissert, W. G. et al., 1989: Home and Community Care: Three Decades of Findings. In: M. D. Peterson/D. L. White (Hrsg.), Health Care of the Elderly, Newbury Park/London, S. 39–126.

Weissert, W. G., 1993: One more Battle Lost to Friendly Fire – or if you spend too much it's hard to save money. In: Medical Care, vol. 31, Supplement, S. S119–S121.

Weissert, W. G./Cready, C. M., 1989: Toward a Model for Improved Targeting of Aged at Risk of Institutionalization. In: Health Services Research, vol. 24, S. 485–510.

Weissert, W. G./Hedrick, S. C., 1994: Lessons learned from research on effects of community-based long-term care. In: Journal of the American Geriatrics Society, vol. 42, S. 348–353.

Wells, D. L. et al., 2000: Effects of an Abilities-Focused Program of Morning Care on Residents Who Have Dementia and On Caregivers. In: Journal of the American Geriatrics Society, vol. 48, S. 442–449.

Wennberg, J. E. et al., 1987: Are Hospital Services Rationed in New Haven or Over-Utilized in Boston? In: Lancet, vol. 78, S. 1185–1188.

Westra, B. L. et al., 1995: Development of the Home Care Client Satisfaction Instrument. In: Public Health Nursing, vol. 12, S. 393–399.

Wetle, T. et al., 1988: Nursing Home Resident Participation in Medical Decisions: Perceptions and Preferences. In: The Gerontologist, vol. 28, S. 32–38.

Wettstein, A. et al., 1998: Erfolgreiche Bewältigung abnehmender objektiver Lebensbedingungen institutionalisierter Langzeitpatienten. In: Zeitschrift für Gerontologie und Geriatrie, vol. 31, S. 222–228.

Weyerer, S. et al., 1995: Prävalenz von Depression und Demenz bei Altenheimbewohnern in Mannheim und Camden (London). In: Zeitschrift für Gerontologie und Geriatrie, vol. 28, S. 169–178.

WHO, 1994: International Statistical Classification of Diseases and Related Health Problems (ICD), Geneva.

Wieland, D. et al., 1995: Quality of Life in Nursing Homes: An Emerging Focus of Research and Practice. In: P. R. Katz et al. (Hrsg.), Quality Care in Geriatric Settings, New York, S. 149–194.

Wiener, C. L./Kayser-Jones, J. S., 1989: Defensive Work in Nursing Homes: Accountability Gone Amok. In: Social Science & Medicine, vol. 28, S. 37–44.

Wiener, J. M./Hanley, R. J., 1992: Caring for the Disabled Elderly. In: St. M. Shortell/U. E. Reinhardt (Hrsg.), Improving Health Policy and Management, Ann Arbor, S. 75–110.

Wienold, H., 2000: Empirische Sozialforschung, Praxis und Methode, Münster.

Wolfensberger, W., 1983: Social role valorization: A proposed new term for the principle of normalization. In: Mental Retardation, vol. 21, S. 234–239.

Wolfensberger, W., 1991: Der neue Genozid an den Benachteiligten, Alten und Behinderten, Gütersloh.

Wolfensberger, W., 1999: The Future. In: R. J. Flynn und R. A. Lemay (Hrsg.), A Quarter Century of Normalization and Social Role Valorization: Evolution and Impact, Ottawa, S. 490 ff.

Wolfensberger, W./Glenn, L., 1975: Program Analysis of Service Systems: Implementation of Normalization Goals, Toronto.

Wolfensberger, W./Glenn, L., 1978: PASS 3, Handbook, Downsview.

Wolfensberger, W./Thomas, S., 1983: PASSING. Program Analysis of Service Systems Implementation of Normalization Goals. Normalization Criteria and Ratings Manual, Downsview.

Wolff, A. M., 1994: A review of methods used for medical quality assurance in hospitals: Advantages and disadvantages. In: Journal of Quality in Clinical Practice, vol. 14, S. 85–97.

Wolinsky, F. D. et al., 1992: The Risk of Nursing Home Placement and Subsequent Death Among Older Adults. In: Journal of Gerontology, vol. 47, S. S173–S182.

Wolinsky, F. D. et al., 1995: Hospital Utilization Profiles Among Older Adults Over Time. In: Journal of Gerontology, vol. 50, S. S88–S100.

Wolinsky, F. D. et al., 1997: Does Being Placed in a Nursing Home Make You Sicker and More Likely to Die?. In: S. L. Willis et al. (Hrsg.), Societal Mechanisms for Maintaining Competence in Old Age, New York, S. 94–141.

Wolinsky, F. D./Johnson, R. J., 1991: The Use of Health Services by Older Adults. In: Journal of Gerontology, vol. 46, S. S345–S357.

World Health Organization (WHO), 1980: International Classification of Impairments, Disabilities and Handicaps (ICIDH), Geneva.

Wottawa, H./Thierau, H., 1998: Lehrbuch Evaluation, Bern/Göttingen.

Wynne, C. F. et al., 2000: Comparison of Pain Assessment Instruments in Cognitively Intact and Cognitively Impaired Nursing Home Residents. In: Geriatric Nursing, vol. 21, S. 20–23.

Yoos, H. L. et al., 1997: Standards and Practice Guidelines as the Foundation for Clinical Practice. In: Journal of Nursing Care Quality, vol. 11, Heft 5, S. 48–54.

Yordy, K. D., 1988: The Quality of Nursing Home Care: The Institute of Medicine's Blueprint for its Improvement. In: E. F. X. Hughes (Hrsg.), Perspectives on Quality in American Health Care, Washington, D. C., S. 219–227.

Zeitschrift für Sozialreform, 2000: Hefte 4 und 5, vol. 46.

Zimbardo, P. G., 1999: Psychologie, Berlin.

Zimber, A. et al., 1998: Alten- und Pflegeheime im Wandel: Alltagseinschränkungen und Verhaltensauffälligkeiten der Bewohner nehmen zu. In: Gesundheitswesen, vol. 60, S. 239–246.

Zimmermann, S. et al., 2002: Nursing Home Facility Risk Factors for Infection and Hospitalization: Importance of Registered Nurse Turnover, Administration, and Social Factors. In: Journal of the American Geriatrics Society, vol. 50, S. 1987–1995.

Zinn, J. S. et al., 1993: Measuring Satisfaction With Care in the Nursing Home Setting: The Nursing Home Resident Satisfaction Scale. In: The Journal of Applied Gerontology, vol. 12, S. 452–465.

Zinn, J. S. et al., 1993: Variations in the Outcomes of Care Provided in Pennsylvania Nursing Homes. In: Medical Care, vol. 31, S. 475–487.

Zinn, J. S., 1993: The Influence of Nurse Wage Differentials on Nursing Home Staffing and Resident Care Decisions. In: The Gerontologist, vol. 33, S. 721–729.

Zürcher Verband von Werken für Behinderte/Schweizerischer Verband von Werken für Behinderte (Hrsg.), 1995: Qualitätshandbuch für stationäre Institutionen für erwachsene Behinderte, Zürich.

Autorenverzeichnis

Alfred J. Gebert: Studium mit Schwerpunkt in der Gesundheitswesenforschung in Bern, Norwich, Evanston, Columbus, OH und Bloomington, IN. Tätigkeit an der Psychiatrischen Universitätspoliklinik Bern und kontinuierlich als Gastprofessor resp. Research Associate in den USA.

1982 Mitbegründer von BRAINS, wissenschaftliche Berater im Gesundheits- und Heimwesen, Bern.

Hans-Ulrich Kneubühler: Studium in St. Gallen, Mannheim, Bern und Boston. Dozent für Soziologie an der Universität Luzern und Leiter einer Diplomausbildung zur Heimleitung.

Sachwortverzeichnis

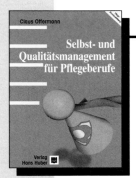

Claus Offermann

Selbst- und Qualitäts- management für Pflegeberufe

Ein Lehr- und Arbeitsbuch

2002. 257 S., 45 Abb., 53 Tab., Kt € 26.95 / CHF 45.80
(ISBN 3-456-83679-1)

Alles Wissenswerte zu den Themen «Selbst- und Qualitätsmanagement» auf einen Blick für Leitende, Lehrende und Lernende.

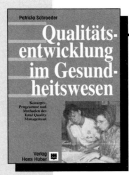

Patrick Schroeder

Qualitätsentwicklung im Gesundheitswesen

Konzepte, Programme und Methoden des Total Quality Management

Aus dem Amerikanischen von Katharina Look.
1998. 236 S., 94 Abb., 19 Tab., Gb € 46.95 / CHF 77.00
(ISBN 3-456-82794-6)

Die Verbesserung von Qualität und Leistung im Gesundheitswesen ist
ein Gebot der neunziger Jahre geworden. Was in den vierziger Jahren
seinen Anfang nahm und in der herstellenden Industrie bereits zu
erhöhter Effizienz und Leistung führte, hält nun triumphalen Einzug
in den Dienstleistungssektor. Qualität in Gesundheitseinrichtungen
einzuführen lässt jedoch erhebliche strukturelle Veränderungen
notwendig werden. Konzepte wie Qualitätsentwicklung, Gesamt-
qualitätsmanagement (TQM), Entscheidungsfindung, Eigenverant-
wortlichkeit u. a. werden in diesem umfangreichen Werk verständlich
dargestellt und mit vielen Praxisbeispielen auf die spezielle Situation
im Gesundheitswesen und in der Pflege übertragen.

Verlag Hans Huber
Bern Göttingen Toronto Seattle

http://Verlag.HansHuber.com

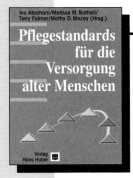

Ivo Abraham et al.

Pflegestandards für die Versorgung alter Menschen

Aus dem Amerikanischen von Elisabeth Brock.
2001. 228 S., 2 Abb., 19 Tab., Kt € 26.95 / CHF 44.80
(ISBN 3-456-83424-1)

Verfügen Sie über das aktuelle, forschungsbasierte Wissen, um die häufigsten Pflegeprobleme alter Menschen in der Akut- und Langzeitpflege effektiv und effizient lösen und die Pflegequalität in Ihrer Einrichtung steigern zu können? In diesem Buch finden Sie, in Form von praxisorientierten Pflegestandards, Lösungsmöglichkeiten für häufig wiederkehrende Pflegesituationen und Gesundheitsprobleme alter Menschen. Erfahrene PflegeexpertInnen geben Empfehlungen für eine optimale Versorgung alter Menschen, die Sie leicht für die hausinterne Entwicklung von Standards nutzen können.

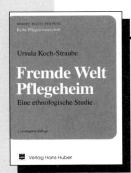

Ursula Koch-Straube

Fremde Welt Pflegeheim

Eine ethnologische Studie

Robert Bosch Stiftung (Hrsg.). Reihe Pflegewissenschaft.

2., korr. Aufl. 2003. Mit neuem Nachwort.
448 S., Kt € 29.95 / CHF 49.80 (ISBN 3-456-83888-3)

Wie es in einem Altenpflegeheim zugeht, meint jeder von vornherein zu wissen. Die Autorin dagegen hat einmal genau hingesehen und entdeckt, wie spannend, erschreckend und aufregend die verborgenen Gesetze und Wirklichkeiten der Bastion Pflegeheim sind: von der Alltagsgestaltung über die Abwehr der Außenwelt und Vergangenheit, Distanzierungsrituale und Konfliktbewältigung bis zu häufig tabuisierten Bereichen wie Sexualität, Ekel und Grenzerfahrungen.

Verlag Hans Huber
Bern Göttingen Toronto Seattle

http://Verlag.HansHuber.com